Hermann-Josef May

Marquard von Lindau OFM –
De reparatione hominis
– Einführung und Textedition –

Regensburger Studien zur Theologie

herausgegeben von den Professoren
Dr. Franz Mußner, Dr. Wolfgang Nastainczyk,
Dr. Norbert Schiffers, Dr. Joseph Staber

Band 5

Hermann-Josef May

Marquard von Lindau OFM –
De reparatione hominis
– Einführung und Textedition –

Peter Lang
Frankfurt am Main · Bern · Las Vegas

Hermann-Josef May

Marquard von Lindau OFM - De reparatione hominis

– Einführung und Textedition –

Peter Lang
Frankfurt am Main · Bern · Las Vegas

ISBN 3-261-01798-8
Auflage 300 Ex.

Druck: Fotokop Wilhelm Weihert KG, Darmstadt
Titelsatz: Fotosatz Aragall, Wolfsgangstraße 92, Frankfurt am Main.

Vorwort

Das ursprüngliche Ziel dieser Arbeit war es, die heilsgeschichtliche Anthropologie des Marquard von Lindau in seinem Traktat "De reparatione hominis" zu untersuchen. Es stellte sich aber schon sehr bald heraus, daß ohne einen kritischen Text und ohne die Ermittlung der literarischen Quellen Marquards eine theologische Untersuchung keine hinreichende Basis hat. Das Schwergewicht der Arbeit verlagerte sich infolgedessen auf die Ermittlung der handschriftlichen Überlieferung und auf die Edition, die - wie ich glaube - auch für die Erschließung der weiteren Werke Marquards von großer Bedeutung sein kann.

Unter den vielen, die mir das Studium ermöglicht und es begleitet haben, möchte ich vor allem Prof. Dr. Johann Auer danken, der diese Arbeit angeregt und mich in die Technik der Textkritik eingeführt hat. Prof. Kurt Ruh, Würzburg, und P. Ottokar Bonmann OFM, Rom, verdanke ich wertvolle Hinweise auf Handschriften. Den Bibliothekaren, die zum Teil sehr viel Zeit für mich geopfert haben, möchte ich ebenfalls an dieser Stelle meinen Dank aussprechen.

Die Kath.-Theol. Fakultät der Universität Regensburg nahm im Wintersemester 1974/75 diese Arbeit als Dissertation zur Erlangung des Doktorats an; auch ihr gilt mein Dank, insbesondere auch deshalb, weil ich mehrere Jahre meiner Studienzeit in der kollegialen Athmosphäre der Fakultät am Ölberg verbringen durfte. Schließlich hat mir das Angebot der Fakultät, diese Edition in ihre Schriftenreihe aufzunehmen, die Veröffentlichung sehr erleichtert.

Für den Druck wurde ein Stück des Untersuchungsteils herausgenommen. Es soll als Darstellung der kompositorischen und theologischen Anlage des Traktats an anderer Stelle erscheinen.

Den für den Druck erforderlichen Kostenzuschuß übernahm vollständig die Kölner Provinz der Redemptoristen, der ich als Mitglied angehöre. Ihr habe ich vor allem aber die Möglichkeit des Studiums in Bonn und Regensburg zu verdanken.

Die Tatsache, daß die Druckkorrekturen in Indonesien erledigt werden mußten, verlangte von den zuständigen Verlagsmitarbeitern mehr als gewöhnliche Nachsicht. Der am meisten Betroffenen, Frau Johanna Boy, welche die Druckvorlagen schrieb, möchte ich stellvertretend ausdrücklich danken. Leider stand mir in Indonesien keine einschlägige Bibliothek zur Verfügung, so daß einige Unzulänglichkeiten des Manuskripts nicht mehr korrigiert werden konnten. Dem fachkundigen Leser werden sie aber kaum Rätsel aufgeben.

Inhaltsverzeichnis

3. Passio eius etiam ratione corporis convincitur permaxima fuisse.
   a) quia delicatissimus in natura fuit,
   b) quia habuit vivacissimum spiritum et passionis et incommodi perceptivum.
   c) quia plus patiebatur in locis nervosis et membris.

      Q: Numquid delectatio animae in corpus redundabat et passiones eius diminuebat seu mitigabat?

      Q: Numquid passio corporis fuit maior quam passio animae?

4. Passio eius permaxima fuisse convincitur ex sua divinitate. 124
   Sex obiecta habuit in anima generantia passionem:
   a) cognovit omnes dei offensas factas et fiendas,
   b) propter perditionem multorum,
   c) cognovit omnia tormenta et confusiones futuras sibi inferendas,
   d) tormenta futura omnium electorum et maxime matris suae benedictae,
   e) ingratitudinem omnium, qui sibi et suis futuris erant ingrati,
   f) omnes supplicationes et humiliationes sui ad patrem.

      Q: Quod obiectum inter ista plus ipsum cruciabat?

5. Eius passio permaxima fuisse convincitur, quia erat sine omni interpolatione.

      Q: Numquid cum Christus dormivit, interpolationes passionis habuit? 125

6. Eius passio magna fuit ex morte amarissima.

      Q: Quid per mortem et passionem ipse dei filius sibi ipsi meruit?

Art. XXIV. <u>De pretiositate mortis Christi</u>. 127

Mors Christi pretiosissima erat:

Responsio: Tribus de causis Christus habuit loculos:

1. ad subventionem pauperum,
2. ad usus suos et suorum propter necessitatem,
3. condescensive et dispensative propter infirmos, qui postea talia in ecclesia erant quaesituri.

LITERATURVERZEICHNIS

a) Handschriften

Bamberg, Staatsbibliothek Cod. Q IV 38 (= Cod. theol. 111)
Basel, Öffentliche Bibliothek der Universität, Ms. F V 15 (= K)
Berlin, Staatsbibliothek der Stiftung Preußischer Kulturbesitz, Ms. theol. lat. fol. 129 (= B)
Berlin, Staatsbibliothek der Stiftung Preußischer Kulturbesitz, Ms. theol. fol. 157
Braunschweig, Stadtbibliothek, Cod. 148 (= F)
Einsiedeln, Stiftsbibliothek, Cod. 754 (Msc 748) (= E)
Engelberg, Stiftsbibliothek, Cod. 321 (früher 5/19) (= S)
Göttingen, Niedersächsische Staats- und Universitätsbibliothek, Cod. Ms. theol. 143 (= H)
Karlsruhe, Badische Landesbibliothek, Lichtenthal 83
Mainz, Stadtbibliothek, Cod. 164 (= M)
Clm 18 729
Clm 18 137 (= O)
Clm 83 88 (= A)
Clm 83 92 (= C)
Clm 28 845 (früher: Nationalmuseum Cod. 3612) (= N)
Clm 3092, fol. 87^r - 100^v (Probatio adventus Christi contra Judaeos Nicolai de Lyra)
Regensburg, Schottenbibliothek Ms 1 (= R)
St. Gallen, Stiftsbibliothek, Cod. 1879
St. Gallen, Stiftsbibliothek, Cod. 773 (= G)
Stuttgart, Württembergische Landesbibliothek, Ms. theol. 4° 72
Stuttgart, Württembergische Landesbibliothek HB I 48 (= L)
Stuttgart, Württembergische Landesbibliothek HB I 80 (= W)
Trier, Stadtbibliothek Cod. 641/871 (= T)

b) gedruckte Ausgaben

Die Belegstellen der Textausgabe sind zunächst nach der Patrologia Graeca und Latina, hrg. von J. P. Migne (Paris 1857-1866 und 1878-1891) angeführt, abgekürzt PG und PL mit der üblichen Band- und Spaltenziffer.
Wo neuere Ausgaben in den Reihen: Corpus Christianorum seu nova Patrum collectio, Turnhout-Paris 1953ff; und: Corpus scriptorum ecclestiasticorum latinorum, Wien 1866ff; und Corpus scriptorum christianorum orientalium, Paris 1903ff existieren, sind die Belege auch nach diesen Ausgaben nachgewiesen unter den gewohnten Abkürzungen: CChr, CSEL, CSCO mit Band- und Seitenzahl. Zitiert wird im kritischen Apparat nach der jeweils neueren Ausgabe.

Schrifttexte sind, wenn nicht eigens angemerkt, nach der Vulgata verifiziert.

Albertus Magnus, Opera omnia. Ausgabe Borgnet, Paris 1890-1899

Alexander von Hales (Summa Halensis), Summa theologica I-III (in 4 Bden), Quaracchi 1924-1948

Anselm von Canterbury, Opera omnia. Ausgabe Salesius Schmitt. Edinburg 1946

Ps. Aristoteles, Rhetorica ad Alexandrum. Ausgabe Venetiis apud Junctas 1562-74 (Nachdruck Minerva 1962)

Benedictus, Regula. Ausgabe R. Hanslik (CSEL 75, Wien 1960)

Bernhard von Clairvaux, Opera omnia, 4 Bde. ed. J. Leclercq - C. H. Talbot - H. M. Rochais. Rom 1957ff

Bernard von Siena OFM, Opera omnia, tom. IV. Quaracchi 1956

Biblia: Textus Bibliae cum Glossa ordinaria et interlinearia, Nicolai de Lyra Postilla, Moralibus eiusdem, Pauli Burgensis additionibus, Matthiae Thoring replicis. I - VII. Venedig 1603

Bonaventura, Opera omnia. Quaracchi 1882-1902

Cicero, Tusculanorum disputationum libri V. ed. Raph. Kühner, Hannover 1874[5]

ders., De inventione rhetorica seu Rhetoricorum, ed. Christianus Schütz, Leipzig 1814

Corpus Juris Canonici. Ausgabe Friedberg, Leipzig 1879

Meister Eckharts Predigten. Hrg. und übers. von Josef Quint (Die deutschen Werke I. Bd.) Stuttgart 1958

ders., Prologia - Expositio libri Genesis - Liber parabolorum Genesis. Hrg. u. übers. von Konrad Weiss (Die lateinischen Werke I. Bd.) Stuttgart 1964

Glossa ordinaria et interlinearia, siehe: Biblia

Johannes Duns Scotus, Opera omnia, Paris ed. Vivès 1891-1895 (zit.: Viv)
Ausgabe Civitas Vaticana 1950 (zit.: Op)

Marquard von Lindau, Der Eucharistie-Traktat, Ausgabe: Annelies Julia Hofmann, Der Eucharistie-Traktat Marquards von Lindau (Hermaea 7), Tübingen 1960

ders., De paupertate, Ausgabe: Josef Hartinger, Der Traktat von Marquard von Lindau De paupertate. Würzburg 1965 (zit.: Hartinger)

ders., De anima, Druck bei Hartinger

ders., Erklärung der Zehn Gebote. Ausgabe: Ein Epheukranz oder Erklärung der zehn Gebote Gottes nach den Originalausgaben vom Jahre 1483 und 1516, von P. Vincenz Hasak. Augsburg 1889 (zit.: Hasak)

Nikolaus von Lyra, Postilla, siehe: Biblia
ders., Quaestiones iudaicam perfidiam in catholicae fide improbantes. Nürnberg 1493 (als Anhang einer Postille-Ausgabe, die Seitenzahlen sind nach den Drucklagen berechnet)
Ps. Ovid, De vetula, aus: Ovidii erotica et amatoria opuscula, Frankfurt 1610
Petrus Lombardus, Libri IV Sententiarum, editio secunda, Quaracchi 1960
Der heilige Qur-ân (Koran), Arabisch-deutsch, unter der Leitung von Hazrat Mirza Bashiruddin Mahmud Ahmad, hrg. von Ahmadiyya-Mission des Islams. Wiesbaden 1954
Richard von Mediavilla, Super IV libros Sent. Petri Lombardi quaestiones subtilissimae. Brixen 1591 (Nachdruck Minerva 1963)
Thomas von Aquin, Summa Theologiae. Ausgabe Turin 1948/50, Rom 1952
P. Virgilius M., Opera. Hrg. Chr. G. Heyne, 4. Aufl. durch G.P.E. Wagner, Leipzig u. London 1830 (Nachdruck) Georg Olms, Hildesheim o. J.)

c) <u>Sekundärliteratur</u>

Ignaz Backes, Die Edition der Summe Ulrichs von Straßburg, HJ 62-69 (1949) 385-386
C. Baeumker, Der Anteil des Elsaß an den geistigen Bewegungen des Mittelalters. Straßburg 1912
Ernst Benz, Ecclesia spiritualis. Kirchenidee und Geschichtstheologie der franziskanischen Reformation. Stuttgart 1964
Bibliotheca hagiographica latina antiquae et mediae aetatis, ed. socii Bollandiani, Bd. 1,2, Brüssel 1898-1901
Ottokar Bonmann, Marquard von Lindau und sein literarischer Nachlaß. FStud 21 (1934) 315-343
Ottokar Bonmann, Artikel: Sintram, in: LThK[1] IX, 592
Ottokar Bonmann, Rez. zur Edition des Eucharistietraktats von J.A. Hofmann, Ant 37 (1962) 306-308
Catalogus codicum manuscriptorum Bibliothecae Moguntiae. (Mainz, Stadtbibliothek, handschr.)
Catalogus codicum manuscriptorum, qui asservantur in bibliotheca monasterii O.S.B. Engelbergensis in Helvetia, Freiburg i. Br. 1891
James M. Clark, Neues über Marquard von Lindau. Beiträge zur Geschichte der deutschen Sprache und Literatur 64 (1940) 47
James M. Clark, Marquard von Lindau an his use of exempla. Modern Language Review 42 (1947) 246

Alois Dempf, Sacrum Imperium. Darmstadt 1954[2]
Heinrich Seuse Denifle O.P., Die deutschen Mystiker des 14. Jahrhunderts. Beitrag zur Deutung ihrer Lehre, aus dem literarischen Nachlaß hrsg. von P. Otwin Spiess OP, Freiburg i.d.Schw. 1951
Ein Epheukranz oder Erklärung der zehn Gebote Gottes nach den Originalausgaben vom Jahre 1483 und 1516, von P. Vincenz Hasak, Augsburg 1889 (= Marquard, De decem praeceptis)
Konrad Eubel, Geschichte der Oberdeutschen (Straßburger) Minoritenprovinz, Würzburg 1886
A. Franz, Die Messe im deutschen Mittelalter, Freiburg i.Br. 1902
Albert Fries, Die unter dem Namen des Albertus Magnus überlieferten mariologischen Schriften. Literarkritische Untersuchung (BGPhMA 37,4), Münster 1954
Eduard Gebele, Markwart von Lindau. in: Lebensbilder aus dem Bayerischen Schwaben. Hrg. von G. Freiherrn von Pölnitz, Bd. 7, München 1959
Johannes Geffcken, Der Bilderkatechismus des XV. Jh. und die katechetischen Hauptstücke in dieser Zeit bis auf Luther. I. Die zehn Gebote, Leipzig 1855
Augustin Gemelli, Das Franziskanertum. Leipzig 1934
Bernard Geyer, Der IV. Band der Summa des Alexander Halensis. Fstud 31 (1949) 13
Bernard Geyer, Das Speculum astronomiae kein Werk des Albertus Magnus. MThZ 4 (1953) 95-101
Nicolaus Glaßberger, Chronica... ordinis minorum observatium. Analecta Franciscana II, Quaracchi 1887
P. Florieux, La Litterature Quodlibêtque de 1260 a 1320. Le Saulchoir 1925
Anna Groh-Seeholtz, The Friends of God. Practical Mystiks of the 14th Cent., New York 1934
Ilsetraut Hadot, Seneca und die griechisch-römische Tradition der Seelenleitung. Berlin 1969
Die Handschriften der ehemaligen Hofbibliothek Stuttgart 1, codices ascetici 1 (Die Handschriften der Württembergischen Landesbibliothek Stuttgart, 2. Reihe), Wiesbaden 1969
Josef Hartinger, Der Traktat De paupertate von Marquard von Lindau. Würzburg 1965
K.H. Heilig, Kritische Studien zum Schrifttum der beiden Heinriche von Hessen, RQ 40 (1932) 105-176
F. und J. Heyen, Die Brüder vom Gemeinsamen Leben in St. German, in: Neues Trierer Jahrbuch 1962, 16-27
Annelies Julia Hofmann, Der Eucharistie-Traktat Marquards von Lindau (Hermaea 7) Tübingen 1960
M. Keuffer, Beschreibendes Verzeichnis der Handschriften der Stadtbibliothek zu Trier. Die aszetischen Handschriften. Trier 1900

J. Klapper, Artikel: Marquard von Lindau, in: Die deutsche Literatur des Mittelalters, Verfasserlexikon, hrg. von W. Stammler. III. Bd 1943, Nachtrag V. Bd. 1955

A. Lang, Johannes Münzinger, ein schwäbischer Theologe und Schulmeister des 14. Jahrhunderts, in: Grabmann-Festschrift, Münster 1935

J. Lang, Die Christologie bei Heinrich von Langenstein (Freiburger theol. Studien 85), Freiburg i. Br. 1966

Karl Langosch, Lateinisches Mittelalter. Einleitung in Sprache und Literatur. Darmstadt 1963

Paul Lehmann, Mittelalterliche Handschriften des K. B. Nationalmuseums zu München. München: Sitzungsberichte der Königl. Bayerischen Akademie der Wissenschaften. Philosophisch-philologische und historische Klasse, Jahrgang 1916

A. Madre, Nikolaus von Dinkelsbühl, Leben und Schriften. Ein Beitrag zur theologischen Literaturgeschichte. Münster 1965

A. Mayr, Zur handschriftlichen Überlieferung der Dekalogerklärung Marquards von Lindau. (Sonderdruck aus der Festschrift anläßlich der Hundertjahrfeier des humanistischen Gymnasiums Freising) Freising 1929

Ludwig Meier, Aufzeichnungen aus vernichteten Handschriften des Würzburger Minoritenklosters, in: AFG 44 (1951) 191-201

Heinrich Nentwig, Die mittelalterlichen Handschriften in der Staatsbibliothek in Braunschweig, Wolfenbüttel 1893

Valentin Rose, Verzeichnisse der lateinischen Handschriften, Bd. 2/1 (Die Handschriften-Verzeichnisse der Königlichen Bibliothek zu Berlin, 13. Bd.), Berlin 1901

Heribert Roßmann, Die Quotlibeta und verschiedene sonstige Schriften des Franz von Meyronnes. FStud 54 (1972) Heft 1 als Sonderdruck.

B. Roth, Franz von Myronis OFM, Sein Leben, seine Werke, seine Lehre vom Formalunterschied in Gott (Franziskanische Forschungen, H. 3) Werl i. W. 1936

Kurt Ruh (Hrg), Altdeutsche und altniederländische Mystik (Wege der Forschung 23), Darmstadt 1964

Kurt Ruh, Franziskanisches Schrifttum im deutschen Mittelalter. Bd. I: Texte (Münchener Texte und Untersuchungen zur deutschen Literatur des Mittelalters, Bd. 11), München 1965

Kurt Ruh, Bonaventura deutsch. Ein Beitrag zur deutschen Franziskanermystik und -scholastik, (Bibliotheca Germanica 7), Bern 1956

Kurt Ruh, Rez. zur Edition des Eucharistietraktats von J. A. Hofmann, AnzdtAltertdtLit 73 (1961) 13-15

Heinrich Schreiber, Die Bibliothek der ehemaligen Mainzer Kartause. Die Handschriften und ihre Geschichte (60. Beiheft zum Zentralblatt für Bibliothekswesen) Leipzig 1927

Georg Steer, Germanistische Scholastikforschung ThPh 45 (1970) 204-226 und 46 (1971) 195-222

Thomas Stettner, Marquard von Lindau, ein deutscher Mystiker. Sonderdruck aus: K. Wolfart, Geschichte der Stadt Lindau, 8. Band, 1909

J. Stöckerl, Artikel: Marquard von Lindau, in: LThK[1] VII, Freiburg 1934

Philipp Strauch, Die deutschen Predigten des Marquart von Lindau. in: Beiträge zur Geschichte der deutschen Sprache und Literatur 54 (1930) 161-201

Cl. Stoick, Heinrich von Friemar. Leben, Werke, philosophisch-theologische Stellung in der Scholastik (Freiburger theol. Studien 68). Freiburg i. Br. 1954

Josef Sudbrack, Die geistliche Theologie des Johannes von Kastl. Studien zur Frömmigkeitsgeschichte des Spätmittelalters. Teil I: Darstellung, Teil II: Texte und Untersuchungen. (Beiträge zur Geschichte des alten Mönchtums und des Benediktinerordens, Heft 27, 1 und 2), Münster i. W. 1967

Verzeichnis der Handschriften im Preußischen Staate, I. Hannover 2, Göttingen 2. Berlin 1893

Verzeichnis der Handschriften der Stiftsbibliothek von St. Gallen, Halle 1875

Paul-Gerhard Völker, Die deutschen Schriften des Franziskaners Konrad Bömlin. Teil I. Überlieferung und Untersuchung. München 1964

Lucas Wadding, Annales Minorum ... tom. IV (1256-1275) Quaracchi 1931

Lucas Wadding, Annales Ordinis Minorum, Lyon, Rom 1731, Bd. IX

H. Walter, Carmina medii aevi posterioris latina, Bd. I. Initia carminum ac versuum medii aevi posterioris latinorum. 1959

Friedrich-Wilhelm Wentzlaff-Eggebert, Marquard von Lindau. Sonderheft der Zeitschrift "Bayerland" 1954

Friedrich-Wilhelm Wentzlaff-Eggebert, Deutsche Mystik zwischen Mittelalter und Neuzeit. Tübingen 1947

EINLEITUNG

Marquard von Lindau und die Marquard-Forschung

Der Name des Franziskaners Marquard von Lindau (+ 1392) war durch Jahrhunderte fast gänzlich in Vergessenheit geraten, obwohl seine eindrucksvolle literarische Hinterlassenschaft eine schnelle und weite Verbreitung im gesamten deutschsprachigen Raum gefunden hatte[1] und obwohl noch Generationen nach ihm sein unmittelbarer literarischer Einfluß auszumachen ist[2]. Wenn er heute wieder einen durchaus anerkannten und ehrenvollen Platz unter den geistlichen Schriftstellern des 14. Jahrhunderts einnimmt, so verdankt er dies vor allem einem gewandelten Verständnis und Interesse gegenüber der bisweilen als theologisch unerheblich, unoriginell und dekadent eingestuften Literatur des ausgehenden Mittelalters. Heute ist "man sich über die Bedeutung

---

1) Allein von seinem Eucharistietraktat sind bisher fast 100 Handschriften bekannt, während O. Bonmann 1934 bei einer ersten systematischen Durchsicht des Überlieferungsbestandes nur auf 15 hinweisen konnte (O. Bonmann, Marquard von Lindau und sein literarischer Nachlass, FStud 21 1934 331); seit der Edition des Traktats durch Annelies Julia Hofmann (Der Eucharistie-Traktat Marquards von Lindau, Tübingen 1960) konnten über 30 weitere Handschriften identifiziert werden. Vgl. Georg Steer, Germanistische Scholastikforschung, Ein Bericht (II), in: ThPh 46 (1971) 210; Rez. Kurt Ruh zur Edition von A.J. Hofmann in: AnzdtAltertdtLit 73 (1961) 13-15; O. Bonmann in: Ant 37 (1962) 306-308. Vgl. H. Fromm - H. Fischer, Mittelalterliche Handschriften der Universitätsbibliothek München, in: Unterscheidung und Bewahrung. Festschr. H. Kunisch, Berlin 1961, 120f; Dieter Richter in: ZdtAltertdtLit 97 (1968) 71, Anm. 1. - Eine ähnliche Verbreitung haben eine Auslegung der Zehn Gebote und ein Traktat De Job - beide in deutscher Sprache verfaßt - gefunden. Für die lateinischen Werke ist zwar eine den deutschen entsprechende Zahl von Handschriften nicht zu erwarten, aber auch diese Traktate, die etwa die Hälfte des Gesamtwerks umfassen, sind etwa im gleichen geographischen Raum verbreitet.

2) Die Werke Marquards wurden von verschiedenen Bearbeitern in neue Fassungen gebracht; ein Teil der Übersetzungen sowohl ins Deutsche wie ins Lateinische geht wohl kaum auf den Autor selbst zurück. Starke inhaltliche und formale Übereinstimmungen von literarischen Produkten des 15. Jh. mit den Werken Marquards veranlassen z.B. Paul-Gerhard Völker (Die deutschen Schriften des Franziskaners Konrad Bömlin, München 1964, S. 179) von einer "Marquard von Lindau-Schule im 15. Jh." zu sprechen.

dieser Epoche für die christliche Geistesgeschichte, besonders des deutschen Raumes einig", wenn man auch weiterhin enttäuscht gestehen muß, "daß diese so wichtige Zeit ein Stiefkind der theologischen Forschung geblieben ist".[1]

Das umfangreiche Werk Marquards von Lindau konnte der Aufmerksamkeit der Forschung nicht auf die Dauer entgehen. Es brauchte zwar mehrere Jahrzehnte seit der Wiederentdeckung des Autors eines anonym gedruckten Dekalogtraktats[2] durch Johannes Geffcken[3] im Jahr 1855 bis zur endgültigen Sicherheit über Person und Name des Autors;[4] aber nachdem er einmal der Vergessenheit entrissen war, verlor ihn die Forschung nicht mehr aus den Augen.[5] Dennoch mußte der englische Germanist James M. Clark noch 1939 verwundert feststellen, daß "nichts als der reine Zufall bisher verhindert hat, daß Marquard seinen ihm zukommenden Platz in der Literaturgeschichte einnimmt."[6]

Unterdessen war allerdings bereits eine sehr solide Basis zu einer wissenschaftlichen Erschließung der Werke Marquards geschaffen worden. "Um weiteren Untersuchungen zu dienen", hatte P. Ottokar Bonmann OFM[7] in den "Franziskanischen Studien" 1934 versucht, "vor-

---

1) J. Sudbrack, Die geistliche Theologie des Johannes von Kastl I, 5 und 8.

2) Venedig 1483 (Hain 4034), Straßburg 1516, Straßburg 1520, Köln 1573; vgl. O. Bonmann, 316.

3) Der Bilderkatechismus des XV. Jh. und die katechetischen Hauptstücke in dieser Zeit bis auf Luther, I. Die zehn Gebote. Leipzig 1855, 42

4) Einen zusammenfassenden Überblick über die Geschichte der Marquard-Forschung findet sich bei Hofmann, 17-20

5) Noch bis 1934 tradierte sich eine fehlerhafte Auflösung des Namenssiegels: Anna Groh-Seeholtz, The Friends of God, Practical Mystics of the 14th Cent., New York 1934, nennt unseren Autor noch Marcus von Lindau; und noch 1940 verwechselt ihn James M. Clark, Neues über Marquard von Lindau, in: Beiträge zur Geschichte der deutschen Sprache und Literatur 64 (1940) 47, mit dem Zisterzienser Marcus von Lindau in Stams, der etwa 100 Jahre früher lebte.

6) Marquard von Lindau and his "Dekalogerklärung", Modern Language Review 34 (1939) 72: Nothing but the merest accident has so far prevented Marquard from taking his rightful place in literary history.

7) Marquard von L. und sein literarischer Nachlaß, FStud 21 (1934) 315-343, 315

läufig einmal alle bisher bekannten Mitteilungen über Marquard von Lindau zusammenzufassen."

O. Bonmann konnte sich bereits auf wichtige vorliegende Untersuchungen stützen; vor allem war es eine Zusammenfassung der Erkenntnisse über Marquard durch Th. Stettner[1] von 1907 und ein Artikel von Philipp Strauch[2] von 1930 über einen neu entdeckten Predigtzyklus Marquards. - Der Artikel O. Bonmanns trägt die bis dahin gesammelten Einzelheiten zu Marquards Biographie und literarischer Arbeit so vollständig und zuverlässig zusammen und ergänzt sie durch so viele neue Hinweise auf die Handschriften-Überlieferung, daß bis heute jede Beschäftigung mit Marquard von dieser Untersuchung her ihren Ausgang nehmen muß. Zum Leben Marquards ist seither nur weniges ergänzend hinzugekommen. Aber durch die erstmalige Veröffentlichung des ältesten Katalogs der Schriften Marquards aus dem Cgm 2928 und durch den Hinweis auf zahlreiche Handschriften, durch die Bonmann fast sämtliche Titel des Katalogs verifizieren konnte, begann ein neues Stadium der Marquard-Forschung: Der Überblick über das Gesamtwerk wird möglich.

Der Werkekatalog des Cgm 2928 ist von Hermann Sakch OFM (+ 1440)[3], damals confessarius der Klarissen zu Regensburg, vorher Lektor in Speyer und später Guardian in München und Kustos der Kustodie Bayern, zum Privatgebrauch 1433 oder 1434[4] zusammengestellt worden. Er enthält 28 Titel, die meisten davon mit Incipit-Angabe. Die Titelangaben der Incipits sind ohne Ausnahme lateinisch, was die Auffindung der deutschen Werke zunächst erschwert. In diesem Katalog ist der Großteil der Traktate sicherlich erfaßt; einige weitere Nummern, die in anderen Codices oder Indices Marquard zugeschrieben werden oder sich im Kontext von Marquard-Schriften finden, kommen hinzu, sind aber ohne das Zeugnis des Sakch'schen Katalogs schwerer als authentisch zu bestimmen.[5] Besondere Zuverlässigkeit gewinnt die Liste

1) Marquard von Lindau, ein deutscher Mystiker, Lindau 1909

2) Die deutschen Predigten des Marquart v. L., in: Beiträge zur Geschichte der deutschen Sprache und Literatur 54 (1930) 161 - 201.

3) vgl. Bonmann, 326

4) Die genannte Werkliste steht innerhalb eines "Tractatus de Ymagine mundi", dessen Explicit heißt: Finitum in vigilia visitationis incipienti anno MCCCC34"; vgl. Bonmann, 333

5) Bonmann, 333-337

Sakchs noch dadurch, daß sie der Ordenschronist Nikolaus Glaßberger[1] 70 Jahre später noch einmal abschreibt mit der Versicherung, er habe alle diese Schriften selbst in Händen gehabt.

Was den zweiten Teil des literarischen Nachlasses Marquards betrifft, so ist die Forschung seit Bonmanns Übersicht kaum einen Schritt weitergekommen. Glaßberger erwähnt viele Predigten[2] Marquards; es fehlen bei ihm aber Hinweise, die zur Auffindung von Predigttexten führen könnten. Immerhin konnte Bonmann[3] dennoch zwei Predigt-Zyklen aufführen; für den umfangreicheren von ihnen war die Echtheit vier Jahre zuvor durch Philipp Strauch[4] erwiesen worden. Die Echtheit eines lateinischen Sermonen-Zyklus im Berliner[5] Cod. theol. F 157 inmitten authentischer Marquard-Werke ist nicht so gesichert.

Seit dem Artikel von Bonmann sind zwei größere Monographien über Marquard erschienen. Beide Arbeiten sind philologische Dissertationen und haben als Hauptziel die Edition eines Marquard-Traktats.[6]

Über das Leben Marquards von Lindau geben nur wenige gesicherte Quellen Auskunft, die ebenfalls bereits O. Bonmann zusammengestellt hat.[7] - Bis zum Jahre 1373 sind wir auf Vermutungen über Herkunft, Klostereintritt und Bildungsweg des Franziskaners Marquard angewiesen. Sein Beiname weist auf Lindau am Bodensee als Geburtsort; es ist aber nicht auszuschließen, daß der Beiname lediglich den Konvent nennt, in dem er dem Orden beitrat. "Er mag zwischen 1320 und 1330 geboren sein", vermutet E. Gebele.[8] Im Jahr 1373 ist Marquard Lektor in Straßburg[9], wohl am dortigen Generalstudium. Über seinen akademi-

---

1) Chronica ... ordinis minorum observatium, in: Analecta Franciscana II, Quaracchi 1887, 218: Et praeterea multa alia opuscula fecit, quae ad manus meas non venerunt, sed praedicta vidi.

2) ebd.: Hic multos sermones ac tractatus conscripsit, tam in latino quam in vulgari, id est theutonico.

3) 337-343

4) Die deutschen Predigten, 162-168f

5) Unsere Hs. B

6) Der Eucharistie-Traktat durch A. J. Hofmann und Der Armutstraktat durch Josef Hartinger.

7) Hofmann und Gebele haben die Hinweise und Urkunden noch einmal untersucht und ausgewertet.

8) a. a. O., 85

9) Bonmann 319; Hofmann 11; die Straßburger Urkunde abgedruckt ebd. Anm. 2.

schen Werdegang wissen wir nichts; nur eine formelhaft klingende Urkunde drückt aus, daß er "in pluribus et diversis studiis generalibus in theologia longis temporibus"[1] gelehrt habe. Eine von E. Gebele aufgefundene Urkunde vom 11. April 1377[2] bestätigt endgültig eine sonst nur sekundäre Nachricht[3], daß Marquard "custos Lacus" gewesen sei. In dieser Originalurkunde mit seinem Amtsiegel nennt sich Marquard selbst "custos fratrum super lacum". Als Oberer der Bodenseekustodie, einer der sechs Kustodien der Oberdeutschen (Straßburger) Ordensprovinz, fällt ihm vor allem die Aufgabe jährlicher Visitationen und die Abhaltung von Kustodie-Kapiteln zu.[4] Die Amtszeit Marquards als Kustos währte gewöhnlich zwei Jahre, für die er wohl seine Vorlesungen in Straßburg unterbrechen mußte. In einer verlorengegangenen Urkunde von 1383[5] wird er nochmals "custos lacus" genannt. Jedenfalls hatte er inzwischen seine Lehrtätigkeit in Straßburg wieder aufgenommen, wie eine Urkunde von 1379[6] beweist. - Am 19. November wird Marquard auf dem Provinzkapitel zu Straßburg zum Provinzial der Oberdeutschen Provinz gewählt.[7] Er führt dieses Amt bis zu seinem Tod am 15. August 1392. Während seiner Amtszeit hält er ein Provinzkapitel am 15. August 1390 in Nürnberg und eine convocatio der Kustoden seiner Provinz 1391 zu Eßlingen. Ob er noch dem Kapitel,das am 24. Juli 1392 wenige Tage vor seinem Tod stattfand, präsidieren konnte, steht nicht fest. Von seinem Grab in der Barfüßerkirche zu Konstanz, wo er starb, ist keine Spur erhalten.[8]

1) Bullarium Franciscanum VII, Nr 589, abgedruckt bei Bonmann, 320

2) Gebele, 91

3) Bonmann 324; Hofmann 13f

4) Gebele,91

5) ebd. 91

6) ebd., 92ff

7) nach Glaßbergers Chronik, Anal. Franc. II, 218ff

8) Gebele, 95

ÜBERLIEFERUNG

8°, Papier, 123 Bll. (paginiert 1-245, 143 zweimal), einspaltig (pag. 123-213 zweispaltig), 28-34 Zeilen (pag. 123-213 ca. 36 Zeilen), 4 Hände (A: pag. 3-122, B: 123-213, C: 216-230, D - vielleicht identisch mit C -: 232-238); außer der sechszeiligen Initiale P(ostquam) in pag. 3 nur wenige sparsame rote Zierstriche und kleine Kapitelinitialen. Tascheneinband aus Pergament und Leinen. Auf der ursprünglich aufgeklebten Innenseite des Pergaments ein Testament: Ich phaff Berhtvet dictus (?) horiden von ehingen ... bedahten Sinn und můt willentlich und ... Besitzervermerk in pag. 245: liber monasterii Sancti Galli. Von der gleichen Hand (ähnlich der Hand B): Anno domini MCCCCXXII ... Von den sehr stark verblaßten Worten ist noch zu lesen: ... huius lutenrieter hunc librum a domino Nycolao ... libra hallensium. Ob es sich um den Ankauf des ganzen Kodex oder nur um einen oder mehrere der Teile handelt, kann nicht entschieden werden.

Inhalt:

pag. 3-122 — Tractatus de reparatione primi hominis fratris Marquardi, ordinis minorum.
Inc.: Postquam suprema sapientia
Expl.: ipse samaritanus piissimus Jesus ...
Explicit tractatus fratris Marquardi provincialis fratrum minorum alemaniae superioris.

pag. 123-213 — (Expositio decem praeceptorum)
Inc.: Audi Israel praecepta domini ... In his verbis
Expl.: hoc est verbum, quod laetificat deum et homines, ut scribitur Jindic. Quod enim nobis meritis gloriosae virginis nobis praestare dignetur eius filius benedictus, qui cum patre ... (Heinrich von Friemar, Tractatus de decem praeceptis, verfaßt 1324[2] - In vielen Handschriften, zum Teil

1) Verzeichnis der Handschriften der Stiftsbibliothek von St. Gallen, Halle 1875, S. 256

2) vgl. Cl. Stroick, Heinrich von Friemar. Leben, Werke, philosophisch-theologische Stellung in der Scholastik (Freiburger theol. Studien 68), Freiburg i. Br. 1954, S. 37 f

unter anderem Namen, erhalten, allein in St. Gallen in sechs weiteren Handschriften[1]. Gedruckt wurde der Traktat unter dem Namen des Nikolaus von Lyra[2]. Es gibt auch deutsche Bearbeitungen davon[3].)

pag. 216-230 Determinatio magistrorum sacrae theologiae sanctae universitatis studii pragensis.
Inc.: In exordio praesentis negotii deo scientiarum domino humiliter invocato pertestemur, quod circa puncta infrascripta nuper in forma publicae scripturae de oppido Ulmensi
Expl.: Et ideo quod in instrumento circa dubitationem istam dictum est probabile reputamus.
(Ein Gutachten der Wiener Fakultät zu den Thesen des Ulmer Magisters Johannes Münzinger aus dem Jahre 1398[4])

pag. 232-238 (Traktat über die Eucharistie)
Inc.: Vas electum est non plus sapere quam
Expl.: Et haec fides est vita aeterna in domino n. J. Chr.

S Engelberg, Stiftsbibliothek Cod. 321 (früher 5/19)[5]

21,5 x 14,5; Papier, 106 Bll. (102 beschrieben und 1-102 foliiert), einspaltig, 32-36 Zeilen, eine Hand; gleichmäßige Rubrizierung in

1) Verzeichnis, a.a.O.

2) Stroick 37

3) Stroick 37: eine niederdeutsche Glosse; Weidenhiller 233: eine mittelhochdeutsche Bearbeitung

4) J. Lang, Die Christologie 24 f. - A. Lang, Johannes Münzinger, ein schwäbischer Theologe und Schulmeister des 14. Jahrh., in: Grabmann-Festschrift, Münster 1935, S. 1200-1230

5) vgl.: Catalogus codicum manuscriptorum, qui asservantur in bibliotheca monasterii O.S.B. Engelbergensis in Helvetia. Ed. Bened. Gottwald, Freiburg i.Br. 1891, S. 229

Initialen, Zitatunterstreichungen, Zierstrichen; Lederband mit Holz, urspr. mit Schließen. Der Kodex wurde 1386 in Stans am Vierwaldstätter See geschrieben (fol. 28^{v}, 78^{v}, 102^{r}) und im OSB-Kloster Engelberg 1388 ausgeschmückt (fol. 102^{v}).

Inhalt:

fol. 1^{r}-28^{v}: Spiritualis profectus. De exterminatione mali et promotione boni.
Inc.: Quid est tibi mare ... Exclamatio est vox ista prophetae
Expl.: ad maioria optinenda promoveri non meretur. Explicit liber de spirituali profectu, crastino Felicis martyris et pontificis, anno domini 1386 in Stannis, quae fuit 22^{a} dies, quia feria secunda ruinae ducis Austriae et secum peremptorum a Switensibus et suorum coadiutoribus iuxta Sempach.

fol. 28^{v}-31^{r}: Sermo de mortuis

fol. 31^{v}-36^{v}: Collatio ad sacerdotes

fol. 37^{r}-76^{v}: Tractatus de reparatione hominis venerabilis Marquardi
Inc.: Postquam suprema sapientia

fol. 77^{v}-78^{v}: alphabetischer Index zum Marquard-Traktat
Inc.: Adam quare sic vocatur 1a
Actus Christi duplex consideratur 2v
Expl.: Christus verus messias est 39
Explicit tractatus de reparatione hominis anno domini 1386 in Stans secunda die maii.
(Die Indexzeichen beziehen sich auf gleiche Randzeichen des Textes, die drei durchlaufende Alphabete umfassen.)

fol. 79^{r}-89^{v}: Tractatus de resurrectione
Inc.: Quid est resurrectio. Secundum beatum Dionysium
Expl.: eum autem apparuerit Christus -.. quod nobis concedat qui vivit et regnat.

fol. 89^{v}-93^{r}: Sermo de ascensione domini

fol. 93^{r}-95^{r}: Beneficia angelorum quae praestant hominibus

fol. 95^{r}-96^{v}: Sermo in die palmarum

fol. 99^r-100^r: Sermo infra octavam ascensionis dominicalis (de quattuor virtutibus cardinalibus)

fol. 100^v: Index

fol. 102^r: Explicit tractatus de resurrectione, cui alia sunt annexa plura anno domini 1386, feria secunda ante Bonifacii in Stans. Illuminatum in coenobio nostro montis angelorum in octava Iohannis Baptistae, in primo ingressionis meae anno qui fuit 1388 Othmari in die sabbati.

L Stuttgart, Landesbibliothek HB I 48[1]

30 x 21, Papier, 271 Bll., zweispaltig, 35-48 Zeilen, mehrere Hände, Überschriften zum Teil rot, Anfangsbuchstaben rot gestrichelt, verzierte Initialen; heller Ledereinband, zwei Lederschließen, alte, jetzt freistehende Pergamentspiegel mit lateinischen Textfragmenten von 1413. Die Seiten fol. 1^r-141^v und 185^r-237va wurden von Conradus Barlaß 1432-1434 geschrieben. Dieser bezeichnet sich in einer Karlsruher Hs als plebanus von St. Paulus in Konstanz. In diesem Codex ist aber der Name Conradus Barlaß korrigiert in Johannes Fürbaß, plebanus von St. Thomas in Straßburg, aber so, daß der ursprüngliche Name nicht ganz unleserlich geworden ist; dagegen steht die Bezeichnung St. Thomas in Straßburg immer auf einer Rasur: fol. 115vb: "Finitus per me Johannes Fürbaß (Name auf Rasur) plebanum ecclesiae sancti Thomae (korr.) apostoli Argentinensis (Arg. hinzugefügt) VIIIa die mensis januarii anno nativitatis domini 1432° tempore Eugenii papae quarti anno ejus primo. Gloria et honor deo eiusque matri benedictae et sancto Paulo eius apostolo beatissimo." fol. 130vb: "Scriptus per me Johannem (auf Rasur) Fürlaß (. teilw. korr.) plebanum ecclesiae sancti Thomae (auf Rasur) civitatis Argentinensis (auf Rasur) anno domini MCCCCXXXIII mensis januarii die tertia hora diei XIa etc. Maria, Jesus, Paulus." fol. 193rb: "scriptus per me Conradum Barlaß (unterpunktet und ausgestrichen) ad laudem ... et sancti Pauli apostoli beatissimi per me Johannem Fürbaß (Namen auf Rasur) plebanum ecclesiae sancti Thomae (korr.) apostoli ipsa die inventionis

1) beschrieben durch Johannes Autenrieth in: Die Handschriften der ehemaligen Hofbibliothek Stuttgart 1, codices ascetici 1 (Die Hss. der Württembergischen Landesbibliothek Stuttgart, 2. Reihe) Wiesbaden 1968 S. 74-76.

sancti Stephani protomartyris finitus anno domini 1434 hora vesperarum tempore sacri generalis concilii Basiliensis." -- Die Tatsache, daß neben Maria und Jesus stets dem Apostel Paulus gehuldigt wird, weist auf den ursprünglichen Titel des Schreibers hin: plebanus von St. Paulus in Konstanz. Die Handschrift ist also in Konstanz entstanden. Sie gehörte 1690 dem Kloster Weingarten (alte Signatur: Weing. E 24, fol. 1^r: Monasterii Weingartensis Anno 1690).

Inhalt

fol. I^r Weingartner Inhaltsverzeichnis

fol. I^v Inhaltsverzeichnis, 15. Jahrhundert

fol. 1ra-110va Bernardus (de Parentinis): Tractatus super missam[1]
Inc.: Quoniam clamat sapiens ... Idcirco nemo existimet hoc officium
Expl.: sed habebit perpetuae lumen vitae, quod nobis praestare dignetur dei filius J. Chr. in saecula benedictus. Amen. Maria, Jesus, Paulus.

fol. 110va-115vb (Bonaventura: Tractatus de praeparatione ad missam[2])
Alius tractatus de officio missae editus per ... patrem Bonaventuram ... Maria, Jesus, Paulus.
Inc.: Ad honorem gloriosae ac individuae trinitatis et ad honorem excellentissimi sacramenti.
Expl.: sed auxilio gratiae eius, quod ipse tibi et mihi praestare dignetur. Amen. Jesus, Maria, Paulus. Explicit tractatus bonus de sacramento eucharistiae et officio missae finitus per me ... (s.o.)

fol. 116ra-130vb Tractatus de Sacramento corporis Christi.
Inc.: Audi filia et vide et inclina aurem tuam ... O ewigi wyßhait wie sind din züg so minnrich
Expl.: cum tamen tempore frigido ad ignem eundem esset etc. Explicit tractatus bonus de officio missae tertia pars continens de sacramento corporis Christi. Scriptus ... (s.o.).

---

1) vgl. A. Franz, Die Messe im deutschen Mittelalter, Freiburg i.Br. 1902, S. 502ff: Drucke und Handschriften

2) Quar. VIII, 99-106: zur Verfasserfrage: A.Franz ebd. 462f.

(Marquard v. L., Eucharistietraktat, Sakch-Kat. Nr. 18, eine lat.-dt. Mischfassung, die von der bei A. J. Hofmann, Eucharistietraktat S. 326 ff abweicht.)

fol. 131^{rv} Exempla: Nota haec exempla annotata de sacramento eucharistiae quam etiam de missa etc. (Darin genannt: Johannes de Rinstetten, Prior des Augustinerklosters in Straßburg 1384-99, +1421; Thomas de Argentina OESA, 1343 Provinzial in Suevia; Rudolfus Comitis OESA, + 1430)
Expl.: scriptum ex libellulo quondam fratris Johannis Gnoß lectoris Augustinensium anno 1433 etc.

fol. 132va-184vb De reparatione hominis lapsi
(Kopfmarginalie von der Weingartner Hand:)
Auctor huius tractatus de reparatione hominis lapsi est Fr. Marquardus Ord. fratrum Minorum provincialis Alamania A° 1380
Inc.: Postquam suprema sapientia

fol. 185ra-193rb Tractatus bonus et utilis de indulgentiis
Inc.: Item super illum (.) quarti sententiarum de hoc dicit
Expl.: Et dicit Johannes Andreae ad hanc partem negativam plus determinare etc. Et sic est finis tractatus huius. Scriptus ... (s.o.). (Autor: Nikolaus von Dinkelsbühl)[1]

fol. 193rb-268rb Conradus von Soltau: Lectura seu expositio capituli firmiter credimus[2]
Inc.: Fidem orthodoxam fidelium omnium solidum et primum virtutum
Expl.: sic enim psallit propheta in psalmo 15°, ad quam laetitiam nos perducat trinitas indiviso in saec. s. benedicta. Amen

fol. 268va-269vb De summa trinitate et fide catholica
Inc.: Firmiter credimus et simpliciter confitemur
Expl.: ut eius doctrina tamquam non haeretica quam insana censenda sit.
(Decretales Gregorii IX: 1, 1.1.2)

---

1) A. Madre, Nikolaus von Dinkelsbühl. Leben und Schriften. Ein Beitrag zur theol. Literaturgeschichte. Münster/W. 1965, S. 120 f

2) Stegmüller RC Nr. 176

früher Nationalmuseum, Bibl. 3612[1]. 13,5 x 21, Papier, 211 Bll., zweispaltig, 30-38 Zeilen, verschiedene Hände, rote Initialen und Zierstriche, ab fol. 133 rote Überschriften; Schaflederband auf Holzdeckel, Kette erhalten. Der Schreiber eines größeren Teils des Kodex ist Johannes Sintram (Vorsatzblatt mit Inhaltsverzeichnis aus dem 15. Jh.: Collector huius libri fuit frater Johannes Sinttram, lector et filius conventus Herbipolensis; fol. 80^{r}: Explicit tractatus de praemio patriae ... scriptus per manus fratris Johannis Sintram in Argentina), der sich 1408 in Straßburg aufhielt und Provinzlektor in Würzburg war[2]. Es ist anzunehmen, daß auch die übrigen Marquard-Texte durch Sintram unmittelbar von Straßburg herstammen. Der Kodex selbst gehörte dem Minoritenkloster in Würzburg, dem Sintram 1444 sechzig Bücher überließ[3].

Inhalt:

fol. 1^{r}-59va — Articuli 31 de creatione vel reparatione (Marquard v. L., De reparatione hominis)

fol. 59vb-71ra — Tractatus de quadruplici homine
Inc.: Gloria et honore coronasti eum
Expl.: lumen varitatis ministrent. Explicit tractatus de quadruplici homine (Marquard v. L., Sakch-Kat. Nr. 5, dort mit dem Inc.: Dicturus de homine)

fol. 71ra-^{vb} — Tractatus de homine spirituali
Inc.: Homo spiritualis debet esse compositus ex proprietatibus diversorum animalium
Expl.: praegustando de singulis te dilata, sed materiam praecedente etc.

fol. 72 — leer

1) Beschreibung durch Paul Lehmann, Mittelalterliche Handschriften des K. B. Nationalmuseums zu München. München: Sitzungsberichte der Königl. Bayerischen Akademie der Wissenschaften, Philosophisch-philologische und historische Klasse, Jahrgang 1916, 4. S. 52-55

2) L. Meier, Aufzeichnungen aus vernichteten Handschriften des Würzburger Minoritenklosters, in: AFH 44 (1951) 191-201; O. Bonmann, Sintram, LThK[1] IX, 592

3) London, British Museum Library Cod. Add. 300 49, 3 fol. 96^{r}

fol. 73ra-80ra Tractatus de praemio patriae bonus fratris Marquardi de Lyndowia quondam ministri provinciae Argentinae fratrum minorum.

Inc.: Reddet deus mercedem laborum sanctorum suorum

Expl.: Sedebit populus meus in multitudine et in requie opulenta usque in sempiternum etc. Explicit tractatus de praemio patriae bonus et subtilis scriptum per manus fratris Johannis Sintram in Argentina. Sequuntur aliqua de morte praedicabilia in die animarum etc.

(Dieser Traktat ist nicht im Katalog Sakchs genannt; dennoch besteht kein Zweifel an der Rechtmäßigkeit der Zuschreibung: die Senargliederungen und die Auctoritates - Augustinus, Bernardus, Bonaventura, Duns Scotus, Franzsikus Mayronis - weisen Marquard als Verfasser aus; die Handschrift: Berlin, Staatsbibl. der Stiftung Preußischer Kulturbesitz, Ms. theol. lat. fol. 157[1] überliefert fol. 13-19 den gleichen Traktat zwischen sicher bezeugten Marquardtraktaten unter dem Titel: De remuneratione clericorum[2].)

fol. 80^{b}-81vb Descriptio mortis per tres philosophos.

Inc.: Quaerunt philosophi et magistri, qui convenerunt, ut mortem describerent, quid esset mors.

Expl.: dixit philosophus Aristoteles: Terribilissimum omnium est mors.

fol. 81vb-86ra Tractatus de nobilitate corporis et animae Christi.

Inc.: Gavisi sunt discipuli viso domino

Expl.: non poterant esse otiosae etc. (Marquard v.L., De perfectione humanitatis Christi, Sakch-Kat. Nr. 10: inhaltlich identisch mit dem Art. 21 des Tractats "De rep. hom." dieser Handschrift fol. 36vb, siehe S. 154)

---

1) vgl. V. Rose, Verzeichnisse der lateinischen Handschriften, Bd. 2/1 (Die Handschriften-Verzeichnisse der Königlichen Bibliothek zu Berlin. 13. Bd.) Berlin 1901, S. 394-399

2) vgl. Bonmann, 334 f

fol. 86ra-94va Tractatus de poenis inferni
Inc.: Quaerebant eum inter cognatos et natos
(Marquard v. L., Sakch-Kat. Nr. 17 = Nr. 15)

fol. 95ra-106rb Tractatus de nobilitate creaturarum
Inc.: Si cognovisses et tu
(Marquard v. L., Sakch-Kat. Nr. 6)

fol. 106rb-121^{v} Tractatus de perfectione interioris hominis (rot): De instinctibus
Inc.: Semen cecidit in terram bonam
Expl.: quam coronam mereri concedat Christus, qui sine crimine purus vivit et regnat. Amen. Amen. Explicit tractatus optimus de perfectione interioris hominis. Detur pro poena scriptori pulchra puella. (Heinrich von Friemar OESA, Tractatus de quattuor instinctibus[1])

fol. 122ra-^{vb} Inc.: Gavisi sunt discipuli viso domino
Expl.: concepit flatu spiritus sancti, dicit etiam Chrysostomus.
(Anfang des Marquard-Traktats "De nobilitate corporis et animae Christi" wie in fol. 81vb
Der Schreiber ist sich der Wiederholung bewußt geworden: fol. 122ra: "illud stat in alio loco".)

fol. 123ra-133rb Tractatus de quinque sensibus, quomodo praemiabitur in aeterna beatitudine.
Inc.: Sed ecce doctor eximius Hugo
Expl.: in eis positis singula affirmat. Explicit tractatus V sensuum.
(Marquard v. L., Sakch-Kat. Nr. 16.
Der Beginn des Traktats, vom Schreiber als solcher nicht erkannt, liegt in der Spalte 123rb mit dem gewöhnlichen Inc.: Beati oculi, qui vident[2].)

---

1) vgl. Cl. Stroick, Heinrich von Friemar, Freiburg i. Br. 1954, S. 36 f; vgl. Hs T S. 73

2) die gleiche Sachlage wie in Cod. K, S. 52

fol. 133va-144vb Tractatus super 'Exurgens' et super 'Magnificat'.
Inc.: Exurgens autem Maria abiit in montana, Luc. 1. Quod virtus quaelibet
Expl.: de hoc require in tractatu magno Exurgens autem Maria etc. vel alibi de Maria et illis virtutibus praesignatis.

fol. 145ra-151vb Tractatus de patientia Job
Inc.: Per multas tribulationes
(Marquard v. L., Sakch-Kat. Nr. 4)

fol. 152ra-158 Tractatus de modo loquendi et tacendi
Inc.: Initio et medio ac fini mei tractatus assit gratia sancti spiritus. Quoniam in dicendo multi errant
Expl.: praedicta tibi narrata et ad aeterna gaudia nos faciat pervenire. Amen.

fol. 159ra-160vb Tractatus de lineamentis et membris Dei et de motibus animae
Inc.: Omnipotens deus, pater et filius et spiritus sanctus nunc itaque trinus
Expl.: ubi dicitur penitur me fecisse eos scilicet homines

fol. 161ra-164va Franciscus de Mayronis, Tractatus de articulis fidei[1]
Inc.: Circa articulos fidei est sciendum
Expl.: de vita aeterna, quam certissime credimus aeternam. Amen.

fol. 164va-199rb Tractatus de decem praeceptis
Inc.: Beatus homo, quem te erudieris
Expl.: vel indulgeri in parte vel in toto, quod liberatur, si tria concurrunt.

fol. 199^{v}-211 leer.

---

1) Der Traktat ist in drei Fassungen überliefert. Es handelt sich hier wohl um die zweite Fassung als selbständigen Traktat, gedruckt z. B. in der Ausgabe der Sermones de Sanctis ed. Venedig 1493, fol. 211^{v}-214^{v}, überliefert auch in weiteren Münchener Handschriften. Vgl. dazu: Heribert Roßmann, Die Quodlibeta und verschiedene sonstige Schriften des Franz von Meyronnes, in: FrSt 54 (1972, H. 1 - Sonderdruck) 4; ferner: B. Roth, Franz von Mayronis OFM. Sein Leben, seine Werke, seine Lehre vom Formalunterschied in Gott (Franziskanische Forschungen, H. 3) Werl i. W. 1936, S. 199ff u. ö.

24, 5 x 20, Papier, 216 Bll., zweispaltig; mehrere Hände (A: fol. 2^r-49^r, 194^r-215^v; B: 49^v-131^r; C: 134^r-192^r); Zeilenzahl: A 42-45, B 41, C 40; spärliche, unkonsequente Rubrizierung, wenige Initialen; Lederband mit Holz, ursprünglich mit Lederschließen. Der Einband ist dem von Clm 8388 sehr ähnlich. Der Kodex gehörte dem Münchener Augustinerkloster: Innenseite des Vorderdeckels: "Monasterii Monacensis Ord. Er. S. P. Aug. 1606". Ein Schreibervermerk in fol. 192ra datiert diesen Text auf 1412, dies dürfte in etwa auch für die Entstehungszeit der übrigen Teile zutreffen. Vgl. dazu fol. 63^r!

Inhalt :

fol. 2^r-43^r (Marquard v. L.) De reparatione hominis. (Es fehlt die erste Seite, so daß der Text unvermittelt im ersten Art. beginnt, S. 5, 38):
Inc.: hominem esse solum. Faciamus etc. Ipse enim Adam rationem et intellectum significat.

fol. 43^r-51^r Tractatus de quinque sensibus, quomodo praemiabuntur in patria
Inc.: Beati oculi, qui vident
(Marq. v. L., Sakch-Kat. Nr. 16)

fol. 51^r-59^r Tractatus de poenis inferni
Inc.: Quaerebant eum inter cognatus
(Marq. v. L., Sakch-Kat. Nr. 17[1])

fol. 59^r-63^r De perfectione humanitatis Christi
Inc.: Gavisi ergo sunt discipuli viso domino
(Marq. v. L., Sakch-Kat. Nr. 10)
Expl.: Virtutes enim in eo non poterant esse otiosae. (Zusatz:) Hic deficit de merito Christi. Require alibi, videlicet libro E in fine scilicet ultimo capitulo.

(Es fehlt nur ein Teil von B. 4. des Traktates. Der Verweis auf Buch E trifft genau auf Clm 8388 zu. Dort steht das Datum 1432. Da der Zusatz nachträglich eingetragen wurde, muß Clm 8392 wohl vorher existiert haben; anderenfalls hätte der Schreiber sicherlich das Kapitel nach Clm 8388 abgeschlossen.)

1) vgl. Anm. 1) zu Clm 8388, S. 61

fol. 63^r-70^r Tractatus de nobilitate creaturarum
Inc.: Si cognovisses et tu.
(Marq. v. L., Sakch-Kat. Nr. 6)

fol. 70^v-76^v Tractatus vel collatio de virtutibus
Inc.: Amice ascende superius
(Marq. v. L., Sakch-Kat. Nr. 11[1])

fol. 76^v-128^r Tractatus bonus de archa Noe
Inc.: Fac tibi archam
(Marq. v. L., Sakch-Kat. Nr. 2)

fol. 128^r-131^r Inc.: Scribe quae vidisti in dextera mea
Expl.: et potestatem ligandi et solvendi
(Apoc.-Paraphrase)

fol. 134^r-192^r Liber de vita salvatoris domini nostri Iesu Christi
Inc.: Fundamentum aliud non potest ponere ...
II Cor. Cum sicut dicit Augustinus
Expl.: omnis indigentiae corporis et animae singulorum. Amen. Explicit libellus de vita Christi. Anno domini Millesimo quadringentesimo duodecimo, in Vigilia Kathedra Petri.

fol. 193 leer

fol. 194^r-204^r Inc.: Potens sit exhortari in doctrina sana
Expl.: patet etiam Iudaei falsitas per hoc, quod obiectiones suas in aperto mendacio tiravit. Explicit tractatus in quo reprobantur nec non interimuntur quaedam obiectiones contra legem evangelicam (?) a quodam Iudaeo tiratae. Deo laus.

(Nikolaus von Lyra, Reprobatio obiectionum cuiusdam Iudaei contra veritatem evangelicam)

fol. 204^r-214^r Inc.: Quaeritur, utrum per scripturas a Iudaeis receptas possit probari mysterium Christi in lege et prophetis promissi esse iam completum. - Arguitur primo quod sic, quia Ioh. 4 dicit salvator Iudaeis: Scrutatimini scripturas
Expl.: et plures iam baptizati ad dominum revertuntur. Et sic est finis Explicit quaestio bona et utilis etc.

(Nikolaus von Lyra. Die beiden vorausgehenden Stücke sind Teile des unter dem Titel "Libellus

1) vgl. Anm. 2 zu Clm 8388, S. 61

in quo sunt pulcherrimae quaestiones iudaeicam perfidiam in catholica fide improbantes" oder "Probatio incarnationis Christi", vielfach als Anhang zu seiner Postille gedruckten Werkes[1])

O München, Clm 18 137

2°, Papier, 182 Bll. (nach der Blattzählung, einige Bll. sind aber nicht gezählt), zweispaltig, zwei Hände (fol. 1-127; fol. 132-182), rote Initialen (V-Initiale in fol. 1^r über 14 Zeilen), rote Zierstriche. Lederband mit Holzdeckel (urspr. mit zwei Schließen und je fünf Metallbuckel). Der Kodex stammt aus Tegernsee: Auf dem Vorsatzblatt: "Iste liber attinet monasterio Tegernsee ...". Hinweis zur Entstehungszeit in fol. 127^v (im Explicit): et finitum est feria secunda ante festum sancti Thomae apostoli 1455.

Inhalt:

fol. I^r Index

fol. 1^r-127^v Compendium litteralis sensus totius divinae scripturae editum a fratre Petro Aureoli[2] ordinis fratrum minorum. Et ponitur primo commendatio sacrae scripturae in generali.
Inc.: Venite ascendimus ad montem domini et ad domum dei Jacob ... Gregor, 23 Mor. exponens illud Job 33.
Expl.: Ascendit sicut virgula fumi ex aromatibus mirrae et thuris et universi pulveris pigmentarii etc. Explicit sententia litteralis compendiosa totius sensus sacrae scripturae edita a fratre Petro Aureoli ...

fol. 128-132 leer (als 132 ist auch das nächste Blatt gezählt)

fol. 132^r-182^v (Marq. v. L.) Tractatus bonus de reparatione hominis (von anderer Hand ergänzt:) editus a quodam venerabili viro de ordine fratrum minorum.
Inc.: Postquam suprema sapientia.

---

1) vgl. DTHC IX, 1412 (Lyre) und VIII, 1890 (Juifs).

2) vgl. DThC XII, 1835: Das Werk ist auch unter dem Namen "Breviarium Bibliorum" überliefert.

4°, Papier, 122 Bll., zweispaltig, 40-42 (bis fol. 84) und 35-37 (ab fol. 85) Zeilen, eine Hand; fol. 1-21 vierfarbig reich verziert mit mehrfarbigen Initialen, roten Zwischentiteln und Zierstrichen; fol. 22-113 sorgfältig und dezent rubriziert, Kapitelinitialen; Quaestionen, Autoren, Bibelzitate hervorgehoben; ab fol. 114^r Verzierung nicht durchgeführt; Holzdeckel mit Leder, 1951 repariert, gut erhalten. Die Handschrift stammt aus der Basler Kartause (fol. 1^r: liber Cartus. Bas.; fol. 3^r: Iste liber est carthus. Bas.; fol. 69^r: liber Cartus Bas.) und ist in ihrem ersten Teil 1401 entstanden (fol. 16^r: prima dies Januarii timor est et septima vani. Januarius anno currente 1401). Wegen der gleichen Schrift und der Übereinstimmung in Papier und Ausstattung ist der gesamte Kodex den Jahren um 1400 zuzuweisen.

Inhalt:

fol. 1^r — Index, kopfstehende Orationen

fol. 1^v — Notae zu den Schriftsinnen

fol. 2^r-21^v — Astrologie mit Zeichnungen (über Sternzeichen und Planeten, ein Computus und Kalendertabellen: Astrologisches, Astronomisches und Kalendarisches mit mehrfarbigen Graphiken)

fol. 22^r-69^r — De reparatione humanae conditionis (Marquard v. L., De rep. hominis)

fol. 69^r-74^v — De cognitione creaturarum
Inc.: Si cognovisses et tu
(Marquard v. L., De nobilitate creaturarum, Sakch-Kat. Nr. 6)

fol. 75^r-84^v — De quinque sensibus
Inc.: Sed ecce doctor eximius Hugo
(Marquard v. L., Sakch-Kat. Nr. 16.
Der Traktat beginnt erst in fol. 75rb mit dem Inc.: Beati oculi, qui vident. Der vorhergehende Abschnitt ist ein Fragment aus De nobilitate creaturarum.)

fol. 84^r — (lat. Gedicht) / Qui est deus

fol. 85^r-120^v — (Elucidarius)
Inc.: Saepius rogatus a condiscipulis quasdam quaestiones enodare ... Nomen autem meum ideo volui silentio contegi, ne invideo.
abgebrochen: Christus abnegasse, Paulum ecclesiam ... Reklamante: crudeliter

20,5 x 14, Papier, 273 Bll., einspaltig (fol. 119-127 zweispaltig); 25-28 Zeilen (fol. 119-127: 43-47 Zeilen); Hand von Johannes Ramsperg (außer fol. 119-127, die als Lage eingeheftet sind); rote Kapitelinitialen, rote Zierstriche und Unterstreichungen; roter Lederband, eine Schließe, abgerissen; auf dem vorderen Spiegel kopfstehender Eintrag Ramspergs: zwei Orationen und "1449 per fratrem Johannes Ramsperg ord. minorum. Tetragramanton (!)". Auf dem hinteren Spiegel ebenfalls kopstehend: "ego frater Johannes Ramsperg manu propria omnes praedictos tractatus ... Laudetur Johannes et benedictus deus." Die Handschrift wurde zwischen 1442 (fol. 13^r u. ö.) und 1456 (fol. 258^r) von Frater Johannes Ramsperg OFM in Konstanz (fol. 265^r) Novum castrum (Heiligenberg?) (fol. 184^r) geschrieben. Die eingeheftete Lage (fol. 119-127), die zum Textbestand des Traktates "De conceptione verbi" gehört, stammt aus dem letzten Viertel des 14. Jahrhunderts. Der Kodex kam aus der Konstanzer Dombibliothek nach Weingarten (fol. 1^r: Monasterii Weingartensis 1630).

Inhalt:

fol. 1^r-7^r:	Notizen (z. B. Inquam hic aliqua de virgine gloriosa quae est vernans rosa). Predigt zum 5. Sonntag nach Ostern. (Inc.: Si quis putat se religiosum esse non reservans linguam suam - Jak V, 26), ein Predigtentwurf.
fol. 7^v-12^r:	leer
fol. 13^r-105^r:	Tractatus fratris Marquardi des reparatione hominis lapsi vocatus 1442 Inc.: Postquam suprema sapientia Expl.: samaritanus piissimus Iesus Christus angelorum dominus, qui cum patre ... Tractatus de reparatione hominis lapsi per fratrem Johannem Ramsperg scriptus et completus 8 die mensis junii anno domini 1451, sed idem tractatus est compilatus et editus per venerabilem patrem et fratrem Marquardum provincialem fratrum minorum provinciae Alamaniae superioris, anno domini MCCCLXXX.

1) beschrieben durch Johannes Autenrieth, in: Die Handschriften der ehemaligen Hofbibliothek Stuttgart 1, codices ascetici 1 (Die Hss. der Württembergischen Landesbibliothek Stuttgart, 2. Reihe), Wiesbaden 1968, S. 139

fol. 106^r-110^v: leer

fol. 111^r-129^v: Tractatus pulcher de conceptione verbi domini in animam. Jesus. 1449 in sancto Gallo (wohl Tagesbezeichnung) complevi.

Inc.: Lauda Ierusalem et laetare filia Syon... Verba proposita possunt esse caelestis animae devotae

Expl.: et eam sibi indissolubili vinculo aeternaliter dispensant quam dispensationem nobis praestare dignetur qui vivit ... Amen. Iesus. Ad vinculo Petri a.d. 1450 per fratrem Johannes Ramsperg, ordinis Minorum.

fol. 130^r-184^r: Tractatus nomine Ester.

Inc.: Amavit eam rex super omnes mulieres. Hester 2° cap.. Quamvis verbum istud ad litteram dictum sit de Hester regina

Expl.: Annuntio vobis gaudium magnum, quod erit omni populo etc. Explicit tractatus nomine Hester 142 feria sexta post Galli in Novo Castro per fratrem Johannem Ramsperg lectorem.

(Der Traktat ist in 13 "sermones" gegliedert, die alle mit dem gleichen Satz Est II, 17, beginnen. - "Der gleiche Text unter dem Titel 'De incarnatione domini' in Clm 4706. fol. 127^r-155^r"[1])

fol. 184^r unten Predigtnotizen

fol. 184^v-189^v: leer

fol. 190^r-257^v: Tractatus de septem coloribus nuncupatus 1442

Inc.: Respicite et lavate capita vestra. Luc. 21. et in praesentis dominicae evangelio isto sacro tempore exerceamos nos in caritate non ficta ... Videndum nunc est quid singuli colores

Expl.: sibi mentem subingat et diabolo. Explicit tractatus de septem coloribus per fratrem Johannem ramsperg 3a die mensis julii a.d. 1444 hora quinta nullius temporis.

(in fol. 207^r ein deutscher Zusatz, auch sonst einzelne Worte und Sätze in deutsch)

---

1) a.a.O. 139

fol. 257^{v}: Si vis salvari stude semper imitari[1]

fol. 258^{rv}: Silvestri papae 1456
Inc.: Silvester igitur orbis Romae episcopus, cum esset infantulus a vidua matre iusta (Anfang der Silvesterlegende[2])

fol. 259^{r}-261^{r}: leer

fol. 262^{r}-273^{r}: bruchstückhafte Aufzeichnungen: Exzerpte, Notizen

M Mainz, Stadtbibliothek Cod 164[3]

8°, Papier, 200 Bll., ein- und zweispaltig, ca. 28 Zeilen, mehrere Hände (A: fol. 1^{r}-36^{v}; B: fol. 37^{r}-92^{v}; C: fol. 93^{r}-108^{v}; D: fol. 110^{r}-117^{v}; E: fol. 119^{r}-131^{r}; A (?): fol. 132^{r}-145^{v}; F: fol. 147^{r}-181^{v}; A (?): fol. 183^{r}-191^{v}; G: fol. 192^{r}-Schluß), Einrichtung und Ausstattung des Textes sehr unterschiedlich. Holzdeckel mit Leder, Lederschließe in der Mitte wurde abgeschnitten. Auf der Innenseite der Deckel Pergamentblätter mit Bibeltexten, die mit Musikzeichen versehen sind. Provenienz: Kartause Mainz, Cod 267; fol. 192^{r}: Iste liber est fratrum Carthus. prope Moguntiis; fol. 145^{v}: liber Cartusiensium Maguntiae. Dort wohl auch zum Teil geschrieben, vgl. fol. 132^{v} (der Abschreiber selbst): Modicum est hic, sed liber - ut aestimo - totus continet plusquam IX quaternos, quaeratur apud minores et compleatur consulo. Die Basler Kartause besaß den Marquardtext bereits, nämlich unser Ms. K. - Als Entstehungsort wenigstens eines Teiles des Kodex vermutet H. Schreiber[4] die Kartause von Basel: "Die Beziehungen zwischen den Ordenshäusern in Mainz und Basel waren wechselseitig. So findet man auch noch in Mainz Zeugen davon. In dem etwas jüngeren ersten

---

1) H. Walther, Carmina medii aevi posterioris latina, Bd. I, Initia carminum ac versuum medii aevi posterioris latinorum 1959, Nr. 18094

2) Bibliotheca hagiographica latina antiquae et mediae aetatis, Bd. 1-2, 1898-1901: Nr. 7726 (Anfang)

3) Heinrich Schreiber, Die Bibliothek der ehemaligen Mainzer Kartause. Die Handschriften und ihre Geschichte (60. Beiheft zum Zentralblatt für Bibliothekswesen. Leipzig 1927. - Catalogus codicum manuscriptorum Bibliothecae Moguntiae. (Handschriftlich)

4) a.a.O. S. 94

Bestandteil der Handschrift 164 (einst G XIX P in beiden Katalogen[1])
steht an vierter Stelle ein "Sermo in Festo Romoaldi conf." (zum 19. Juni), den laut Unterschrift Hieronymus von Prag, Professor der Theologie, "ad petitionem fratrum domus Cartusiae Basileensis anno domini MCCCCXXXIII" verfaßt hat. Die in Mainz erhaltene Abschrift ist wohl entweder in Basel hergestellt oder nach einem aus Basel entliehenen Exemplar in Mainz. Für das erstere spricht, daß auf dem letzten Blatt dieses ganzen Bestandteiles der Handschrift[2], die vorher Werke von Heinrich von Hessen und Matthaeus von Krakau, nachher desselben Hieronymus von Prag 'Tractatus improbans 4^{or} articulos Bohemorum' aus demselben Jahr enthält, neben einer Inhaltsangabe dieses Teils die Adresse trägt: "Priori, vicario et procuratori domus Carthus. prope Moguntiam". Ob Tausch, Schenkung oder Verleihung der Übersendung zugrundelag, ist nicht zu entscheiden." Das Alter des Kodex wäre also zu bestimmen für den ersten Teil wenig nach 1433, der zweite Teil ist älter.

Inhalt:

fol. 1^r-10^v: Speculum animae
Inc.: Cap. primum. Anima mea novi, quod curiosa sis, rimando quae foris sunt
Expl.: intelligas rerum originem, ordinem et te media earum mirificam in finem ultimum reductionem. Explicit hic animae speculum, quo te videt in se, qui facis, ut per te sistat, requiescat in te.
(Heinrich Heinbuche von Langenstein, geschrieben in Eberbach 1382/83[3])

fol. 11^r-13^v: (Expositio de nasci ex sanguinibus)
Inc.: Quia interrogasti me, karissime, et plures haesitare narrasti de intelligentia illius passus evangelii: Qui non es sanguinibus ...
Expl.: Ex aliis autem quandoque duobus, quandoque tribus unius hominis vita agitatur et formatur, et quandoque ex singulis figuratur vita singulorum. Explicit hoc de nasci ex sanguinibus, editum a

---

1) Die Standortkataloge der Kartausen von Mainz und Basel weisen in ihrem Aufbau und in Einzelsignaturen große Übereinstimmung auf.

2) Es ist fol. 92^v

3) vgl. J. Lang, Die Christologie bei Heinrich von Langenstein (Freiburger Theol. Studien 85), Freiburg - Basel - Wien 1966, S. 52

magistro Heinrico Langensteyn de Hassia[1].

fol. 14r-28v: Dialogus de sacramento eucharistiae.
Inc.: Multorum tam clericorum quam laycorum quaerela est non modica, occupatio gravis et quaestio dubiosa, quomodo se habere debeant in celebrando vel communicando, quando videlicet accedere, quomodo accedentes moti vel dispositi esse
Expl.: beatitudinem sempiternam. Ad quam consequendam pro viaticum datum est nobis corpus d.n.I.Chr., qui cum deo patre ... Amen. Explicit dialogus rationis et conscientiae de accedendo vel abstinendo ad eucharistiae sacramentum compilatus a magistro Matthaeo de Kracovia Pragensi.

fol. 29r: (Quaestiuncula)
Inc.: Utrum quolibet die debeat celebrare quis aut communicare. Respondetur secundum Thomam
Expl.: Alius dixit: Domine non sum dignus, ut intres sub tectum meum, et utroque misericordiam consecutus est.

fol. 29r-36v: leer

fol. 37r-63v: Sermo notabilis in festivitate sancti Romoaldi Confessoris et ermitae reclusi die 19 mensis Iunii, lectio prima.
Inc.: Hodie est dulcissimi sancti Romoaldi patris nostri praeclara sollemnitas.
Expl.: Nunc amando et imitando prosequitur ipso intercedente ad gaudia regni caelorum pervenire ... Explicit sermo notabilis de vita et de miraculis sancti Romoaldi confessoris et eremitae sacrae eremi Camaldulensis. Quem edidit et compilavit frater Jeronimus de Praga sacrae paginae confessor (!) quamvis indignus ad petitionem fratrum domus Carthusiae Ba-

---

1) Diese Zuweisung dürfte zutreffen. J. Lang, a.a.O., S. 58, hat den 'Traktat' anonym in Köln GB^4 124 fol. 240-250 entdeckt: "Obschon ich diesen 'Tractat' sonst nirgendwo finden konnte, sehe ich keine Veranlassung, ihn aus dem Verband der übrigen Werke dieser Hs herauszulösen. Inhaltlich will diese Schrift die Wirkung der Gnade klar machen, die uns aus Kindern des Zornes zu Kindern Gottes macht."

siliensis anno domini MCCCCXXXIII. En ego, quem genuit pia olim urbs Pragensis, quem inclusum retinet heramus sacra camaldulensis, hunc sermonem edidi satis cum labore. Sed labor est facilis vestro superatus amore.

fol. 63^{v}-92^{r}: Item hic incipit Tractatus improbans quattuor articulos Bohemiorum etc.
Inc.: Amantissime ac merito venerabili in Christo patri domino Alberto priori domus Carthusiae civitatis Basiliensis frater Jeronimus de Praga... Exegisti a me, pater optime atque suavissime, ut exercitii causa improbationem 4^{or} articulorum Behemorum, quam nuper in concilio sacri Basiliensi ...
Expl.: Qui si vellent ad unitatem sanctae matris ecclesiae redire, possent secure una nobiscum ad regnum caelorum et ad vitam aeternam pervenire praestante domino nostro I. Chr.... Explicit tractatus improbans 4° articulo Bohemiorum, quem edidit et compilavit frater Jeronimus de Praga sacrae paginae professor MCCCCXXXIII.

fol. 92^{v}: (nur die Widmung an die Kartause von Mainz, s.o.)

fol. 93^{r}- 95^{r}: (Tractatus de 4 virtutibus cardinalibus Martini de Brega)
Inc.: Quattuor virtutum species
Expl.: aut insaniam deficientem contemnat, puniat et impingat ignaviam. Amen.

fol. 95^{r}-104^{r}: (Libellus de casibus fortuitis. Ps. Seneca)
(Tabula secunda secundae S. Thomae de virtutibus)

fol. 104^{v}-109^{v}: leer

fol. 110^{r}-117^{r}: (Passio Christi revelata B. Anselmo per B. V. Mariam)
Inc.: Sanctus Anselmus episcopus longo tempore
Expl.: et sicut iudaei Christum emerunt pro 30 denariis, ita 30 Iudaei pro uno denario vendiderunt. - Explicit supplementa evangeliorum de passione domini nostri Iesu Christi ab ipsius matre gloriosa perpetua virgine sancto Anselmo revelanda accepta in anno domini MCCCL in die sanctae Luciae virginis. Per manus Hermanni dci divini presbyteri et cursator (...?) credere non debes.

fol. 117^r-117^v: (ein Hymnus zur Passionszeit mit Orationen)
Inc.: Omnibus consideratis paradisus voluptatis
es Iesu piissime mens fons paternitatis

fol. 118: eingelegtes Blatt mit Hinweis von 1929 auf eine Lücke

fol. 119va-124vb: (Fragment einer Passionsbetrachtung nach den kanonischen Stunden)
Inc.: (eines Kapitels in fol. 119^r): Hora matutinali excitaberis et somptuo somno tuo plenus lacrimis et dolore confectus
(bricht fol. 124^v am Ende der Seite ab)

fol. 125ra: (Fortsetzung? der Passionsbetrachtung)

fol. 128va: Expl.: Item missam debet praecedere confessio generalis de omissis et commissis corde et ore.
Es folgen Aufzählungen der fünf Himmelschreienden Sünden, der sieben Geistesgaben, der sechs Werke der Barmherzigkeit usw.

fol. 129^r-131^r: Speculum beati Bernardi
Inc.: Si quis emendatioris
Expl.: Coram deo et omni populi amabilis apparens. Amen.

fol. 132^r-145^r: Marquard, De humanae salvationis (= de reparatione hominis)
nur ein Teil des ersten Artikels

fol. 147^r-181^v: Breviloquium de virtutibus antiquorum principum et philosophorum.
Inc.: Quoniam misericordia et veritas custodiunt regem ... Prov. 29. Immo 4 virtutes cardinales
abgebrochen: ideo dicit Priscianus: Mihi adhibere deo bonum est. Haec erit
Es fehlen mindestens zwei Seiten dieser Lage, fol. 182 (gleiche Lage) ist leer.

fol. 183^r-191^r: Opusculum de medicina animae, (in rot:)
Quattuor elementa et 4 complexiones et cetera medicinolia exponens moraliter.
Inc.: Roges me, frater carissime, ut ea quae medicina animae ad Iohannem medicum scribere ceperam, tibi transmittere non omittan ... Homo microcosmus, idest minor mundus, ab antiquis appelari solet

Expl.: Si quis igitur ab hoc infirmitate curari desiderat, necesse est, ut emplastrum verecundiae fronti supponat etc. Explicit libellus de medicina animae.

fol. 191v: 2 Quaestiuncula
1. Propter quod deus creavit tot animalia?
2. Originale peccatum quod sit, quare sic dicatur, quare noceat vel prosit.

fol. 192r-196v: (Tractatus de horis canonicis)
Inc.: Septies in die ... Quamvis enim deus sempter in omni tempore
Expl.: sic qui devote septem horas cottidie deo persolvit, vitam aeternam habebit, quam nobis ...
Nota: Qui psalmos resecat et verba resecta volutat, displicit ille deo, dum placuisse putat.
(Verf.: Heinrich Bitterfeld, Professor in Prag[1])

fol. 196v: (Ein mhd. Gedicht vom Schreiber selbst durchgestrichen:)
Min héz und alle myn sinne die hastu zartiz frewelin

fol. 197r-200r: (Merkverse, Sprüche, Notizen)

fol. 200v: (lat.-dt. Weihnachtslied in vier Strophen)
O dulcis Iubilo, singet und sint fro
(weitere Merksprüche und Verse z.B. kopfstehend:)
Qui post mensale spernit lavacrum manuale, Ius datur hic tale, vini dabit ille duale.

A	München	Clm 8388

28 x 21, Papier, 265 Bll., zweispaltig, eine Hand, etwa 32 Zeilen; rote Initialen, rote Traktat- und Kapitelüberschriften, rote Unterstreichungen der Namen; Lederband mit Holzdeckel, zwei Lederschließen. Auf der Innenseite des Vorderdeckels ein Index: "Monasterii Monacensis Ord.Er.S.P.Aug. 1606 ...", dort auch die Bibliotheksmarke: Ad Bibliothecam Conventus Monacensis Ord.Erem.S.P.Aug.

---

1) vgl. K.J.Heilig, Kritische Studien zum Schrifttum der beiden Heinriche von Hessen, in: RQ (1932) 151 - J. Lang, a.a.O. 51

Der Schreiber nennt sich Johannes Esthainmer de Augusta und ist Dominikaner; er schrieb wenigstens den ersten Teil des Kodex 1432, vgl. fol. 108^{v} und fol. 144^{v}.

Inhalt:

fol. 1^{r}-48^{v}:	Tractatus de archa Noe Inc.: Fac tibi archam (Marquard v. L., Sakch-Kat. Nr. 2)
fol. 49^{r}-108va:	(Marquard v. L., de reparatione hominis) Inc.: Postquam suprema sapientia Expl.: Explicit tractatus bonus de reparatione hominis lapsi per me fratrem Johannes Esthainmer. Anno 1432
fol. 108vb-119va:	Tractatus bonus de quinque sensibus et qualiter fruuntur in aeterna patria Inc.: Beati oculi, qui vident (Marquard v. L., Sakch-Kat. Nr. 16)
fol. 119vb-127ra:	Tractatus de nobilitate creaturarum Inc.: Si cognovisses et tu (Marquard v. L., Sakch-Kat. Nr. 6)
fol. 127rb-133ra:	Tractatus de virtutibus Inc.: Amice ascende superius (Marquard v. L., Sakch-Kat. Nr. 11[1])
fol. 133rb-140vb:	Tractatus de poenis in inferni (!) Inc.: Quaerebant eum inter notos et cognatos (Marquard v. L., Sakch-Kat. Nr. 17[2])
fol. 141ra-144va:	Tractatus de perfectione humanitatis Christi Inc.: Gravisi ergo sunt discipuli viso domino. (Marquard v. L., Sakch-Kat. Nr. 10) Expl.: Explicit tractatus bonus de perfectione humanitatis Christ per me fratrem Johannem Esthainmer de Augusta ordinis fratrum praedicatorum. Anno 1432. In die Elisabet viduae finitus est.
fol. 145^{r}:	Nicolaus de Anesiaco, ord. praed., Directorium (et tabula) super VI libro decretalium
fol. 245^{v}:	Super VII libro (unvollständig)

1) vgl. Bonmann 330, Anm. 63: Nr. 11 steht für zwei Titel

2) vgl. Bonmann 331, Anm. 69: Der Traktat "De poenis inferni" ist identisch mit Sakch-Kat. Nr. 15 und mit dem Inc.: Beati mortui, qui in Domino.

4°, Papier, 153 Bll. (+ vorne und hinten je zwei moderne leere Schutzblätter). Die Bll. sind von 1-64 von alter Hand foliiert, ab 66 bis 245 von moderner Hand paginiert (wir halten uns an diese vorgegebene Zählung); einspaltig; ca. 30 (fol. 1-64), 35 (pag. 66-236), 17 (pag. 237-245) Zeilen; drei Hände (fol. 1-64, pag. 66-236, pag. 237-245); rote Initialen und Zierstriche in fol. 1-64, ab pag. 66 keine Rubrizierung, aber freier Raum für Initialen; Tascheneinband in Leder mit Preßstempel (Vögel, Zierblüten, Ornamente). Entstehungszeit nach dem Explicit von fol. 64^{v}: 1388. Die Auswahl der Sermonesthemen legt den Schluß auf eine Frauengemeinschaft (Augustinerinnen?) als Entstehungsort des Kodex nahe.

Inhalt:

fol. 1^{r}-64^{v}:	(Marq. v. L., De rep. hom.) Inc.: Postquam suprema sapientia
nach fol. 64:	(Reste mehrerer abgeschnittener - leerer? - Blätter, darauf geklebt ein gefaltetes Blatt, von der Hand des Folgenden beschrieben: Verse aus den Bußpsalmen)
pag. 66-236:	Sermonessammlung
pag. 66 (neue Lage):	Sermo zu Mariae Verkündigung Inc.: Visitasti terram et inebriasti eam... In Ps. Verba proposita convenienter possunt intelligi de terra benedicta uteri virginalis ... (Dieses Einleitungsschema kehrt in den meisten Predigten in ähnlicher Form wieder.)
pag. 69:	2. Teil der Predigt
72:	Coena domini
75:	Passio domini
78:	Pascha
82:	Ascensio I
85:	Ascensio II
89:	Pentecostes
94:	Trinitatis I
98:	Trinitatis II
102:	Maria Magdalena
106:	Iacobus et Iohannes
109:	Anna
113:	Vincula Petri I
117:	Vincula Petri II

pag. 120:	Vincula Petri III
123:	Inventio Stephani
125:	Cyriacus et socii
129:	Laurentius
134:	Assumptio Mariae I
137:	Assumptio Mariae II
140:	Bernardus
143:	Bartholomaeus I
147:	Bartholomaeus II
152:	Augustinus I
155:	Augustinus II
159:	Nativitas Mariae
166:	Exaltatio crucis I
169:	Exaltatio crucis II
172:	Matthaeus (drei Teile)
183:	Mauritius et socii
186:	Dionysius
190:	Ursula I
194:	Ursula II
198:	Simon et Iudas (drei Teile)
209:	Martinus
213:	Elisabeth I
217:	Elisabeth II
223:	Caecilia
226:	Catharina I
230:	Catharina II
233:	Catharina III
237-245: (neue Hand)	Stil- oder Gedächtnisübungen: Lateinische Wörter ohne Zusammenhang.

B Berlin, Staatsbibliothek der Stiftung Preußischer Kulturbesitz Ms. theol. lat. fol. 129 (Lehnin) [1]

Fol., Papier, 274 Bll., zweispaltig, verschiedene Hände entsprechend verschiedenen zusammengebundenen Lagen, meist rubriziert, alter Holzband mit Lederüberzug. Wenigstens ein Teil der Handschrift stammt

---

1) Die Handschrift ist sehr genau beschrieben von Valentin Rose in: Die Handschriftenverzeichnisse der Königlichen Bibliothek zu Berlin. 13. Bd.: Verzeichnis der lateinischen Handschriften, Bd. 2/1, Berlin 1901, unter der Nr. 361, S. 187-190.

von dem Zisterziensermönch Arnoldus Dammen aus der Abtei Lehnin: fol. 129^{r}: "Finit liber de ordine vite et morum instructione beatissimi Bernardi abbatis clarevallensis completus per manus Arnoldi dammen anno dni M^{o}CCCCXXIII^{o} In vig. nativ. dni nri ihn xpi." V. Rose schließt von daher auf die Entstehung der gesamten Handschrift in Lehnin[1].

Zum Inhalt:

fol. 176^{r}-223^{r}: Die Schrift Marquards "De reparatione hominis" bildet eine selbständige Einheit im Kodex als eigene Lage mit besonderer Zählung der Blätter (1-47). Vor dem Zusammenbinden mit anderen Teilen (die Nummern der folgenden Lagen enthielten franziskanische Armutstraktate, aber von anderer Hand), wurde die Schrift mit Minuskelbuchstaben am Außenrand der Seiten in unterschiedlichem Abstand versehen. Auf diese Buchstabeneinteilung bezieht sich ein nachträglich von anderer Hand angefertigtes Sachregister (Adam-Tempus) auf der voraufgehenden Lage (fol. 173^{v}-175^{r}), das aber nicht abgeschlossen wurde.

F Braunschweig, Stadtbibliothek Cod. 148[2]

8°, Papier, 208 Bll., einspaltig, sechs Hände A: fol. 1-73, B: fol. 73-95; C: fol. 96-119, D: fol. 121-148, 164-Schluß, E: fol. 148-157, F: fol. 158-160. (Dazwischen aber wohl noch andere Hände.) Kein Buchschmuck, keine Rubrizierung, Räume für Initialen nicht ausgefüllt. Die Zeilenzahl ist sehr unterschiedlich. Holzdeckel mit ursprünglichem rotem Leder ohne Pressung, zwei Lederschließen noch in Resten vorhanden. Die Reihenfolge der Blätter ist beim Binden durcheinandergeraten, es fehlten aber beim Binden auch schon ursprüngliche Teile des Inhalts. Die Handschrift gehörte den Minoriten in Braunschweig: fol. 1^{r}: Liber fratrum minorum in Brunswic, in quo continentur bona plura et rara, vide in fine." Weitere Besitzer- und Schreibervermerke fehlen, doch stammt der Kodex aus der 1. Hälfte des 15. Jahrhunderts.

---

1) ebd. S. 189

2) Beschreibung: Heinrich Nentwig, Die mittelalterlichen Handschriften in der Staatsbibliothek in Braunschweig, Wolfenbüttel 1893, S. 132-135.

Inhalt:

fol. 1r-72v: Bonaventura, De septem profectionibus religiosorum.
Inc.: Primus profectus est in fervore noviciatus...
Der Schluß fehlt, weil von fol. 72 die untere Hälfte abgeschnitten ist: (David von Augsburg, De exterioris et interioris hominis compositione, lib. III, Cap. 1)

fol. 73r-95v: Tractatus de perfectione statuum in ecclesia.
Inc.: Sequitur ergo: vacate et videte, quoniam ego sum deus ... (Vielleicht liegt der Beginn des Traktates schon in fol. 72)
Expl. ... gratias agimus pro acceptis vel promissis, quae nobis concedat Iesus Christus unigenitus dei filius. Amen.

fol. 96r-119v: Wilhelmus de Ockam, Dialogus de potestate imperiali et papali. (= Dialogus III, tract. I. [1])
Inc.: In omnibus ... nec me desinis infestare ...
Expl.: Alii adhuc sunt errores, qui veritatibus (reclamante: catholicis). Die nächste Lage beginnt mit einem leeren Blatt. fol. 120

fol. 121r-128v: Collectio errorum Parisiis condemnatorum[2].
Inc.: Incipit collectio errorum condemnatorum in grammatica, in logica, in philosophia naturali, in sacra theologia ab episcopis parisiensibus et magistris angliae, edita. Isti sunt errores condemnati a fratre Gilberto ...
Expl.: ... quorum nullum fuerit pertranseundum.

fol. 129r-132v: Tractatus de duobus oculis animae cognitione et dilectione.
Inc.: Vulnerasti cor meum soror mea sponsa in uno oculorum tuorum (Cant 4, 9). In his verbis praelibatis nobis ...
(fol. 131r enthält nur vier Zeilen, und zwar von einer anderen Hand, ohne Zusammenhang mit dem Text des Traktates; fol. 131v ist leer; fol. 132r setzt 130v fort.)

---

1) Goldast, Monarchia S. Romani Imperii 1668, Bd. II

2) vgl. Collectio errorum Pariis condemnatorum in: Petri Lombardi ... sententiarum libri quatuor ... per Ioannem Aleaume Antverpiae, Sumptibus Marci. Michaelis Bousquet et Soc. 1754, S. 603-651.

fol. 133^r u. 133^v: leer

fol. 134^r-157^v: Tractatus De creatione hominis et eius conversatione in paradiso (Marquard von Lindau)
Inc.: Postquam suprema sapientia ...
(Mit fol. 157^v bricht der Text unvermittelt am Ende der Lage ab. Reklamante: crucem baiulans)
Expl.: ... nam hora sexta in paradiso positus sicut Christus extra Ierusalem (crucem baiulans) ...
(Der vollständige Text des Tractates befand sich nie im Buch, wie die Titelangabe im Inhaltsverzeichnis beweist. Eine Überschrift zum Traktat fehlt.)

fol. 158^r-160^v: Adnotationes de incarnatione Christ.
Inc.: Sed alienum me habuerunt quia incarnatum...
Expl.: ... manus tuae adversans mihi.

fol. 161-163: leer

fol. 164^r-166^r: Bonaventura: Tractatus de devotione.
Inc.: Fuerunt autem devoti alii ex devotionis vehementia in corpore debiliti ...
Expl.: ... in futuro etiam si afflictionem hanc speciale meritum non ataxit. Haec Bonaventura de profectione religiosorum.
(Ps.-Bonaventura)

fol. 166^v-168^r: (Kopfmarginalie über zwei Seiten:) Praeterea quomodo communicat corpus Christi. Bonaventura de profectu religiosorum.
Inc.: Habet autem in perceptione eucharistiae...
Expl.: ... aut gratias egimus pro acceptis vel promissis quae dominus concedat. Amen.
(Es handelt sich von fol. 166^v ab um Texte aus David von Augsburg, De exterioris et interioris hominis compositione, lib. III, cap. 69 und 70.)

fol. 168^v-169^v: (Kopfmarginalie: Humanitas Christi)
Die Seite beginnt mitten in einem Text von anderer Hand; offenbar also schon von dem Schreiber auf der falschen Seite fortgesetzt.
Expl.: ... non est auctor malorum sed ultor.

fol. 170^r-176^r: Sermo de Eucharistia
Inc.: Homo quidem fecit coenam magnam etc. Circa sanctam eucharistiam sistendo quaerendum est: Primo quod est sacramentum eucharistiae ...

Expl.: ... quod declarat bene per hoc, quod sicut serpens moysi comedit omnes serpentes magorum.
(Der Sermo ist nicht identisch mit einem der drei Sermones von Bonaventura mit dem gleichen Bibelthema.)

fol. 176^{v}: leer

fol. 177^{r}-183^{v}: Bernardus Clarevallensis: Tractatus de conscientia.
Inc.: ... (unleserlich) sunt quae aedificent ad perfectionem
Expl.: ... incontinens numquam devenit ad aliquam contemplationem divinam.
(aus: Ps.-Bernard, De interiori domo seu de conscientia aedificanda. PL 184, 507-552)

fol. 186^{v}-187^{v}: leer

fol. 188^{r}-189^{r}: Sermo super cultu crucis
Inc.: Aliud est adorare aliud colere
Expl.: ... circa altare

fol. 189^{r}-189^{v}: Notae de diversis lapidibus
Inc.: Lapis adamas non vincitur ferro ...
Expl.: ... ercibus resistit.

fol. 190^{r}-195^{v}: Annotationes plures super theologiam.

fol. 196^{r}: "Weiß und grün" (ein niederdeutsches Gedicht, das nach Auskunft des Katalogs durch Hänselmann 1890 veröffentlicht wurde.)

fol. 197^{r}-198^{v}: Tractatus de caritate
Inc.: Diligens proximum tuum sicut te ipsum...
Expl.: ... ipsa potest servari.

fol. 199^{r}-199^{v}: Tractatus de mendis.
Inc.: Menda enim est triplex secundum magistrum...
Expl.: ... remotis non directe et de proximo.

fol. 200^{r}: leer

fol. 200^{v}: auf der unteren Hälfte beginnend: Annotatio de iuramento coacto.
Inc.: Iuramen coacto non tenetur ...
Expl.: ... peccato tamen mentiendo

fol. 201: leer

fol. 202^{r}-202^{v}: Sermo de diebus faustis sacrae scripturae.

Inc.: Dies sacra scripturae saepe diem...
Expl.: ... innotescunt, Gregorius in Moralibus.

fol. 203 u. 204: leer

fol. 205^r-206^r: Tractatus de sapientia
Inc.: Sapientia dicit philosophus est centrum...
Expl.: in suo tertio super sententias.

fol. 206^v-208^r: Sermo de ascensione Christi.
Inc.: ... et bene ministrabit illis et eius beatitudinis nos perticipes faciat Iesus Christus. Amen.

Unvollständiger Index.

H Göttingen, Niedersächsische Staats- und Universitätsbibliothek
Cod. MS theol. 143[1]

4°, Papier, 242 Bll., zweispaltig, mehrere Hände, rote Initialen und Zierstriche, in einigen Bänden Raum für Initialen frei, Holzdeckel mit Ledereinband. Nach der Angabe des Katalogs wurde das Buch "1816 aus der Hildesheimer Schulbibliothek überwiesen". Nach Hildesheim weist auch der Schreibervermerk fol. 231^r: "Finitus est ille tractatus anno domini 1467 in vigilia nativitatis Johannis Baptistae in civitate Hild(esheim)". Dort wird der Kodex auch seinen heutigen Einband gefunden haben, während der Traktat Marquards (und die folgenden vier Seiten) Jahrzehnte früher im Lüneburger Franziskanerkloster geschrieben wurde (fol. 120^v: Explicit tractatus de reparatione bonus et notabilis scriptus pro maiori parte per fratrem Thomam Nasserowen lectorem principalem Luneburgensem sub anno domini 1425 sequenti die post festum circumcisionis seu in octava S. Stephani Protomartyris.)

Inhalt:

fol. 1^r-91^v: Praeceptorium incompletum
Inc.: Et nunc Israel audi praecepta atque iudicia, quae ego doceo te. Ita scribitur Deut 4. cap. et quia nisi adiuti

1) Verzeichnis der Handschriften im Preußischen Staate. I. Hannover, 2 Göttingen 2. Berlin 1893

(Dekalogerklärung. Nach fol. 91 sind etwa 14 Blätter herausgerissen; der Traktat ist deshalb unvollständig.)

fol. 92^r-120^v: Inc.: Formavit igitur dominus hominem de limo terrae. Postquam suprema sapientia.
(Marquard v. L., De reparatione hominis)

fol. 120^v-123^v: Inc.: Tunc videbunt filium hominis venientem in nubibus caeli ... Pro introductione dicit beatus Gregorius

fol. 123^v: Inc.: Tu es qui venturus es ... Bernardus: Nemo adventum iudicis.
(Zwei Betrachtungen oder Predigten mit eschatologischem Inhalt)

fol. 124^r-224^v: Tractatus de contractibus quem collegit S. Bernardinus, frater ordinis minorum.
Inc.: Vade et amplius noli peccare ... Et in evangelio hodierno a caritate quidem labitur
Expl.: et armabit creaturam ad ultionem inimicorum, a quo tremando iudicio ... Explicit tractatus de contractibus et usuris secundum fratrem Bernardinum de Senis etc.
(Bernhard von Siena, Quadragesimale de Evangelio aeterno, sermo 32-45[1])

fol. 224^v-227^v: Inc.: Exponitur (?) determinatio magni magistri Hinrici de Gandavo in primo suo quodlibeto quaestione 39 ...
(Auszüge aus den Quodlibeta des Heinrich von Gent)

fol. 227^v-231^r: "Tractatus de ... Andreae praedicatoris viri multum eruditi et sanctae vitae":
(Eine Art Vertrag mit einem Gutachten des Andreas. Die Urkunde steht zu Beginn: "Udo Gusko de Guratz, Johannes de Arch ... et ceteri consoles et iurati cives maioris civitatis Pragensis". Es folgt die Auslegung: "Magna et litigosa dissentio est de isto contractu...")

---

1) S. Bernardini senensis OFM opera omnia ... studio et cura PP. Collegii S. Bonaventurae. Tomus IV: Quadragesimale de Evangelio Aeterno, sermones XXVII - LIII. Ad Claras Aquas, Florentiae 1956, S. 117-416.

Expl.: finitus est ille tractatus a. d. 1467 in vigilia nativitatis Johannis Baptistae in civitate Hildesheim.

fol. 231^v: "Dynus archiepiscopus Jannensis" (1336-1342)... (Eine Urkunde über Kauf und Verkauf)

fol. 232^r-242^v: Passio Christi collecta.
Inc.: "Ecce quomodo moritur iustus et nemo est qui recogitet in corde; verba ista scribuntur Is. 57. Et nunc assumuntur ..."
Am Ende unvollständig, da nach fol. 242 viele beschriebene Blätter, etwa drei Lagen, herausgerissen sind. Kleine Reste davon sind im Buch geblieben. Das letzte, stark zerstörte Blatt ist leer.

R Regensburg, Schottenbibliothek Ms 1

4°, Papier, 118+63+14 Bll., zweispaltig, 38-53 Zeilen, drei oder vier Hände, im ganzen Kodex unvollendete Rubrizierung von Initialen, teilweise rote Zierstriche; kunstloser Einband aus Papierschichten, stark beschädigt. - Der Kodex besteht aus drei heterogenen Teilen; zweiter und dritter Teil sind nachträglich dem Einband eingefügt worden.

I. fol. 1-118, Blattformat 301 x 208 mm^2; zwei oder drei Hände: A) 1^r-12^v, B) 13^r-24^v (diese Hand korrigiert auch in fol. 1-12), A) 25^r-60^v (mehrere Tintenwechsel), C) 61^r-118^v (ähnlich der Hand A, aber gedrängtere und feinere Schrift)

II. fol. 119-182, Blattformat 301 x 218 mm^2, eine Hand D)

III. fol. 183-195, Blattformat 301 x 222 mm^2, Hand A).

Die Hand C datiert genau: fol. 68vb: 1398 III kal. febr. Ulmae, fol. 78va: 1397 in crastino Agatae virginis et martyris Ulmae, fol. 118ra: Anno 1397 in octav. Apost. Petri et Pauli. Vor diesem letzten Vermerk nennt sich der Schreiber: Fr. C (oder L) Tachow, Ulmae.

Da es sich wenigstens bei dem ersten Teil des Kodex um eine Gemeinschaftsarbeit handelt, können wir diesen Teil (fol. 1-118) einem gemeinsamen Entstehungsjahr zuweisen. Aber auch der dritte Teil stammt von der ersten Hand und enthält wie Teil II. kirchenrechtliches Material, so daß die Entstehung des gesamten Kodex wohl in die gleiche Zeit fällt. Als Ort der Entstehung lassen die Zahl der Schreiber, der Inhalt und kleinere Hinweise (Frater (?) Tachow, die Einleitung in fol. 183^r) näherhin ein Kloster in Ulm vermuten. Für das Ulmer Minoritenkloster als Herkunftsort spricht die Sammlung von Marquard-schriften: aber es ist eigenartig, daß man den Namen des erst fünf Jahre zuvor verstorbenen Provinzials schon nicht mehr überliefert, hingegen den hl. Thomas und seine Ordenszugehörigkeit herausstellt (fol. 79ra).

Inhalt:

fol. 1^r-37^v:	Optimus tractatus de reparatione humanae naturae. Inc.: Postquam suprema sapientia (Marquard v. Lindau, De rep. hominis)
fol. 38^r-40^r:	Tractatus de perfectione et nobilitate humanitatis Christi Inc.: Gavisi sunt discipuli viso domino (Marquard v. L., Sakch-Katalog Nr. 10)
fol. 40^r-44^r	Tractatus de arbore virtutum Inc.: Amice ascende superius. Luc 14. Origenes sic inquit: Ille solus arbor est probabilis (Marquard v. L., De virtutibus. Sakch Kat. Nr. 11[1])
fol. 44^v-50^r:	Tractatus de nobilitatibus creaturarum Inc.: Si cognovisses et tu. Hugo de arrha animae sic inquit: O anima (Marquard v. L., De nobilitate creat. Sakch-Kat. Nr. 6)
fol. 50^r-56^v:	De poenis infernalibus Inc.: Quaerebant inter cognatos et notos Luc 2 (Marquard v. L., De poenis inferori. Sakch-Kat. Nr. 15 und 17[2])
fol. 56^v-63^v:	Tractatus de perfectione sensuum in patria Inc.: Beati oculi, qui vident Expl.: Qui ergo pleniorem notitiam horum habere voluerit, specialius Rich. inspiciat et etiam libellum de deliciis paradisi a

1) vgl. Bonmann 330, Anm. 63

2) vgl. Bonmann 330f, Anm. 67 und 69

magistro Joh. de Tanbach ord. praed. editus (!) videat, in quo quidem libello et praecipuo doctoribus praefatis sermo in eis positus singula affirmat. Explicit tractatus de 5 sensibus. Ora pro me. (Marquard v. L., De quinque sensibus. Sakch-Kat. Nr. 16)

fol. 63^{v}-68^{v}: Tractatus de spiritu sancto.

Inc.: Quoniam sicut dicit Aug. IX de Trinitate Spiritus sanctus est amor procedens patre et veritate, ideo volens nos reducere ad amplexum et nexum amborum emittit 7 radios, id est 7 dona

Expl.: et abscondat in abscondito faciei divino, qui cum patre ... Explicit tractatus de spiritu sancto et de munere eius. Ora rogo pro me.

fol. 68^{v}-78^{v}: (Tractatus de septem vitiis)

Inc.: Est autem peccatum secundum Augustinum dictum vel factum vel concupitum

Expl.: qui non laborat, non manducet, ut posses per tuos labores pervenire ad vitam aeternam. Amen ... Explicit tractatus de 7 vitiis.

fol. 79^{r}-118^{r} Incipiunt quaedam collecta secundum ordinem alphabeti de Summa IIa IIae sancti Thomae OP

Inc.: De amicitia. Amicitia utrum sit specialis virtus

Expl.: Expliciunt quaedam collecta secundum ordinem alphabeti de 2a 2e Tha, qui (!) igitur inveniantur nec non in 40 sententiarum.

fol. 118^{v}: (Index:)

In isto volumine continentur
primo Tractatus de reparatione humanae naturae (mit den 30 Artikelüberschriften)
Item tractatus de perfectione et nobilitate humanitatis Christi
Item tractatus de virtutibus
Item tractatus de nobilitate creaturarum
Item de poenis infernalibus
Item de quinque sensibus
Item de spiritu sancto
Item de septem peccatis mortalibus

fol. 119^r-158^v:	Liber sextus decretalium domini Bonifatii VIII
fol. 158^v-159^r:	Notae dazu; 159^v leer
fol. 160^r-180^v:	Constitutiones domini Clementis Papae
fol. 187:	leer
fol. 182^r-194^v:	(Traktat über Beichtreservationen) Inc.: Ut fratres officium conferens habentes et suas et aliorum conscientias in foro conscientiae valeant expedire, tractatum praesentem ex multorum doctorum sententiis, glossis et scriptis explicatum cum studio praelegant et diligentius attendant. Inquam primo casus episcopis reservati. Expl.: Explicit liber iste et sit tibi gloria Christe.
fol. 195:	leer

T Trier, Stadtbibliothek Cod. 641/871[1]

8°, Papier, 239 Bll., einspaltig, etwa 32 Zeilen, eine Hand[2], rot verzierte Initialen, rote Zierstriche im Text, rote Unterstreichungen (z.B. der zitierten Autoren); im mittleren Teil (Paternoster-Erklärung) ist die Rubrizierung nach wenigen Seiten abgebrochen worden. Holzdeckel in weißem (ursprünglich rotem) Schafleder, ursprünglich mit Lederschließen. Seit 1803 in der Stadtbibliothek Trier, Vorbesitzer St. German, Trier. St. German in der Trierer Innenstadt war seit 1570 bis zum Ende des 18. Jahrhunderts Kloster der Franziskanerminoriten. Diese hatten es von den Brüdern vom Gemeinsamen Leben übernommen, welche es seit 1499 besaßen[3]. Die Hs. gehört in die erste Hälfte des 15. Jahrhunderts. Die einzelnen Stücke beginnen jeweils auf neuen Lagen, so daß zwischen ihnen mehrere Bll. leer sein können.

---

1) vgl. M. Keuffer, Beschreibendes Verzeichnis der Handschriften der Stadtbibliothek zu Trier. Die aszetischen Handschriften. Trier 1900, S. 101ff. - J.H. Hartinger, De paupertate 9 f.

2) gegen Hartinger, der mehrere Hände zu unterscheiden glaubt. Dieser Eindruck entsteht durch Tinten- und Federwechsel.

3) vgl. F. und J. Heyen, Die Brüder vom Gemeinsamen Leben in St. German; in: Neues Trierer Jahrbuch (1962) 16-27.

Inhalt:

Vorsatzblatt (ursprüngliche Hand): Register der sechs Stücke

fol. 1^{r}-72^{v}: Tractatus de reparatione generis humani.
Inc.: Postquam suprema sapientia
(Marquard v. Lindau)

fol. 75^{r}-133^{r}: Tractatus de archa Noe
Inc.: Fac tibi archam
(Marquard v. L., Sakch-Kat. Nr. 2)
Expl.: Expliciunt dicta cuiusdam cordati discalciati ac minorum minimi de archa Noe.

fol. 135^{r}-149^{v}: Tractatus de quattuor instinctibus
Inc.: Semen cecidit in terram bonam ...
Licet propositum verbum exponatur
(Heinrich von Friemar OESA, +1340[1])

fol. 151^{r}-162^{v}: Tractatus de octo beatitudinibus
Inc.: Nunc vero de beatitudinibus aliquid dicendum est. Et quia humilitas est radix et origo ...
(Heinrich Heinbuche von Langenstein +1397 in Wien[2])

fol. 163^{r}-211^{v}: Oratio dominica, scilicet Pater noster.
Inc.: Pater noster, qui es in caelis.
Carissimi, vos scire debetis, quod inter omnia opera
Expl.: optative et deprecative.

fol. 217^{r}-230^{v}: Tractatus de paupertate
Inc.: Primum quaerite regnum dei ...
Felix homo, qui curis terrenis solutus
(Marquard v. L., Sakch-Kat. Nr. 7, textkritisch ediert durch J. Hartinger, 18-98)

fol. 231^{r}-231^{v}: Tabula super tractatum de paupertate

fol. 232^{r}-239^{v}: leer

---

1) vgl. Cl. Stroick, Heinrich v. Friemar, Freiburg i. Br. 1954, 36f.: Der Text wurde zweimal gedruckt: Paris 1514, Antwerpen 1652

2) J. Lang, Die Christologie bei Heinrich von Langenstein (Freiburger theol. Studien 85) Freiburg-Basel-Wien 1966, führt diesen Traktat nicht unter den Schriften Heinrichs v. Langenstein.

1. Breslau, Staats- und Universitätsbibliothek I.F. 234 Bll.

vom Jahre 1440[1] konnte ich nicht in meine Arbeit einbeziehen. Für die Texterschließung ist das kaum ein Verlust, da das Fragment bereits in 4,1 endet: "sive socio venamque soli." Das Incipit "Faciamus hominem ..." weist diese Abschrift in die Nähe von B; die Lesart "venamque soli" zeigt dagegen, daß B, die den Weh-Ruf nicht hat, nicht die Vorlage sein kann. Aber mit dieser Variante bleibt der Text in der HTB-Gruppe.

2. Würzburg, Konventualenkloster MS I/102[2].

Diese Handschrift ist am 16. März 1945 mit einem großen Teil der Bibliothek verbrannt[3]. Der Kodex enthielt folgende Titel:

1. De reparatione hominis
2. De cognitionibus hominis et de V sensibus
3. Sermones
4. De symbolo apostolico
5. De XII fructibus Spiritus
6. De corpore Christi
7. De VII gradibus caritatis

Zeit: 14. und 15. Jahrhundert. Der Schreiber ist unbekannt.

3. Bamberg, Staatsbibliothek Cod.Q.IV 38 (= Cod.theol.111), fol. 22-92[5].

"Tractatus de lapsu et reparatione primi hominis".
Inc.: Quae sit materia ... Circa magnum pietatis sacramentum
Expl.: in caelis, quod ipse praestare nobis dignetur. Amen.

Der Traktat stammt nicht von Marquard.

---

1) erwähnt bei Stammler-Langosch III S.269

2) Auf diese Hs. machte mich P. Ottokar Bonmann aufmerksam.

3) laut brieflicher Mitteilung von P. Meinrad Sehi, Guardian des Klosters.

4) P.O. Bonmann glaubte, die Hand Sintrams (vgl. N) zu erkennen (briefliche Mitteilung).

5) vgl. Bonmann 328, Anm. 53

4. Der Titel "De reparatione lapsi"[1] findet sich nicht selten in den Katalogen; daraus allein läßt sich aber nicht auf Marquard schließen. Das Gleiche gilt für das Incipit "Faciamus hominem ad imaginem et similitudinem nostram". In der Handschrift Berlin, Staatsbibliothek, Ms theol. fol. 157[2] z. B. leitet es den Marquard-Traktat "De quadruplici homine" (Sakch-Kat. Nr. 5) ein.

5. Es sind noch drei deutsche Texte des Traktats bekannt, auf die mich Prof. Dr. Kurt Ruh, Würzburg, aufmerksam gemacht hat:
   a) Karlsruhe, Landesbibliothek, Lichtenthal 83, fol. 1^r-126^v.
   b) St. Gallen, Stiftsbibliothek, Cod. 1879, pag. 1-247, 15. in. Jh.
   c) Stuttgart, Württemberg. Landesbibliothek theol. 4° 72, fol. 7^r-131^r, vom Jahr 1402.

   Diese Handschriften haben wir zur Erstellung des lateinischen Textes nicht ausgewertet.

1) z. B. in Salzburg, St. Peter Cod. b-IX-13 (37)

2) vgl. V. Rose, Nr. 518, S. 396

TEXTVERGLEICH UND BEWERTUNG DER HANDSCHRIFTEN

Unser Textvergleich zur Ermittlung der für die Rekonstruktion wertvollsten Handschriften stützt sich auf zwei Querschnitte durch alle vorliegenden Textformen des Traktats. Es wurden dazu Textteile aus dem ersten Artikel gewählt (S. 3,5 - 5,35 und S. 10,27 - 11,24). Obwohl sich die Quellenlage eines größeren Textes durchaus innerhalb einer Handschrift ändern kann, die ersten Seiten also nicht den ganzen Text repräsentieren müssen, schien uns doch dieses Verfahren angemessen und ausreichend für unseren Traditionsbestand. Denn nur am Beginn, wenigstens im zweiten Querschnitt, sind alle Handschriften vertreten; nur dort bieten die Korrektorenhände noch hinreichend Material, um sich ein Bild von ihrer Bedeutung in der Textentwicklung machen zu können. Doch zur Absicherung der Gültigkeit unserer Ausschnitte wurde in zahlreichen Stichproben bei der Textherstellung das gewonnene Ergebnis überprüft und bestätigt. Schreiberwechsel und auffallende Varianten deuteten nie auf eine neue Textvorlage hin, die unser Ergebnis in Frage gestellt hätte.

Die ausgewählten Textabschnitte und der zugehörige Variantenapparat erfassen alle entdeckten Lesarten, so daß der genaue Wortlaut jeder einzelnen Handschrift rekonstruierbar ist.

Es ist aber bei der Recensio der vorliegenden Tradition die technische Voraussetzung sehr zu beachten, daß der Variantenapparat bis auf wenige Ausnahmen (z.B. bei Konjekturen) rein negativ gestaltet ist, d.h. daß nur die Lesarten mit ihren Belegen erscheinen, die von dem gewählten Text abweichen. Um also für die Beurteilung des Gewichtes der Lesarten und schließlich der Handschriften den vorgezogenen Text gegenüber den Varianten des Apparates nicht zu präjudizieren, muß bis zu einer Bestätigung unserer Edition auch der Text nur als Summierung von Varianten betrachtet werden, die nicht anders zu behandeln und zu beurteilen sind als die des Apparates; die Varianten des Textes werden dann jeweils vertreten von allen nicht genannten Handschriften.

Dieser optische Nachteil mußte bei der Fülle der Lesarten in Kauf genommen werden, um den Umfang des Apparates in übersichtlichen Grenzen zu halten; aber gerade die große Zahl der Varianten gleicht auch diesen Nachteil weitgehend aus.

Um aber zunächst einmal einen vorläufigen und umrißhaften Überblick über Gemeinsamkeiten und Zuordnungen der Texte zu schaffen, der nicht durch die filternde Zuweisung von Lesarten in den Text oder den Apparat einen Teil seiner Aussagekraft verliert, empfiehlt es sich, einige Textstellen mit allen Varianten und Belegen zu überprüfen. Wir wählen dazu Lesarten, bei denen nicht bereits ein statistisches Übergewicht der Zeugen die positive oder negative Entscheidung für die Rekonstruktion des ursprünglichen Wortlauts erzwingt. Dieses Verfahren schließt die Gefahr aus, daß gerade wertvolle Textfamilien übergangen und in ihrem Zusammenhalt nicht deutlich sichtbar werden, die gerade wegen ihrer Geschlossenheit und ihrer sich aufdrängenden Ursprünglichkeit regelmäßig den Text bestimmen und deshalb nur vereinzelt und selten als Zeugen eines späteren Entwicklungsstadiums im Variantenapparat auftauchen.

3,5	ipsa HTLSWEK ipso NMFBRAO ipsum G
3,6	in[2] NGLFWEO > HTBMSKRA
3,17	spiraculo HBMFRWKO spiraculum NTSAE spiritum GL
3,18	altissimus NMFRKAO > THBGLSWE
3,21	inquit THNMFR ait GLSWEKAO ostendit B
3,29	Damasceno GLSWERKAO > THBMNF
3,38	deus THBMNK > GLSFWERKAO
4,11	ideo THBNFK item M > GLSWERAO
4,19	relinquit GLSFNB relinquet MHWERKO relinquat T relinquitur A
4,24	ultra textus sequitur HTB inquit ultra textus tertio MFRO ultra inquit NA et textus iterum inquit GLS tertio inquit textus WE > K
4,26	proprie HTBNFRK per prius GLSWEKA prius MO
5,11	de[3] HMEKAO > TBGLSNFRW
5,22	vel derivatam HTBNMFR > GLSWEKAO

Schon ein sehr flüchtiger Vergleich dieser Beispiele mit ihrem Niederschlag im Variantenapparat läßt erkennen, daß keine der Handschriften oder möglichen Textfamilien den Text allein bestimmt hat; jede Einzelhandschrift und auch die verschiedenen Kombinationen haben zu unserem Text auch ausgeschiedene Varianten geliefert. Die Vertretung jeder Handschrift im Variantenteil ist hinreichend stark, um daraus allein ohne Zuziehung der textbestimmenden Lesarten gültige Schlüsse für das Traditionsgefüge der Textzeugen ziehen zu können. Die optische Verschiebung infolge der negativen Auswahl verdeckt keine der möglichen Kombinationen; bei der "Fehlerstatistik" allerdings darf sie nur unberücksichtigt bleiben unter der Voraussetzung, daß tatsächlich nur sekundäre Lesarten gezählt werden. Diese Sicherheit ist dann ausreichend gewährleistet, wenn nur Sonderlesarten oder nur Variantenbezeugungen durch zwei oder drei Handschriften ausgewertet werden.

Bereits diese geringe Zahl der ausgewählten Varianten macht Gruppierungstendenzen sichtbar. Die Handschriften aus St. Gallen (G), Weingarten (L), und Stans (S) vertreten in den meisten Fällen die gleiche Lesart; einen zweiten Traditionszweig scheinen die Handschriften aus Hildesheim

(H), Trier (T) und Berlin (B) darzustellen; eine engere Verwandtschaft zeigt sich gleichfalls in den Handschriften aus Weingarten (W) und Einsiedeln (E), denen sich noch eine weniger homogene Gruppe der Handschrift aus dem Basler Kartäuserkloster (K) und der Handschriften von Augustiner- (A) und Benediktinerprovenienz (O) zugesellt. Eine Beziehung zwischen den Textformen aus dem Münchener Nationalmuseum (N), aus Mainz (M), aus dem Franziskanerkloster in Braunschweig (F) und aus Regensburg (R) deutet sich an, aber sie gehen doch zu häufig verschiedene Wege, um bereits ihr Verhältnis zueinander als eine eigene Tradition ansprechen zu können. Für die zweite Handschrift des Münchener Augustinerklosters (C) ist eine Einordnung infolge des Verlustes der ersten Blätter in diesem Zusammenhang noch nicht möglich.

Es wird sich empfehlen, die in Konturen erkennbare Textverzweigung an Hand der ersten Seiten des Textes näher zu beleuchten.

G L S

Als sehr geschlossene Gruppe treten die Handschriften G, L, S auf. Nur selten steht eine dieser Handschriften mit einer anderen Einzelhandschrift oder Gruppe gegen die beiden Verwandten. Dagegen hat jede von ihnen eine reichliche Anzahl von Sonderlesarten, von denen aber keine einen zwingenden Anspruch auf Ursprünglichkeit erheben kann. Sie finden alle ihre Erklärung als Lese- oder Schreibfehler (z.B. 5,22 sumptam] assumptam G; 3,10 verbum] ubi L; 4,38 Secundo eo] sedera (?) S), oder als versuchte Textglättung (z.B. 4,7 naturaliter + causare in marg. G; 3,9 finale] supernaturale L; 3,11 falsch ergänztes Genesiszitat von S).

Da es in jeder Handschrift Sonderlesarten gibt, die mit Sicherheit von einem Abschreiber nicht als Textverderbnis erkannt und deshalb übernommen worden wären (solche Trennfehler sind z.B. 3,10 ad verbum] verbo G; 3,31 agricultorem + idest L; 4,25 de corpore Adam] ex Adam S), kann keine der drei Handschriften als direkte Vorlage einer der beiden anderen gedient haben.

Beispiele zum Verwandtschaftsverhältnis:
3,11f: de limo quidem terrae, immo secundum sancti Augustini sententiam de luto. Nam dicit XIV De civitate dei, quod pulvis ... Text] immo (+ et T) secundum Augustinum de luto fecit, ut XIV De civ. dei, quod pulvis ST] et secundum Augustinum de luto fecit eum, qui pulvis GL. - Der Verlust von "de limo quidem terrae" (das der Korrektor S[1] aus einer besseren Vorlage nachträgt), verbindet TSGL miteinander. Die nun notwendige Textglättung erreichen T und S durch eine gemeinsame abgeschwächte Formulierung der Aussage samt ihrer Begründung. Die Variante von GL bedeutet einerseits eine weitere inhaltliche Auflösung, andererseits aber eine deutliche stilistische Verbesserung. T und S bilden also eine Vorstufe der Entwicklung zur straffen und glatten GL-

Lesart.

3,17: inspirato spiraculo Text] inspirato spiraculum NTAE inspiravit spiraculum S inspiravit spiritum GL. - Diese Reihenfolge dürfte die Entwicklung als Destruktion deutlich machen.

3,24: mesembria Konjektur] messembrio H messikrion T mysikrion S misekyrion GL. - Auch hier wäre eine andere Entwicklungsfolge nur schwer erklärbar.

3,34: ascriberet GL mit der Mehrzahl der Handschriften]ascriberetur HSK: Beide Lesarten fügen sich ohne Anstoß in den Text ein; "ascriberet" könnte auf einen Lesefehler zurückgehen, "ascriberetur" wäre als Textglättung deutbar, da ein Subjekt zu "ascriberet" fehlt. Eine gemeinsame Tradition von HSK, und somit ein Widerspruch zu den vorangegangenen Beispielen darf nicht unterstellt werden, vielmehr ist wohl die HSK-Variante jweils unabhängig entstanden.

3,38: sic Text] scilicet S GL: Ein Lesefehler von S wird durch Weglassen in G und L korrigiert.

4,12: forsitan dicis Mss] quaeris S quaeritur GL: Auch hier bedeutet die GL-Version eine Trivialisierung, zu der S die Überleitung bezeugt.

Diese Beispiele veranschaulichen mit genügender Deutlichkeit, daß die Stanser Handschrift auf ein früheres Entwicklungsstadium der Tradition zurückgeht. Es ist sehr unwahrscheinlich, daß die älteren Lesarten nachträglich einer exklusiven Vorlage von S eingefügt wurden, da S meist die erkennbare Vorstufe der Entwicklung zu G und L darstellt. Da S nicht in direkter Linie zum GL-Typ überleitet (vgl. die Trennfehler.), also eine eigene, wenn auch frühe, Nebenlinie repräsentiert, kann für die Textgestaltung keine Handschrift die GLS-Familie allein vertreten. S verdient aber trotz ihrer Eigenfehler eindeutig den Vorzug.

Bei der Betrachtung von S war bisher unausgesprochen berücksichtigt, daß eine zweite Hand (S^1) den Text des Traktats nach einer anderen Fassung überarbeitet hat, die mit der HTB-Gruppe größere Ähnlichkeit aufweist. Zu einer näheren Klassifizierung reicht der Beitrag des S-Korrektors allerdings nicht aus. Es handelt sich fast ausschließlich um kleine Korrekturen einzelner Worte und um Textergänzungen am Rand, die zum Teil nur auf die längere Fassung einer anderen Textversion aufmerksam machen.

Mit der Feststellung des Verwandtschaftsverhältnisses innerhalb der GLS-Familie ist auch bereits die Frage vorgeklärt, ob es sich bei den verschieden langen Textfassungen um Kürzungen oder Zusätze handelt. Den längeren Text bietet S, eine kürzere Fassung vertreten gemeinsam G und L, auf eine bestehende umfangreichere Version deuten die Ergänzungen von S^1. Völlig übereinstimmend mit den bisherigen Beobachtungen ist nur diese Deutung möglich: S schließt sich mit dem längeren Text der gemeinsamen Wurzel enger an; diese stellte aber bereits die gekürzte Fassung eines älteren Typs dar. G und L gehen auf einen wiederum gegenüber der S-Vorlage gekürzten Typ zurück. Ein Beleg dafür ist:

11, 9-24: G und S brechen mitten in einem Zitat ab und gehen, einen in 10, 29 auch von ihnen noch überlieferten Einwurf übersehend, zum nächsten Punkt über, während S mit den anderen Handschriften das Zitat in vollem Umfang bringt und den Einwurf vollständig beantwortet; ein sicheres Minus von GL, und nicht etwa ein Plus der übrigen Handschriften. Ähnliche Beispiele von GLS-Minuspartien sind fast in jedem Artikel zu finden. Diese Kürzungen reduzieren die Länge der Artikel bis auf zwei Drittel ihres ursprünglichen Bestandes. Das Kürzungsverfahren ist meist ein einfaches Auslassen am Ende der Artikel, nachdem die sechs angekündigten Punkte abgehandelt sind, seltener werden auch die Einzelabschnitte durch zusammenfassende Formulierungen komprimiert. Die Anlage des Traktats als einer Komposition von in sich abgeschlossenen Bauelementen gestattet solche Kürzungen, ohne dem Gesamtzusammenhang des Traktats zu schaden.

HTB

In ähnlicher Geschlossenheit wie GLS treten die Handschriften H, T und B als eigene Gruppe auf. Aber auch hier gibt es keine direkte Abhängigkeit untereinander, wie sich an jeweils einem Beispiel zeigen läßt:

5, 26 quod nomen derivatur ab Is, quod Mss] quod non derivatur ab Is, sed T;

4, 38 eo - Tertio (40) > H, wohl ein Homoioteleuton;

3, 21 inquit] ostendit B.

Alle diese Sonderlesarten hätten sich auf die Nachfolger vererbt. Aber immerhin ist beachtlich, daß sich außer dem angeführten Trennfehler für H kein überzeugender zweiter Fall in dem beobachteten Teil finden ließ. H muß also dem Urtyp der Familie recht nahe stehen.

Die Verbindung HB (14 mal) erscheint häufiger als die beiden anderen möglichen Verbindungen HT (3 mal) und TB (3 mal). Die wenigsten Sondervarianten hat H (19), die meisten B (47), die Trierer Handschrift liegt (mit 30) dazwischen, geht aber häufiger als die anderen Verbindungen mit den übrigen Handschriften ein, von denen die T-GLS-Verbindungen bemerkenswert oft erscheinen.

Ausgehend von dieser Beobachtung können wir bereits das Verhältnis der HTB-Gruppe zur GLS-Familie näher beschreiben. Wenn T gegen HB (und andere) die GLS-Familie begleitet, bezeugt sie meist eine sekundäre Lesart:

3,6 et omnia > TGLS; 4,7 -que > TGLS.

Nicht auf Zufall dürften Varianten von T beruhen, die eine Zwischenstellung zwischen HB und GLS einnehmen:

3,9 inquit > GLS und damit zusammenhängend:
3,10 verbum + inquit TGLS. - Die Trierer Handschrift schreibt das Prädikat zweimal, der GLS-Urtyp verbessert, indem er das überflüssige erste "inquit" wegläßt und dadurch eine neue einwandfreie Lesart schafft. Dieser Prozeß kann aber auch in umgekehrter Reihenfolge abgelaufen sein. - Für das folgende Beispiel gilt dies aber nicht mehr:
4,41 quoad hospitalitatis vitam Mss] quoad hospitalitatem vita T quoad hospitalitatem GLS: die Nachlässigkeit von T ist in GLS ausgeglichen.

Das Musterexempel von 3,24 bestätigt diese Beobachtung: messembrio H messikrion T mysikrion S misekyrion GL. Da sich Gegenbeispiele nicht finden lassen, kann festgestellt werden: Wo T eine Brückenstellung zwischen HB und GLS einnimmt, ist es schlechter als HB, aber ursprünglicher als GLS. Diese Tatsache teilt der Gruppe HTB eine bedeutendere Rolle bei der Textkonstruktion zu als der GLS-Familie.

Welche ist nun die führende Handschrift der HTB-Gruppe? Die geringe Zahl der Sondervarianten spricht für H; dem Schreiber aus dem Hildesheimer Franziskanerkloster stand eine gute Vorlage zur Verfügung und er weicht nur selten von ihr ab; seine Sonderlesarten sind fast ausnahmslos leicht erkennbare und korrigierbare Sehfehler und Nachlässigkeiten beim Schreiben (Ausnahmen: 3,24 messembrio - die ursprünglichere Wortform - und 5,24, wo H einen, nach der Textlage von T und B entstellten, Satz wie G und S ausläßt). Er überliefert den Urtyp der HTB-Familie am reinsten. Obwohl auch H nicht im strikten Sinn für die HTB-Linie stehen kann, ist dieser Text doch so wertvoll, daß er nur in wenigen Zweifelsfällen einer Ergänzung oder Korrektur durch B und T bedarf. Die Bedeutung dieser Familie beleuchtet der Umstand, daß ihr Urtyp der GLS-Familie vorausgeht, welche bereits 1386, dem Entstehungsjahr des Leittextes S, ihre Eigenform gefunden hatte. Zeitlich ist damit der HTB-Typ so nahe an die Entstehungszeit der Urschrift gerückt, daß dieser Faktor, weil er Relationen anzeigt, nicht außer acht gelassen werden darf.

WEACOKR

Eine Gruppe von Handschriften oberrheinischer und süddeutscher Provenienz weist gemeinsame Merkmale auf, die Gemeinsamkeiten in der Entwicklung vermuten lassen. Dieser Vermutung ist nachzugehen.

In engster Beziehung zueinander steht offensichtlich das Paar WE. Die Weingartener Handschrift (W) und die Handschrift aus dem Kloster Einsiedeln (E) verbinden sich 32 mal gegen alle übrigen Texte. Sie trennen sich nur in wenigen Fällen, nämlich in Sonderlesarten (21 in **W** und 14 in E) und in den seltenen Verbindungen mit anderen Handschriften gegeneinander. Solche Verbindungen haben jedoch keinen Traditionswert, sondern erklären sich als Reparatur von Fehlern oder als gleiche Nachlässigkeiten und Freiheiten:

3,17 spiraculo W spiraculum E: Die falsche Lesart von E fand auch W vor und hat sie grammatisch richtiggestellt.

3,24 septembro AE septentrio **W**: ebenfalls Korrektur des vorgefundenen Fehlers durch **W**.

4,12 forsitan E forte **W**: forsitan, forsan und forte werden in den Handschriften so beliebig ausgetauscht, daß ein Rückschluß auf die Entwicklung nicht mehr gestattet ist.

4,14 Christi **W** u.a. > AEFMRO: Es ist möglich, daß im Original kein Genitiv stand und die verschiedenen Ergänzungen (Jesu HT domini GL) insgesamt auf die Abschreiber zurückgehen.

4,33 hominum W u.a. > homini FEA: Auch hier dürfte **W** unabhängig eine sinnlose Entstellung korrigiert haben.

Aus dem Fehlen von zurückgreifenden Sonderlesarten geht hervor, daß es sich bei beiden Handschriften um wohl unmittelbare Abkömmlinge einer einzigen Vorlage handelt. Die Zahl von 32 Sondervarianten des WE-Typs summiert sich aus nur wenigen erkennbaren Flüchtigkeitsfehlern und einer überwiegenden Mehrheit von grammatischen und sprachlichen Glättungsversuchen, die von der Lateinkenntnis und vom Stilbewußtsein des Schreibers zeugen; aber als frühen Humanisten darf man ihn deshalb sicherlich noch nicht ansprechen. Die gleiche Tendenz, einen sprachlich und syntaktisch flüssigen Text zu gewinnen, doch ohne den Wortlaut wesentlich zu verändern, zeigt der **W**-Schreiber. Ihm unterläuft fast nie ein Fehler aus Nachlässigkeit, während die E-Varianten, wenn auch von geringer Zahl, fast ausnahmslos auf Lesefehler zurückzuführen sind. Gerade dies macht E zum besseren Zeugen des WE-Typs, obwohl er einen weniger glatten Text vorstellt.

Daß zwischen dem Entstehungsjahr 1388 des Kodex E und dem Jahr 1442, mit dem der Schreiber von **W**, Frater Johannes Ramsperg OFM, seine Arbeit datiert, mehr als ein halbes Jahrhundert liegt, muß textgeschichtlich noch keine Priorität von E gegenüber **W** bedeuten. Aber diese Tatsache macht für die Einordnung in das Abstammungsverhältnis aller Handschriften darauf aufmerksam, daß die Ausbildung von neuen Rezensionen bereits zu Lebzeiten des Autors einsetzte und daß ein Zeitraum von mehreren Jahrzehnten zwischen den Handschriften noch kein Kriterium für die Ursprünglichkeit des Textes ist.

Eine Eigenart der Handschrift **W** sollte noch zur Sprache kommen, obgleich sie die Einordnung des Textes in den Entstehungszusammenhang nicht berührt. Der W-Text ist die am meisten gekürzte Fassung aller Handschriften. Der Schreiber reduziert den Umfang des Traktats in einigen Artikeln um mehr als die Hälfte, indem er praktisch-didaktische Teile ganz übergeht oder in kurzen Stichpunkten exzerpiert, Quästionen teils ausläßt teils mit einem Satz erledigt, und abschweifende Anschwellungen auf wenige Worte beschneidet. Was übrig bleibt, ist ein Traktat mit straffer Gliederung, der aber gerade um die Marquard so wichtige existentielle Sinnerschließung der Heilsgeschichte ärmer geworden ist. Mit sehr eiliger und grober Hand hat sich der Schreiber Johannes Ramsperg, mehr auf den Inhalt als auf die äußere Form achtend, wohl zunächst nur zum eigenen Gebrauch diese Abschrift angefertigt. Mit dieser Konzeption hätte der Traktat wohl nicht die gleiche Verbreitung gefunden.

Mit buchstabengetreuer Sorgfalt, aber geringem Verständnis für den Inhalt der Vorlage ist die Augustiner Handschrift A geschrieben. Mit der einzigen Ausnahme von 9, 16 (factum est] fuit) sind alle zehn aufgefallenen Sonderlesarten sinnlose Entstellungen, wenn auch meist von nur geringer Bedeutung für den Zusammenhang. Für die Textkritik ist ein solcher Schreiber ein Musterzeuge, wenn seine Vorlage Traditionswert besitzt. Diese Vorlage steht der WE-Gruppe nahe, sie ist aber nicht von ihr abhängig, denn nur eine Sonderlesart in dem untersuchten Teil des Textes würde auf einen WEA-Typ hinweisen. Doch selbst diese Variante (3, 34 ut] quod WEA) ist eher als zufällige Übereinstimmung zu deuten. In allen anderen Fällen bezeugen weitere Handschriften die WEA-Version. Abgesehen von den WE-Verbindungen vereinigt sich A mit jeder anderen der bereits zutage getretenen Familien, wobei aber die GLS-Gemeinsamkeiten leicht überwiegen. - Dazu kommt noch eine Beziehung, die sich aber erst im zweiten Querschnitt durch die Texte zeigt: die Verbindung mit C und O zur Dreiergruppe ACO. Als isolierte Gruppe tritt sie allerdings nur einmal auf, in 10, 63: de eo] deo. Wenn dieser eine Fall auch sicherlich kaum ein Zufall ist, so ist er doch nicht ausreichend zur Konstatierung einer Textgruppe. Dagegen fallen zehn ACO-Verbindungen auf den Seiten 10 und 11 mit verschiedenen anderen Handschriften mehr ins Gewicht. Doch zur näheren Bestimmung dieser Verhältnisse müssen C und O vorerst gesondert betrachtet werden.

Im Bereich der Seiten 10 und 11 bietet C nur einmal eine Sonderlesart: 10, 41 in incendium] incendium; sie ist bedeutungslos. C muß also eine sehr penible Abschrift sein, zugleich aber auch ein Text, der mit mindestens einem der überlieferten Texte engstens verbunden ist. - Die einzige reine CO-Verbindung in 10, 34, ein Homoioteleuton, gestattet nur den Rückschluß, daß weder C noch O direkte Vorlage für A oder irgend eine andere Handschrift sein konnten. Daneben gibt es keine Paarverbindung mit C. Auch die insgesamt drei Dreiergruppierungen mit C (10, 28 rationali] rationabili RWC; 10, 42 de eo] deo ACO; 11, 8 si non] nisi ACK) könnten zufällige Begegnungen sein. Jedenfalls gehört C nicht einer Gruppierung an, die sich durch größere Textveränderungen von einer Hauptlinie der Entwicklung entfernt hat.

War C die Vorlage für O? Die Minusvariante in 11, 23 (ein ganzer Satz fehlt) von C (und anderen) gegenüber O schließt dies aus. Doch ist das tatsächlich der einzige sichere Trennfehler. Die umgekehrte Beziehung zeichnet ein völlig anderes Bild: Auf zwei Seiten bietet O bereits acht meist sinnlose Entstellungen als Sondervarianten, die in ihrer Mehrheit als unkorrigierbar, also als Trennfehler für C anzusehen sind. Lesarten, die für die Texterstellung in Betracht gezogen werden könnten, sind ausnahmslos von C mitbezeugt. Obgleich also eine direkte CO-Abhängigkeit ausgeschlossen ist und das Verhältnis zwischen beiden Texten auf eine sehr nahe gemeinsame Stammhandschrift zurückzuführen ist, muß doch C wie die Vorlage von O gewertet werden; C vertritt den Typ allein, O kann als Textzeuge ausscheiden.

Es muß also nunmehr die Beziehung von C und A ins Auge gefaßt werden. Wie bereits festgestellt wurde, haben wir in C nicht die Vorlage von A vor uns; ebensowenig geht A der Handschrift C unmittelbar voraus, denn in 11, 5 z. B. fehlt ein unersetzbarer Einleitungssatz allein in A. Da beide Texte nur wenige Sondervarianten aufweisen und sich darüber hinaus kaum eine textkritisch ins Gewicht fallende Verbindung gegeneinander findet, müssen wir auf einen nahen gemeinsamen Vorfahren schließen, der nicht auch zugleich Stammtext für andere Handschriften war. Es gibt also einen C(O)A-Typ, dessen Wert im Vergleich mit den anderen Traditionen zu ermitteln ist. Altersmäßig (C wurde um 1412 und A 1432 geschrieben) können sich C und A nicht mit den führenden Handschriften der anderen Traditionen messen.

Die CA-WE-Kombination, die relativ häufig auftritt, basiert nicht auf direkter Abhängigkeit; Trennfehler sind z. B. 10, 29 numquid) si WE; 11, 2 in te[2] > WE und 10, 33 vero > AC; 11, 12 quoad] quidem ad AC. Es fällt aber auf, daß es wohl WE-Sondervarianten als Trennfehler gibt, aber keine CA-Trennfehler zu WE, die nicht auch von anderen Handschriften vertreten werden. Das schmälert zwar nicht den Wert der CA-Tradition, stellt aber ihren Eigenwert sehr in Frage, wenn gesichert ist, daß WE nicht eine durch Querverbindungen hybride Textgestalt ist.

Als Konkurrenzzeugen dieser Traditionslinie sind auch K und R zu betrachten. Alle WE-CA-Varianten sind entweder in K oder in R, meist aber in beiden zugleich ebenfalls enthalten. Die KR-CA-Verbindungen sind sogar häufiger als die WE-CA-Verbindungen. Um der Vermutung einer KRCA-Familie nachzugehen, müssen wir unser Beobachtungsfeld noch auf die Seiten 10 und 11 beschränken, da wir nur hier den CA-Typ in seiner reineren Form von C erfassen können.

Es gibt nur eine, dazu noch unbedeutende, KRCA(O)-Variante (11, 16 tersum + et), auch die gleichartige KRAO-Lesart begegnet auf den Seiten 3 bis 5 nur einmal. Von einer sich absondernden Bildung einer KRCA-Familie darf also nicht ausgegangen werden. Wir müssen die Zusammenhänge im einzelnen zu klären versuchen.

Die Basler Kartäuserhandschrift K bietet auf zwei Seiten die eindrucksvolle Zahl von 13 Sonderlesarten, die zwar kaum größere Eingriffe in die Textsubstanz darstellen, aber doch deutlich die Tendenz zur Glättung und Trivialisierung erkennen lassen. Ein sicherer Trennfehler für die übrigen Handschriften ist das Minus eines ganzen Satzes in 10, 35. Das Verhältnis zu CA stellt sich so dar: Keine der K-Verbindungen, die den CA-Typ ausschließt, oder der Sonderlesarten von K kann einen eigenen Traditionswert für sich beanspruchen. Die Fälle, in denen K der CAR-Verbindung (zusammen mit anderen) widerspricht (10, 31; 10, 34; 11, 20 und vielleicht noch 11, 18), können als unabhängig entstandene Varianten ausgeschieden werden. Das heißt also: K gehört einer CARK-Linie an und hat keine Merkmale einer anderen Tradition zusätzlich angenommen. Sie hat sich aber schon sehr früh von der Linie selbständig fortentwickelt, worauf die große Zahl immanenter Veränderungen zurückzuführen ist. Zur Rekonstruktion des Familientyps kann K deshalb nur wenig beitragen, aber es darf mit der Möglichkeit gerechnet werden, daß sich in K ursprüngliche Lesarten erhalten haben, die sonst nicht mehr in der CARK-Familie belegt sind.

Nicht zu diesen möglichen Varianten von textbestimmender Qualität gehört ein umfangreiches Plusstück, das K zusammen mit N überliefert: Ein sonst eigenständig tradierter Traktat Marquards[1] ist in diesen Handschriften als 21. Artikel eingefügt, so daß sich in K und N der Traktat "De reparatione hominis" auf insgesamt 31 Artikel erweitert. Die Gestalt des Textes dieses Plusstückes in K und N ist jedoch mindestens so verschieden wie der übrige Text[2]. Jede Textform hat ihren eigenen Ursprung. Ob aber auch die Ursache des Einschubs verschieden ist, läßt sich nicht anhand konkreter Tatsachen klären. Vermuten kann man eine Randnotiz in einem der Vorläufer von N, den auch der K-Schreiber in

---

1) De perfectione humanitatis Christi. Incipit: Gavisi sunt discipuli; Sakch-Katalog Nr. 10, vgl. Bonmann 330. Daß dieses Stück nicht zum ursprünglichen Bestand unseres Traktats gehört, beweist neben dem negativen Zeugnis aller übrigen Handschriften vor allem der Text selbst: Das Senarschema der anderen Artikel ist durchbrochen; ein Parallelismus: Adam - Christus, wie er der Anlage des Traktats entsprechen würde, ist nicht einmal angedeutet; die Ausführungen über den Leib Jesu fallen völlig aus dem heilsgeschichtlichen Rahmen des Traktats.

2) Vgl. dafür den Anhang unserer Ausgabe! Daß die K-Version dort meist vorzuziehen ist, kann wie hier auf Glättungen durch den K-Schreiber und Entstellungen in N zurückzuführen sein. Textkritisch wäre also der Einschub in beiden Handschriften etwa wie der übrige Text zu beurteilen.

Händen hatte, aber sicherlich nicht zur Abschrift benutzte. Anlaß einer solchen Randnotiz wäre vielleicht die Bemerkung Marquards im folgenden Artikel gewesen: "prout etiam de ornatibus Christi specialem tractatum de hoc scripsi"[1], wofür von den Titeln des Sakch'schen Werkkatalogs nur "De perfectione humanitatis Christi" zutrifft. Daß dem Schreiber von K noch andere Werke Marquards zur Verfügung standen, beweist der Inhalt der Basler Handschrift. In diesem Kodex befindet sich noch ein anderes Anzeichen einer Querverbindung von K und N: Dem von beiden überlieferten Marquardwerk "De quinque sensibus"[2] geht ein Zitat des Hugo von St. Viktor so voraus, daß es den eigentlichen Beginn des Traktats verdeckt - ein durchaus gleicher Fehler zweier Schreiber[3]. Zumindest diese Übereinstimmung muß auf gleiche Weise veranlaßt sein.

Obwohl sich im K-Text wegen seiner möglichen Nähe zum Ursprung vielleicht manche wertvolle Lesart erhalten hat und die Handschrift mit ihrem Entstehungsdatum um 1400 dem Großteil der übrigen Handschriften vorausgeht, müssen wir diesem Text gegenüber doch eine gewisse Skepsis bewahren. Mit seinen glatten, aber sicherlich gewöhnlich sekundären und absolut traditionslosen Lesarten könnte er bei der Texterstellung sehr leicht irritierend Einfluß nehmen. Wenn es einen ähnlichen Text dieser Gruppierung ohne die Eigenheiten von K gibt, müßte er den Vorzug verdienen.

In bezug auf das Alter könnte R - 1397 in Ulm (?) geschrieben - die Führung übernehmen. Mit nur einer Sonderlesart, einem Korrekturversuch nach einem Homoioteleuton (11,1) gehört R zu den zuverlässigsten Texten. Diesen Eindruck bestätigen auch die ersten Seiten: die seltenen R-Varianten sind von geringer Tragweite und berühren den Sinn der Aussage kaum.

R ist nicht von CA abhängig (Trennfehler 11,23: CA-Minus eines ganzen Satzes), CA geht auch nicht aus R hervor (Trennfehler 11,1: R-Minus). Was CA über R hinaus an Varianten beiträgt, ist in all den Fällen leicht als sekundär zu erkennen, in denen R nicht isoliert oder mit nur schwacher Bestätigung anderer Handschriften überliefert; die gleiche Feststellung gilt aber auch für CA. Es gibt keinen signifikanten Unterschied zwischen der Zahl der CA-Varianten und der R-Varianten. Das würde also den CA-Typ der Regensburger Handschrift gleichwertig an die Seite stellen. Aus diesem Zusammenhang ergibt sich als praktische Konsequenz: R muß als der bessere Zeuge des Urtextes die Basis für die Rekonstruk-

1) 104,39; vgl. auch die Anm. dort.

2) Incipit: Beati oculi qui vident; Sakch-Katalog Nr. 16, vgl. Bonmann 331.

3) Siehe dazu die Beschreibungen von K und N!

tion des Familientyps stellen, denn der Text von R gehört einer früheren Textgeneration an, als die Texte von C oder A. Mit R sind wir dem Stammtext einer größeren Textgruppe recht nahe. Das Charakteristische eines solchen Textes ist gerade, daß ihm die meisten Eigentümlichkeiten der Gruppe noch fehlen, daß er mit nur wenigen Sondervarianten selten hervortritt, gewöhnlich aber, den Archetyp oder den Gruppentyp unterstützend, unauffällig im Hintergrund bleibt.

Bestätigt die Variantenentwicklung von 3, 24 diese Beurteilung? Die Dekadenzbewegung verläuft so: misibrion K, misitrion R, misitrica A, aurisicicia O; C fehlt. K belegt also ein früheres Entwicklungsstadium als die übrigen Handschriften. Der Einzelfall widerspricht aber nicht, sondern bestätigt unsere Bewertung, daß K sich schon früh von der Familientradition löst und eine Eigenentwicklung durch einen Bearbeiter erfährt. Durch die Summe der dadurch entstandenen Sonderlesarten büßt sie ihren Wert ein. Die A- und O-Version dagegen leiten sich klar von der R-Lesart her.

N M F

Die verbleibenden drei Handschriften N, M, F mit franziskanischer oder franziskanernaher Provenienz fügen sich in keine der bisher eruierten Entwicklungslinien ein. In den positiv belegten Variantengruppen fallen diese drei allein dadurch auf, daß sie sich in scheinbar zufälligem Wechsel einmal dieser einmal jener Kombination anschließen. Auch eine nähere Beziehung untereinander, sofern sie besteht, drückt sich statistisch nur in einem schwachen Vorsprung vor den anderen Möglichkeiten aus. Wir müssen also damit rechnen, daß wir es hier entweder mit selbständigeren oder mit vermischten Traditionen zu tun haben. - Um dies im einzelnen zu klären, können wir wieder auf den breiteren Querschnitt durch die Gesamtüberlieferung auf den Seiten 3 bis 5 zurückgreifen.

Die Zahl von 27 Sonderlesarten der Handschrift F aus dem Braunschweiger Franziskanerkloster ist durchschnittlich im Vergleich mit den anderen Handschriften; unter Berücksichtigung der Tatsache aber, daß F als einziger Zeuge einer Sondertradition in Frage kommt, muß diese Zahl als Empfehlung gewertet werden. Jedoch zeigt sich bei näherem Zusehen, daß wohl alle diese Sonderlesarten auf das Konto des letzten Schreibers gehen. Eine echte, wenn auch nur kurze Sondertradition ist eventuell in drei unbedeutenden Varianten anzunehmen: 3, 36 beneficium] beneplacitum; 4, 5 relictus fuisset] mansisset; 5, 13 iuxta Magistrum in Sententiis] secundum sententiam Magistri. Alle übrigen sind Lese- und Schreibfehler. - In mehr als der Hälfte aller Paarverbindungen geht F mit M zusammen. Und nur diese Zweierkombination ist gewöhnlich keine Zufallsbegegnung. Beispiele dafür: 3, 5 in] de; 3, 35 humiliori] meliori; 4, 25 immissa] immensa; 5, 34 circa formationem viri et mulieris procreanda. Gegenbeispiele mit anderen Handschriftenverbindungen mit vergleichbarem Gewicht lassen sich nicht nachweisen.

Nach Ausscheiden der F-Variantenverbindungen ohne textgeschichtlichen Aussagewert tritt eine recht enge Verwandtschaft mit M, N, der HTB-Gruppe, mit R und seltsamerweise mit O zutage. Die O-Übereinstimmung wird meistens durch das Zeugnis von R bestätigt und erklärt; für die übrigen Fälle, wie 5,13 non de] vel HTB MFO, wird man das spätere Eindringen von Lesarten anderer Handschriftenfamilien eher annehmen dürfen als Zeugnisse einer ungebrochenen Tradition. - Die Verwandtschaft mit der HTB-Familie und mit R ist dagegen nicht überraschend. Sie ist vielmehr eine Bestätigung des Eindrucks, daß wir mit diesen Textgestalten sehr nahe an den Archetypus der Gesamtüberlieferung gelangt sind. Jede neu hinzukommende Handschrift, die sich nicht in das bisher skizzierte Traditionsgefüge einordnet, wenn auch nur als Mischredaktion, muß als Zeuge einer eigenen Tradition gewertet werden und muß mithin den ältesten Zeugnissen der anderen Entwicklungsstränge näher stehen als den nachfolgenden.

Diese Gesichtspunkte sind ebenfalls für die Beurteilung von M und N maßgebend.

Die Zahl der Sonderlesarten der Mainzer Handschrift M ist mit 16 vergleichsweise gering; sie sind alle vom Abschreiber verursachte Korruptelen, aber mit Ausnahme von 5,29 (es fehlt ein parenthetischer Begründungssatz) ohne bedeutenderen Textverlust. Das Verhältnis zu den anderen Handschriften ist dem von F sehr ähnlich. Mit F gibt es auch die meisten Paarverbindungen, was ja auch schon umgekehrt zutraf; daneben verbindet sich F nur noch je einmal mit B, L und T. Die nächste Verwandtschaft besteht zweifellos mit F, eine direkte Abhängigkeit besteht jedoch nicht (die Sonderlesart von 4,26 ist Trennungsfehler). Doch bis zu ihrem gemeinsamen Ursprung brauchen keine weiteren Zwischenglieder vorausgesetzt zu werden. - Dieser Befund steht im Einklang zu der Tatsache, daß sich M außerdem vorwiegend mit den guten Handschriften der verschiedenen Traditionsäste verbindet; statistisch und in ihrem Traditionswert fallen Variantengemeinsamkeiten von F und weniger wertvollen Textzeugen im Vergleich zu F-Varianten, die M, N, HTB, R mitvertreten, kaum ins Gewicht. Wir haben zweifellos in F einen sehr ursprünglichen Text vorliegen, auf dessen Weg vom Manuskript des Autors her nicht viele Zwischenstationen liegen können.

Der wertende Vergleich zwischen M und F bringt keinen Aufschluß über die größere Ursprünglichkeit. Wenn wir von einem MF-Typ sprechen dürfen, dann kann nicht eine der beiden Leithandschrift des Typs sein. Sorgfältiger als der Braunschweiger Franziskaner schrieb zwar der Mainzer Kartäuser, aber der Unterschied ist nicht so gravierend, daß dies deutlich zugunsten von M ausschlaggebend wirken könnte.

Mit einer ähnlichen Textlage wie in M und F konfrontiert uns N, ein Text, der mit anderen Werken Marquards aus der Hand des Würzburger Lektors Sintram zusammengebunden auf uns gekommen ist. Wie in M und F sind in N selten spezifische Fehler einer der bekannten Textgruppen eingedrungen, am häufigsten noch solche der HTB-Familie. N hat auf vier Seiten 21 Sonderlesarten[1]; sie liegt damit nicht über dem Durchschnitt der anderen Handschriften. Ein größerer Teil dieser Varianten geht wahrscheinlich zu Lasten des Abschreibers, z. B. 3, 20 nam > ; 4, 25 costa > ; 4, 30 deus > ; 5, 18 eris > ; 5, 24 una] sua; 5, 24 derivatio] ennaratio. Doch bei manchen Sonderlesarten - und dies zeichnet N vor allen anderen Texten aus - kann nicht ohne weiteres ausgeschlossen werden, daß es sich um die älteste Tradition handelt, so etwa in: 4, 2 hominem] homini; 4, 34 ut] et; 4, 35 posteritas] posterioritas. Vor allem in den seltenen Fällen, in denen N mit einer zweiten Handschrift eine Lesart bezeugt, ist nicht der Zufall stets zur Erklärung ausreichend, z. B. 3, 24 erat + sed NK; 3, 35 in loco humiliori] in sermone ideo NB; 4, 24 ultra textus sequitur] inquit ultra NA. Denn gerade weil sich von diesen Partnern zu N keine spezielle Verwandtschaft nachweisen läßt, drängt sich der Schluß auf, daß die N-Abzweigung sehr nahe am Ursprung aller Traditionen liegen muß; sie bewahrt sekundäre, vielleicht auch ungewöhnliche primäre Lesarten, die in den anderen Traditionsästen korrigiert bzw. banalisiert wurden. In anderen N-Lesarten dürften wir dementsprechend noch Hinweise für die Ursache eines Defektes finden. Ein Beispiel dafür ist etwa 4, 1; vae namque soli HTMW (die W-Bezeugung dürfte auf eine Schreiberkorrektur zurückgehen)] nec namque soli N (ein Lesefehler), ut namque soli RO, veriamque soli E, materia namque soli A, ut namque K.

Der Beitrag, den N zur Wiedergewinnung des Originaltextes leisten kann, unterscheidet sich in seiner Bedeutung nur wenig von dem der verwandten Handschriften F und M. Die Beziehung von N zur HTB-Familie ist enger als zu anderen Gruppierungen; von allen übrigen Textgestalten wird die von R am meisten bevorzugt. Diese Tatsache läßt nur eine Deutung zu: N gehört zur Spitzengruppe der Texte, deren Gemeinsamkeit in der Konvergenz zum Urtext liegt.

Ergebnis

Eine Entscheidung, welche Handschriften aus der vorliegenden Überlieferung nun bei einer notwendigen Auswahl die Verantwortung für die Ermittlung des gemeinsamen Ursprungs übernehmen können, ist damit aber noch nicht getroffen. Es konnte nicht festgestellt werden, daß einer Handschrift ein deutlicher Vorrang vor den anderen zukommt. Wir können nicht damit rechnen, eine direkte Abschrift des Originals zu besitzen. Dafür haben wir aber eine Anzahl von etwa gleichrangigen sehr ursprünglichen Textzeugen, die auch untereinander genügend Merkmale einer nahen Verwandtschaft aufweisen. Es sind R als Leithandschrift einer süddeutschen Textfamilie und H als führender Zeuge eines nach Nord-

1) Nicht mitgezählt sind die Fehler infolge Zerstörung des Kodex.

osten sich ausbreitenden Typs, beide wohl noch vor dem 15. Jahrhundert geschrieben; die anderen: F, M, N, stammen aus den folgenden Jahrzehnten, gehen aber wohl auf neue Abschriften des Originals zurück. Die Vermittler könnten Studenten am Straßburger Generalstudium gewesen sein, die solche Abschriften als Frucht ihres Aufenthaltes in die heimatlichen Klöster mitbrachten.

Wegen ihres Zeugniswertes für den ursprünglichen Text und für den Prototyp einer sich bildenden Textfamilie haben R und H einen doppelten Anspruch, Beachtung zu finden. Denn auch ihre sekundären Lesarten können zur Erhellung der Textgeschichte wesentliches beitragen; die Funktion des Variantenapparates liegt nicht nur darin, andere Möglichkeiten zur Textrekonstruktion aufzuführen, sondern auch darin, spätere Interpretationen, Mißverständnisse und "Korrekturen" textgeschichtlich zu erhellen. Ohne zu einer wertenden Wahl zwischen N, M, F gezwungen zu werden, kann hier die Entscheidung fallen. Die Mainzer und Braunschweiger Handschriften überliefern den Traktat nur als Fragment. M bricht bereits im dritten Artikel ab, dem Schreiber lag nur dieser Teil vor; der Text von F reicht nur bis in den 8. Artikel, fast drei Viertel des Traktates fehlen, vielleicht infolge eines Versehens des Buchbinders. Um einen Wechsel der Zeugen im Verlauf der Texterarbeitung zu vermeiden und vom Beginn bis zum Ende die gleiche Einheitlichkeit zu sichern, wird neben R und H die Handschrift N als dritte Säule der Rekonstruktion gestellt. Führend wird diese Handschrift insofern sein, als bei textkritisch völlig gleichwertigen und für den Sinn nicht relevanten Abweichungen (z. B. willkürlichen Wortumstellungen) sie den Text bestimmt. Ein weitergehender Vorrang wird keiner Handschrift eingeräumt.

Eine Probe für die Richtigkeit dieser Entscheidung ermöglicht der Variantenapparat der ersten Seiten. Konnten die Handschriften R, H, N den Text tatsächlich immer belegen, oder stehen diese drei als Beleg für eine oder mehrere ausgeschiedene Varianten einer Textstelle? Dieser Fall trifft nur einmal zu, und zwar in 3, 24: mesembria] messembrio H misibrion R misticum N. Aber gerade dieser Fall ist kein Widerspruch, sondern eine Bestätigung unserer Entscheidung. Denn es gibt hierbei keine Handschrift, die den richtigen Text bezeugt, und zum anderen ist unter den drei ausgewählten diejenige, welche den ursprünglichen Bestand am getreuesten wiedergibt. Es erweist sich weiterhin am Variantenapparat der ersten Seiten, daß der gefundene Text mit großer Sicherheit durchweg identisch wäre, wenn er nur unter Heranziehung von RHN entstanden wäre; die Mehrheitsversion von RHN ist fast immer die bessere.

Allerdings ist eine letzte Sicherheit, daß unter den Varianten von R, H, N immer die ursprüngliche Lesart zu finden ist, nicht gegeben. Diese Unsicherheit könnte aber durch Verbreiterung der Basis mit weiteren Handschriften nur vermindert, nicht überwunden werden. Schließlich müßte es zweifelhaft bleiben, ob die bessere Version auch die ursprüngliche ist; in vielen Fällen könnte es sich ebensogut um die gelungene Konjektur eines Schreibers handeln, die deshalb - aber unbeweisbar - mit dem Original übereinstimmt. In allen Zweifelsfällen werden selbstverständlich weitere Handschriften kollationiert, gelegentlich geben diese den Ausschlag für den Text. Solche Fälle sind im Apparat belegt. Kursorisch verglichen wurde der ganze Text von K und W.

Um die sich in die Schweiz hinein verbreitende Textfamilie GLS ebenfalls zu berücksichtigen, wird deren Leithandschrift S zur zusätzlichen Absicherung und Verifizierung des Textes herangezogen. Da diese Gruppe sich schon früh verselbständigte, hat ihre Version bei Übereinstimmung mit einer der drei anderen Handschriften immer beachtliches Gewicht. Insofern erleichtert sie in vielen Fällen die Entscheidung gegen eine Paarverbindung der anderen. Ob der Schweizer Textfamilie für die Herkunftsbestimmung der deutschen Bearbeitung des Traktats eine eigene Bedeutung zukommt, wird erst ein eingehender Vergleich klären können. Um diesen Vergleich zu ermöglichen, werden die Minuspartien von S jeweils markiert, denn vor allem die kürzere Textversion ist das charakteristische Merkmal dieser Familie.

Die von B. Geyer[1] und J. Backes[2] vorgeführte Methode zur Überprüfung der Handschriftenbewertung durch Gegenüberstellungen von Zitaten mit dem ursprünglichen Wortlaut ist ein sehr fein registrierendes Instrument, wenn die Voraussetzungen für seine Anwendung gegeben sind. Vorausgesetzt ist, daß wir die gleiche Textform des Zitats haben, die dem Autor vorlag; daß der Autor seine Vorlage tatsächlich wortgetreu übernommen hat; daß keine späteren Schreiberkorrekturen das Zitat seinem Ursprung angepaßt haben. - Diese letzte Voraussetzung dürfen wir in den untersuchten Handschriften unterstellen: Keiner der Schreiber hat sich die Mühe gemacht, ein Zitat nachzuprüfen oder aus besserem Wissen zu korrigieren, wenn wir Schriftzitate von dieser Möglichkeit hier ausnehmen. Doch trotz der überreichen Zahl von Zitaten und Exzerpten aus den Werken anderer Autoren eignet sich nur ein sehr geringer Teil davon für die Gegenüberstellung. Ein Beispiel für diese Schwierigkeit: Marquard exzerpiert die "Probatio adventus Christi contra Iudaeos" des Nikolaus von Lyra und zitiert dabei auf Seite 136, 32-137, 6 eine längere Passage wörtlich. Der Vergleich mit der Textstelle im Originalzusammenhang nach einem Inkunabeldruck[3] und nach einer zeitgenössischen Handschrift[4] führt zu dem Ergebnis, daß

---

1) B. Geyer, Der IV. Band der Summa des Alexander Halensis, FStud 31 (1949) 13

2) J. Backes, Die Edition der Summe Ulrichs von Straßburg, HJ 62-69 (1949) 385-386

3) Nürnberg 1493, zur Stelle vgl. S. 136, 32

4) Clm 3092, fol 87-100, zur Stelle fol 94vb

Marquards Version sich mit keinem der beiden Texte deckt, vielmehr eine dritte Redaktion etwa zwischen diesen beiden darstellt. Ein durchaus negatives Ergebnis im Zusammenhang unserer Frage.

Wenn uns einwandfreie Ausgaben der Marquardautoren zur Verfügung stehen, etwa die Bonaventura- und Eckhartausgaben, so bleibt doch die Frage, ob auch Marquard entsprechend gute Texte zur Hand hatte. Alle Beispiele von verfälschten Zitaten können also einen Zweifel an demrekonstruierten Text des Traktats nicht begründen. Dagegen haben positive Beispiele der wortgenauen Wiedergabe von Autoren in unserem Text echte Beweiskraft für seine Ursprünglichkeit. Solcher Beispiele gibt es trotz der genannten Einschränkungen noch eine bemerkenswerte Zahl. Alle als Zitate ausgewiesenen Textstellen sind als Zitate von sehr strikter Worttreue zu verstehen. Reiches Material in dieser Hinsicht findet sich vor allem in den Auszügen aus Eckharts Genesiskommentaren[1], aus Bonaventuras Apologia pauperum[2] und der Postille des Nikolaus von Lyra[3]. Auch die Abweichungen vom Wortlaut des zitierten Werkes, die im Autorenapparat vermerkt sind, dürften häufig als bereits vorgefundene oder produzierte Varianten Marquards zu verstehen sein. Gerade die Eckhartauszüge machen uns auf die Methode Marquards aufmerksam, sowohl wortgetreu zu zitieren, auch wenn er den Autor in der Anonymität beließ und ihn also nicht als auctoritas vorstellen wollte, als auch je nach Bedürfnis sich Freiheit in der Wortwahl bis hin zur paraphrasierenden Gedankenübernahme zu gestatten. Daß es aber buchstabengetreue Übereinstimmungen unseres Textes mit der zitierten Urfassung gibt, erlaubt uns den Schluß, daß unsere Methode und Auswahl von maßgebenden Handschriften durchaus geeignet ist, dem Wortlaut des Autors möglichst nahe zu kommen.

Eine deutlichere Bestätigung dessen kann aber noch ein anderer Vorgang vermitteln: die Degeneration eines Zitats. Im Zusammenhang mit der Frage nach der Zerstörbarkeit der Gottebenbildlichkeit im Menschen zitiert Marquard ein in der Schultheologie tradiertes Wort des Origenes[4]. Dieses Zitat ist in allen Handschriften durch Verkürzung, Lesefehler, Unverständnis bis zur Unkenntlichkeit oder bis zum Gegenteil seines Sinnes entstellt. Dennoch ließ sich der ursprüngliche Wortlaut, wie ihn Marquard wohl vor sich hatte, aus den Handschriften NRHS wiedergewinnen, obwohl sie sich ebenfalls bereits weit von ihm entfernt hatten. Aber die Elemente des Zitats waren noch insgesamt überlie-

---

1) vgl. Art. 1: Spiritualiter deducendo ... (S. 5f), Art. 6: Spiritualiter deducendo (S. 32-34).

2) im Art. 21 über die Armut Christi die meisten Vätertexte (vgl. S. 103-112).

3) Diese ist Marquards Grundlage weitgehend bei der Schrifterklärung nach dem sensus litteralis.

4) In Gen. hom. 13, c.4; vgl. S. 10,31-39.

fert. Nur für einen Halbsatz[1] hätte der Beitrag von K die Rekonstruktion erleichtert, wenn man davon ausgeht, daß die Fassung "per iniuriam" statt "per incuriam", die im Marquardkontext ihren guten Sinn hat, der Vorlage Marquards entsprach. Ob die Variante von K, die sich als richtig herausstellte, auf den Urtext Marquards zurückgeht oder eine gelungene Konjektur ist, können wir nicht entscheiden. Außer dieser K-Variante hätte keine der von den anderen Handschriften über NRHS hinaus gebotenen Lesarten noch Beachtung verdient.

---

1) S. 10, 32f: "quia talis et tantus est pictor, imago eius obscurari potest per iniuriam, deleri vero non potest."

WURDE DER TRAKTAT LATEINISCH ODER DEUTSCH VERFASST?

Wie wir bereits sahen, umfaßt das literarische Opus Marquards von Lindau Traktate und Predigten in lateinischer und deutscher Sprache. Zu den im Sakch-Katalog aufgeführten 28 Schriften bemerkt O. Bonmann: "Ein Drittel ungefähr wird bei den Abhandlungen ursprünglich in deutscher Sprache abgefaßt worden sein."[1] Aber der Ordenschronist Nikolaus Glaßberger nennt auch die Predigten Marquards unter den Schriften, die sowohl lateinisch wie deutsch geschrieben wurden.[2]

In deutscher Textfassung sind erhalten: "De exitu" (Nr. 3 des Sakch-Katalogs), der Jobtraktat (Nr. 4), "De anima Christi" (Nr. 8)[3], "De fide" (Nr. 12), der Eucharistietraktat (Nr. 18)[4], "De corpore Christi" (Nr. 19), "De missa" (Nr. 20), die Dekalogerklärung (Nr. 25)[5], eine Erklärung des Johannesevangeliums (Nr. 28). Deutsch ist auch eine Predigtsammlung überliefert.

Neben der deutschen Fassung des Job-Traktats ist noch eine lateinische Übersetzung bekannt, die der Übersetzer um gekennzeichnete Zusätze erweitert hat.[6] In lateinischer Übersetzung existiert auch der Eucharistietraktat.[7] Eine deutsch-lateinische Mischredaktion dieses Traktats hat bereits A.J. Hofmann beschrieben.[8] Mischtexte sind gleichfalls

---

1) Marquard von Lindau und sein literarischer Nachlass, FStud 21 (1934) 337

2) "Hic multos sermones ac tractatus conscripsit, tam in latino quam in vulgari, id est theutonico." in: AFranc II (1887) 218.

3) Veröffentlicht in: Hartinger 180-229

4) ediert von A.J. Hofmann

5) Durch Hasak ohne Verfassernamen 1889 veröffentlicht.

6) Breslau, Staats- und Universitätsbibl. Cod. I F. 234, fol.182-192: "Editus quidem in vulgari a fratre Marquardo de Lindowia, sed translatus in latinum et extensus per fratrem Thedericum Stuvan anno domini M414 in Hildensi. Et nota, quod linee posite in marginalibus cum tali signo Y demonstrant additiones praedicti fratris Thiderici." (zitiert nach Stammler-Langosch III, 274f)

7) Wien, Schottenkloster Cod 256 (neu 159), fol. 1-76 (nach Steer, Germanistische Scholastikforschung II, ThPh 46 [1971] 196, Anm.158)

8) Würzburg, Franziskanerkloster Cod 38, fol. 353-371 (s. A.J. Hofmann S. 326-331) und Stuttgart, Württembergische Landesbibliothek Cod. HB I 48, fol.116-130 (nach J. Authenrieth - V.E. Fiala, Die Handschriften der Württembergischen Landesbibliothek Stuttgart, 2. Reihe, Wiesbaden 1968, S. 75; s. die Beschreibung unserer Hs. L., S. -42-)

von der Dekalogerklärung[1] und vom Traktat "De fide"[2] überliefert.

Der Tatbestand dieser teils originalen teils sekundären Zweisprachigkeit der Werke Marquards zwingt uns grundsätzlich bei jedem seiner Werke die Frage auf: Welches ist die ursprüngliche Version? Wir müssen mit der Möglichkeit von Übersetzungen ins Deutsche und ins Lateinische rechnen, wir müssen sowohl ursprüngliche Mischtexte wie ursprüngliche Doppelredaktionen in zwei Sprachen als Möglichkeit in Betracht ziehen. Im Traktat "De paupertate"[3] und "De praemio patriae"[4] beispielsweise finden sich eingestreute mittelhochdeutsche Textstellen verschiedenen Umfangs, von denen man annehmen darf, daß sie auf den Autor selbst zurückgehen[5]. Schließlich darf bei der weiten Verbreitung der Marquard-Werke die Möglichkeit von Rückübersetzungen ins Lateinische oder Deutsche nicht ausgeschlossen werden.

Der Traktat "De reparatione hominis" gehört nun zu den Werken, die sowohl lateinisch wie deutsch überliefert sind. Neben den 17 lateinischen Texten und Textfragmenten sind bisher drei deutsche Handschriften entdeckt worden[6], die unseren Traktat überliefern: Landesbibl. Karlsruhe, Bod. Lichtenthal 83; Landesbibliothek Stuttgart, Cod. theol. 4° 72; Stiftsbibl. St. Gallen, Cod. 1879. Die viel reichere Bezeugung und das sehr hohe Alter der lateinischen Überlieferung sprechen zwar zunächst sehr deutlich für ein lateinisches Original. Aber eine bemerkenswerte Tatsache stellt das Gewicht der lateinischen Version in Frage: Die deutsche Fassung bedient sich der bei Marquard sehr beliebten Dialogform in der Art eines Gesprächs zwischen Meister und Jünger. Diese finden wir in seiner Dekalogerklärung und im Eucharistietraktat wieder, sie ist aber auch den "Gottesfreunden" und den dominikanischen Mystikern eigen.

Nach der Erläuterung des einleitenden Bibelspruchs führt der deutsche Text[7] das Wechselgespräch ein: "Nu solt du fůrbas me verstan, das ich

---

1) Clm 9737, 15567, 18657, 1935 (vgl. A. Mayr, Zur handschriftlichen Überlieferung der Dekalogerklärung Marquards von Lindau. Sonderdruck aus der Festschrift anläßlich der Hundertjahrfeier des humanistischen Gymnasiums Freising, Freising 1928, S. 104.108).

2) Bamberg, Staatsbibl. Cod theol. 120, fol. 163-171 (nach Steer, a.a.O.)

3) In der Edition von J. Hartinger sind es 21 Stellen: einzelne Wörter, Wendungen, ganze Sätze. Vgl. Hartinger S. 126

4) Clm 28845 (= unsere Hs. N), fol. 75-76

5) J. Hartinger rechnet diese Stelle jedenfalls zum ursprünglichen Textbestand.

6) Prof. Kurt Ruh, Würzburg, hat mich freundlicherweise auf diese Hss. aufmerksam gemacht.

7) St. Gallen, Stiftsbibl. 1879, pag. 2.

durch die sinne dises bůches also wil gen, das ich fragen wil legen, und antwůrt, und dar umb so fraget der junger und antwurt der meister." - Wer spricht hier, der Autor selbst oder ein Übersetzer, der freilich zugleich ein sehr selbständiger Bearbeiter wäre? Sollten wir in dieser Dialogfassung die Hand Marquards selbst erkennen, bliebe dennoch die Frage offen, wie es mit der lateinischen Fassung steht. Ist sie nicht möglicherweise dennoch von echter und gleicher Ursprünglichkeit? Die Frage läuft darauf hinaus, ob wir beide Sprachfassungen als authentische Werke Marquards verstehen müssen oder nicht.

Bereits ein sehr oberflächlicher Vergleich der beiden Versionen zeigt, daß der lateinische Text nicht durch Übersetzung aus den vorliegenden deutschen Texten hervorgegangen sein kann. Wäre dies der Fall, müßte ohnehin zu dieser Übersetzungsarbeit dann noch eine wohldurchdachte Neugliederung hinzugerechnet werden, die der lateinischen Version den Charakter eines zweiten Originals geben würde.

Daß dies aber nicht der Fall ist, wird aus der Methode des Zitierens deutlich. Der lateinische Text bietet weit über hundert Zitate lateinischer Autoren oder aus unmittelbaren lateinischen Quellen. Nicht mitgerechnet sind dabei die Vulgatazitate, die sich zwar auch in den zu beschreibenden Tatbestand einordnen, aber doch nach anderen Kriterien zu beurteilen wären[1]. Von den übrigen Zitaten aus lateinischen Quellen sind die meisten mit sehr großer Worttreue übernommen, die naturgemäß in einer deutschen Fassung verlorengeht. Es ist gänzlich ausgeschlossen, diese Zitate als Rückübersetzung aus dem Deutschen zu verstehen. Ein Übersetzer hätte nämlich zu jedem Zitat aus lateinischer Quelle den Originaltext ausfindig machen müssen - eine fast unvorstellbare Mühe, wenn man einmal berücksichtigt, daß im Dialog natürlich nicht mit Stellenangaben und Quellenhinweisen zitiert wird, und wenn man zudem die Schwierigkeit des nachträglichen Verifizierens von Zitaten in mittelalterlichen Texten kennt.

Nicht zufällig erfreuten sich Florilegien und Exzerpte großer Beliebtheit bei allen Autoren des Mittelalters[2], die aber auch zu einer großen

---

1) Es handelt sich bei Marquards Bibelzitaten meist um sehr geläufige Texte und Verse, die er nicht eigens belegt und deren Wortlaut dem psalmenbetenden und messelesenden Theologen einigermaßen präsent sein mußten.

2) Diese "eigenartige und für den Quellenforscher sehr unangenehme Methode" (Sudbrack, Johannes von Kastl I, 123), Autoritäten zu sammeln und Quellen auszuschlachten, ist eine ständige Gewohnheit Marquards.

Fehlerquote der Zitate und zu einer nicht selten sinnentstellenden, weil kontextlosen Überlieferung führten. Eine Übersetzung mit dem neuzeitlichen Anspruch der Originaltreue von Zitaten dürfte bei dieser Sachlage im Mittelalter wohl kaum zu finden sein.

Ein Beispiel aus unserem Text mag diese Feststellung konkretisieren. In der folgenden Gegenüberstellung eines Zitats von Richard von St. Viktor, dessen Abweichungen vom Original gekennzeichnet sind, wird deutlich, wie frei und selbständig gegenüber dem Lateinischen sich der Autor des deutschen Textes in seiner Muttersprache bewegt. Es ist eine völlig deutsch gedachte und formulierte kürzere Wiedergabe des lateinischen Originals. Diese Gegenüberstellung gewinnt als Argument gegen die Möglichkeit einer Rückübersetzung vor allem dadurch seine Durchschlagskraft, daß es ein anonymes Zitat ist. Ein Übersetzer, der zufällig oder durch intensives Suchen Richard von St. Viktor als Autor erkannt und die Quelle entdeckt hätte, würde sicherlich nicht darauf verzichtet haben, seinen Fund auch am Zitat zu vermerken.

Richard von St. Viktor, De exterminatione mali.

I, 3 (S. 19; die Varianten von PL 196, 1118 sind in Klammern beigefügt.)

... quid quaeso, in hominibus (homine) sublimius, quid dignius inveniri potest, quam illud, in quo ad imaginem dei creatus est? Habet sane libertatem arbitrii imagninem non solum aeternitatis, sed et divinae maiestatis. Quantum enim (-) putamus (+ in hoc) incommutabili aeternitati prae ceteris omnibus (-) liberum arbitrium vicinitatem(vicinius) accedit, eiusque imaginem in se expressius gerit, quod nulla umquam culpa, nulla deinde (demum) miseria non dicam destitui (destrui), sed nec minui poterit? Sed et in ipso perpendam imitationem divinae maiestatis (Vultis et maiestatis similitudinem in ipso perspicere, et quomodo eius imagine impressa sit evidenter agnoscere?). Deus enim (-) superiorem non habet nec habere potest, sic (-) et liberum arbitrium dominium non patitur ...

Das Zitat an der gleichen Stelle im Kodex St. Gallen, Stiftsbibl. Cod. 1879

der junger: dis sint wunder über wunder, das in mir lebet das bild der einigkeit und der goͤtlichen maiestet, das das wiͤrdigest und das hoͤchst ist in dem menschen, durch das er nach dem goͤtlichen bild geschaffen ist. Ich sich ouch, das der aller nechste scritte in das bild der gotheit geschiht dur frigen willen, der da eigenlich treft das selbbild, das kein schuld entzezen noch geminren mag, won als uber got nut ist noch gesin mag, also wil der frige wille keinen heren han.

Da es sich hier nicht um einen Einzelfall handelt, vielmehr nur um ein Beispiel einer fast ausnahmslosen Regel, dürfte diese Beobachtung mit genügender Sicherheit klären, daß der deutsche Text nicht Vorlage einer lateinischen Übersetzung sein konnte. Das gilt ebenfalls für die beiden anderen Handschriften, die nur Varianten derselben deutschen Bearbeitung darstellen.

Obwohl also, wie wir sehen, der deutsche Text dem lateinischen in bemerkenswerter Eigenständigkeit gegenübersteht, so ist doch im Aufbau, im Inhalt und bis in die Wortwahl hinein der Einfluß der lateinischen Version zu erkennen, so daß man - wenigstens auf weite Strecken hin - von einer deutschen Übersetzung sprechen kann. Wie sehr die deutsche Version der lateinischen Vorlage verhaftet bleibt, zeigen z.B. etymologische Wortdeutungen, die auf Nikolaus von Lyra oder Hieronymus zurückgehen. Ein kurzer Vergleichstext einer nicht als Zitat erkennbaren Übernahme aus der Postille des Nikolaus von Lyra[1] und der Übertragung nach der St. Gallener Hs. mag dies verdeutlichen:

S. 5,21-26	St.Gallen 1879
Ista tamen est impropria locutio, quia virago non significat mulierem de viro sumptam vel derivatam, sed magis significat mulierem viriliter agentem. Et ideo magis proprie diceretur vira, si sermo latinus pateretur. Ista autem derivatio magis apparet in Hebraeo, ubi dicitur Issa, idest mulier, quod nomen derivatur ab Is, quod virum significat.	Der meister: du solt wissen, das wir das wort virago nůt eigentlich tůschen, won virago betůtet eigenlich ein wib, die manlich wurket oder manlich tůt, so wer das wib eigenlich geheissen vira, won in ebreischer zungen do ist ysis als vil gesprochen als mulier, das in tusche spricht wib, won in der selben sprach, so ist ys gesprochen vir, das ist man in tusche.

Der Umweg über die lateinische Etymologie in einer ursprünglich deutsch verfaßten Abhandlung würde nichts zur Klärung der Begrifflichkeit beitragen. Er läßt sich nur als Wiedergabe einer lateinischen Vorlage deuten.

So müssen wir also beim Vergleich des lateinischen und deutschen Textes einerseits eine sichere und gewandte Neuformulierung eines Gedankens ins Deutsche vermerken und andererseits fast sinnwidrig vom lateinischen Text abhängige Partien. Das spricht nicht etwa für die Tätigkeit verschiedener Bearbeiter, sondern könnte durchaus auch der Methode des Autors selbst entsprechen. Denn diese Unterschiede

1) Postilla ad Gen II, 23 (Ven I, 83)

zwischen einer recht wortgetreuen Übertragung und einer freien Neugestaltung des Gedankenzusammenhangs läßt sich auch an anderen Stellen seines Werkes aufweisen, deren ursprüngliche Autorschaft des Marquard nicht angezweifelt werden kann.

Der Gedanke etwa der Synteresis als göttlichen Seelenfunkens, der auch in der Hölle nach seinem Ursprung verlangt, findet sich an drei Stellen in je verschiedenem theologischem Zusammenhang im Werk Marquards: in einer, von Philipp Strauch ausschnittweise veröffentlichten, Predigt[1], in dem Traktat "De nobilitate creaturarum"[2] und im ersten Artikel unseres Traktats als die sechste und vornehmste Eigenschaft des geschaffenen Menschen. Der Gedanke selbst ist in enger Anlehnung an Meister Eckhart formuliert[3]. Aber die dreifache Abwandlung zeigt doch, wie sehr ihn sich Marquard zu eigen gemacht hat. Er ist ein Stück seiner eigenen Theologie geworden. Ein Vergleich der verschiedenen Formulierungen dürfte auch in anderer Hinsicht recht aufschlußreich sein.

1. Eckhart, DW I, 332, 2ff

ze dem dritten mâle sô ist, als mich bedünket, dirre kneht daz vünkelîn der sêle, daz dâ ist geschaffen von gote und ist ein lieht, oben îngedrücket, und ein bilde götlîcher natûre, daz dâ ist kriegende alwege wider allem dem, daz götlich niht enist, und enist niht ein kraft der sêle, als etlîche meister wolten, und is alwege geneiget zu guote; nochdenne in der helle dâ ist ez geneiget ze guote. Die meister sprechent: daz lieht ist sô natiurlich, daz ez iemermê ein kriegen hât, und heizet sinderesis und lûtet als vil als ein zuobinden und ein abekêren. Ez hât zwei werk. Einez ist ein widerbiz wider dem, das niht lûter enist. Daz ander werk ist, daz ez iemermê locket dem guoten - und daz ist âne mittel îngedrücket der sêle - nochdenne den, die in der helle sint.

2. Marquard von Lindau, De nobilitate creaturarum.
Mskr. masch. 16.

Inde ergo invenitur synderesis in homine, qui est quidem igniculus in medio animae impressus, in se habens similitudinem dei in tantum, quod semper ad deum inclinat, libenter de eo loqui audit, cum etiam non intelligit, et semper illi contrarium est quidquid deo adversatur. Et hic igniculus adhuc in inferno manet, sed tantum vocatur vermis vel conscientiae remorsus. Et credo, quod homo plus de isto remorsu patiatur in inferno quam de quacumque poena sensu.

---

1) Die deutschen Predigten des Marquart von Lindau, in: Beiträge zur Geschichte der deutschen Sprache und Literatur 54 (Halle 1930) 171.

2) Hier zitiert nach einem Manuskript, das 1966 im Seminar mit Prof. Auer aus mehreren Hss übertragen wurde.

3) Predigt 20 a (DW I, 332, 2ff)

3. De rep. hom. S. 11

... insufflavit in fa
ciem eius flatum vitae,
idest synderesim, scin-
tillam sive lumen sem-
per inclinans in suum
primum principium et
alliciens et admonens
ac contra omnia non
divina murmurans et
hominem corrodens. Qua-
propter signatum est
super nos lumen vultus
tui, domine. Quod et
lumen ibi numquam ex-
tinguitur, sed et in
inferni poena ad sui
primum principium in-
clinatur; neque eius
vermis extinguitur ibi,
et hoc est vertex, qui
manet semper sanus,
quamvis a planta pedis
usque ad verticem ex-
clusive non sit sanitas
in homine.

4. De rep. hominis., Stuttgart, Landesbibl. cod. theol 4° 72, fol 16^v

... got bliess in sin antlit
ainen gaist des lebens ...
das ist ain gneist oder
ain licht, das alleweg in
den ersten anvang naigt,

wider alles das murmelt,
das wider got ist.
Darum sprach der hailig
prophet: herr, das licht
dines antlittes ist gezaichnet
ůber uns. Und das ist och
helschů pin, das wůrmli, das
die verdampneten naget, das
sy diesem licht verschalten
sind und dů vinsternús, in
der sy verellendet sind, nie-
mer end hǎt. Und dis dů
schaitel, dů da gesunt
und unverwundet belibet,
so das ander alles an dem
menschen verseret ist.

4. Marquard von Lindau, Dis ist an dem montag in den Pfingsten. Berlin, Preuß. Staatsbibl., Ms. germ 79, fol 18^af.

Es ist ain liecht von obnan in uns getruket und haissend es die lerer synderesim. Dz selb edel liecht kriegt alle zit in dem menschen wider alles dz dz wider got ist. Es ist ain bild gottlicher natur. Es ist gott nach sipp. Es ist ain liecht, dz sunder mittel alle zit enzundet wirt von dem hailigen gaist. Es zoget und wiset alle zit zu sinem ersten ursprung. Es hat nichtes nit gemain mit andren creaturen und erloschet nümmer noch denn in dem grund der hellen, und dis edel liecht ist aller gelichest dem hailigen gaist gottes.

Eine unmittelbare Verwandtschaft besteht nur zwischen den beiden Fassungen unseres Traktats. Aber alle vier Marquard-Texte entstammen dem Gedankengut und der Sprache Meister Eckharts[1], wenn auch Thomas[2] und Bonaventura[3] schon recht ähnliche Formulierungen gebrauchten. Trotz des je verschiedenen Zusammenhangs - in der Pfingstpredigt: die Tätigkeit des Hl. Geistes; im Traktat "De nobilitate creaturarum": das Innerste und Gottnächste und darum Vornehmste der Seele; in unserem Traktat: die Erschaffung des Menschen - bleiben die Grundgedanken Eckharts gewahrt und werden dessen Aussagen nicht weitergeführt oder vertieft, eher auf die alltägliche Erfahrung des Gewissens zurückgenommen. Der ontologisch-mystischen Redeweise Eckharts vom Ort der Gottbegegnung entspricht noch am meisten die Predigt, welche die Synteresis mit dem Wirken und dem Sein des Hl. Geistes in Verbindung bringt.

Daß nun die deutsche Fassung dieses Stücks in unserem Traktat nicht eine ähnlich selbständige unmittelbare Verarbeitung der Idee Eckharts ist, sondern ein lateinisches Zwischenglied voraussetzt, beweist das Wort "murmelt". Dieser Latinismus wäre in freier deutscher Formulierung wohl kaum unterlaufen. Eine solche enge Anlehnung an den lateinischen Wortlaut ist umso bemerkenswerter als der übrige Teil dieses Textstücks in neuer, eigenständiger Aufteilung des Gedankens und Auffüllung der Worte übertragen ist.

---

1) "gott nach sipp" geht auf Eckhart, Predigt 22 (DW I, 38f) zurück: "diz vünkelin ist gote also sippe". - "libenter de eo loqui audit" ist ebenfalls Eckharts Gedanke: "Semper tamen loquitur bono, ad quo inclinat, et auctori sive causae boni, qui illi loquitur, dicit, mandat, praecipit, dando naturam boni ad bonum inclinare" (In Gen. II, n. 164 - LW I, 634) - Vgl. die Anmerkungen zu dieser Stelle in: Meister Eckhart, DW I, 332ff. Eine kurze Zusammenfassung der Idee Meister Eckharts vom "Fünklein der Seele" findet man bereits bei Heinrich Seuse Denifle OP, Die deutschen Mystiker des 14. Jahrhunderts. Beitrag zur Deutung ihrer Lehre. Aus dem literarischen Nachlaß hrsg. von P. Otwin Spiess OP, (Freiburg i. d. Schw., 1951) 77-85.

2) Sent. II, d. 39, q. 3, a. 1: "hec superior rationis scintilla, quae synderesis est, extinqui non potest, sed semper repungnat omni ei, quod contra principia naturaliter sibi indita est." (zitiert nach: Meister Eckhart, DW I, 335, Anm.).

3) Sent. II, d. 39, a. 2, q. 2 concl. (Q II, 912): "Secundum enim illum usum, secundum quem synderesis habet pungere et remurmurare contra malum, maxime vigebat in damnatis ..."

Man wird freilich nun auch im lateinischen Text auf manche Germanismen stoßen. Zieht man z. B. die Wortstellung in Betracht, so ist sie "eher deutsch als lateinisch zu nennen"[1]. Aber gerade was die Wortstellung betrifft, wäre der Versuch, Marquards Originalsprache von späteren Veränderungen in den überlieferten Handschriften durch die Abschreiber herauszudestillieren, zum Scheitern verurteilt. Auch der unklassische Gebrauch von quo, quod, qualiter, quia, quoniam als Einleitung von Final- und Konsekutivsätzen muß nicht in jedem Einzelfall auf Marquard selbst zurückgehen. Aber sowohl germanisierende Eigenheiten der Wortstellung wie Abweichungen von der klassischen Syntax in vielen Punkten[2], wären ohnehin keine typischen Merkmale des Marquard' schen Lateins; sie gelten vielmehr als Kennzeichen des mittelalterlichen Lateins insgesamt. Eher typisch für Marquard ist die Anspruchslosigkeit seiner Sprache. Seine Sätze sind meist kurz; er meidet Satzperioden[3], in der Wortwahl ist er unprätentiös: Alles scheint auf leichte Faßlichkeit und nicht auf Schönheit der Sprache ausgerichtet zu sein.

Eine Abweichung von dieser ruhigen, darlegenden und unpoetischen Sprache weist fast regelmäßig auf den Einfluß eines fremden Autors hin und ist gewöhnlich Anlaß zu der Vermutung, daß die Formulierung aus anderer Quelle stammt. Von humanistischem Interesse an der Sprachgestaltung, wie sie zu dieser Zeit bereits auf den Universitäten greifbar wird, ist hier noch nichts zu spüren; für Marquard ist Sprache ausschließlich Verständigungsmittel. Schriftstellerischer Ehrgeiz tritt hinter dem Anliegen zurück, seinen Schülern und Mitbrüdern zu dienen.

Der Befund eines sehr unkomplizierten und dem Sprachvermögen seiner Hörer und Leser angepaßten Gebrauchslateins kann also nicht dahingehend gedeutet werden, daß der lateinischen Fassung eines Traktats ein deutsches Original zugrundeliegt. - Ebensowenig läßt sich aus der Dialogform des deutschen Textes allein auf dessen Ursprünglichkeit schließen; auch Marquards Schüler und Bearbeiter übernahmen solche Eigentümlichkeiten der Stoffdarbietung; zudem ist die Senargliederung

---

1) Hartinger stellte dies als Eigenheit der Sprache im Traktat "De paupertate" fest: Hartinger 125.

2) Die "allgemeiner gültigen Spezifika der mittellateinischen Sprache" sind von Karl Langosch beschrieben worden: Lateinisches Mittelalter. Einleitung in Sprache und Literatur. Darmstadt 1963, 53-60. Sie gelten, was die Syntax betrifft, sehr umfassend auch für die Sprache Marquards, die z. B. kaum einmal den ACI verwendet oder die Regeln der consecutio temporum überaus häufig mißachtet oder Fragesätze vorwiegend durch Konjunktionen wie si, utrum, numquid einleitet.

3) Die Einleitungsperiode ist die einzige Ausnahme, die er sich auch in anderen Werken gestattet; vgl. De paupertate (Hartinger 18).

zumindest ebenso bezeichnend für Marquards Stil wie der Dialog.

Wir können also bezüglich "De reparatione hominis" ohne Bedenken feststellen:
Die lateinische Version ist die von Marquard selbst verfaßte Urform des Traktats. Die deutsche Fassung ist eine gegenüber der lateinischen sekundäre Bearbeitung im Sinne einer Vulgarisierung, nicht im Sinne einer verbesserten Neuauflage. Ob und wieweit diese Bearbeitung auf den Verfasser selbst zurückgeht, muß einer näheren Untersuchung überlassen bleiben, die auch die Stileigenheiten der Marquard-Schüler in die Betrachtung einbeziehen müßte.

ZUR DATIERUNG DES TRAKTATES

In seinem für die Erschließung der Hinterlassenschaft Marquards reichen und anregenden Aufsatz "Die deutschen Predigten des Marquart von Lindau"[1] zieht Philipp Strauch zur Erfassung des überlieferten Sermones-Bestandes drei Handschriften der Preußischen Staatsbibliothek heran: (A) Ms. germ. fol. 79, (B) Ms. germ. fol. 1041 und (C) Ms. germ. fol. 986[2]. Sie enthalten 41 (A und B) bzw. 33 (C) Predigten des Franziskaners, deren Redaktion zu dieser Sammlung nach Strauch Marquard selbst vorgenommen hat. In der Handschrift C fol. 132^r findet sich nach dem ersten selbständigen Predigtteil eine subscriptio in rot, die die bisher einzige Datierung eines Werkes Marquards enthält[3]: "Diss buͦch ward ze tútsch gemachet von bruͦder marquarten von lindow do man zalt von der geburt Cristi druͤzehen hundert iar und im nuͤn und achzigosten iar und gedenkent sin durch got". Die Abschrift wurde nach dem gleichen Vermerk 1448 verfertigt. - Die Handschrift B fügt der Sammlung von 41 Predigten ein Register der Titel bei und schließt mit einer subscriptio ab, die mit der von Hs C im Wortlaut fast gleichlautend ist und als Jahr der Entstehung 1389 bestätigt. Diese Abschrift entstammt dem Jahre 1430.

Im Oktober 1389 wurde Marquard zum Provinzial der oberdeutschen Minoritenprovinz ernannt. Es ist naheliegend, daß die Schriften und Predigten eines Provinzialskandidaten oder neugewählten Provinzials auf größeres Interesse seiner Mitbrüder stießen, vor allem auch der lateinunkundigen Laienbrüder. Es spricht also nichts gegen die Richtigkeit der Datierung seiner Predigtsammlung auf dieses Jahr. Wie schon Strauch[4] vermutet, dürfte Marquard seine bereits vorliegenden lateinischen Dispositionen zur Ausarbeitung der deutschen Predigten benutzt haben; wahrscheinlich wird man in den Sermones auch manche Disposition aus lateinischen Traktaten wiederfinden. Jedenfalls würde es mit verschiedenen Beobachtungen in der Entwicklung von Schriften Marquards übereinstimmen, wenn die Entstehungszeit der Predigten und deutschen Traktate eher in den späteren Jahren des Autors anzusetzen ist.

Bei den anderen bereits untersuchten Schriften des Franziskaners ist auch eine annähernde oder relative Datierung bis jetzt nicht gelungen[5]. Unser

1) in: Beitr. z. Gesch. d. dt. Spr. u. Lit. 54 (1930) 161-201

2) auf S. 163 fehlerhaft 968

3) zitiert nach Strauch 162

4) ebd. 169

5) A. J. Hofmann hat für den Eucharistie-Traktat eine Datierung versucht, S. 224, Anm.: "Mit einiger Vorsicht könnte man also die 60er und 70er Jahre des 14. Jhs. als Entstehungszeit des Eucharistie-Traktates be-

(Fortsetzung S. 105)

Traktat nun scheint für die Bestimmung des Entstehungsjahres kein Problem aufzugeben. Der Art. 26 (in den Handschriften N und K mit 31 Artikeln ist es der Art. 27) greift auf die in Art. 15 behandelten prophetischen Verheißungen des Alten Testaments zurück und stellt sie hier in genauer Parallele im Leben Jesu als vollständig erfüllt dar. Innerhalb der sich anschließenden Quaestio[1], ob sich die erfolgte Ankunft des Messias auch allein durch die für die Juden authentischen Schriften und Traditionen beweisen lasse, verweist der letzte Punkt auf ein Buch, "das bei ihnen liber Judicum Ordinariorum genannt wird"[2]. Dieses enthalte die Offenbarung von Elias von sechs Weltzeitaltern. Nach ihrer Berechnung dieser Perioden von je 2000 Jahren sei die letzte, die messianische, längst angebrochen, "weil sie selbst von Anfang der Welt 5040 Jahre zählen bis zum Jahre des Herrn 1374, in dem ich das vorliegende Werkchen eingerichtet habe."[3]

Die gesamte Quaestio ist eine Zusammenfassung der sehr verbreiteten und auch in Frühdrucken überlieferten Schrift des von Marquard sehr geschätzten "Doctor planus" oder "utilis" Nikolaus von Lyra (um 1270-1349): "Probatio adventus Christi contra Judaeos". Auch der für uns entscheidende Satz entstammt diesem Werk[4]. Marquard hat ihn fast wortgetreu übernommen, wobei er für die Leser seines Werkes folgerichtig das aktuelle Entstehungsjahr einsetzte.

Eine solche Datierung im Text, sofern dessen Ursprünglichkeit gesichert ist, muß als weit zuverlässiger als jeder Schreibervermerk zur Abfassungszeit angesehen werden. Aber bedauerlicherweise stimmen die Handschriften in diesem Datum nicht überein. Nur die Münchener Sintram-Handschrift N und die Handschrift T aus St. German in Trier überliefern das Jahr 1374, während die meisten Texte 1379 als Jahreszahl nennen, nämlich G (St. Gallen), S (Engelberg-Stans), R (Regensburg-Ulm), A (München-Augustiner), C (München-Augustiner), O (München-Tegernsee) und E (Einsiedeln). Dazu kommen noch K (Basel-Kartäuser) und B (Berlin-Lehnin), die das Jahr 1378 nennen. In den übrigen Handschriften fehlt das Datum, entweder, weil der Text fragmentarisch ist (C, M) oder weil ein Textbearbeiter diese Stelle neu gefaßt hat und die Jahreszahl un-

---

5) (Fortsetzung von Anm. 5 S. 104)
zeichnen." Das Jahrzehnt vor seinem Provinzialat, also die 80er Jahre, liegt ebenfalls noch im Bereich der Wahrscheinlichkeit. - J. Hartinger gibt keine Entstehungszeit von "De paupertate" und "De anima" an.

1) 136-138

2) 137, 33

3) 138, 21-23 nach der Hs N fol. 54ra: "usque ad annum domini 1374, in quo praesens opusculum ordinavi."

4) Die Jahreszahl in der von uns zum Beleg herangezogenen Hs ist unvollständig geschrieben: MXXXIX; es muß natürlich MCCCXXXIX heißen.

berücksichtigt blieb (H, W[1] und die deutschen Bearbeitungen).

Die Auflösung der Divergenz der Datierung nach dem Mehrheitsprinzip[2] ist unbefriedigend, obwohl die Verwechslung der arabischen Ziffern 4, 8 und 9 in den Handschriften keiner Erklärung bedürfte. Denn die Textzeugen für das Jahr 1379 gehören zwei Textgruppen an, die insgesamt auf einen nahen Vorläufer von R zurückgehen könnten. Dagegen vertritt die Sintram-Handschrift N ebenfalls eine sehr ursprüngliche Textgestalt, und nach unserer Bewertung der Handschriften kommt ihr meist das entscheidende Gewicht zu, wenn sie von einem zweiten guten Textzeugen unterstützt wird. Als guten Textzeugen der wertvollen Textfamilie HTB hat sich aber die Trierer Handschrift bewährt. Also müßte man nach den erarbeiteten Textkriterien dem Jahre 1374 als Entstehungsjahr den Vorzug geben. Der Lesefehler 8 oder 9 aus 4 läßt sich leichter erklären als die anderen Möglichkeiten.

Einer Entscheidung näher bringt uns vielleicht der genaue Wortlaut des Satzes. In den beiden Handschriften N und T lautet das Prädikat des Satzes: ordinavi, während die übrigen Handschriften, die den Satz wiedergeben,statt dessen schreiben: ordinatum est. Diese zweite Übereinstimmung von N und T spricht dafür, daß ihre Version des Entstehungsjahres, ebensowenig wie die der zahlenmäßig überlegenen Gruppe, nicht ein zufälliger Lesefehler ist; es handelt sich wohl in beiden Fällen um sehr früh anzusetzende Traditionen. Für die Handschriften der Majoritätsversion macht es keine Schwierigkeiten, diese genau im Jahre 1379 anzusetzen; keine entstammt der Zeit vor diesem Jahr. Nichts spricht allerdings auch dagegen, daß wir trotz dieser frühen Bezeugung des Jahres 1379 in der Angabe von N und T das tatsächliche Entstehungsjahr sehen dürfen. Die persönliche Form des Verbs steht dem wirklichen "Ordinator"[3] an; es ist ganz unwahrscheinlich, daß ein Abschreiber sie gegenüber der unpersönlichen vorgezogen hätte, es sei denn, mit einer bestimmten Absicht. Aber welcher? Eine Aktualisierung des Datums um wenige Jahre ist leicht verständlich. Aber eine Vorverlegung der Entstehungszeit um wenige Jahre wäre kaum erklärbar; zu einer Antikisierung zur Aufwertung der Autorität gehörten schon mindestens Jahrzehnte und zudem das Schwinden der Erinnerung an den Verfasser. Das ist in den Klöstern der Provinz, deren Provinzial Marquard war, in so kurzen Jahren schlechthin ausgeschlossen.

---

1) Vielleicht geht aber der Vermerk Rampergs am Schluß seiner Abschrift fol 105 r ebenfalls auf diese Stelle zurück.

2) Für das Folgendefinden sich die Belege in der textkritischen Untersuchung der Handschriften.

3) Im Vorlagetext des Nikolaus von Lyra stand: "factum est". Mit der Wahl des Wortes "ordinavi" gibt Marquard trotz des Verschweigens seiner Quelle seine eigene, geringer zu bewertende Tätigkeit zu erkennen.

Die Angabe 1378 von K und B braucht nicht näher ins Auge gefaßt zu werden. Die Basler Kartäuserhandschrift steht dem erdrückenden Übergewicht der eigenen Textfamilie gegenüber. Das Berliner Manuskript präsentiert den ganzen Satz in einer Sonderlesart, die auf eine schwer lesbare oder korrupte Vorlage schließen läßt. Es könnte dieselbe Textverderbnis sein, die den Hildesheimer Schreiber der verwandten Handschrift H zu seiner Kürzung veranlaßte.

Nach Abwägung der Argumente scheint es angemessener, sich für das Jahr 1374 als Entstehungsjahr des Traktats "De reparatione hominis" zu entscheiden; eine größere Zuverlässigkeit der Datierung ist wohl noch nicht zu erreichen. In die bisher gesicherten Lebensdaten Marquards lassen sich alle drei überlieferten Angaben problemlos einordnen: Marquard ist für 1373 und 1379 als Lektor in Straßburg urkundlich bezeugt[1]. Nach Form und Inhalt ist unser Traktat ein Produkt seiner Lehrtätigkeit am dortigen Generalstudium.

Zu einer Chronologie der Hinterlassenschaft Marquards reichen die bisher aufgetauchten Hinweise natürlich nicht aus. Aber die beiden Daten 1389 für die Predigtsammlung und 1374 für eines seiner Hauptwerke aus der Lektoratszeit könnten schon eine vorläufig gesicherte Ausgangsbasis bilden. Wir können sicherlich davon ausgehen, daß nach seiner Ernennung zum Provinzial keine größeren Werke mehr neu entstanden sind.

1) siehe oben S. -36-

ZUR ÜBERLIEFERUNGSGESCHICHTE DES TRAKTATS

Die Ermittlung des Überlieferungsbestandes und der Textvergleich der Handschriften gestattet uns nun einen Überblick über Verbreitung und Leserschaft der Schrift sowie einen Einblick in die Interessenlage, welcher der Traktat entsprach.

Wenn man heute den Manuskripten des Traktats in einem Gebiet zwischen Breslau und Engelberg, Trier und Regensburg begegnet, so darf doch diese Streuung nicht überschätzt werden. Der Großteil der überlieferten Manuskripte hat ihren Standort im oberrheinischen und bayerischen Raum. Es findet sich zwar kaum noch eine Handschrift am Ort ihrer Entstehung, aber das Gebiet der heutigen Verbreitung deckt sich im wesentlichen mit dem Gebiet der ursprünglichen Provenienz. Es ist das Land zwischen Mainz, Engelberg und Regensburg, und es bezeichnet etwa die Ausdehnung der oberdeutschen (Straßburger) Minoritenprovinz, der Marquard in den letzten Jahren seines Lebens als Provinzial diente. Zu seiner Zeit unterstanden dem Straßburger Provinzial sechs Kustodien: Elsaß mit Straßburg als Zentrum, Basel, die Kustodie "super lacum" (südlich am Bodensee) mit Konstanz, Bayern mit Bamberg, Schwaben mit Eßlingen und die Rheinkustodie mit Dieburg[1].

Nur wenige Abschriften sind außerhalb dieses Bereiches entstanden. Von den erhaltenen Codices sind es die Handschriften der Textfamilie HTB, die in Lüneburg, Trier und Kloster Lehnin/Brandenburg geschrieben wurden, und der sehr originalnahe Text F des Braunschweiger Kodex. Ob auch das Breslauer Fragment diesen zuzurechnen ist, darf vermutet werden, da es eine typische Übereinstimmung mit der HTB-Familie aufweist.

Nach der im Textvergleich zutage getretenen Sachlage hat der Traktat in mindestens drei Exemplaren die Grenzen der Straßburger Provinz überschritten, denn für die HB-, für die F- und für die T-Version sind jeweils andere Urtypen vorauszusetzen, die bereits ein gemeinsames Stück Textgeschichte mit den Versionen gegangen sind, die sich innerhalb der Provinz ausgebildet haben. Der eine oder andere dieser Typen könnte in Straßburg selbst bereits seine Sonderform gefunden haben; jedenfalls dürfte die Traditionsgeschichte dieser wenig verformten Texte nicht über komplizierte Umwege verlaufen sein. Das ist auch deshalb schon naheliegend, weil eine sehr enge Verbindung der sächsischen Provinz und der Colonia, deren Teil die Kustodie Trier war[2], zum Provinzialatshaus der Nachbar- und Gründerprovinz, das zudem noch das zuständige Generalstudium beher-

---

1) Vgl. Wadding, Annales IX, 281-284

2) ebd.

bergte, sich von selbst versteht.

Die übrigen zwölf Handschriften und der verbrannte Würzburger Kodex verteilen sich auf sämtliche sechs Kustodien der Straßburger Provinz, wenn auch nicht für jede Kustodie ein Minoritenkloster als Besitzer oder Entstehungsort eines der überlieferten Texte nachzuweisen ist.

Noch zu Lebzeiten des Autors wurden zwei der erhaltenen Abschriften angefertigt, und zwar die 1386 in Stans geschriebene und im Stift Engelberg ausgeschmückte Hs S und der 1388 entstandene Kodex E vom Stift Einsiedeln. Es ist bemerkenswert, daß gerade diese ältesten Texte nicht unmittelbar auf einen franziskanischen Schreiber zurückzugehen scheinen; aber ihre Textform ist jeweils eng verwandt mit Texten, die sich auch in Franziskanerklöstern finden.

Sollte Marquard selbst der erste Propagandist seiner Schriften gewesen sein? Die Anonymität der ältesten Exemplare, zu denen noch R (1397) und K (1401) zu zählen sind, könnte ein Indiz dafür sein. In den Jahren seines Kustodenamtes und auch in seinen letzten Lebensjahren als Provinzial gehörten die Visitationsreisen zu seinen Hauptaufgaben. Eines seiner Hauptanliegen mußte die spirituelle Betreuung seiner Mitbrüder gewesen sein. Was liegt näher, als daß er in den einzelnen Klöstern Texte hinterließ oder den Austausch von Büchern in Gang brachte, die diesem Anliegen dienen konnten? Einige seiner Schriften scheinen in der Tat mehr zu diesem Zweck als zum Gebrauch im wissenschaftlichen Betrieb des Generalstudiums kompiliert worden zu sein, vor allem natürlich seine deutschen Schriften, aber auch etwa De archa Noe, De virtutibus, De quinque sensibus. Der Name des Kompilators war dabei zunächst ohne Belang. Erst in späterer Zeit, als nach seinem Tod seine Bedeutung im Rückblick erst voll erkannt wurde, wurde, wenigstens innerhalb des Ordens, auch sein Name mit seinen Schriften überliefert.

Auf einem von Marquard selbst in der Kustodie "super lacum", der auch sein Mutterkloster Lindau zugehörte, verbreiteten Text, dürfte die Textfamilie SLG beruhen. Alle drei Kodizes überliefern den Traktat "De reparatione hominis" als Einzelstück[1]. Der Name des Autors

---

1) Dies gilt auch für die Hs L (Stuttgart, Landesbibl. HB I, 48), die noch einen zweiten Traktat Marquards enthält: De sacramento corporis Christi. Aber auch dieser Traktat ist in der Hs nicht Marquard zugeschrieben und deshalb wohl auch nicht vom gleichen Autor stammend erkannt, und er ist außerdem durch einen anderen Text von unserem Traktat getrennt. Er dürfte als deutsch-lateinischer Mischtext auch nicht aus einer Sammlung von Marquard-Texten stammen, sondern ebenfalls als Einzelstück aufgenommen sein.

ist in allen drei Hss genau angegeben, in der ältesten, der Engelberger Hs S, sogar mit dem Attribut "venerabilis"[1], was auf ein außerordentlich hohes Ansehen schließen läßt, das der Autor schon zu seinen Lebzeiten in der Provinz genoß; der Titel macht aber wohl auch deutlich, daß der Schreiber selbst den Autor nicht kannte und darum einem Mißverständnis erlegen ist, als er eine solche Bezeichnung für einen noch Lebenden wählte. - Die in Konstanz vom Leutepriester Conradus Barlaß geschriebene Hs L[2] enthält Material, das durchaus einer franziskanischen Hausbibliothek angemessen wäre. Die enge Verwandtschaft mit der 46 Jahre früher entstandenen Hs S und das gleiche Entstehungsgebiet der Bodenseekustodie rücken sie auf jeden Fall in große Nähe zu einem Franziskanerkloster. Ob dieses Kloster das Konstanzer Zentralkloster der Kustodie war, ist wohl möglich; daß wenige Jahre später die Hs W[3], die einer ganz anderen Textgruppe angehört, ebenfalls bei den Franziskanern in Konstanz geschrieben wurde, ist dazu kein Widerspruch. - Es wurde also während einer verhältnismäßig langen Zeit von 50 Jahren ein Text dieses Traktats außerhalb von Franziskanerhäusern, wenn auch nicht ohne deren Einfluß, kopiert, der als Einzeltext offenbar vor einer Sammlung von Marquard-Traktaten existierte und einen eigenen Weg ging, aber den Bereich der Kustodie Konstanz nicht verließ. Interessenten für diesen Traktat gab es also von Anfang an auch außerhalb der franziskanischen Ordensgemeinschaft.

Eine zweite Verbreitungsquelle des Traktats ist eine schon sehr früh, spätestens wenige Jahre nach dem Tod Marquards, jedenfalls vor 1400 entstandene Sammlung von Marquard-Traktaten. Das älteste Zeugnis einer solchen Sammlung ist die Hs R[4], die 1397, also fünf Jahre nach dem Tod des Verfassers, in Ulm geschrieben wurde. Sie überliefert sechs Traktate Marquards in unmittelbarer Folge: De reparatione hominis, De perfectione humanitatis Christi, De virtutibus, De nobilitate creaturarum, De poenis inferni, De quinque sensibus. - Aber die vollständige Sammlung enthielt wohl ursprünglich sieben lateinische Traktate, nämlich die genannten und De archa Noe. So ist die Sammlung, wenn auch in unterschiedlicher Reihenfolge der Einzelschriften, enthalten in den Hss C[5] und A[6]. Diese sind zwar

1) Cod 321, fol 37^r

2) Stuttgart, Landesbibl. HB 1, 48

3) Stuttgart, Landesbibl. HB 1, 80. Schreiber ist Johannes Ramsperg OFM, Entstehungszeit zwischen 1442 und 1456

4) Regensburg, Schottenbibl. Cod. 1

5) Clm 8392

6) Clm 8388

später entstanden - C im Jahr 1412 und A 1432 -, aber gerade weil beide nicht einem Franziskanerkloster, sondern den Augustinern von München gehörten, muß bereits eine franziskanische Sammlung unterstellt werden. Sicher gehört zu dieser Textfamilie auch die Hs O[1], die unseren Traktat isoliert überliefert. Ihre direkte Abhängigkeit vom CA-Typ und ihre verhältnismäßig späte Entstehung lassen nur den Schluß zu, daß dieser Text aus dem ursprünglichen Zusammenhang der Traktat-Sammlung stammt.

In allen diesen Texten der Sammlung bleibt der Autor anonym, selbst in der Hs R, die auf unmittelbaren franziskanischen Ursprung hindeutet. Auch in der noch zu Lebzeiten Marquards 1388 entstandenen Abschrift E[2] ist der Verfasser ungenannt. Diese Hs gehört ebenfalls der Textfamilie an, welche in die Traktaten-Sammlung aufgenommen wurde. Da sie aber Jahrzehnte älter ist als die übrigen Hss dieses Typs, ja sogar einige Jahre älter als R, dem ältesten Zeugen der Sammlung, kann sie auch vor einer Zusammenfassung der lateinischen Traktate entstanden sein. - Von der Textgestalt her gehört auch die Hs W[3] zu dieser Familie. Sie unterscheidet sich nur wenig von E, außer daß die Verfasserschaft Marquards klar belegt wird: "tractatus est compilatus et editus per venerabilem patrem et fratrem Marquardum provincialem fratrum minorum provinciae Alamaniae superioris, anno domini 1380"[4]. Wie wir bereits feststellen konnten, stammt sie unmittelbar oder fast unmittelbar von der gleichen Vorlage ab wie E - wenn sie auch um größere Partien gekürzt ist; ihr Schreiber ist Johannes Ramsperg OFM, der sie 1451 wohl zunächst für den eigenen Gebrauch in Konstanz verfertigte. Gerade die außerordentlich genaue, datierte und mit dem vollen Titel des Verfassers und seiner Provinz bezeichnete, Autorenangabe durch Ramsperg läßt darauf schließen, daß er diese Notiz aus eigener Kenntnis zugefügt hat. Wenn nicht alles täuscht, besaß das Kloster Konstanz eine zweite Fassung des Traktats, und zwar der SLG-Familie, die ja den Verfassernamen überlieferte. Auf diese Weise ist also der Name Marquards auch in den Überlieferungstyp gekommen, der sonst alle Marquard-Traktate anonym weitergibt.

Direkt in Straßburg liegt der Ursprung einer anderen Sammlung von Marquard-Texten, der wir in der Hs N[5] begegnen. Sie ist das voll-

---

1) Clm 18 137

2) Einsiedeln Cod 754

3) Stuttgart HB I 80

4) fol 105^r

5) Clm 28 845

ständigste Corpus lateinischer Traktate Marquards, das uns überliefert ist. Sie enthält nämlich acht Traktate Marquards, aber nicht in ununterbrochener Reihenfolge. Seltsamerweise scheint der Sammler dieser Schriften, Johannes Sintram, Provinzlektor im Konvent Würzburg, die Autorschaft Marquards nicht erkannt zu haben. Nur den Traktat "De praemio patriae" schreibt er ausdrücklich dem Verfasser zu: "Tractatus de praemio patriae bonus fratris Marquardi de Lyndowia quondam ministri provinciae Argentinae fratrum minorum"[1]. Es handelt sich hier um den glücklichen Zufall, daß allein die Schrift, die sonst nirgends Marquard zugeschrieben ist, hier mit vollem Namen überliefert wird. Umso eigenartiger mutet das Fehlen des Verfassernamens bei den anderen Traktaten an. Sintram selbst hat diesen Teil des Codex in Straßburg abgeschrieben: "Explicit tractatus de praemio patriae bonus et subtilis scriptum per manus fratris Johannis Sintram in Argentina"[2]. In diesem Kodex liegt eine sehr ursprüngliche und umfassende Sammlung von Marquard-Schriften vor, die eigentlich nicht als solche gedacht war, wahrscheinlich aber bereits in Straßburg in ähnlicher Zusammenstellung vorgefunden worden war. Sintram war 1408 in Straßburg[3]. Bereits 1401 existierte in Basel die Hs K[4], die in der Zusammenstellung von zwei Schriften Marquards genau den gleichen Fehler aufweist wie N: Das Incipit von "De quinque sensibus" beginnt mit einem an dieser Stelle sinnlosen Hugo-Zitat, das als Fragment aus "De nobilitate creaturarum" stammt und in beiden Handschriften das echte Incipit des Traktats verdeckt. Diese Querverbindung von K und N bezeugt für N ein höheres Alter und für K die Herkunft aus Straßburg.

Ganz ähnlich stellt sich die Sachlage in der Hs T[5] dar, die aus dem Trierer Minoritenkloster stammt. Sie enthält sechs anonyme Stücke, drei davon sind Traktate Marquards: De reparatione hominis, De archa Noe, De paupertate. Es gibt keinen Anhaltspunkt dafür, ob sie Teile aus einer Sammlung sind; die Trennung der beiden ersten Traktate vom dritten spricht eher dagegen. Aber die große Textverwandtschaft des Traktats "De reparatione hominis" in N und T läßt einen sehr kurzen Weg dieser Überlieferung von Straßburg her vermuten. - Der gleiche Sachverhalt begegnet uns in den Hss H[6], F[7],

---

1) fol 73ra

2) fol 80ra

3) siehe Beschreibung der Hs N

4) Öffentl. Bibl. der Universität Ms F V 15

5) Trier, Stadtbibl. Cod 641/871

6) Göttingen, Staats- und Univ. Bibl. Cod. MS theol. 143

7) Braunschweig, Stadtbibl. Cod 148

B[1] und M[2]: Unser Traktat erscheint als Einzeltext zwischen anders gearteten Teilen; seine Textform ist sehr ursprünglich und recht nahe mit N verwandt. Wir dürfen also als gemeinsame Quelle dieser Tradition einen Text in Straßburg unterstellen, der in verschiedenen Exemplaren die oberdeutsche Provinz in nördlicher Richtung verlassen hat. Verbreiter dieser Hss dürften wohl Studenten am Generalstudium in Straßburg aus nördlichen Provinzen gewesen sein. Die Hss H, F und T haben ihre Provenienz jedenfalls in franziskanischen Bibliotheken.

Nach diesem kurzen Überblick über das Verbreitungsgebiet und die Überlieferungsgeschichte des Traktats läßt sich zusammenfassend etwa dies feststellen: Obwohl sich nicht alle Zusammenhänge und Unterschiede zwischen den Traditionen im einzelnen erklären lassen, weil dafür der erhaltene Bestand der Hss zu gering ist, zeichnet sich doch recht deutlich ein Bild drei verschiedener Traditionsmomente ab. Eine gegenüber den übrigen profilierte Textfassung hat schon zu Lebzeiten des Autors im Bodenseegebiet eine gewisse Verbreitung gefunden. Ihre Eigenart ist ein bis zu einem Drittel des ursprünglichen Umfangs gekürzter Text, die genaue Bezeichnung des Autors und die isolierte Überlieferung dieses Traktats. Wir schlossen daraus, daß Marquard selbst dieses sein Werk als Kustos oder Provinzial in den Klöstern der Bodenseekustodie verbreitet hat, aus denen es dann auch zu Geistlichen außerhalb der Franziskanerklöster gelangte. Ein zweiter Traditionsstrom ging in den bayerischen Raum hinein. Voraussetzung für diese Verbreitung war wohl die Tatsache, daß eine Sammlung von sechs oder sieben lateinischen Marquard-Traktaten entstanden war, die allein schon als Sammlung recht praxisnaher theologischer Themen auf Interesse stieß. Kennzeichen dieses lateinischen Marquard-Corpus ist die Anonymität der Verfasserschaft und die Ausbildung einer sich vom Urtext entfernenden Textgestalt. Der eine oder andere Einzeltext dieses Traditionsstroms hat sich wohl auch wieder aus dem Zusammenhang der Sammlung gelöst. - Schließlich muß der Entstehungsort und der Kontext seiner Entstehung im Generalstudium zu Straßburg, das zugleich auch der Amtsitz des Provinzials Marquard war, als Quell eines dritten Stroms gewirkt haben, der nach Norden in andere Provinzen ging. Diese "nördliche" Textfamilie beeindruckt durch ihre Ursprünglichkeit und durch die ungekürzte Integrität des Textes. Die Verwandtschaft mit den ältesten Zeugen der anderen Traditionen kann nur darauf zurückgeführt werden, daß sie sich gemeinsam sehr nahe am Ursprung befanden.

---

1) Berlin, Stiftung Preuß. Kulturbesitz Ms theol lat. fol. 129

2) Mainz, Stadtbibl. Cod 164

Schließlich läßt uns die Überlieferungsgeschichte der Hss noch eine bemerkenswerte Feststellung treffen: Das Interesse an dem Traktat "De reparatione hominis" wie auch an den übrigen lateinischen Traktaten Marquards war fast ausschließlich auf Männerklöster beschränkt. Ohne Ausnahme waren alle erhaltenen Hss unseres Traktats wenigstens zeitweise im Besitz von Klöstern; nur von einer Abschrift läßt sich mit Sicherheit sagen, daß sie nicht in einem Kloster entstanden ist: die vom Leutepriester Conradus Barlaß in Konstanz geschriebene Hs L. Aber auch dieser Text gehörte schließlich in den Besitz von Kloster Weingarten.

Die übrigen Hss verteilen sich auf folgende Orden, wenn wir die jeweils älteste Provenienz zugrundelegen: Fünf der Hss waren im Besitz von Minoritenklöstern (H, T, N, F, W); die Karthäuser sind zweimal als Besitzer vermerkt (M, K), ebenfalls die Benediktiner (G. O), die später noch in den Besitz zweier weiterer Hss gelangten (S, E); je einen der erhaltenen Texte besaßen die Zisterzienser (C) und die Dominikaner (A), deren Text später ebenfalls den Augustinereremiten gehörte. - Der Leserkreis dieser Schrift ist also relativ eindeutig umschrieben: es sind Ordensmänner. Einer größeren Leserschaft, wie sie etwa der Eucharistietraktat[1] gefunden hatte, versperrte wohl vor allem die lateinische Sprache den Zugang.

1) Vgl. A. J. Hofmann 223-225

MARQUARD VON LINDAU OFM

De reparatione hominis

II. Text

MARQUARDUS DE LINDOVIA
TRACTATUS
DE REPARATIONE HOMINIS LAPSI

art. I

Postquam suprema sapientia ea, quae in ipsa erant vita, in lucem temporalem produxit et omnia in numero, pondere et in mensura in illis quinque diebus primis disposuit, volens opus suum quasi in unum colligere et ostendere quasi magisterium suum finale, inquit - non in singulari ut prius, sed in plurali - ad verbum, per quod fecit omnia: "Faciamus hominem ad imaginem et similitudinem nostram", "de limo" quidem "terrae", immo secundum sancti Augustini sententiam de luto. Nam dicit XIV De civitate dei, quod pulvis, de quo factus fuit homo primus, fuit pulvis humectans, idest lutum, corpus formans exinde in agro Damasceno et per se ipsum animam de nihilo creans primo in perfecta aetate secundum Augustinum, Super Genesi, et virili sexu. Ac inspirato in faciem eius spiraculo vitae transtulit eum in paradisum voluptatis altissimus vocavitque nomen eius Adam, quia de quattuor mundi elementis factus fuit, prout eadem litterae nominis Adam iuxta Graecum ostendunt. Nam in Graeco, ut inquit Hugo, De arca Noe, singulae partes mundi ab his litteris incipiunt. Nam in Graeco anastole, idest oriens, incipit ab A; dysis, idest occidens, incipit a D; archos, idest septentrio, incipit ab A; mesembria, idest auster, incipit ab M. Cuius rei rationem quidam talem tradunt, dicunt enim, quod recte primus parens a quattuor partibus mundi nominis sui elementa contraxit, qui per omnes partes mundi in prole sua diffundendus fuit.
Sed cur non in paradiso ipsum formavit, sed in agro Damasceno?
Respondeo, quod hoc ideo, ut se agricultorem in iugo divinae oboedientiae ac exercitio virtutum se factum recognosceret.
Secundo hoc ideo factum est, ut inquit Magister in Sententiis, ut non ascriberet naturae, quod erat mere gratia.
Tertio, ut inquit dominus Bonaventura, in loco humiliori extra paradisum formatus est, ut melius divinum beneficium recognosceret.

Formato autem sic primo homine inquit deus iuxta textum: "Non est bonum hominem esse solum; faciamus ei adiutorium simile sibi." "Nam nullius rei sine socio iucunda est possessio", "vae" namque "soli". In solacium igitur viri creata est mulier. Denique quoad exercitium virtutum nec est bonum hominem esse solum. Nam sicut multae virtutes sunt ad se ipsum, ita et multae ad proximum, quae in usu non fuissent, si vir solus relictus fuisset. Nam nemo caritatem ad se ipsum habere dicitur, sed dilectionem iuxta Gregorium. Sed et propter ordinem propagationis naturaliter multitudinemque electorum per lineam ordinatae propagationis descendentium non fuisset bonum hominem extitisse solum, "quia tolleretur multiplicationis bonum."

Ideo secundo "deus immisit soporem in Adam."
Sed forsitan dicis: Qualis erat iste sopor vel dormitio?
Dico, quod modo tali sicut raptus postea est Johannes dormiens in pectore Christi et Paulus in tertium caelum, ubi arcana audivit; sic etiam in contemplatione serenissima supernaturaliter elevatus fuit primus parens, ut iuxta Alexandrum de Halis trinitatis gloriam cerneret et in fine temporum dei filium incarnandum videret. Quapropter et repletus prophetiae spiritu dixit: "Hoc nunc os ex ossibus meis." Et: "Propter hoc reliquit homo patrem et matrem" etc.
Erat igitur sopor et dormitio abstractissima et divinissima, quae non ex natura, sed ex immissione dei et elevatione virium interiorum immissa fuit a deo ordinata.

Ultra textus sequitur: Et "tulit unam de costis eius" et formavit eam in mulierem. Ista autem costa sublata de corpore Adam non fuit proprie in eo superflua ratione speciei, quamvis superflua fuerit ratione individui, "sicut superfluum alimentum, de quo fit semen, est superfluum individuo, et tamen" per se intentum a natura "est necessarium ratione speciei."

Sed cur deus non de terra vel alia materia mulierem formavit, sed potius de viri costa?
Respondeo, hoc ideo primo factum est, ut primae causae et simplici et indivisae eius unitati propagatio hominum plus esset assimulata; ut sicut omnia procedunt ex uno primo principio, sic cuncta posteritas hominum ab uno homine; et ut homo amplius in cunctis unum quaereret eo, quod ab uno primo homine descendisset.
Secundo eo, quod binarius ab unitate descendit iuxta sententiam Magistri. Ideo qui in uno deliquit, factus est omnium reus.
Tertio hoc ideo factum est, ut maior unitas in hominum posteritate quoad hospitalitatis vitam existeret.
Quarto, ut deus suam potentiam ostenderet, quae bene admiranda fuit, eo quod de dormientis hominis latere costam extraxit et exinde

mulierem perfectam formavit.

Sed quare de dormiente et non vigilante?
Dico, quod ideo non de vigilante homine, sed de dormiente factum est ad praefigurandum ecclesiae sanctae sacramenta, quae de Christi benedicto latere dormientis in cruce emanare debebant. Et sicut ista dormitio non fuit violenta, sic nec Christi mors in cruce. "Oblatus est enim, quia ipse voluit"; et: Animam suam liberrime in morte posuit. Antequam etiam per violentiam Iudaeorum sibi factam mortuus fuisset: Et admirabatur Pilatus, quod iam mortuus fuisset.

Sed quare de latere et non de capite vel de pede formata est mulier?
Dico notanter iuxta Magistrum in Sententiis: Non de capite, non de pede formata est mulier, sed de latere, ut unum alteri non praeesset, et non ut domina viri aut ut ancilla, sed ut socia ipsa mulier cum viro cohabitaret. Hanc tamen paritatem mulier perdidit, cum deus post peccatum inoboedientiae dixit: "Sub potestate viri eris."

Quarto inquit textus sic: "Et adduxit eam ad Adam", ut videret, quid vocaret eam. Et vocavit eam virago, quia de viro sumpta est. "Ista tamen est impropria locutio, quia virago non significat mulierem de viro sumptam vel derivatam, sed magis significat mulierem viriliter agentem. Et ideo magis proprie diceretur vira, si sermo latinus pateretur. Ista autem derivatio magis apparet in Hebraeo, ubi dicitur Issa, idest mulier, quod nomen derivatur ab Is, quod virum significat".

Quinto loco inquit textus sic, quod dixit Adam: "Propter hoc relinquet homo patrem et matrem et adhaerebit uxori suae", "non quantum ad dilectionem, quia filius non potest denegare parentes, sed quantum ad cohabitationem, quia filius, cum est uxoratus, statim est emancipatus et habet providere sibi et uxori et familiae."

Quapropter inquit sexto sic: "Et erunt duo in carne una", "quia masculus et femina coniunguntur ad unam carnem prolis procreandam".

Spiritualiter autem deducendo hunc textum circa formationem viri et mulieris est notandum, quod inquit deus: "Non est bonum hominem esse solum; faciamus ei adiutorium." Ipse enim Adam rationem et intellectum significat in homine, quia homo per intellectum dominatur; et ipsa mulier significat appetitum, tam intellectivum quam sensitivum. Et si capiatur pro parte intellectiva, tunc est sensus: "Faciamus ei adiutorium", quia nihil est in intellectum, nisi prius fuerit in sensu. Idcirco digne adiutorium dicitur, quia ipse intellectus in sui operatione per partem sensitivam adiuvatur.

Secundo inquit: "Immisit deus soporem in Adam." Et postea textus subdit: "Et erunt duo in carne una", scilicet sensitivum et rationale. Per hunc soporem intelligitur, "ut si quis sit idoneus illustrari divinitus, oportet, quod sit sopitus et dormiens humanis affectibus. Job XXXIII: 'Per somnium erudit deus', et sequitur: 'et tunc aperit aures virorum, et erudiens eos et instruit disciplina'. Super quo et beatus Augustinus inquit II De civitate dei, capitulo XVII loquens de divina contemplatione: 'Illa est species, quae rapit omnem animam rationalem desiderio sui tanto ardentiorem quanto mundiorem, et tanto mundiorem quanto ad spiritualia resurgentem, tanto autem ad spiritualia resurgentem quanto a carnalibus morientem' ".

Tertio notandum spiritualiter in textu, quod dicit: "Tulit unam de costis eius." In quo notatur, " quod volens gustare et contemplari caelestia oportet tollere velamen affectionis inferioris. Unde I ad Cor XI: 'Vir non debet velare caput suum', idest ratio, sed mulier. Secundum Augustinum, XII De civitate dei, capitulo VII: per costam Adae figuratur ratio superior animae sive portio; per mulierem vero inde formatam significatur portio inferior. Ex ista enim rationali nostrae mentis substantia, qua subhaeremus intellectuali atque incommutabili veritati, aliquid deductum et accomodatum est inferioribus" quasi mulieri costa, ut gubernentur inde inferiora. Non est autem vir imago dei, nisi in deum dirigatur superior ratio et dominetur mulieri, idest inferiori portioni. Patet etiam ex hoc textu spiritualiter, quod radix omnis veritatis et operationis ab intra originem sumit sicut mulier de costa viri, idest intellectivae partis.

Quarto inquit textus: "Et adduxit eam ad Adam", ut videret, quid vocaret eam. Ex quo loco colligitur, quod omne opus reducendum est ad examen rationis, viri. Idcirco vocabitur virago quodlibet opus quasi de viro, idest ratione sumptum. Et ideo adduxit eam ad virum, ut videret, quid vocaret eam, idest ad rationem. Et quanto opus viro conformius tanto melius.

Quinto inquit textus: "Propter hoc relinquit homo patrem et matrem." Ex quo loco colligitur, quod Eva, scilicet affectione, existente in paradiso, idest in regione intellectuali, in summam bonitatem directa et per aeterna specula accensa digne "homo relinquit patrem et matrem." Nullus potest esse perfectus Christi discipulus, nisi relinquit patrem et matrem. Unde Matth. X: "Veni separare" patrem etc. Unde Hieronymus inquit in epistola ad Heliodorum monachum: "Percalcato perge patrem, oculis ad vexillum crucis pervola; pietatis genus est in hac re esse crudelem."

Sexto inquit textus: "Et erunt duo in carne una." In carne quidem una ad unitatem reducta per concordiam inferioris partis cum superiori per subiectionem omnimodam. Erunt igitur unum istae potentiae, scilicet ratio et affectus, per essentiam, quae Adam et Eva significant, et duo per potentias distinctas.

Ipse autem Richardus de Sancto Victore exponens illud verbum Psalmi: "Laetatus sum in his, quae dicta sunt mihi", sic ad propositum inquit: "Per Adam intellige rationem, per Evam accipe affectionem. Duo sunt intellectus et affectus; duo nominantur anima et spiritus; duo quidem non per essentiam, sed per efficatiam. Anima unit, spiritus disponit. Ad animam pertinet dilectio, ad spiritum cognitio. Habes igitur Adam, habes et Evam. Prius Adam formatus est, postea de Adam Eva facta est. Prius enim debemus per rationem, quid amandum sit, prudenter eligere; deinde secundum electionis iudicium, quod amandum est, ardenter diligere. Praecedat ergo cognitio veri, idest Adam, tamquam primo formatus, subsequatur dilectio iusti, idest Eva. Prius est discernere, postea amare. Prima discretio fiat inter bonum et malum, secundo subsequatur inter bonum et optimum, et tunc ex ipsis optimis eligamus, quid potius per amorem amplecti debeamus. 'Non enim omnia possumus omnes'. Videsne quemadmodum de toto Adam quaedam particula quasi costa eligitur, unde Eva formetur? Nam bonum et malum discernere, bonum est; sed malum et bonum diligere, malum est. Immo utrumque amare, impossibile est; utrumque tamen cognoscere, laudabile est. Sed et de ipsis bonis, quia non omnes omnia possunt, pars quaedam accipitur. Unde in adiutorium Adae Eva formetur. Nam si in electionis iudicio Eva Adae non contradicit, profecto eum in veritatis cognitione valentiorem reddit. Nam ex amore cognitio proficit, sicut ex cognitione amor convalescit. Si vero rationem amor in veritatis inquisitione non sublevat, discretionis oculus citius caligat. Et tunc etiam si eius adiutorium in contrarium vertitur, cum per eam ad erroris caliginem deicitur. Totiens vero Adam Eva de paradiso in exilium mittit, quotiens a veritatis inquisitione deiectum affectio vanis cogitationibus involvit." Haec ille per totum.

Ex quibus patet, qualiter in nobis Adam et Eva formantur et in nobis omnibus exsistunt indesinenter.

Ex sex igitur conditionibus creati hominis consequenter ad sex inducimur in nobis habenda.

Fuit namque primo creatio hominis humillima, et hoc in tribus:
Primo quia de luto iuxta Augustinum aut secundum alios de terra ruffa. Et quid vilius luto aut terra tam grossa! Et hoc ideo, ut homo se semper terram et lutum esse cogitaret, inquirente Job: "Comparatus sum luto et assimilatus favillae et cineri." Quapropter inquit Abraham loquente sibi deo: "Loquar ad dominum meum, cum sim pulvis et cinis." Quid igitur superbis, pulvis et cinis!
Secundo quia in loco tam humili, scilicet in agro, ut se agricultorem et laboratorem aut seminis aut fructus praestolatorem recognosceret. Nam "homo ad laborem nascitur, et avis ad volandum." Iob.
Tertio ex parte animae. Nam in linea intellectuali anima est infima, et minimus angelus nobilior quacumque anima in sua natura recepta, quamvis ex gratia donorum anima Christi transcendit omnium angelorum fastigia.
Patet ergo ex his, qualiter ad humilitatem inducimur; nam et homo humilis debet esse ex natura.

Secundo creatio hominis fuit amorosa. Nam absque meritis praecedentibus de nihilo ad esse hominem produxit et ad finem nobilissimum hominem creavit. Non enim, ut inquit Magister, ob aliud conditus est homo, nisi propter divinam bonitatem et propriam utilitatem, ut scilicet "summum bonum intelligeret, et intelligendo amaret, et amando possideret, et possidendo frueretur." Non quod deus indigeret creaturae rationalis officio, sed ut ipsa creatura deo serviret, cui servire regnare est. Et hoc quidem digne nos ad amorem reciprocum accenderet, quod creati sumus ex tanto amore, ut sumus "quidem heredes dei, coheredes autem Christi."

Tertio creatio hominis fuit admirabilis, ubi summum, immo spiritus, limo et aeternum corruptibili coniunctum fuit unione tam intima. Et facta est ibi creatura habens in se conditiones et proprietates omnium aliarum creaturarum, ut declarat beatus Gregorius super illo verbo apostolis dicto: "Praedicate evangelium omni creaturae." Sed et ipse Philosophus ad Alexandrum inquit, quod non est reperire morem vel consuetudinem, quam non invenies in homine. Est enim audax ut leo, timidus ut lepus, largus ut gallus, avarus ut canis, austerus ut cerbus, malitiosus ut leaena, dolosus ut vulpis, velox ut capriolus, tardus ut ursus, vilis ut asinus, fatuus ut struthio, vagabundus ut capra, indomitus ut taurus, utilis ut equus, nocius ut mus. Haec ille.

Sed cur haec omnia tam mirabiliter in unum congregavit? Et cur tam nobilem spiritum limo sic univit?
Respondeo, ut homo amplius similis deo exsisteret, qui omnia causaliter et supereminenter in se continet.
Secundo iuxta dictum Magistri coniuncta est anima corpori, ut ostenderetur, qualis coniunctio tam intima erit, ubi spiritus spiritui coniungetur in felicitate. Si enim nunc iuxta Apostolum, "qui deo adhaeret, unus spiritus est", et si anima tam intime limo est coniuncta, ut etiam nunc separata et collocata ad beatitudinem ac claram dei visionem non quiescat consumatione, nisi reuniatur corpori, iuxta dictum beati Augustini, quanta erit coniunctionis intimitas spiritus creati cum spiritu immenso, qui solus illabitur menti intimae et immensae.
Tertio hoc ideo factum est, ut anima extra se proprietates creaturarum non cogeretur quaerere, sed intra se ipsam manens posset cuncta videre.

Quarto ista creatio fuit divinissima, quia ad imaginem dei terminata. Nam quamvis omnia divinum esse participent, quia secundum beatum Dionysium nihil fit universaliter boni participatione privatum, hoc tamen tantum in ratione vestigii et non imaginis reperitur. Homo autem ad imaginem dei factus est, non parilitate, sed quadam similitudine. Non autem sic de filio in divinis, qui ita est imago, quod non ad imaginem. Haec autem imago non in essentia animae, ut aliqui autumant, sed in potentiis animae, in portione superiori consistit, ut aperte beatus Augustinus libro De civitate dei inquit. Nec est quid superductum tamquam ad extra, sed animae concreatum, ut portemus imaginem caelestis et terreni iuxta Apostolum II Cor XV. Quapropter Origenes sic inquit: Imago caelestis intra te est et non extrinsecus venit. Intra te namque collocata est imago regis caelestis. Hoc autem in te videri non potest, quamdiu domus tua sordida est immunditiis et terrenis affectibus, non potest lucere, quia Philistini repleverunt eam terra et fecerunt eam in te imaginem terrae. Haec ille.
Est ulterius sciendum, quod ista imitatio imaginis creati est secundum increatam, quia, secundum mentem beati Augustini in libro De civitate dei in diversis locis, attenditur quattuor:
Primo quidem secundum consubstantialitatem, quia ipsae potentiae, ut praeveniant suos actus, sunt idem essentialiter et tres potentialiter, sicut personae idem sunt substantialiter et tres suppositionaliter.

Secundo quantum ad aequalitatem, quia sicut istae potentiae sunt aequales in ambitu, ut quidquid possit memoria per se retinere, intellectus possit intelligere et voluntas velle, ita personae increatae sunt omnino in potentia adaequatae.
Tertio quantum ad distinctionem, quia istae potentiae, cum dicantur ad aliquid, secundum Augustinum per relationes dividuntur, licet non primo, sicut divina supposita per relationem originis sunt divisa.
Quarto quantum ad originem, quia ex memoria, quae secundum Doctorem Subtilem dicitur intellectum cum obiecto, intellectum inquam agentem cum specie intelligibili, procedit intelligentia, idest intellectus possibilis ut informatus actu intelligendi, sicut sol facit aerem lucidum. Et ex memoria sic habente sic obiectum cum intelligentia procedit voluntas ut sub actu volendi.
Positio autem domini Petri Aureoli de esse conspicuo et de esse dato satis clare in nobis ostendit trinitatis beatae relucentiam, si quis voluit tenere suam de hoc oppositionem seu positionem. Imaginatur enim virtute memoriae quasi paterna fecunditate rem in intellectum produci in quodam esse conspicuo, quod esse posuit distinctum ab actu potentiae et in ipso clare relucere esse, quod habuit latenter in memoria. Et consequenter ponit, quod iterum a fecunditate memoriae et tali esse producuntur in voluntate, et per voluntatem quoddam esse novum et iterum distinctum, quod vocat esse latum vel datum in amore, quod secundum ipsum spiritui sancto assimiliatur. Quae positio per ipsum declaratur satis diffuse, propter quod transeo ad praesens.

Sed quaeritur, numquid imago causa divina homini impressa possit a mente rationali simpliciter deleri.
Secundo quaeritur, numquid perfectius et clarius relucet in angelo quam in anima.

Ad primum respondet Origenes sic dicens: Filius dei pictor est huius imaginis; quia talis et tantus est pictor, imago eius obscurari potest per iniuriam, deleri vero non potest. Manet in te semper imago dei, licet tu tibi ipsi superducas imaginem terreni. Istam picturam tu tibi ipsi depingis. Et subdit: Per singulas quasque malitiae species, velut diversis coloribus, hanc imaginem terreni tu tibi ipsi depingis. Deprecandus est deus, qui cum deleverit omnes istos in te colores, tunc resplendet in te imago ista, quae a deo creata est.
Et Ambrosius super Psalmum "Beati immaculati" inquit sic: Deus non suam damnat imaginem nec illam in incendium mittit aeternum, sed magis vindicat imaginem suam de eo, qui imagini suae facit iniuriam, ut per malitiam, quod eras, desieres et fieres mulus ex homine. Vindicatur igitur imago, cum homo

condemnatur; vindicatur quasi expulsa, non condemnatur quasi rea. Quomodo enim punitur in te, quod non invenitur in te? Nam si in te inveniatur imago dei et similitudo, non supplicio incipis dignus esse sed praemio. Haec iste.
Cui concordat Origenes, Super Levitico dicens: Si es iustus et sanctus et omnia, quae in deo sunt per naturam, in te per imitationem subsistunt, tunc imago dei in te est, et deo integrum depositum servas; si non ipsius es, tunc abiecta dei imagine diaboli imaginem suscepisti et bonum depositum et divinitus commendatum abnegasti. Haec ille. -
Ad illud autem dici potest, quod imago dei in nobis deletur quoad relucentiam, non autem quoad substantiam vel sui impressionem intrinsecam.

Ad secundam quaestionem dico, quod imago trinitatis intensius, splendidius et clarius relucet in angelo quam in anima, cum sit quoddam speculum tersum, politum et clarum et dei formae imagoque dei. Iuxta Dionysium suscipiens tantam, sicut congruam est, speciositatem uniformis deitatis in se splendere faciens bonitatem silentii, qui est in abditis. Haec ille.
Quamvis autem hoc verum sit intensive sumendo, tamen extensive divinam imaginem, tunc clarius relucet in anima quam in angelo, sicut in portione nivis modica intensius relucet albedo quam in muro magno dealbato. Verum tamen in muro plus relucet extensive sumendo.

Quinto ista creatio fuit vitalis et vitae increatae communicativa. Nam "insufflavit in faciem eius spiraculum vitae." Ubi textus iuxta sententiam beati Augustini, VII Super Genesi ad litteram habet sic: Insufflavit in faciem eius flatum vitae, non quidem spiritum sanctum, ut dicunt aliqui. Et hoc reprobat beatus Augustinus. Insufflavit igitur in faciem eius quia omnes sensus in facie collocati sunt secundum Augustinum.
Secundo "Insufflavit in faciem eius flatum vitae", idest synderesim, scintillam sive lumen semper inclinans in suum primum principium et alliciens et admonens ac contra omnia non divina murmurans et hominem corrodens. Quapropter "signatum est super nos lumen vultus tui, domine." Quod et lumen ibi numquam extinguitur, sed et in inferni poena ad sui primum principium inclinatur; neque eius vermis extinguitur ibi, et hoc est vertex, qui manet semper sanus, quamvis "a planta pedis usque ad verticem" exclusive non sit sanitas in homine. Et hoc est nuntius Iob, qui inquit: "Evasi ego solus, ut nuntiarem tibi." Tertio inquit Augustinus in De civitate dei, libro XIII, quod insufflavit flatum vitae, idest animam rationalem, quae est vita in sui essentia quamvis participata.

Sexto illa nostra creatio fuit natura nobilissima et nos admonens, ut ex nostra ingenuitate tam nobili semper spuamus omnia caduca et sordida.

Fuit inquam nobilis ex fine; quia ad finem altissimum ordinata, ut dictum est supra.

Secundo nobilis, quia quoddammodo anima nostra creata est infinita, quamvis non immensa. Nam deus tria in homine posuit finem non habentia, scilicet libertatem spiritus, fervorem dilectionis, intimitatis amplitudinem, quae nullo creato repleri potest aut satiari. Sed et in sensibus capacitas est quoddammodo infinita, ut nullo obiecto creato nec ipse sensus corporeus satietur. Nam "non satiatur oculus visu nec auris auditu", ut inquit Salomon.

Tertio nobilis ex seminibus nobilissimis, a deo in anima concreatis, unde inquit Tullius libro III De Tusculanis quastionibus et mox post principium sic: Parvulos dedit nobis natura igniculos, quos malis moribus oppositionibusque depravatis sic restringimus, ut nusquam naturae lumen appareat. Sunt enim ingeniis nostris semina innata virtutum, quae si adolescere liceret, ipsa nos ad beatam vitam natura perduceret.

Et Seneca in epistola XIV: "Semina in corporibus humanis divina sunt, quae si bonus cultor excipit, similia origini prodeunt et paria his, ex quibus orta sunt, resurgunt, si malus, non aliter quam humus sterilis ac palustris."

Ideo Matth. XIX: "Domine, nonne semen bonum seminasti in agro tuo, unde ergo venit zizania?"

Sed et in nobis sunt nobilissima semina scientiarum, sicut habitus principiorum, quae naturaliter nota sunt omnibus sicut ianua in domo, quibus mediantibus homo potest iudicare de omnibus, scilicet de veritate et falsitate, quae et semina per nullam potestatem creatam eradicari possunt.

Ecce ergo quam nobiles in natura creati sumus, ut digne reprehendimus sicut homo mala et sordida quaerens vel affectans.

Unde et Plato, ut legitur in libro De vita philosophorum, consuevit dicere hominem debere semper faciem suam in speculo intueri hac intentione, ut si videret eam decoram, indigne fieret facere turpe opus; si autem turpem vereri simul duo turpis glomerare.

Et beatus Augustinus inquit: "O anima, insignata dei imagine, cur te ipsam deicis? Si solem contemplaris, pulchrior es; si caelum, altior es; si terram amas, terra es; solo tuo creatore inferior es." Haec ille.

"Confundantur ergo omnes iniqua supervacue agentes."

art. II

Nunc ergo secundo dicendum est de primi parentis in paradisum collocati corporis dotatione. Habuit ergo a deo corpus primi hominis sex ornatus.

Primus ornatus fuit corporis pulchritudo et perfectio in lineamentis et proportionisbus humano corpore quoad dimensiones congruentes et membra sine defectu. - Pulchritudo enim videtur consistere in staturae proceritate, in picturae vivacitate, iuncturae proportionalitate, in figurae habilitate. Propter has enim quattuor particulas, ut dicit Tullius II Rhetoricorum, - inventis enim quinque pulcherrimis virginibus - Xeusis pictor depinxit imaginem pulcherrimam in fano Iovis; et propter has easdem corpus Alcibiades pulcherrimum videbatur. Secundum autem dicta beati Dionysii pulchritudo dicitur resplendentia quaedam coloris super membra proportionata.
Praedicta autem conditiones pulchritudinis supereminenter fuissent in corporibus hominum cunctorum. Idcirco et in sexu virili formatus est Adam, "in mensura aetatis plenitudinis Christi", suique posteri cuncti fuissent geniti sine defectu corporali. Fuissetque tanta perfectio, ut quilibet ibi homo fuisset pulchrior Absalome, fortior Samsone, velocior Asahele. Idcirco nullus gipposus, caecus, claudus in paradiso fuisset, quia natura non errasset, sed ordinatissime regulata non defecisset in necessariis nec in superfluis abundasset.
Produxissetque tot feminas quot viros secundum Richardum; habuissetque quaeque mulier unum virum et non plures et e contrario secundum Richardum in II. Omnes enim genuissent usque ad ultimos electos, eo quod nulla ibi fuisset sterilitas nec inhonestas, et nulla ibi fuisset bigamia stante cum virginitate corporis et mentis, ut habetur per beatum Augustinum XV De civitate dei. Nam mulier absque corruptione etiam corporis filios procreasset. Nam inquit sic, quod partus ibidem fuisset factus per relaxationem et non per fractionem, sicut lapis quidam preciosus qui ingreditur oculum et non frangit ipsum, sed relaxat meatum. Dicit etiam in eodem libro capitulo XXVI, quod in statu innocentiae potuisset salva virginitate utero "feminei genitalis virile semen immitti, sicut nunc potest eadem integritate ex utero virginis fluxus menstrui cruporis emitti." Haec ille.
Ex quo patet, quod mulieres in statu innocentiae cum virginitate concepissent, quia salva, inquit, virginitate feminei genitalis etc. Et similiter cum virginitate peperissent per relaxationem, inquam, et non per fractionem. Patet etiam, quod omnes viri

aureolam virginitatis habuissent, quia non maior integritas debuit servari in corpore mulieris quam in corpore viri, cum vir esset perfectior in omnibus ipsa muliere.

Sed quaeritur, si tunc contraxissent in omni gradu. Dico autem, quod inter fratres et sorores fuisset tunc matrimonium, quia ibi nulla fuisset inhonestas in coitu; non tamen inter prolem et parentem, quia omni bigamia caruissent. Nec mirum de his dictis: Quam diu enim genus humanum auctori naturae fuisset subiectum, tam diu cuncta generi humano subdita fuissent. Et violata prima subiectione, descissa digne fuit et secunda, iuxta sententiam beati Augustini.

Sed numquid, si homo stetisset, fuissent tot homines geniti, quot modo sunt nati? Dico, quod non. Nam secundum beatum Gregorium, si peccati rubigo hominem non consumeret, nequaquam ex se filios gehennae generaret. Et idem sentit beatus Augustinus, De civitate dei, libro XIV, ubi vult, quod soli electi ibidem fuissent nati, et per consequens, cum sint multi reprobi, non fuisset tanta multitudo hominum sicut nunc. Ex quo etiam elici potest, quod fuissent alii parentes quam sunt modo multorum hominum, quorum parentes nunc sunt reprobi. Iterum multi homines modo sunt viri, qui tunc mulieres fuissent, et e contrario. Patet hoc ex quo tot fuissent ibi feminae quot viri, et supposito, quod nunc masculi electi excedant feminas electas vel e contra.

Sed numquid, qui nati fuissent, extitissent ita imbecilles sicut illi, qui nunc generantur? Dico, quod non: Nam parvuli statim, cum nati fuissent, habuissent usum membrorum, quoad actus infantiles, sed non quoad seniles. Cucurrissent enim statim post egressum ab utero ut capra vel agnus ludendo ridendo.

Secundus ornatus corporis fuit plena munditia absque sorde. Nam ibi nulla fuisset humiditatum vel humorum superfluitas in corpore, nec concupiscentia carnis aut pruritus. Sed homo adeo sobrie vixisset, quod non plus comedisset quam natura convertere in substantiam corporis potuisset. Et sicut ros et pluvia moderata a terra sicca absorbetur, ita et de cibo idem fuisset absque superfluitate quacumque exinde proveniente. Idcirco ibi nulla minutio necessaria fuisset nec infirmitas febrium, sed corpus in sanitate summa per elementorum proportiones debitas absque immutatione corruptiva et deordinatione caloris naturalis seu humidi radicalis perstetisset. - Nam nunc et aliqui quasi ex inclinatione immundi videntur et insipidis rebus et foetentibus ex natura nunc delectantur. Inquit namque Ptolemaeus in Centiloquio, propositione IV: Cum praefuerunt mali in valescente necessitate, delectabitur dominus eiusdem necessitatis in rebus insipidis et amarum sapore, et quandoque erit eis delectatio in rebus odore terribilibus et ceteris his similibus. Haec ille. - In quolibet autem coitu viri mulier concepisset et vir ita moderate vixisset secundum dominum Bonaventuram, quod tertia digestio, ex qua semen generatur, non evenisset, usque dum iterum tempus aptum generandi in muliere venisset. Quapropter interim non fuisset in viro superfluitas seminis. "Ita enim secundum eum modeste et sobrie vixisset, quod nec ad superabundantiam nec ad indigentiam declinaret."

Tertius ornatus corporis fuit immortalitas, si vellet, ut posset numquam mori; non quia non habuisset aptitudinem moriendi - quia non fuit a natura immortalis, et finaliter humidum radicale, quod continue per conversionem alimenti in corpus derivatur, defecisset, - sed hoc deus ibi praevenisset sibi de ligno vitae ministrando aut eum ante mortem ad paradisum transferendo. Nam inquit Magister in II, quaedam virtus huic ligno divinitus erat indita, quae ab omni corruptione praeservabat et per consequens ab omni infirmitate et imbecillitate, si continue aut saepius comedisset.

Quartus ornatus corporis fuit mira et transcendens vivacitas in actibus quinque sensuum, qua in visu lynces et aquilas et in auditu apros ac in tactu araneas et in gustu simias transcendisset. Idcirco et per omnia corporea scilicet muros etc., si ibi fuissent, videre potuissent se mutuo; et in quacumque distantia audire vel odorare se mutuo potuissent. Nam et si nostri sensus in suis actibus nunc a brutis animalibus excedentur, ut noster visus ab aquila vel odoratus a vulturibus, hoc quidem si ita est, propter peccatum primi parentis evenit.
Mirum tamen mihi videtur, quomodo bruta in his nos possent excedere, cum anima nostra sensitiva sit nobilissima. Aestimo enim, quod adhuc hodie magis vivaciter et nobiliter operationes quinque sensuum habeamus quam bruta animalia, ut deducetur postea. - Sed beatus Augustinus, XII capitulo, De trinitate inquit: In eis naturalibus, quae in nobis et irrationabilibus animantibus videmus esse communia, in vivacitate quadam sensus excellimus. - Et hoc forte intelligitur de excellentia specifica, non in gradu individuali.

Quintus ornatus corporis fuit levitas ac mira agilitas. Nam ipsum corpus, quod nunc corrumpitur, in nullo animan aggravasset. Non homo aliam legem in membris suis repugnantem legi mentis invenisset, sed corpus ordinatissime animae subiectum fuisset sine murmure; anima quoque spiritui, spiritus vero conditorem contemplans subditus in cunctis fuisset eius voluntati. Et hic est verus ordo naturalis hominis iuxta Augustinum, ut in tali modo unum sit alteri subiectum, puta corpus animae, anima spiritui.
Fuitque ibi mira agilitas, ut omnem volatum avium quoad celeritatem motus localis homo superasset, ut ubi voluisset anima, ibi protinus fuisset et corpus.

Sed potestne homo ad istud privilegium in statu nunc currente readipisci?
Respondeo, quod sic. Nam et ita legitur de beato Francisco, quod corpus eius adeo subiectum fuit animae, quod conabatur ipsam animam praecurrere ad cuncta virtutis opera. Et similiter de David videtur factum esse, cum inquit: "Sitivit in te anima mea, quam multipliciter tibi caro mea."

Sextus ornatus corporis fuit, quod ipsum influentiis astrorum quoad conditiones mentem alternantes subiectum non fuisset, nec operationibus elementorum quoad actiones a substantia abicientes sive corrumpentes. - Scimus namque iuxta dictum naturalium: Saturnus influit pigritiam corporis, Mars autem coleram et sanguinem quoad iram accendit, Venusque laetitiam vanam ingerit. Quiquidem influxus seu impressae inclinationes in corporibus non fuissent. Nulla enim ibi ira aut pigritia seu laetitia vana fuisset, sed magis tota vita adornata virtutibus exstitisset. Nam etsi nunc sapiens dominatur astris, multo amplius cum stante integritate hominis utriusque. - Simili modo de actionibus corruptivis elementorum: his enim corpus humanum subiectum non fuisset. Non enim ignis ibidem cremasset, nec aqua submersisset aut gladius occidisset. Sed cuncta homini in suis actionibus subiecta fuissent. Nam inquit Psalmus: "Omnia subiecisti sub pedibus eius." Inferius autem in superius tali modo non agit. Idcirco nec serpentes nocuissent, si tacti fuissent, quia "mundis omnia munda sunt."
Quomodo legitur in vitis patrum, quod Abbas Paulus iuxta Thebaidam civitatem in Aegypto veneficos serpentes et vermes ad manus recepit et dilaceravit, et nullum nocumentum ei intulerunt. Quaesitus ergo per fratres, per quod hoc apud deum meruisset, respondit: Dilecti fratres, quicumque mundus est, illi omnia sunt subiecta, sicut primo homini in paradiso, antequam transgressum esset mandatum dei.

art. III

Nunc dicendum est tertio de sex ornatibus animae a deo sibi collatis in statu innocentiae.

Fuit igitur primus ornatus stola originalis iustitiae, quam pro se et omnibus suis posteris recepit. Haec autem rectitudo non fuit gratia gratum faciens, quia per eam non potuit mereri, sed bene stare liber a peccato. Et fuit quidem habitus supernaturalis concreatus homini, qui eum ordinavit respectu dei et ad oboediendum deo, cum quo etiam de congruo poterat gratiam mereri.

Sed dicis: Nonne primus parens umquam existens in paradiso fuit in gratia gratum faciente?
Respondeo, quod sic, secundum Damascenum et beatum Gregorium, non quia fuerit in ea natus, sed quia tribus horis iuxta dicta aliquorum in paradiso stetit, quia hora sexta creatus fuit et hora nona expulsus. In quo est veri simile, ex quo tot excellentiis fuit praeditus, quod in deum fuerit latus et ipsum super omnia amaverit. Et sic gratiam de congruo meruit.

Secundus ornatus animae fuit illustratio seu claritas intellectus, quam et ipse primus parens pro se et omnibus posteris recepit, quia omnes prudentia et sapientia repleti fuissent. Quapropter et inquit Hugo, De sacramentis, libro I, parte VI, capitulo XXXIII, quod sicut homo secundum corpus perfectus creatus fuit, ita multo plus secundum animam. Quapropter primus homo, mox ut creatus fuit, triplici scientia praeditus fuit.
Nam primo creatoris sui habuit notitiam, a quo creatus est, quadam interiori inspiratione, qua deum contemplabatur, non sic perfecte ut beati, nec sic in aenigmate ut in vita ista.
Secundo habuit notitiam sui ipsius et quantum de re superiori, quantum aequali, quantum inferiori; et qualis factus esset et quid agere et quid cavere deberet, intellexit.
Tertio habuit et cognitionem rerum propter se factarum ad nomina imponenda, ad ipsa regenda et disponenda. Quapropter et cursus siderum et virtutes herbarum, lapidum et nominum intrinseca occultaque naturae perspexisset, nec decipi per quodcumque obiectum potuisset, si stetisset.
Et quam modica ibi fuisset perspicacitas Platonis aut Socratis, qui digne suam caecitatem agnoscens, cum nonagintanovem annis studio inhiasset, inquit se nihil scire nisi hoc, quod nihil sciret. Sed et haec, quae hic scimus, sunt minima pars eorum, quae ignoramus, cum etiam habeamus oculos noctue ad ista, quae sunt manifestissima naturae. - Non sic ibi. Nam homo ibi in se trinitatis imaginem purissime conspexisset in esse relato

et relucentiam dei in qualibet creatura, qualiter qualibet perfectionem divinam vel perfectiones divinas participaret, et qualiter unitas divina implantata est eis, quae sunt sub numero posita, clare et distincte in cunctis perspexisset, sicut nunc quinque digitos nude aspicere valeo. - Salomoneque valde prudentior extitisset, qui cuncta discernebat disputans a cedro usque ad ysopum. Viam tamen aquilae ipse ignorabat ac viam viri, non in adolescentia, sed in adolescentula - textus Hebraeus -, viam inquam Christi, qui fuit vir perfectus in utero, scilicet in adolescentula virgine existens, ignorabat, cum "mulier circumdedit virum" iuxta Ieremiae vaticinium. Quod quidem primus parens sciebat. Nam cum deus in ipsum soporem immisit et costam extraxit, raptus est ad curiam angelorum et vidit coniunctionem Christi et ecclesiae futuram, licet casum suum non praesciret.

Sed numquid in tali statu pueri fuissent nati perfecti in scientia tali perfecta et rationis usu?
Respondet Richardus, quod parvuli quoad habitum fuissent nati perfecti in scientia, sed non quoad actum. Nam propter humiditatem organi non fuisset usus, "sicut in aqua mota facies non apparet distincte." Propter magnam ergo fluibilitatem humorum et organi motionem actus fuisset impeditus. Et secundum hunc doctorem propter hoc non statim, postquam geniti fuissent, usum habuissent rationis.

Tertius ornatus, quod anima ipsa continue tribus luminibus fuisset accensa et in amorem divinum inclinata et deducta:
per lumen scilicet naturae in cuncta entia naturalia,
per lumen fidei in rationem transcendentia, qua et in fide credebat et credidisset in dei filium incarnandum et in felicitatem futuram ac trinitatem beatissimam incomprehensibilem.
Similiter et per lumen gloriae illustrata et accensa fuisset in cuncta, ut uno actu deum et creaturam dilexisset. Non quidem deum propter aliquid consequendum aut creaturam vel deum propter se ipsum, sed se ipsum et cunctas creaturas simplici et indiviso actu dilexisset propter deum. Et sicut modo indiviso actu diligitur amara potio et sanitas, sed tantummodo potio propter sanitatem actu unico et simplici, sic et ibi anima tantum propter deum simplici et indiviso actu auctorem et creaturam dilexisset. - Distincte igitur et clarissime haec tria lumina in se habuisset, clarissime, quantum loqui est fas de viatore.

Quartus ornatus animae fuit libertas, et non solum libertas, sed et potestas libertatis. Habet et homo nunc libertatem, quia ad nullum consensum cogi potest, sed non potestatem libertatis, quia ex se in nullum bonum potest, nec quidquam boni potest ex se operari. In statu autem innocentiae habuit libertatem et potestatem.

Et "quid, quaeso, in hominibus sublimius, quid dignius inveniri potest quam illud, in quo ad imaginem dei creatus est. Habet sane libertatem arbitrii imaginem non solum aeternitatis, sed et divinae maiestatis. Quantum enim, putamus, incommutabili aeternitati prae ceteris omnibus liberum arbitrium vicinitatem accedit, eiusque imaginem in se expressius gerit, quod nulla umquam culpa, nulla deinde miseria, non dicam destitui, sed nec minui poterit", etsi in relucentia deprimi possit; sed et in ipso perpendam imitationem divinae maiestatis. Deus enim superiorem non habet nec habere potest; sic et liberum arbitrium dominium non patitur nec pati potest, quia violentiam inferre ei nec creatorem decet nec creatura potest. Totus infernus, totus mundus, totus denique militiae caelestis exercitus in unum concurrat, in hoc unum conveniat, unus ex libero arbitrio consensus in qualicumque re invite extorquari non valet.

Sciendum autem est esse triplicem libertatem, scilicet a peccato, a necessitate, a miseria. Quam triplicem libertatem anima in paradiso habuisset. Fuisset enim libera ab omni passione, turbatione et miseria, iuxta votum cuncta obtinens et in omnibus dominando cunctis passionibus libera existens. Habuisset enim anima corporis plenum dominium, quoad omnia membra corporis et vires, non tantum principatu politico, in quo interdum oboeditur, interdum resistitur, sed principatu despotico, in quo nulla fit resistentia vel murmuratio contra imperium voluntatis, et a speciebus mentalibus in nullo fuisset depressa. Sed incessanter sursum deum elevata et suspensa, ut sicut nunc angelus non minus fruitur deo nec abstrahitur propter hominum ministerium, et sicut cognitio vespertina matutinam non impedit, sic et tunc exterior actus vel usus sensuum libertatem animae in nullo impedisset, quominus in deum continue suspensa altissime fuisset. Nulla enim ibi distractio, nulla necessitas ibi affuisset.

Quintus ornatus animae fuit, quod quidem naturaliter et supernaturaliter sine resistentia fuisset dulcissime mota.

Cernimus enim motum naturalem in continuo motu caelestium, sed etiam supernaturalem cernimus tempore Ezechiae, ubi sol retrocessit, et tempore Iosue, ubi contra naturam stetit. Cernimus et caelos moveri tactu angelico, motu tractus primi mobilis et motu proprio ex opposito dulcissime consonanti absque remissione difficultatum aut vexatione. - Sic nimirum portio animae superior mota fuisset a sapientia, quae mobilior est omnibus mobilibus, disponitque omnia suaviter et regularissime, traxissetque post se ordinatissime portionem inferiorem absque remissione, motum tamen proprium in suis etiam actionibus habentem, ut dicere potuisset verissime: "Vivo ego, iam non ego, vivit autem in me Christus," "qui operatur omnia in omnibus".

Sextus ornatus animae est collatio septem donorum sancti spiritus. Quae etiam dona, ut aestimo, in utero cuilibet infanti collata fuissent, ita quod omnes infantes in utero matris sanctificati ut Ieremias et repleti spiritu sancto ut Ioannes Baptista fuissent. Ipse enim sol iustitiae se infundens capacitati mentium ibi corda capatia, non disgregata aut vallata mediis reperisset. Et quia munda receptacula replere solet, idcirco et ibidem mentes omnium replevisset, ut ibidem vere fuisset dictum: "Repleti sunt omnes spiritu sancto". Quapropter et mites et fortes et prudentes ac singulis donis spiritus sancti non tantum, sed et fructibus spiritus sancti, scilicet benignitate, pace et gaudio et prophetiae spiritu impleti fuissent. Omnes quidem ibidem prophetae et doctores theologiae et illuminatissimi et mitissimi extitissent.

Sed qualis lingua inter ipsos fuisset usitata?
Dico quod Hebraica, quae et post finale iudicium in beatis sola erit. Nam omnes beati post resurrectionem corporum secundum Augustinus Hebraicum loquantur et in ista lingua deum collaudabunt.

Sed numquid homo ad dignitatem et puritiam pristinam potest meritis et divinis operationibus pervenire?
Respondeo, quod non. Nam fomes peccati et radix infecta, quamvis possit limitari et ligari, eradicari autem et exterminari non potest, ut inquit Bernardus. Verum quidem est, cum homo in tali puncto ponitur, quod omnes vires animae sunt intrinsecus congregatae, et unitae et absque impedimento phantasiae et specium sursum in aeternitatem directae, tunc homo aequaliter stat in paritate status innocentiae, sed non in omnimoda aequalitate, ut patet ex praedictos sex ornatus praecurrenti.

art. IV

Nunc quarto de conditionibus paradisi terrestris est dicendum.

Circa quod sciendum est, quod iuxta beatum Augustinum, Super Genesi, capitulo I, quamvis videatur magis declinare ad oppositum III Super Genesi ad litteram, satis expresse: "Tres sententiae sunt de paradiso: una eorum, qui tantummodo corporaliter paradisum intelligi volunt, alia eorum, qui spiritualiter tantum, tertia eorum qui utroque modo paradisum accipiunt." - "Breviter ergo ut dicam, mihi tertiam fateor placere sententiam", scilicet beati Augustini. Origenes autem cernuit, quod nullus paradisus est corporalis, sed tantummodo sit locutio spiritualis. - Videatur tamen mihi, quod ratione naturali nullomodo probari possit, quod paradisus sit locus realis in terra. Patet hoc, quia locus non est accessibilis homini, nec aliqua historia de hoc loco tractat praeter canonem sacrae scripturae. - Hoc tamen non obstante firmiter tenenda est sententia beati Augustini, Damasceni, Bedae et Isidori, qui sentiunt hoc aperte. Immo et Albertus dicit folia parmeatus exire de paradiso, quae sunt infirmitatum multarum curativa. - Et secundum Magistrum in Sententiis paradisus est in oriente. Et aliquae nationes tantum vivunt de pomis paradisi defluentibus cum aquis egredientibus, secundum quod aliqui asserunt.

Hic autem paradisus realis plantatus fuit sexto die et homo ibi collocatus fuit, ut inquit Augustinus. Habet autem sex proprietates nobilissimas.

Prima est, quod est hortus seu locus altissimus. Nam iuxta Magistri sententiam attingit globum lunarem. Et videtur mihi esse probabile. Unde et aquae diluvii ibidem non pervenerunt et ibi nec sunt nives, nec grandines, nec rores, nec pluviae, ut videtur, sed fons est in medio paradisi irrigans universam superficiem terrae, "qui in quattuor capita" iuxta scripturam "dividitur".

Secunda conditio paradisi est, quod est locus latissimus. Nam et omnes electi ibi inhabitassent, et electorum tantus fuisset numerus, sicut est numerus stantium angelorum, ut inquit beatus Gregorius super isto verso: "Constituisti terminos" populorum. Constat autem iuxta Damascenum, quod angeli, qui steterunt, excendunt numerum aliarum creaturarum, et ipsorum numerus propter multitudinem soli deo est cognitus.

Sed numquid omnes simul mansissent usque ad completionem numeri electorum?

Dico, quod non, quia successive translati fuissent in aliqua multitudine. Nam etsi translati non fuissent, mortui fuissent, ut tenet Landolfus. Deus autem eorum mortem praevenisset. Sentit etiam Landolfus, Bonaventura, quod fuissent translati successive, et hoc idem Richardus in II, distinctione XXXIX; et beatus Augustinus, XII De civitate dei, capitulo XI videtur hoc sentire.

Tertia conditio paradisi est, quod est locus amoenissimus. Patet hoc ex sui munditia. Nam nullum brutum animal secundum Damscenum ibi inhabitasset. Idcirco quando ipse Adam ipsis brutis nomina imposuit, ipse eadem in spiritu vidit aut pro tunc coram eo adducta erant miraculosa. Secundo eius amoenitas patet ex arboribus et floribus. Tertio ex venis et fontibus. Quarto ex ventis et sonoribus. - Nam ibi est lignum vitae proferens fructus per menses singulas. Ibi est fons irrigans totam terrae superficiem; ibi in venis fontium arena auri optimi et sunt lapides pretiosissimi; ibi arbores et herbae et flores pulchri. Sed et ibi minimus ventus dulciorem sonum reddidisset, quam nunc omnia instrumenta musicalia. Sed et sonus, qui causatur ex motu orbium caelestium iuxta Pythagoram et aliquos modernos theologos ibi fuisset auditus, ubi secundum Macrobium luna tenet tenorem, Venus quintam, et quaelibet stella facit suum sonum singularem, quem nunc non audimus, quia non habemus silentium tali sono oppositum.

Quarta conditio paradisi est, quod est locus luminosus sicuti aere depurato, et non vaporibus circumdatus, refulgentiaque stellarum ibi viget maxima. In statu autem innocentiae, si stetisset homo, in noctis medio tanta claritas propter stellarum refulgentiam, quanta nunc est in meridie, eluxisset, quia secundum Damascenum propter peccata hominum caeli luminaria sunt minorata.

Quinta conditio paradisi est, quod est locus tam securus, nulli timori expositus, unde inaccessibilis est omnibus hominibus et gladius flammeus est interpositus. Ideo incolae securissime ibi inhabitant vel inhabitassent, et sicut extrinsecus nihil timuissent, nec intrinsecus. Hostis enim antiquus, si a primo parente victus fuisset, numquam deinceps ipsum nec hominem alium infestasset vel temptasset. Sed ipse et omnes successores sui assecurati et in divina gratia confirmati absque timore vixissent.

Sexta conditio paradisi est locus temperatissimus et naturae quoad auram proportionatissimus, sicuti sub aequinoctiali situs. Nam et ibi iuxta eius situm dies et noctes semper sunt aequales, et quantum sol aerem calefacit de die, tantum frigefacit de nocte. Suntque ibi duae hiemes et duae aestates, ut in supera declaratur. Ideo et fructus producit efficatissimos, qui propter fortem odorem tam validum non possunt a nobis sustineri. Quapropter hic sumus in exilio et lacrimarum valle. Ideo et Rechabitae vinum bibere nolebant, nec domos aut praedia possidebant, sed sicut peregrini et advenae vivebant, ut habetur Ier. III.

Sed profecissentne in merito ibidem continue? Dico, quod sic, quia gratia divina numquam in eis fuisset vacua nec inanis.

Spiritualiter autem deducendo hunc punctum sciendum, quod in nobis est paradisus voluptatis a principio formationis hominis in regione intellectuali hortusque deliciarum prae cunctis corporalibus.

Qui, inquam, paradisus primo est altissimus. Nihil enim sublimius aut potentius mente rationali, quia "quidquid super eam est, creator est", inquit Augustinus, Super Joannem sermone XXIII.

Secundo in nobis est paradisus latissimus, quia solum bono increato replebilis et satiabilis tantum per bonum infinitum. Non enim in creaturis "satiatur oculus visu nec auris auditu".

Tertio in nobis est locus amoenissimus. Nam ibi sunt virtutum flores sicuti rubeae rosae amoris, lilia castitatis, violae humilitatis, lignum quoque vitae, idest intentio simplex et pura divini honoris, et arbor scientiae boni et mali, idest voluntas. Unde inquit Augustinus, De libero arbitrio, libro III in fine: "Tanta est pulchritudo iustitiae, tanta iucunditas lucis aeternae, incommutabilis veritatis, ut si non liceret in ea amplius manere quam unius diei mora, propter hoc solum innumerabiles anni huius vitae pleni deliciis et circumfluentia temporalium bonorum recte meritoque contemnerentur". Haec ille.

Quarto in nobis est locus luminosus, ut patet per dictum beati Augustini iam allegatum. Nam tota portio intellectualis quoddam lumen est, de quo dictum est: "Signatum est super nos lumen vultus tui, domine".

Quinto est locus securus, cum homo curis exterioribus abdicatis mente libera in regione intellectuali habitat directus in eius oboedientiam, scilicet veritatem, bonitatem etc.

Sexto est locus temperatissimus et proportionatissimus. Nam ibi noctes et dies sunt aequales, cum omnis temporalis exaltatio et depressio aequanimiter tolleratur, sub medio quoque discretionis, tamquam sub aequinoctiali linea omnis virtus percurritur.

Ecce igitur, quomodo et in nobis est paradisus.

art. V

Nunc quinto dicendum est de conversatione hominis in terrestri paradiso. Quae ex his sex potest designari:

Fuit namque ibidem et fuisset omnium hominum immaculata et sine crimine vita iustissima. Nam si Adam victus non fuisset temptatione, ipse et omnes sui posteri conservati in gratia fuissent et certi de beatitudine futura extitissent.
Fuissetque vita iustissima; nam ibi fuisset iustitia monastica, quae est eiusdem ad se ipsum, penes quam regitur corpus per animam et anima per nobilissimam sui potentiam.
Fuissetque secundo ibi iustitia oeconomica, secundum quod paterfamilias iuste regit et gubernat progeniem vel familiam.
Fuisset tertio ibi iustitia politica iuxta omnem rem publicam, quia commune bonum et non personale commodum singuli quaesivissent.
Fuisset ibi quarto iustitia hierarchica penes distributionem cuiuslibet et exhibitionem reverentialem, non servilem ministerii cuiuslibet ad alterum, secundum quod plus vel minus quilibet a deo fuisset praeditus donis supernaturalibus.

Sed dicis, potuissentne peccasse venialiter?
Tenet Doctor Subtilis, quod sic, sed tale peccatum immediate deletum fuisset per fervorem caritatis.

Secundo ista conversatio lege amoris fuisset regulata. Ideo ibidem non servi aut mercenarii, sed filii dei omnes extitissent, non ex timore servientes. Ideo mitissima fuisset caritas unius ad alterum sicut matris ad prolem. Ibi enim nullus durus sermo aut ira, sed pax firma et unitas perfecta voluntatum.
Quattuor enim sunt amoris gradus iuxta Bernardum in sermone De diligendo deo:
Primus quidem est quasi animalis, cum scilicet homo diligit seipsum. Sed quia "videt se per se non posse subsistere, deum quasi necessarium sibi incipit per fidem inquirere et diligere". Videt enim, quod necessarium est sibi, ut deum habeat protectorem, quem habuit conditorem.
Sic igitur est in secundo gradu dilectionis, cum deum incipit amare et diligere sicut sibi necessarium. At vero, cum ipsum ceperit occasione primae necessitatis colere et frequentare legendo, cantando, orando, laudando, paulatim sensimque deus innotescit et consequenter dulcescit.
"Et sic gustato aliqualiter, quam suavis est dominus, transit ad tertium gradum, ut diligat deum iam non propter se, sed propter ipsum". Et sic ad diligendum pure deum plus iam

alliciat gustata suavitas, quam urgeat sua necessitas. Est autem quartus gradus, ut homo seipsum tantum diligat propter deum, oblitus quidem sui et a se penitus quasi deficiens totus pergit in deum adhaerens ei, ut unus spiritus sit. "Et nescio, inquit Bernardus, si per aliquem hominem quartus in hac vita perfecte comprehendatur, ut se scilicet homo diligat tantum propter deum. Asserant hi, scilicet qui experti sunt. Fateor impossibile mihi videtur". In quarto autem gradu amoris currit "lex domini immaculate convertens animas". Non enim lex servorum immaculata, quia sorde timoris est admixta, neque lex mercenarii, quam permiscit cupiditas sicuti abstractum et illectum; neque enim talis lex convertere potest animas, sed lex domini, scilicet caritatis amorosae et purae convertit animas, quas facit voluntarias. Estque lex domini sola immaculata, quia nihil sibi de suo retinere consuevit. Et cum de proprio nihil est perfecto, quid habet, dei est; quod autem dei est, immundum esse non potest. Lex autem caritatis lex domini dicitur, sive quod ipse ex ea vivat, sive quod eam nullus nisi eius dono possideat. Nec absurdum videatur, quod dixi et deum vivere ex lege, cum non alia quam caritate dixerim. Quid vero in summa et beata trinitate summam et ineffabilem conservat unitatem nisi caritas? - Lex ergo est, et lex domini caritas, quae trinitatem in unitate quodammodo cohibet et colligat in vinculo pacis. Haec iste. - Hic autem quartus gradus amoris in singulis ibidem genitis perfecte extitisset, ut scilicet quilibet se propter deum et eodem modo propter deum solum cuncta alia dilexisset.

Sed numquid fuisset inclinatio naturalis plus ad unum quam ad reliquum? Dico, quod sic. Nam ubi est similis permixtio elementorum vel ubi aliqui ad idem spectant praemium beatitudinis vel secundum astrologos nati sub una constellatione vel influentia necessarie sunt ad se mutuo plus inclinati. Verum quantum quilibet plus fuisset dotatus divina gratia, tanto se sibi per amplius exhibuisset exhibitione amicabili.

Tertio ista conversatio fuisset sine cura crastina aut proprietate terrena. Nullus enim sibi appropriasset nec locum nec aliquam rem, iuxta Socratis politiam, qua omnia esse communia indixit. Sed hoc Aristoteles esse in turbationem legis declaravit. Tantum igitur meram necessitatem quilibet de victu cotidiano recepisset nec in crastinum curasset; vivens igitur ibi sobrie de omni fructu paradisi complacito, non vetito. Nam carnibus non fuisset usus homo ex eo, quod ibidem bruta unanime cum homine habitassent, nec homo ad venandum paradisum egressus fuisset.

Quarto ista conversatio fuisset divinissima. Nam in omnibus ibidem divinum honorem intendissent et se in nullo quaesivissent. Sive enim comedissent sive aliud fecissent, semper inspexissent divinum honorem ut metrum et mensuram, eiusque voluntatem in cunctis congruissent ac se cotidie obtulissent hostiam vivam et immaculatam implentes ibidem illud praeceptum dilectionis super omnia; et eorum tempus pro instanti inaniter non transisset.

Quinto fuisset ista conversatio angelica societate fulcita. Habuissent enim revelationes altissimas et consolationes dulcissimas ab angelis sanctis, panemque angelorum comedissent, laudemque eorum in caelo ut beata Maria Magdalena et Isaias, ut aestimo, audivissent. Fuissentque ad laudem et gratitudinem erga deum continue excitati modo seraphico clamantes: "Sanctus, sanctus, sanctus, dominus deus sabaoth".

Sexto eorum conversatio ad hominem interiorem et exteriorem permaxime voluptuosa fuisset, interius enim paratissimi quoad visitationem divinam. Semper enim parati ad sursum actionem ut Cherubim stantes uno pede super archam, habentes alium elevatum et alas protensas. Tractum Pauli saepius et contemplationes altissimas habuissent, et divinas familiaritates et dulcedines experimentales futurae felicitatis habuissent, repercussionesque speculi aeterni in corda mundissima. Sed et ad extra omnes sensus obiecta habuissent proportionatissima, ut visus obiectum visibile clarissimum in tam pulchra pura societate sine macula ac loci amoenitate; auditus dulcissimum sonum; et minimum verbum ab ore prolatum dulcius sonasset omni melodia, et similiter ex auditu sonus orbium caelestium. Similiter gustus, quia fructus dulcissimos comedissent. Nam omnes nostri fructus propter diluvium minus sunt sapidi et suaves.

Sed quid pariter fuissent locuti?
Item qualem vestitum habuissent?
Item fuissentne in donis aequaliter dotati?

Ad primum dico, quod semper de rebus divinis et amorosis et excitantibus ad divinam laudem in lingua prima a deo instituta, quae forsitan fuit Hebraea. An enim illa lingua Hebraea, qua nunc Iudaei utuntur, in confusione linguarum remansit ut prima, dubitative de hoc loquitur Augustinus, IX Super Genesi.

Ad secundum dico, quod nudi sine rubore incessissent, quia nullus motus turpis in quocumque membro fuisset.

Ad tertium dico, quod sicut inaequaliter fuissent praevisi ad gloriam, sic etiam inaequaliter dotati quoad donorum affluentiam. Nam sicut iuxta Chrysostomum et Dionysium nullus electus est aequalis alteri in gloria, ita dico, quod nec in merito seu donorum gratia. Et idcirco et in statu innocentiae iuxta donorum dei maioritatem in hominibus etiam fuisset ibi aliquis ordo et primatus unius super alterum, lege tamen caritatis rectissime et filiali reverentia regulatus, nullisque minis aut terroribus aut subiectionibus servilibus ordinatus.

Ecce ergo, qualis conversatio tam divina et praeclara.

art. VI

Nunc sexto dicendum est, qualia praecepta dedit deus primis parentibus.

Circa quod sciendum, quod iuxta sententiam beati Gregorii, Morum XXX et in Pastorali, capitulo LII "oboedientia sola virtus est, quae virtutes ceteras menti inserit, insertasque custodit. - Ideo primus homo praeceptum, quod servaret, accepit, cui se, si vellet oboediens subdere, ad aeternam perveniret beatitudinem sine labore. Hinc Samuel ait: 'Melior est oboedientia quam victimae' . - Oboedientia quidem victimis iure praeponitur, quia per victimas aliena caro, per oboedientiam vero propria voluntas mactatur. Tanto igitur quisque deum citius placat, quanto ante eius oculos repressa arbitrii sui superbia, gladio praecepti se immolat. - Hinc a Salomone in ostensione oboedientiae dicitur: 'Vir oboediens victorias loquitur', dum alienae voci humiliter subdimur, nosmetipsos in corde superamus."

Propter ergo praeconium oboedientiae datum est praeceptum primo homini. Ipsa enim virtus oboedientiae hominem impeccabilem reddit, cum sola voluntate quisque miser efficiatur, quam verus oboediens resignat et non habet. Ipsa sola veram dilectionem erga deum ostendit, unde ideo iocale, homini magis placidum, deo donatur. Ipsa merita neglecta recuperat, cum scilicet arbor cum fundo domino in potestatem traditur. Ipsa facta indifferentia de se gratificat, immo mortua vivificat, ut cum spiritus sanctus Samsonem ad propriam necem impulit, qui per Apostolum in numero sanctorum ponitur, quod alias fuisset opus mortiferum. Ipsa minus bonum in magis commutat, ut forte melius sit ponum comedere in oboedientia quam martyrium sine ipsa. Ipsa poenam culparum mitigat. Nam ut Anselmus in libro De similibus declarat de duobus aequaliter peccantibus, quorum unus fecit votum deo, alius non, volentibus redire, misericordius agit deus cum vovente quam cum non vovente. Et ratio est secundum eum, quia deus agit cum vovente sicut cum suo subdito, qui sponte, cum liber esset, libertate se privavit. Alius autem non vovens, non est taliter subditus dei; et quia non volebat vovere, ut libere posset peccare minus misericorditer deus agit secum. Nequaquam igitur in statu innocentiae homo carere debuit tanta virtute.

Dedit igitur deus homini tria praecepta.

Unum quoad deum: Puta, quod de ligno scientiae boni et mali non comederet in quacumque die. "Istud autem praeceptum dedit deus ordinatissime, ut per virum ad feminam perveniret", ut inquit Augustinus, VIII Super Genesi ad litteram. Quam inquit disciplinam servat Apostolus dicens: "Si quid autem discere volunt mulieres, domi viros suos interrogent".

Secundum quoad proximum: "Crescite et multiplicamini!", propter numerum electorum multiplicationem sive procreationem. Nam inquit Augustinus, VIII Super Genesi ad litteram III capitulo: Constat primum hominem in statu innocentiae sine aliquo sacramento vivere non debuisse, unde tum mulier de latere viri fuerit formata; dicit de hoc Apostolus: "Hoc sacramentum magnum est in Christo et in ecclesia".
Ex quo patet, quod in statu innocentiae sacramentum matrimonii fuit institutum, ut discurrendo per vetus testamentum et novum aliquod sacramentum in illo statu fuisse reperitur.
Patet secundo, quod sacramentum matrimonii pertinet ad ius naturale et non ad positum, quia ibi non fuit alia lex nisi naturalis.
Patet tertio, sacramentum matrimonii nihil diminuit de status perfectione, quia fuit in statu perfectissimo, et iterum mater domini et Ioseph habuerunt sine omni imperfectione.

Tertium quoad se ipsum dicens: "De omni ligno, quod est in paradiso, comedetis."

Sed dicis: Nonne melius est, quod fit ex amore puro quam quod fit ex neccessitate et ex praecepto?
Item quaeris: Cur praeceptum dedit, quod eos non servaturos praescivit?
Item quaeris: Qualis fuit ista arbor scientiae boni et mali? Fuitne per se bona aut mala?

Ad primum respondeo, quod iuxta Anselmum, VII Cur deus homo?, duplex est necessitas: Una, quae aufert gratiam aut minuit, ut est coacta necessitas. Alia est necessitas, quae gratiam auget, scilicet qui se sponte subicit necessitate benefaciendi, ut si quis hodie promitteret sponte cras se daturum aliquid, licet cras sit debitum ex parte promissionis, non tamen minus debet esse gratum, quia ut esset debitum, sponte fecit. Sic dico, quod omnia, quae fiunt ex oboedientia et praecepto, ubi se sponte subiecit tali necessitate vel praecepto, meliora et magis meritoria sunt quam ea, quae fiunt libera voluntate; non autem ea, quae fiunt coacte absque omni libertate praecedente. - Sed et iuxta beatum Bernardum in libro De Praeceptis sciendum est, quod est triplex oboedientiae gradus: "Bonus quidem oboedientiae gradus est, si propter metum gehennae seu propter sanctam professionem, quam professus est, quispiam oboediat. Melior est tamen, cum ex dei amore oboeditur. Illa quippe oboedientia necessitatis est, ista caritatis. Illum autem optimum dixerim oboedientiae gradum, cum eo animo opus iniunctum recipitur, quo et praecipitur: cum enim ex voluntate iubentis pendet intentio exsequentis". "Novit verus et humilis oboediens et minima non contemnere et maxime curare, quae maxima sunt, intimo quodam devoti sincerique animi sapore discernens, quibus de mandatis ei, qui praeest, suis quodammodo factis respondeat", impendatque studium, "moderante animo quaeque pro sua dignitate imperia sciens modum utrobique servare, tam in observando videlicet iussa, quam in cavendo prohibita". Haec est beati Bernardi sententia.

Ad secundam quaestionem, cur praecepti, ne de ligno scientiae comederent, cum praesciret ipsos hoc praeceptum non servaturos, respondeo quod hoc non decuit, quia tantae libertatis fuisset homo sicut deus, si in nullo limitatus. Sed inquit dominus Bonaventura, quod hoc ideo deus fecit, ut homo disceret, de quo deo subiectus esse deberet, et quantum differt inter eum, qui deo oboedit, et eum, qui contemnit eius imperium. Quamvis igitur deus praevideret, non debuit deus dimittere tale mandatum, "quia ordo et decor, qui attenditur in operibus dei secundum regulam divinae sapientiae, non debet intermitti propter incommodum alicuius specialis creaturae". Nam ex illo malo inde sequente deus poterat et sciebat multo magis boni elicere. Ideo etiam prohibuit secundum beatum Augustinum VIII Super Genesi, ut per se bonum oboedientiae et malum inoboedientiae monstraretur.

Ad tertium dubium scilicet an ista creata arbor per se fuerit mala, dico quod non, ut inquit Gregorius, Morum libro XXXV: Arbor ista mala non fuit, "quam deus homini, ne contingeret, interdixit; sed ut melius per oboedientiae meritum homo bene conditus cresceret, dignum fuit, ut etiam a bono prohiberet; quatenus tanto verius hoc esset virtus, quod ageret, quanto et a bono cessans, auctori suo se subditum humilis exhiberet". "Omnes autem paradisi arbores ad esum dominus concessit, cum ab una prohibuit, ut creaturam suam, quam nolebat extingui, sed provehi, tanto facilius ab una restringeret, quanto latius ad cunctas relaxaret". Haec ille. - Sed beatus Augustinus, XIII De civitate dei inquit, quod lignum vitae in medio paradisi simul cum arbore vetita bona erat. Et illa arbor, ait Augustinus, fuit interdicta, non quia mala, sed propter commendandum purae et simplicis oboedientiae bonum.

Sed cur vocata est illa arbor scientiae boni et mali?

Respondet Augustinus, VIII Super Genesi ad litteram dicens, quod hoc ideo, quia eius praecepti futura transgressio experimentum doctura erat, quid interesset inter oboedientiae bonum et inobedientiae malum. Nullam enim de se habuit virtutem dandi notitiam boni et mali.

Spiritualiter autem deducendo hunc textum sciendum, quod haec tria praecepta habemus hodie.

Primo quidem, ne de arbore scientiae boni et mali comedamus. Et quid est haec arbor nisi cuncta creata, quae etsi bona sunt, non tamen pura, sed et mala permixta? Bonum igitur et malum pertinent ad appetitum et concupiscentiam; verum et falsum sunt in intellectu. Et verum intellectuale significat arborem paradisi bonum et malum in sensibilibus. Et illud erat arbor scientiae boni et mali ad sensibilia inclinatio secundum concupiscentiam, quia bonum et malum tantum est in rebus extra; quapropter et homo cum consecutus est sensibilia, in similitudinem iumentorum cecidit. - Circa quod est sciendum plenius, quod generaliter inferiora perficiuntur et nobilitantur ex cohaesione et inhaesione ad superiora. Econverso autem res inficiuntur, degenerantur ex cohaesione ad inferiora. Idcirco et "omne datum optimum desursum est". Unde Augustinus inquit, "quod omne metallum degeneratur in colore et vigore ex tactu metalli inferioris. Hinc est, quod argentum malleatum in vasa minoris est valoris propter attactus frequentes mallei ferrei".
"Docemur ergo, 'quae sursum sunt' quaerere", scilicet lignum vitae, et " 'quae retro sunt' , oblivisci", sicut est arbor scientiae boni et mali. Dicit ergo "de arbore scientiae boni et mali, non comedas", idest ne commiscearis inferioribus.
Docemur secundo ad extra non respicere, sed intrinsecus in regione intellectuali manere, quia bonum foris est in rebus, verum autem in anima. Nec prohibetur bonum, sed bonum et malum coniunctum, sicut sunt omnia creata. Non ergo comedas neque reficiaris aut quiescas in bono creato.
Sed et bonum tale est obiectum sensualitatis vel appetitus, propter quod comedendum non est. In intellectum enim malum non est proprie nec contrarium, quin immo etiam rationes contrariorum in ipso intellectu non sunt contrariae, immo ratio mali bona est. Propter quod malorum scientia bona est secundum Boethium, et iuxta Philosophum scire malum non est malum.
Vult igitur deus, ut homo non afficiatur ad sensibilia, sed ad paradisum intellectualem convertatur, ut non vivat penes irrationale, sed penes intellectuale. Et hoc est, quod dicit Dionysius, quod bonum hominis est secundum rationem vivere, malum vero praeter rationem vivere. Ideo et Augustinus inquit, De vera

religione, capitulo LV: "Non summa quaeramus in infimis nec ipsis infimis inhaeramus, ne cum in novissimis primo quaerimus a primis inter novissima numeremur". Haec ille.

Habemus etiam secundum praeceptum, scilicet: "Crescite et multiplicamini". non per carnis copulam, sed per virtutum aggregationem et multiplicationem, ut eamus de virtute in virtutem et matrimonium contrahamus cum coniuge sapientia, sterilesque simus ab operibus carnis et sensualitatis. "Laetare igitur sterilis et quae non paris", taliter sterilis maledictioni legis non subiacet. Constat enim virgines spirituales filios reliquisse: "Filioli, inquit, mei, quos iterum parturio", Ad Gal. IV, et: "Per evangelium ego vos genui", I ad Cor. IV. Nam "opera bona tamquam filii sunt vitae nostrae", ut inquit Augustinus, XII De trinitate, capitulo VII. Et haec est vera fecunditas, quia carnaliter nascitur proles una ex matre, spiritualiter autem nascitur proles boni operis per singulos actus virtutis. Nec per senectutem desinunt generare virtuosi sicut apud naturam. Nam secundum Avicennam masculus communiter non generat post septuaginta annos, nec mulier post quinquaginta generat, tunc enim desinunt muliebria. "Generatio autem spiritualis non deficit, sed potius proficit homine senescente". Nam ut dicit Origenes, "quanto quis carne fessus est, tanto erit anima virtute robustior et sapientiae amplexibus aptior". - Sed quid est dictum, "in quacumque die comedas, morte morieris", nisi peccator, quam cito peccat tam cito moritur, quamvis vivere videatur. Iuxta illud Apocalypsis: "Nomen habes, quod vivas, sed mortuus es". Statim enim secundum Augustinum, sine intervallo peccatum se ipsum punit et spiritualis vitae locum adimit. Sed inquit Augustinus XIII De civitate dei, capitulo IV: Nihil est vita huius temporis nisi cursus ad mortem, "in quo nemo vel paululum stare vel aliquando tardius ire permittitur". Et infra: "Numquam homo, ex quo est in corpore isto moriente potius quam vivente, in vita est. Sed in vita et morte simul est. Si enim non est in vita, quid est, quod detrahitur? Si autem non est in morte, quid est vitae ipsa detractio?" "Mors enim est vitae detractio", sed et cetera.
Ex hoc patet: Motus enim, numerum et speciem "sortitur ex termino ad quem. Sed vita ista cursus est et motus ad mortem. Igitur dum hic vivimus, in vita simul et morte sumus".

Habemus etiam tertium praeceptum, scilicet: "De omni ligno paradisi comedetis." Nam paradisi lignum est vera et sincera veritas per se, qua pasci homo iubetur. Nam bonum et malum in intellectu non sunt, sed tantum verum, quia falsum per se intelligitur. In regione igitur intellectuali comedamus de per se obiectis veris et relucentibus rationibus incommutabilibus et aeternis, per quas cunctae veritates mutabiles secundum Augustinum concernuntur.

Sed quid est dictum: "Ecce dedi vobis omnem herbam?" Non enim inquit carnes et fercula. Nam in statu innocentiae homo carnibus usus non fuisset nec aliquod brutum animal paradisum intrasset secundum Damascenum. Voluit igitur deus hominem ad sobrietatem inducere. Nam secundum Boethium, II De consolatione, "paucis minimisque natura contenta est". Et libro III dicit: "Naturae minimum, avaritiae nihil satis est". Unde Seneca libro X Determinationum vel Declamationum, "quasi reddens rationem, quare tot moriantur homines et tam subito adhuc in aetate florente, ait: 'Quidquid avium volitat, quidquid piscium natat, quidquid ferarum discurrit, nostris sepelitur ventribus. Quaere nunc, cur subito morimur? Mortibus vivimus', quasi dicat: quomodo possent homines diu vivere et non potius mori subito, quorum vita nutritur mortibus?" Quis umquam comedit piscem vivum aut gallinam etc?

art. VII

Nunc septimo qualiter temptatus fuit homo et quomodo corruit ab altitudine sui status dicendum est.

Circa quod sciendum, quod iuxta sententiam beati Gregorii, Morum XXII, cum antiquus hostis aliquem temptare nititur, tres modos assumit: Primo enim quia blanda consulens et illicita animo suggerit. Secundo ad delectationem protrahit. Tertio per consensum possidens violenta peccati consuetudine pene insolubiliter constringit; hinc est, quod nonnulli peccata longo usu perpetrata in semetipsis ipsi reprehendunt et hoc ex iudicio fugiunt, sed vitare opere nec decertantes possunt. - Hostis autem antiquus valde saeviens et anhelans, quod cum ipsum ima cruciarent et homo per humilitatem ad summa conscenderet, quod in illa celsitudine subiecta caro permaneret, a qua tantus ipse spiritus sine fine proiectus iaceret, quia in virtutis rectitudine non stetit, invidia motus propter decipiendum primum hominem animal tortuosum intravit et colubri serpentis ore locutus verba perlubrica animal fecit et cibum ligni vetiti ostendens ad comedendum persuasit, ut eius exaltationem seu felicitatem sibi roborosam impediret.
Primo igitur solitariam feminam aggressus est, in qua minus viro rationem vigere novit, non aestimans virum facile crediturum, nec errando posse decipi. Nec venit in sua specie, ne nimis patens esset temptatio; et ne nimis esset occulta, in tali specie venit, in qua eius malitia de facili posset deprehendi. Forsitan tamen carius in columbae specie venisset, si a deo permissus fuisset, nec tamen hoc decuit, ex quo spiritus sanctus in specie columbae super Christum apparere futurus fuit. Tortuosum igitur animal intravit, quia tortuosa et curva suadere voluit, ut forma exterior interiori et operi corresponderet. Quapropter et reprobat magister Nicolaus de Lyra dicentes, quod intravit serpentem habentem caput virgineum. Nam illud dictum ex scriptura nullum habet fundamentum. - In specie igitur horribili venit, quia horribilia suadere voluit. Stansque coram femina non persuadens metuens deprehendi, sed sub interrogatione eam aggreditur, ut ex responsione colligeret, qualiter in malitia praecedere posset, dicens: "Cur praecepit vobis deus, ut non comederitis de omni ligno paradisi?" - Ubi et nota secundum Augustinum, XI Super Genesi ad litteram: Serpens mulierem temptando reduxit ad memoriam divinum praeceptum, ut non excusabilis esset culpa per oblivionem, quamquam inquit, oblivio tanti praecepti ad maximam culpam damnabilis neglegentiae pertineret. Dicit tamen, quod transgressio ex tali recordatione fuit evidentior et culpa maior.

Respondit autem mulier: "De fructu lignorum, quae sunt in paradiso, vescimur. De fructu vero ligni, quod est in medio paradisi, praecepit nobis deus, ne comederemus et tangeremus, ne forte moriamur". In quo verbo dedit locum temptandi, cum dixit, "ne forte moriamur", quamvis deus primo dixit, "in quacumque die comederitis, ex eo morte moriemini", et numquam deus dixit: Forte vel sub dubio, sed absolute et determinate. - Unde mox diabolus dixit: ad mulierem: "Nequaquam moriemini, scit enim deus, in quacumque die comederitis, ex eo aperientur oculi vestri et eritis sicut dei scientes bonum et malum".

In quo considera, quod diabolus in tribus hominem temptavit: Primo per avaritiam, qua amplius concupisci suasit, quam deus dedit, scilicet apertionem oculorum, cum dixit: "Aperientur oculi vestri et scitis bonum et malum".
Secundo per superbiam, cum dixit: "Eritis sicut dei".
Tertio per delectationem gustus in persuasione cibi vetiti.
Et idcirco reparator casus hominis ad reprimendam et reordinandam avaritiam se dedit ad nudam paupertatem; ad reordinandam superbiam se dedit ad humilitatem; ad reordinandam delectationem se dedit ad crucis passionem.

Sic igitur "videns mulier lignum, quod esset pulchrum, ad vescendum suave", et cupiens aliquid esse ultra id, quod fuit, "manducavit et dedit viro suo". Et consequenter, qualiter "viderunt se nudos, et sibi fecerunt perizomata". - Recita textum bibliae Genesis usque ibi: "dum deambularet dominus".

Sed cur non erubescebant, cum nudi essent?
Respondet igitur beatus Augustinus in De civitate dei XIV, quod hoc non fuit, quod nuditas ipsorum ipsis fuit incognita, sed quia nondum libido membra illa praeter liberum arbitrium movebat etc. Nam homines in statu innocentiae fuissent dominati principatu disposito omnibus membris, scilicet per arbitrio voluntatis.

Sed quaeris, si in coitu fuisset delectatio in statu innocentiae. Dico, quod beatus Augustinus videtur sentire in De civitate dei, libro XIV, quod non. Unde inquit ibi, quod ibidem genitale vas seminasset sine libidine, sicut nunc terram manus. Sed communiter tenetur, quod maior ibi fuisset delectatio quam nunc in actu carnali, sicut natura fuisset perfectior. Tamen non absorbuisset sic rationem.

Spiritualiter autem exponendo hunc textum est sciendum, quod inquit: "Serpens erat callidior cunctis animantibus terrae", idest sensitivum tantum hominis est praestantius in homine quam in omni alio animali, quia ipse est nobilioris et tenerioris complexionis. Molles enim carnes aptas mente dicimus. "Et quanto mollioris et delicatioris complexionis sunt homines, tanto maior est delectatio in perceptione sensibilis convenientis. Propter quod in primis parentibus maior fuisset delectatio secundum omnem sensum, quanto natura fuit purior et corpus sensitivum tenerius". "Hinc est iterum, quod tactus, qui fundamentum est omnium sensuum et totius sensitivi, perfectissimus est in homine quam in aliquo" alio animali. "Et per consequens gustus suavior, eo quod gustus" similiter est "quidam tactus, ut ait Philosophus". Quod autem aranea dicitur praecellere hominis tactum, falsum est. "Quod enim tacta tela araneae in extremitate ultima statim percipit, non provenit ex teneritudine sui tactus", sed ex hoc, "quod tota tela et omnes sui partes sibi cohaerent mutuo ita", quod una tacta omnes moventur et tanguntur. "Sic et in nobis tacta" quacumque parte corporis homo percepit. "Verum quidem est, quod quantum ad aliquos sensus exteriores, dumtaxat puta olfactum, visum, auditum, velocitatem, motus et similia praecellunt homines quaedam animalia". Quod tamen non provenit ex ignobilitate, sed magis ex nobilitate sensitivi hominis et teneritudine complexionis correspondento toti animae et eius operationibus maxime interioribus". Complexio enim hominis plus correspondet caelesti corpori depurato a contrariis; et ideo magis ceteris corporibus reducta est ad medium et aequalitatem, in qua consistit teneritudo et perfectio complexionis. Ad visum autem et olfactum nimis acutum requiritur excessus duritiae complexionis. - Et est sciendum circa hunc textum, quod hodie invidentia, qua invident mali bonis, est sicut invidentia diaboli secundum Augustinum,XV De civitate dei, capitulo V. Illa enim invidia, quae provenit ex eo, quod alterius bonum diminuitur, humana esse videtur. Illa autem, quae sola est ex eo, quia alius habet bonum, quamvis illud nulli invidenti noceat, vocatur secundum Augustinum non humana sed diabolica. Et taliter invident mali virtuosis. Nam virtus talis est, ut etiam accedente consorte in nullo sit minor possessio bonitatis. Quapropter et nullus bonus pati potest detrimentum alterius ex bonitate. Et si contingat, quod minus habeatur de facultate accedente, alibi tamen plus habebitur de virtute, quia hoc virtuosus occuperat.

Secundo sciendum, quod modus temptationis factus ad extra in primis parentibus, frequenter etiam ad intra in nobis completur. Nam secundum beatum Augustinum, XII De trinitate, capitulo XII, cum sensus naturalis ingerit illecebra, tunc et serpens alloquitur mulierem. "Huic autem illecebrae consentire, manducare de ligno prohibito est. Sed iste, inquit, consensus, si sola cogitationis delectatione contentus est, superiore autem auctoritate consilii ita membra retinentur, ut non exhibeantur arma iniquitatis, sic habenda est velut mulier sola comederit. Si autem in consensu male utendi ita decernitur, ut si potestas sit, in corpore compleatur, intelligenda est, ait, mulier dedisse viro suo". Et secundum eius sententiam ibidem quondam, si serpens, idest malus consensus, aliquid mali ingerit, et animus statim respuit, nullum est peccatum. Si autem non respuit, sed animus in cogitatione illecebri aliqualiter oblectatur, veniale est. Si autem consentit interpretantem in cogitationem, puta, quod consentit in delectationem cogitationis tantum, et sic mulier sola peccavit, et est mortale peccatum. Sed quando consensus est non solum in delectatione cogitationis, sed etiam in executionis, si assit facultas operandi, tunc est iterum peccatum mortale gravis, et tunc mulier intelligitur dedisse viro suo pomum, idest portioni superiori.

Tertio circa textum considera, quod inquit: "Viditque mulier lignum, quod esset pulchrum et suave ad gustandum". In quo notatur, quantae ruinae occasio est incautus aspectus. Nec enim iuxta scriptorum sententiam Eva peccasset, si lignum incaute non inspexisset; nec sanctus David adulterium commisisset, si incaute mulierem nudam balneantem non vidisset.

Quarto considera iuxta textum, quod inquit: "Eratque uterque nudus et non erubescebant", quia omnis anima, quae per sui essentiam secundum esse sui et se tota ab intra est et ad intra respicit, nihil foris erubescit. Quomodo enim foris erubesceret, qui nihil foris novit nec diligit aut timet? Sed ad hoc ratio fuit, quia enim nullum motum bestialem in membris sentiebant, sed omnia membra rationi subiecta erant. Idcirco digne de nuditate non erubescebant.

Quinto considera, quod inquit post violatum praeceptum, quod cognoverunt se nudos et erubuerunt. Nam naturale est homini erubescere de peccato, utpote contra rationem, quia homo est animal rationale et similiter natura omnem defectum detestatur. Sed et iuxta beatum Augustinum in De civitate dei, statim cum peccaverunt motus illicitos et carnem rebellem legi mentis sentiebant, quapropter digne erubuerunt. Ideo inquit Augustinus, libro XIII De civitate dei: Erubuerunt et confusi sunt, quia prius ea membra, quae pudenda non erant, in eis senserunt novum motum inoboedientis carnis suae. Unde ex foliis ficulneae, quae forte a perturbatis primo comperta sunt, pudenda texuerunt. Haec ille. Ex quo patet, quod non propter nuditatem solum, sed propter illicitum motum carnis erubuerunt.

Item quaeri potest, quomodo primi parentes intelligere potuerunt deum loquentem, cum non ante loquelam didicissent et ante in aliqua specie ipsis apparuerit.
Ad hoc respondetur, quod non fuit deo magnum ita eos docere, ut faceret, eos illum sibi loquentem intelligere didicissent. Nam deus intervallo temporis in docendo non indiget. Dicit etiam beatus Augustinus, VIII Super Genesi ad litteram, quod sicut Abrahae et Moisi in aliqua specie corporali locutus fuit deus, ita et primis parentibus in paradiso locutus fuit. Et ibidem quaerit beatus Augustinus, quomodo potuerunt intelligere deum loquentem eis de rebus, quas nondum fuerunt experti. Et respondet, quod omnia "inexpertorum nomina non nisi a contrariis, quae iam novimus, si privationum sunt, aut ex similibus, si specierum sunt, sine ullo aestu dubitationis" agnoscimus. Sed est sciendum, quod deus inspiravit eis sapientiam infundendo, scilicet species intelligibiles et sensibiles, per quas haberent notitiam rerum, cum ista per doctrinam acquirantur et ipse in eis suppleverit doctrinam.

Sexto considera spiritualiter, quod cum "cognoverunt se esse nudos, consuerunt folia ficus et fecerunt sibi perizomata". Hoc est ergo perizoma, quando crudelitas sub specie iustitiae excusatur verbis, dum peccans palliat, vel in alterum retorquet suum delictum, sicut Adam in uxorem et uxor in serpentem retorquebat. Et ipse Saul a Samuele redargutus suum delictum per victimas deo offerendas palliabat.

art. VIII

Nunc ergo dicendum octavo, qualiter de loco voluptatis expulsus fuit.

Circa quod sciendum, quod inquit textus Genesis III: "Cum audisset vocem domini deambulantis in paradiso ad auram post meridiem". Et textum recita usque ibi: "Adam vero cognovit uxorem suam Evam" etc, in initio IV capituli.

Circa textum autem potest quaeri de ligno vitae, quod ad litteram fuit verum lignum et tamen sapientiam figuravit, ut inquit Augustinus, Super Genesi ad litteram, an ex sui natura redidisset corpus hominis immortale. - Et respondet Augustinus ibidem sic dicens, quod ista arbor cibum praestitit, quo corpus hominis sanitate firmaret. Non utique sicut ex alio cibo, sed nonnulla inspiratione salubritatis occulta sicut usitatus panis aliquid habet; aliquid tamen amplius habuit ille, cuius una collyride deus ab indigentia panis dierum quadraginta spatio hominem praeservavit. - Et loquitur de pane Eliae; ex quo dicto patet, quod iste panis non sustentabat Eliam naturaliter, sed deus ab indigentia panis praeservavit, quia erat panis digestibilis et consumptibilis sicut alius panis. - Patet ex hoc, quod lignum vitae non sui natura, sed spiritualiter a senio et defectu praeservabat. Cum autem nulla virtus spiritualiter in subiecto corporali esse possit, nec corporalis aliqualiter supernaturalis esse videatur, videtur tenendum, quod immediate ibi divina virtus concurrebat impediendo consumptionem huiusmodi nutri mentalis et radicalis.

Sed quaeri potest circa textum, ex quo tanta scientia praediti fuerant, quomodo per animal tortuosum seduci tam faciliter poterant?
Item quaeri potest, quis eorum plus peccavit.

Ad primum respondeo, quod Adam seductus non fuit iuxta Apostolum, nec serpenti credidit. Sed ideo comedit, quia uxorem contristare noluit. Ideo secundum Augustinum ex immoderato amore ad uxorem voluit sibi complacere.
Secundo, quia vidit, quod per comestionem mulier non statim mortua fuit. Ideo putavit non tam grave esse praeceptum nec tantum ligans ad peccatum.
Tertio se tam magnum in dei oculis pensans, quod pro modica esca se tam dure punire non credidit.
Quarto, ut aliqui asserunt, ideo peccavit, quamvis serpenti non crederet, quia immoderata dilectione uxoris potius voluit

esse in miseria cum complacentia uxoris quam sibi displicere et stare in vita ista tam amoena.

Ad secundam quaestionem respondet Magister in littera, quod mulier plus peccavit. Nam mulier voluit sibi usurpare divinitatis aequalitatem et nimis per sumptionem elata credidit ita esse futurum, et deum non prohibuisse credidit, quia invideret eos deos futuros esse. Adam vero nec illud credidit, sed de punia et miseria cogitavit, et nolens eam contristare et a se alienatam relinquere, ne periret, arbitrans illud esse veniale, non mortale delictum. Unde Apostolus inquit: "Adam non est seductus" in eo, in quo mulier. Haec Magister in II. - Videtur tamen, quod vir magis peccaverit. Nam secundum beatum Augustinum, si mulier sola peccasset, et punita fuisset, et non ab ea descendentes. Sed et beatus Augustinus XIV De civitate dei, capitulo XLI sic inquit, quod mulier fuit seducta nullo peccato, quia illud, quod fecit, non putavit peccatum. Homo autem sic non fuit seductus. Et ideo dicit, quod nun fuit minus reus, quia sciens credensque peccavit. Dicit tamen ibi Augustinus, quod in eo potuit falli Adam, ut crederet facile esse commissum. Ex quo patet, quod mulier peccavit ex ignorantia, quia dicit, quod fuit seducta; et secundum haec patet, quod vir peccavit ex certa malitia, quia sciens credensque peccavit. Quapropter in eodem capitulo inquit Augustinus: Sicut Aaron erranti populo ad fabricandum idolum non consensit inductus, sed cessit obstrictus. Nec a Salomone credibile est, ait Augustinus, errore putasse idolis esse serviendum, sed planditiis femineis ad illa sacrilegia fuisse compulsum; ita credendum est, inquit, illum virum suae feminae ad legem dei transgrediendam non tamquam verum loquenti credidisse, sed sociale aut vicissitudine paruisse. Haec ille. - Videtur igitur mihi inde concordando omnia praedicta, quia respiciendo ad vivacitatem rationis et robur perfectionis plus peccavit Adam, quia prudentior et perfectior in se fuit quam mulier. Sed respiciendo ad temeritatem et procacitatem animae plus peccavit mulier, quia ex elatione et conatu intensiori peccavit aestimans deum ex invidia, ne sicut dei efficerentur, lignum prohibuisse, et divinam aequalitatem et aliquid ultra illud, quod fuit, in suo peccato appetivit. Idcirco quoad hoc plus quam vir peccavit.

Spiritualiter autem sumendo textum notandum est primo, quod inquit textus: "Cum audisset vocem domini deambulantis". Nam antequam peccaret homo et summae veritati inhaerebat, deus non per motum, sed stabiliter se suae menti exhibebat. Sed cum ab immobili veritati se averterat, deus non modo fixo, sed mutabili per ambulationem se exhibebat.

Sed cur dicit: ad auram post meridiem? Respondeo: Constat enim, quod in meridie solis fervor et claritas plus elucessit et post meridiem sol ab altitudine sua descendit et in claritate deficit. Et ideo quia homo primus a vera luce se averterat et versus tenebras se inclinaverat per casum ab altitudine sui status, idcirco non in meridie, sed post meridiem sibi deus apparebat.

Secundo nota spiritualiter circa textum, quod inquit deus ad Adam: "Adam, ubi es ?", "quia nusquam stabilis, nusquam fixus". "Ubi es, qui mecum non es, cum ego ubique sum?" Ubi es, ubi te vides, in paradiso an exilio? Adam, inquam, ubi es, cogita, quid cogites et invenies, ubi es. Si vanitatem amas, vanitas es. Nec iam tibi dico: Adam, ubi es? sed dico: Adam, quis es? Quare confunderis et confiteri erubescis? Propheta dicat, qui te non palpat: "Universa, inquit, vanitas" omnis homo vivens. Non tantum vanitas, sed universa vanitas, vanitas mutabilitatis, vanitas mortalitatis, vanitas iniquitatis, quia universa vanitas omnis homo vivens. In hac triplici vanitate servit homo ut in exilio, in hac diabolus regnat ut in propria domo. - O homo, cerne, ubi es. Qui fuisti domesticus domini sabaoth, fretus societate civium supernorum, gloria et honore coronatus.

Tertio considera, quod Adam excusans, se de peccato mulieri imposuit et mulier consequenter ipsi serpenti. Nam cum Adam increpatus fuit a domino, digne se culpabilem redidisset, ex quo seductus non fuerat, sed scienter peccaverat. Sed se excusans et in mulierem retorquens, inquit: "Mulier, quam dedisti mihi sociam, dedit mihi de ligno et comedi". Non est autem hic ordo poenitentiae, quia ad ipsum hominem debet esse conversio peccati et nulli alii tribuat peccatum suum quam sibi, ut inquit beatus Augustinus in De civitate dei, libro XV, capitulo VII. Et subdit: Hoc est poenitentiae salubris medicina ac veniae petitio non incongrua.

Quarto considera circa textum, quod serpenti, idest sensualitati nostrae maledixit deus dicens: "Super pectus tuum gradieris et terram comedas cunctis diebus vitae tuae". Nam nostra sensualitas super terrena et materialia semper graditur et ad corporalia inclinatur, comeditque terram suo appetitu cunctis diebus, numquam satietatem adipiscitur, quia "non satiatur oculus visu nec auris auditu". Sed et mulier, idest noster appetitus, in hoc est punitus graviter, quia in aerumna et dolore ad multa mala afficitur et per varia desideria rerum, quae in se concipit, affligitur, dum iuxta votum non obtinentur, vel si obitenentur, vertuntur in fastidium speciesque, dum differtur, affligit animam. Nec tantum mulier sola sed et vir punitus est graviter, quia in opera hominis seu rationis naturalis in terra nostra mens tamquam terra est maledicta, ut nihil boni de nostro corde prodeat nisi spinae et tribuli malarum cogitationum et conceptuum, usque dum homo in pulverem et cinerem totalis abnegationis sui ipsius redigatur, quasi in nihilum in oculis propriis, ac sic desideret aestimari in cordibus omnium filiorum hominum.

Quinto considerandum, quod secundum textum "fecit deus Adae et uxori suae tunicas pelliceas et induit eos" innuens hominem, qui fuerat dominus omnium, quia "omnia subiecisti pedibus eius", propter peccatum esse socium iumentorum. Nam pelles de iumentis mortuis fuerunt, ut igitur figuraret hominem transire per peccatum ad mortalitatis statum ac indigentem amminiculo iumentorum. Idcirco pellibus ipsos induit ac fragilitatem humanam nobis indicavit.

Sexto dicit textus, quod inquit deus: Videte ergo, "ne forte mittat manum suam et summat de ligno vitae et comedat et vivat in aeternum". Ex "magna dei misericordia agitur, ut homo, postquam ex peccato tot aerumnis et miseriis subiectus est, non diu vivat in hoc mundo. Breviavit ergo deus misericorditer dies agonis", luctus et maeroris, nec continuit in ira sua minas suas.

Sic igitur homo miser ex loco voluptatis et in valle miseriae collocatus privatusque suis dotibus et ornatibus, nudus et pauper proscribitur, vulneratus usque ad intima penetrabilia per latrones iuxta Jericho, cernitur in tantum sauciatus vulneribus, ut "a planta pedis usque ad verticem non sit in eo sanitas", nam "omne caput languidum et omne cor maerens". Sed et "vulnus et livor et plaga tumens non est circumligata nec curata medicamine, neque fota oleo", Isaias. Quod exponens Richardus de Sancto Victore inquit ita: "Caput est liberum arbitrium, cor consilium, pes carnale desiderium". "Caput ergo languet, quia liberum arbitrium ad omne bonum torpet; cor maeret", quia veritatis lucem minime cernere valet; "pes cum toto corpore dolet, quia concupiscentiae malum undique fervet. Capitis languorem nobis ostendere voluit, qui dixit: 'Sine me nihil potestis facere'. Quid languidus eo, quod ad quodlibet bonum per se et quantumlibet minimum minime potest convalescere? Non enim est volentis, neque currentis, sed dei miserentis. Cor maeret.

Nam et hoc ipsum consilium docet, quod melius est ire ad domum luctus quam ad domum convivii. Profecto homo, quantum proficit ad consilium, tanto amplius crescit ad luctum, eo quod in multa sapientia multa sit indignatio, et qui apponit scientiam, apponit et laborem". "Pes cum toto corpore dolet, quia dolorem in singulis membris propria infirmitas extorquet". "Quia igitur infirmitas totum possidet, quid mirum, si ubique dolet: 'Non est', inquit Propheta, 'sanitas in carne mea. Non est pax ossibus meis'. Quanta attritio, obsecro, ubi nec caro sanitatem nec ossa possunt habere pacem? Sic et 'Iob percussus est ulcere pessimo, ita ut a planta pedis usque ad verticem' non esset in eo sanitas. Quis, quaeso, de corporis sui sanitate glorietur, quando et propheta praecipuus de sua infirmitate conqueritur, et vir iste, cui non erat similis super terram, ulcere pessimo percutitur? Unusquisque enim temptatur a propria concupiscentia abstractus et illectus. Temptatio enim est vita hominis super terram". Et ubi, rogo, nunc est vita consimilis paradiso, ubi conversatio immaculata? Nullus enim sine peccato est, etiam infans unius diei. Iob conqueritur dicens: "Usque quo non parcis mihi nec dimmittas me ut glutiam salivam? Peccavi." Et "si dixerimus, quia peccatum non habemus" etc. Ubi ergo nunc nostra conversatio lege amoris tantum regulata, cum nec terroribus et minis pulsati defectus naturae et voluntatis relinquamus; et utinam nunc non filii, sed servi dei essemus. Non enim feceritis omnia, quae praecepta sunt vobis. "Dicite: Servi inutiles sumus", inquit Christus. Ubi nunc conversatio sine sollicitudine et cura. Nonne mundus totus plenus malitia, venit enim tempus, in quo sunt homines se amantes et sua quaerentes, non quae Jesu Christi. Ubi nunc, oro, conversatio divinissima simplicis et impermixta intentionis divini honoris in cunctis operibus suique proprii corporis et voluntatis mactatione et cotidiana libera oblatione? Ubi enim nunc offertur amorose absque resumptione sinistra illa duo minuta, scilicet corpus et anima? Ubi nunc, oro, angelica visitatio et laus divina sincerissima? - Cum secundum Dionysium, De divinis nominibus, capitulo I, nullus veritatis amator adeo efficax est, ut possit laudare vel nominare supersubstantialem divinitatem secundum aeternam et suprabonam essentiam suam quibuscumque vocabulis sive ut veritatem sive substantiam. - Et ubi, oro, nunc semper paratus animus reperitur, ut Cherubim in propitiatorio; ubi nunc raptus altissimi et divinae dulcedinis experientiae, quae etsi permodicum sunt in devotorum cordibus, raptim tamen transeunt? Et cum iam erant in sublimibus, illico se inveniunt in stercoribus. "Nam visitas eum diluculo et subito probas illum". Iob. - Quapropter et beatus Bernardus inquit Super

Cantico, sermone XXXV: O mi frater carissime, quam, "tristis et lacrimosa mutatio, ut homo paradisi accola, terrae dominus, caeli civis, domesticus domini Sabaoth, frater beatorum spirituum et caelestium cohaeres virtutum, repentina se conversione invenerit et propter infirmitatem iacentem in stabulo, et propter pecorinam similitudinem indigentem feno, et propter indomitam feritatem allegatum praesepio". "Sed quaenam causa, inquis, tantae deiectionis? Profecto, quod homo, 'cum in honore esset, non intellexit' ". Haec ille.

Sic igitur homo in exilio detrusus "comparatus est iumentis insipientibus et similis factus est illis". Acclamente ob hoc beato Bernardo Super Cantico, sermone XXXV et sic dicente: Habitabat homo "in paradiso et in loco voluptatis conversatio eius. Nihil molestiae, nihil indigentiae sentiebat, odoriferis stipatus malis, fulcitus floribus, gloria et honore coronatus et constitutus super opera manuum plasmatoris. Magis autem ob insigne divinae similitudinis praecellebat, et erat illi sors ac societas cum plebe angelorum ac cum domini militia caelestis exercitus". "Sed mutavit istam gloriam dei in similitudinem vituli comedentis fenum. Inde est, quod panis angelorum factus est fenum positum in praesepio, appositum nobis tamquam iumentis". "Cibus hominis mutavit se in pabulum pecoris, homine mutato in pecus. Heu igitur, quam tristis et lacrimosa mutatio." - Et subdit postea: "Agnosce tamen, o bos, possessorem tuum", "cognosce, pecus, si non cognovisti homo. Adora in stabulo, quem fugiebas in paradiso. Honora praesepium, cuius contempsisti imperium; comede fenum, qui panem angelorum fastidisti." - "Sed quaenam causa tantae deiectionis? Profecto, quod 'homo, cum in honore esset, non intellexit'. Quid non intellexit? Quod limus esset, honoris fastigio delectatus". "Hinc eggregia creatura gregi admixta est; hinc bestiali similitudine dei similitudo mutata est; hinc societas cum iumentis pro consortio angelorum. Unde et fugienda nobis haec ignorantia, de qua tot milia malorum universo nostro generi provenerunt". Cavendum omnimodo, "ne forte, si adhuc sine intellectu et post vocationem, inventi fuerimus, multo plura ac graviora prioribus mala inveniant nos". "Merito quidem dicimus, quod nec vexatio dederit intellectum auditui". Haec ille.

Sed quaeritur, quid est, quod textus inquit: "Collocavit ante paradisum voluptatis Cherubim et flammeum gladium atque versatilem ad custodiendam viam ligni vitae".

Respondeo secundum Magistrum in II libro, distinctione XXIX: "Quod iuxta litteram sunt hoc modo accipi, quod per ministerium angelorum ignea custodia ibi constituta fuit. 'Hoc enim per caelestes potestates in paradiso visibili factum esse credendum est, ut per angelicum ministerium ibi esset quaedam ignea custodia. Non tamen frustra, sed quod aliquid significat de paradiso spirituali.' 'Cherubim enim interpretatur plenitudo scientiae, haec est caritas, quia plenitudo legis est dilectio. Gladius autem flammeus poenae temporales sunt, quae versatiles sunt, quoniam tempora volubilia sunt. Illa ergo ad custodiam ligni vitae ideo posita sunt ante paradisum, quia ad vitam non reditur, nisi per Cherubim, scilicet plenitudinem scientiae, idest caritatem, et gladium versatilem, idest tolerantiam passionum temporalium' ". Haec ille.

Sed quaeris, an primus homo tunc ante sui expulsionem comederit de ligno vitae.
Et tenet ibidem Magister, quod sic. Quia praeceptum sibi fuerat, ut de omni ligno paradisi comederet nisi de ligno scientiae boni et mali. Quamvis autem de ligno vitae comederit ante casum, non tamen immortalis factus fuit, quia de ipso non saepius, sed forte semel comedit.

Sed quaeri potest, quam diu homo in paradiso steterit, antequam expulsus fuerit.
Respondeo, quod est aliquorum opinio, quod non multum, immo minime in paradiso fuerit. Et sic videtur sentire Augustinus, Super Genesi ad litteram XLI, ubi inquit, quod ideo diabolus fuit homicida ab initio, quia statim, ut homo occidi potuit, ipsum interfecit. - Constat autem, quod fuit ita cito, sicut creatus fuit, et ita cito, ut ipsum temptare potuit, quia in prima tempatione succubuit. Et videtur rationabilis opinio illorum, qui dicunt, quod eadem hora fuit factus et lapsus, scilicet post meridiem. Alii autem tenent tribus horis, nam hora sexta in paradisum positus sicut Christus extra Ierusalem crucem baiulans eductus, et hora nona Adam expulsus, sicut Christus hora nona in cruce exspiravit et spiritum patri pro illa expulsione reformanda in melius obtulit. - Et quae opinio satis rationabilis esse videtur. Nam textus sacrae scripturae satis innuit, quod per moram Adam in paradiso stetit, cum scriptura dicat ipsum fuisse soporatum, fuisse et animalia ante eum adducta, quibus nomina imposuit.

Sed numquid per miraculum ad eundem locum voluptatis, scilicet paradisum, aliqui postmodum sunt translati?
Secundo quaeritur, an aliqui inviti per miraculum translati postea ad nostrum habitabile sunt reversi.

Ad primum dico, quod sic. Nam de Enoch et Elia sic esse factum tenet ecclesia, quia adhuc glorioso martyrio vitam conservabunt. Sed et ipsi de paradiso iuxta canonem sacrae scripturae litteras sive epistolas ad nostrum habitabile transmiserunt, ut legitur II Paralipomenon XXI capitulo de Elia, qualiter scripsit regi Ioram in textu sic: "Allatae sunt autem ei litterae ab Elia Propheta, in quibus scriptum erat: Hoc dicit dominus, deus David, patris tui, quoniam non ambulasti in viis Iosaphat, patris tui" etc. Super quo textu inquit Nicolaus de Lyra: Sic dicunt Hebraei, "quod istae litterae fuerunt ei allatae post translationem Eliae in caelum, de quo habetur IV Regum II". Et subdit magister Nicolaus: "Et hoc videtur satis rationabiliter dictum, quod in illis litteris fiebat mentio de occisione fratrum suorum. Illos autem non occidit vivente patre eius Iosaphat, ut satis patet ex principio eiusdem capituli II, Paralipomenon XXI. Nec etiam Iosaphat hoc permisisset, cum esset sanctus et bonus. Elias autem raptus fuit ante mortem Iosaphat, quod patet ex hoc, quod Elisaeus, qui manserat in loco Eliae post eius raptum, prophetavit tribus regibus de aqua eis danda propter reverentiam ipsius Iosaphat regis Iudae, qui erat ibi, ut habetur IV Regum III".

Ad secundum dico iuxta historias, quod sic. Unde legimus in notulis historialibus modernis temporibus annotatis, quod tempore concilii Lugdunensi domini Gregorii IX, anno domini millesimo ducentesimo octogesimo secundo, cum fratres de provincia Terrae Sanctae vellent venire ad capitulum generale, contingit, quod minister illius provinciae et socii sui irent in navi supra mare; et ecce, orta est tempestas valida. Et dixerunt: Aliquis malus est nobiscum, mittamus sortem, quis sit. Et sors cecidit super fratrem Angelum, socium ministri, tribus vicibus. Et minister ait: Nescio, quod ordinavit deus de isto. Verum scio, quod iste frater a puero parvo sancte et munde vixit in ordine iam quadraginta annis. Tunc saeculares dixerunt: Melius est eum mori quam nos omnes. Et minister suus dixit ei: Frater Angele, videte, ne aliquid peccatum occultum sit in vobis, mihi vel alio confitemini et ego absolvam vos, ne moriamini et in anima et corpore. Respondit frater Angelus et sub ridendo ait: Pater, quidquid placet deo de me, totum fiat, quia mihi de nullo peccato conscius sum de gratia dei. His dictis proiectus est in mare, et statim affuit nubes lucida cooperiens totam navem. Et assumpto fratre Angelo portavit eum ad pedem cuiusdam montis. Ascendit montem, et cum esset in vertice montis, advenit quidam pater senex et pulcher et ait: Quis te percussit hunc? Respondit frater Angelus: Nescio. Et narravit omnia supradicta. Et senex ait: Exspecta. Et adduxit socium suum pulchrum antiquissimum. Et ambo bene receperunt eum et quaesierunt ab ipso statum mundi. Et frater Angelus retulit de religionibus et dixit: Est etiam unus ordo, qui dicitur Fratrum Minorum, cuius fundator vocatur Franciscus, qui dei amicus tantum fuit, quod stigmata filii dei in corpore et carne sua habuit. Huius ordinis frater ego sum. Tunc his omnibus auditis flexis genibus pedes eius osculabantur dicentes: Nos Elias et Henoch sumus. Benedictus dominus, qui modo promissum suum in brevi adimplevit, quia ipse nobis signum dedit dicens: Quando audiremus ordinem, in cuius ordinis fundatorem veniret similis filio dei cum stigmatibus, tempus Antichristi et novissima dies esset vicina. Et habitum ipsius ordinis per omnia sculptum habebant in lapide, et dixerunt: Ad nostram consolationem et tuam et mundi aedificationem te deus ad nos transmisit. Et cum frater Angelus diceret se nolle recedere de tam pulchro loco, illi responderunt: Non poteris hic manere, quia qui te huc portavit, te etiam reportabit. Quod factum est, quia positus est per eandem nubem in portu Riminensi. Et nautae videntes fratrem Angelum dixerunt ministro suo. Ac ipso recepto cum lacrimis quaesierunt. Et ipse narravit omnia. Tunc introeuntes Riminum naucleri discalceati cum multis hominibus, quasi cum tota civitate, veniunt ad ecclesiam Fratrum Minorum ad faciendum illi fratri reverentiam.

art. IX

Nunc nono dicendum est, quam graviter primi parentes peccaverunt.

Circa quod sciendum, quod quamvis iuxta sententiam Anselmi quodlibet peccatum sit tantae malitiae, ut pro infinitis mundis salvandis committi non deberet, ut in II articulo clare patebit, circumstantiae tamen aggravantes peccatum primorum parentum, ut ex sex patet, erant gravissimae.

Prima circumstantia aggravans fuit, quod tanta ratione vigebant.

Secunda, quod in tanta delectatione et amoenitate positi fuerant.

Tertia, quod donis divinis permaxime praediti fuerant.

Quarta, quod praeceptum ita modicum fuit, quod observare facillime potuissent.

Quinta, quod ad praevaricationem praecepti nullum intrinsecum impellens habebant.

Sexta, quod deum speciali modo dehonorabant.

Nam secundum Anselmum "homo in paradiso sine peccato factus quasi positus est pro deo inter deum et diabolum, ut scilicet vinceret diabolum suadentem peccatum ad excusationem et in honorem dei et ad confusionem diaboli, ut homo infirmior non peccaret in terra suadente diabolo", cum iste nullo suadente in caelo peccasset. Et quia in tali duello se vinci permisit, voluntarie et liberrime succubuit, multum deum dehonoravit, denique hominem, quantum in ipso fuit, defoedavit.

Sed quis inter ipsos plus peccavit, vide supra.
Secundo quaeritur, cur deus sic se graviter dehonorare permisit et cotidie permittit?

Respondeo et dico, quod honor dei semper integer servatur, quantum in se est; sed quantum in homine est, deus honoratur, si se voluntati divinae et eius ordinationi subiciat. Dehonorat autem deum, quantum in se est, si eius voluntati resistat. Honor tamen dei per hoc nequaquam violatur, sed magis decoratur. Si enim homo miser, infirmus, innixus baculo castrum imperatoris firmissimum proiectione sui baculi versus castrum ipsum conaretur expugnare, plus videretur hoc in proiciente ridiculum quam honori imperatoris derogare. Nequaquam enim honor imperatoris per hoc violaretur, quamvis ille infirmus et debilis ipsum imperatorem dehonoraret, quantum in eo foret. Similiter revera honor dei multo plus integer manet, quamvis peccans homo, quantum in ipso est, ipsum dehonoraret. Et quamvis peccans dei voluntatem fugiat, tamen voluntati divinae peccando plus appropinquat. - Exemplum de caelo: Nam si ea, quae subsunt caelo, nollent esse sub caelo et fugerent, quantum possent, tunc contingeret, quod quantum ex una parte caeli se elongarent, tantum ad aliam partem appropinquarent. Ita est de homine, qui fugit voluntatem dei et ordinationem iubentem. Nam fugiendo appropinquat ad voluntatem punientem et permittentem, ita quod deus malis voluntatibus bene utitur. Et illud, quod homo perverse vult et agit, ad pulchrum ordinem summa essentia convertit. Fratres enim Ioseph voluntatem dei de sui adoratione per venditionem eius in Egypto impedire volentes, per istam venditionem promovebant, quod impedire cupiebant. Et quanto amplius Ionas dei voluntatem eundo in Ninivem fugiebat, tanto plus et in ventre ceti Ninivem appropinquabat. Nequaquam igitur homo potenti manu dei valet effugere nec dei honorem per contrariam voluntatem etiam in minimo violare.

art. X

Nunc decimo dicendum, qualiter homo perpetrato peccato vulneratus est et punitus fuit.

Omne enim peccatum meretur poenam, et necesse est iuxta ordinem divinae sapientiae et iustitiae, ex quo per poenam peccatum reordinatur, ut nullo intervallo temporis ipsum peccatum sine poena consistit. Nam et alias in regno sapientis aliquid inordinatum remaneret. Quapropter et omne peccatum peccanti est poena, quia iuxta Augustinum adimit aliud de bonis. Supra quo et sensu inquit idem sanctus I Confessionum: "Iussisti, domine, et sic est, ut poena sui sibi esset omnis inordinatus animus". Et Super Psalmos, LXI sic dicit: Iniquitas, inquit, omnis parva et magna, ut puniatur, necesse est aut ab ipso homine poenitente, aut a deo vindicante. Et infra dicit: Peccatum prorsus aut punis aut punit. Vis enim, ut non puniat? "Puni tu. Nam et illud fecisti, quod impunitum esse non possit". - Exigit decor iustitiae ac divinae sapientiae, ut peccatum per poenam in verum ordinem et decorem regeretur. Et ipse Augustinus, De libero arbitrio sic inquit: "Nullo intervallo temporis ista dividuntur, ut alio tempore non faciat quis, quod debet, et alio patiatur, quod debet, ne vel puncto temporis universalis pulchritudo turpetur, ut sit in ea dedecus peccati sine decore vindictae".

Quapropter et primi parentes ultionem et poenam transgressionis receperunt.

Nam primo omnes ornatus corporis subtracti et debilitati fuerunt, quia elementa, ex quibus homo componitur, a sui vera et naturali proportione discesserunt. Quapropter pulchritudo corporis minorata ac immunditia corporis propter praedominationem inordinatam compositionis subsecuta, homoque mortalis, hebes et debilis in sensuum vivacitate effectus; corporis aggravationem ac rebellionem inferioris portionis ad superiorem aliamque legem in suis membris repugnantem legi mentis sensit; subtractusque astrorum influentiis quoad varias alternationes fuit. Quapropter beatus Gregorius in Libro morum VIII: "Grave iugum super filios Adam."

Secundo per subtractionem ornatuum animae directe punitus fuit. Nam stola originalis iustitiae in se et in suis posteris privatus; in intellectu ut oculus noctue ad lucem solis obumbratus, in tribus luminibus obtenebratus; in affectione et corruptus; in dominatione animae super vires corporis debilitatus; ut tabula rasa nondum depicta omni scientia in generatione denudatus, ut brutum animal effectus fuit. Quapropter Isidorus Abbas, dum cibum sumeret, saepe lacrimabatur dicens: Erubesco irrationabilem sumens cibum, qui rationabilis a deo factus deberem in paradiso voluptatis versari et cibo divino satiari.

Tertio punitus fuit per supernaturalium donorum subtractionem, sicuti multiplicis gratiae, non tantum gratis datae, sed et gratificantae, factusque tam ipse quam sui posteri filii irae et indignationis subsecutae.

Quarto in hoc punitus fuit, quod tam ipse quam sui posteri aeternae damnationis adiudicati fuerunt, recipiens adversum se chirographum decreti, usque dum illud affixum erat cruci, ad Coll. II, omnesque in ipso et per ipsum filii gehennae sumus et iniquitatis vasa.

Quinto et propter suum peccatum ordo universi totius deordinatus fuit. Nam et elementa a sui puritate discesserunt, et propter peccatum hominis caeli luminaria minorata sunt secundum Damascenum. Quapropter contra hominem peccantem pugnat totus orbis terrarum, et digne quidem. Nam cum dominus naturae offendatur, digne ipsum omnis natura sicuti fidelis serva ulciscitur. Clamatque ex condigno cotidie contra defoedantem et minorantem ordinem naturae, qui utique ordo in hoc consistit, ut quaelibet voluntas creata voluntati divinae naturae sit subiecta, sicut et quaelibet causa secunda causae primariae est subnixa.

Sexto punitus est Adam, quia de tam amoeno loco et desiderabili expulsus fuit et sicuti per latrones sceleratus et vulneratus taliter in via Iericho iacuit, usque dum Samaritanus iste piissimus suis vulneribus oleum et vinum infudit. Patet igitur quam acriter propter transgressionem praecepti divini punitus fuit; claretque qualiter homo miser de loco voluptatis expulsus fuit.

Sed quia in hoc articulo dictum est, quod omne peccatum est peccanti poena et se ipsum punit, posset quaeri consequenter et argui, quod primus parens puniri per extrinsecas poenas non debuit nec quicumque peccans ex quo, quod hoc peccatum sui ipsius est poena. Nam non minus malum est peccatum quatenus est poena quam quatenus est culpa. Igitur peccatum est poena sui ipsius sufficiens. Et per consequens non meretur poenam aliam infligendam.
Respondeo, quantum sufficit ad praesens, quod duplex est poena peccati, quaedam intrinseca et innata, quaedam extrinseca et

illata. -

Prima poena est ipsa peccati malitia, qua peccatum essentialiter est poena. Et de ista poena intelligo illud verbum Augustini I Confessionum: "Iussisti, domine, et sic est, ut poena sui sibi esset omnis inordinatus animus". Et Augustinus, De libero arbitrio: "Nullo temporis intervallo ista dividuntur, ut alio tempore non facit quis, quod debet, et alio patiatur, quod debet, ne vel puncto temporis universalis pulchritudo turpetur, ut sit in ea dedecus peccati sine decore vindictae". Haec ille. -

Alia est poena extrinseca et illata, de qua in canone XXIV, quaestio II, capitulo I: Quod imperatur, necesse est fieri, si non fiat, poenam habet. - Ad propositum aliqui concedunt conditionem, quod peccatum sufficienter punitur, dum actu committitur. Et haec est poena intrinseca et innata seu essentialis. Sed contra: Dato, quod peccatum, inquantum est poena, adaequatur sibi, inquantum est culpa, tamen non sequitur, quod sufficienter punitur. Se ipso probatur, quia peccatum, cum sit contra legem divinam, non sufficienter punitur, nisi puniatur secundum decretum legis divinae, sed decretum legis divinae secundum legem aeternam. Ac etiam in scriptura sacra expressum est, quod peccatum punitur poena extrinseca et illata. Ergo non sufficienter punitur peccatum ista poena intrinseca et innata. Est tamen ipsa poena intrinseca peior quam extrinseca, quia dignum esse poena, peius est, quam sit ipsa poena. Sicut per oppositum melius est, dignum esse regno et non habere regnum,quam habere regnum et non esse dignum. Et ideo peccator iuxta hoc plus hic puniri videtur, quam in inferno unam poenam praescindendo ab alia. Quia hic in via dignus est poena et in inferno habet poenam. Sed peius est, dignum esse poenae, quam habere poenam. Ergo ad sufficientiam utraque poena in delinquente requiritur.

Secundo circa hunc articulum quaeri potest, an maioris misericordiae et pietatis sit peccata dissimulare quam ipsa ulcisci in continenti et punire.

Respondeo, quod simpliciter maioris est misericordiae ipsa peccata punire quam ipsa et quoad extrinsecas poenas simpliciter vel ad tempus dissimulare. Nam non ulcisci et punire est frequenter signum divini odii, ut inquit deus in scriptura: Iam ultra non irascar, quia celus meus recessit a te. Quapropter et beatus Augustinus III volumine Sermonum CXX adducit illud psalmi: Irritavit dominum peccator dicens: Peccator iste, qui facit tanta mala et nihil mali patitur, irritat dominum, provocat dominum, quod prae magnitudine irae suae poenam non exquirit. Ideo non exquiret, quia multum irascitur, qui tollit corruptionem parat damnationem non exquirens. Nam si exquireret, flagellaret et fortasse emendaret. Modo autem multum irascitur deus felicibus iniquis, multum irascitur, tamen non flagellat. Nolite zelare istos, nolite velle esse sicut illi infeliciter felices. Melius est ad tempus flagellari quam in aeternum damnari. Haec ille.

Quapropter et inquit scriptura: Quem diligit deus, occupat; "flagellat autem omnem filium, quem recipit". Nam et iuxta sententiam beati Augustini in De civitate dei, libro IX, secundum Stoicorum sententiam maxima inmisericordia est non arguere delinquentes, unde inquit sic: Misericordia Stoicorum est solerter increpare; et quilibet peccans infelicior est sine poena quam in poena. Et damnati infeliciores sine poena quam cum poena. Quapropter ipse Boethius, De consolatione, prosa IV et V dicit sic: Iniustiores constat esse in iusta punitate tenaces quam iusta ultione punitos. Ex quibus claret, quod misericordius deus agit puniendo, quam ad tempus vel simpliciter dissimulando.

art. XI

Nunc undecimo consequenter declarandum est, quod decuit deum perficere, quod de natura humana incepit.

Nam ob aliud conditus non est homo, nisi propter divinam bonitatem, ut scilicet "summum bonum intelligeret et intelligendo amaret et amando possideret et possidendo frueretur", ut inquit Magister Sententiarum in III dicens. Decuit ergo divinam sapientiam, quod illud perficeret in finem, ad quod naturam humanam creavit.

Quod sex viis poterit declarari.

Primo sic: Nam nullus sapiens opus incipit, quod in finem non producit. Sed deus est sapientissimus, cuius sapientiae non est numerus. Ergo etc. Quid enim est indecentius quam quod deus ita sublimem naturam et ad tam magnum bonum creasset, quae numquam illum finem adepta fuisset. Aut ergo eam in finem iuvabit aut in vanum eam fecit, quod eum non decet. Nam de homine insipiente iuxta verbum Christi dicitur: "Hic homo incepit aedificare, quod non potuit consumare".

Secundo sic: "Nihil pretiosius cognoscitur deus fecisse quam rationalem creaturam ad gaudendum de se". Ergo valde ratione alienum est ab eo, ut illam naturam tam sublimem penitus sinat perire. Assumptum patet. Nam secundum Augustinum Super Iohannem, sermone XXI, nihil potentius aut sublimius mente rationali; quidquid super eam est, creator est. Cum igitur omnia propter hominem sint facta, indecens videretur, si talis natura errans in suum finem non reordinaretur.

Tertio sic: Indecens foret, quod dominus potens et sapiens aliquid malum fieri permitteret, quod sola voluntate impedire posset, nisi et aliud bonum ex illo malo eliceret. Sed deus est summe potens et sapiens. Igitur nequaquam temptationem serpentis fieri permisisset, nisi et aliud bonum inde elicere voluisset. Nullum enim bonum nec homini nec toti naturae advenisset, si homo, propter quem cuncta alia creata sunt, suo naturali et debito fine, scilicet beatitudine perpetua, caruisset. Alma igitur sapientia, quae malis voluntatibus bene utitur et ex malis bona novit elicere, et quanto peiora permittit, tanto meliora ex eisdem elicit, - ut patet de actu crucifixionis filii sui unigeniti, quod in se fuit peccatum gravissimum, et tamen ex ipso provenit naturae humanae summum bonum, - nequaquam igitur in paradiso tam magnum malum transgressionis fieri permisisset, nisi exinde aliud bonum magnum elicere voluisset. Quod et bene claret ex sententia illorum, qui asserunt dei filium, si homo non peccasset, nequaquam incarnatum fuisse. Ex qua tamen incarnatione non tantum salus redemptionis, sed et obiectum aeternae beatitudinis nobis amorosius in forma humilitatis profluxit.

Quarto hoc idem ostenditur sic: Nam indecens foret, quod sapiens siphum vel aliud vas, quod ad sui complacentiam iuxta ordinem suae sapientiae ordinasset, de suis manibus voluntarie excuti permitteret seu ad parietem collideret, nisi et ipse sapienti et pretioso modo per aurifabrum reparare intenderet. Igitur nec decuisset, quod summa sapientia hominem, quem in manibus suae gratiae tenuit temerarie de suis manibus excuti permisisset, nisi et ipse hominem, quem sicuti figulus opus suum super rotam faciens in vas suae clementiae et complacentiae fecerat, nobiliori et excellentiori modo reparare intendisset. "Descendi, inquam, in domum figuli et ecce, ipse faciebat opus suum super rotam et confractum est vas, quod ipse e luto fecerat, de manibus suis, et conversus fecit vas alterum, sicut placuit in oculis eius". Ezechiel XVIII.

Quinto ostenditur hoc idem sic: Nam sapienti et cuncta praescienti indecens foret, ut proprium honorem sibi permitteret auferre, quem numquam recuperandum sciret. Ex quo igitur divinus honor, quoad subiectionem humanae voluntatis, in transgressione praecepti deo subtractus fuerat. Nequaquam hoc summa sapientia permisisset, si non modum restitutionis honoris proprii praeordinasset. Nam cuius oppositum summae sapientiae obviaret.

Sexto sic: Hominis status absque reparatione sui casus fuit omnimodo violentus, ergo decuit, ut talis status reformaretur et non esset perpetuus, cum et natura violentum perpetuum esse non sinat. Ergo et multo minus dominus naturae, potentiae et sapientiae infinitae. Antecedens etiam patet. Nam status hominis ante reparationem non fuit in debitum finem, scilicet felicitatem adipiscendam, ordinatus, et homo extra locum quietis naturalis positus, sicut grave extra centrum seu locum proprium. Igitur et eius status digne dicitur violentus. Nam "fecisti nos, domine, ad te, inquit beatus Augustinus, et inquietum est cor nostrum, donec requiescat in te".

Ex quibus singulis patet, quod decuit deum perficere, quod de natura humana incepit.

Sed dicis, quod et praedictae rationes de ruina angelorum et ipsorum reparatione possent fieri, sicut fuerunt pro hominis reformatione.

Respondet beatus Gregorius, IV libro Moralium, et concludendo dicens: Ruina angelorum reparari deum non decuit. Congruum enim fuit, ut sicut angeli peccaverunt nullo suadente vel impellente, ita etiam et resurgendo haberent nullo adiuvante, quod tamen est eis impossibile. Unde dicit sic: Homo perditus et non angelus reparari debuit,quia nimirum angelus sua malitia cecidit, hominem vero aliena prostravit. Humanum ergo genus ad puniam redemptoris adventu reducitur; apostata vero angelus ad restaurationem nulla spe veniae, nulla conversionis emendatione revocatur, nec umquam lumen pristini status recepit, quoniam hoc etiam non suasus amisit. Haec ille. Ex qua auctoritate patet, quod ipse venerabilis Anselmus eandem rationem a beato Gregorio recipit. -

Secundo respondet iterum beatus Gregorius in praeallegato loco, quod angelus spiritus est solummodo, homo autem spiritus et caro. "Misertus ergo creator, ut redimeret, istam ad se debuit creaturam reducere, quam in perpetratione culpae ex infirmitate constat aliquid habuisse. Et eo altius debuit apostatam angelum repellere, quo cum a persistendi fortitudine corruit, nihil infirmum ex carne gestavit". De homine autem: "Memoratus, quia caro sunt". Haec ille. -

Tertio, quamvis draco ruffus secum tertiam partem stellarum sive angelorum traxerit, maior tamen multitudo angelorum in felicitate permansit. Humana autem natura ex toto corruit, et totum genus humanum, propter quod cuncta creatura fuerant, perisse aeternaliter decens non fuerat. Idcirco homo et non angelus redemptus fuit.

art. XII

Duodecimo declarandum est, quod congruentia exigente non necessitate inducente casus generis humani tantum per deum et hominem debuit reparari.

Hoc autem sex viis declaro.

Primo sic: Nam solus deus satisfacere pro peccato non potuit. Nam primus parens triplici peccato principaliter peccavit: Primo avaritia, quia non contentus de datis ultra id, quod debuit, arborem vetitam tangere voluit. Secundo elatione et superbia, cum inquit serpens: "Eritis sicut dei". Tertio gustu et delectatione, quia vidit mulier lignum, quod esset pulchrum et ad vescendum suave. - Constat autem, quod pro peccato avaritiae non satis fit nisi per paupertatem; nec superbia corrigitur nisi per humilitatem; nec pro peccato inordinatae delectationis satis fit nisi per cruciatum et amaritudinem. - Nam contraria tantum contrariis curantur, et calor tantum in frigore moritur. Ipse autem deus dives in omnes pauper esse non potuit, nec ille, "qui in altis habitat", se in sui natura humiliare valet, nec sapientia, quae "disponit omnia suaviter" et cuius spiritus "super mel dulcis" est, amaritudinis cuiuscumque potest esse capax. Igitur per solum deum satis fieri pro peccato non potuit.

Secundo ostendo, quod nec purus homo. Nam omnis homo hostis publicus divinae sapientiae ac in eius ira, sicuti damnationi aeternae deputatus, vitiatus et infectus fuit. Igitur talis sit in ira et damnatione existens, genus humanum reconciliare et reformare non potuit. Nam peccator peccatorem iustificare non poterit. Quapropter beatus Gregorius libro XVII Moralium sic inquit: "Diabolus in ista nos parentis radice subplantans hominem sub captivitate sua, quasi iuste tenens, qui libero conditus arbitrio ei iniusta suadenti consensit. Ad vitam namque conditus in libertate propriae voluntatis sponte sua factus est debitor mortis. Delenda ergo erat talis culpa. Sed nisi per sacrificium deleri non potuit, quaerendum sacrificium erat. Sed quale sacrificium pro absolvendis hominibus inveniri poterat? Neque iustum fuit, ut pro rationali homine animalium brutorum caederentur victimae. Ergo si bruta animalia propter rationale animal, idest pro homine, dignae non fuerunt victimae, requirendus erat homo, qui pro hominibus offerri debuisset, ut pro rationali peccante rationalis hostia mactaretur. - Sed quid, quoniam homo sine peccato inveniri non poterat et oblata pro nobis hostia, quae nos a peccato mundare potuisset, si ipsa hostia peccati contagio omnino careret? Inquinata quippe inquinatos non potest mundare. - Ergo ut rationalis esset hostia, homo fuerat offerendus, ut a peccatis mundaret hominem, homo sine peccato. Sed quis homo sine peccato esset, si ex peccati commixtione descenderet?" Omne quippe genus humanum inimica illa persuasio in culpae contagium ab ipsa radice polluerat. Nullusque erat, qui pro peccatis apud deum intercedens a peccato liber appareret. "Proinde venit ad nos unigenitus patris, et in utero virginis factus est homo unigenitus dei filius propter nos, assumpsit ex nobis naturam, non perpetrans culpam."

Tertio sic: Nam homo fuit obligatus reddere deo plus quam omne, quod sub deo fuit. Ergo satisfacere pro se et cuncta creatura non potuit. - Patet consequentia, ex quo maius reddere debuit quam omne, quod sub deo fuit. Constat autem, quod id, quod est maius quam omne illud, quod sub deo est, necessario est deus. - Sed antecedens ostendo: Nam secundum mensuram peccati debet esse satisfactio. Ipsum autem peccatum maioris est malitiae quam sit bonitas omne illud, quod citra deum. Quod ipse venerabilis Anselmus sic suo discipulo declarat, I Cur deus homo, capitulo XXII dicens: "Si videres te in conspectu dei et aliquis tibi diceret: aspice illuc", et deus diceret: Nolo, quod te a me avertas et illuc aspicias!, rogo, pro quanto deberes illum aspectum facere contra dei voluntatem? Numquid pro toto mundo, etiamsi periret, quidquid deus non est? Certe non; immo si duo mundi essent aut plures in infinitum, nequaquam pro illis salvandis talem aspectum contra dei voluntatem facere deberes. Nam quamvis interdum soleamus facere aliquid contra voluntatem alicuius, ut res eius serventur, quod postea placet illi, contra cuius voluntatem fecimus, quia prius quod sibi utile foret non intellexit, aut quod perdiderat, restaurare postea non poterit. Hoc autem in deo locum non habet, quia deus summe sapiens est et optimus, qui nihil iubet, de quo postea paeniteat, nulla etiam re indiget, et omnia, si perirent, possit, sicut fecit ea, restituere et recreare. - Ex quo patet, quod homo purus deo satisfacere non potuit, ex quo deo tantum bonum obligatus fuit reddere, quam bonum fuit illud, pro quo non debuit peccare.

Quarto ostendo hoc idem sic: quod homo satisfacere non potuit. Nam, ut superius dictum est, "homo in paradiso sine peccato factus quasi positus est pro deo inter deum et diabolum, ut vinceret diabolum suadenti peccatum ad excusationem dei et confusionem diaboli, cum ille infirmior in terra non peccaret eodem diabolo suadente. Et cum hoc facile posset efficere, nulla vi coactus, sola se suasione et sponte vinci permisit ad voluntatem diaboli et contra voluntatem et honorem dei." - Constat autem, quod esset "contra honorem dei, ut homo reconciliaretur illi cum huius calumnia contumeliae deo irrogatae, nisi prius honoraverit deum vincendo diabolum, sicut illum inhonoravit victus a diabolo. Victoria vero talis esse debet, ut sicut fortis ac potestate immortalis consensit facile diabolo ut peccaret, unde iuste incurrit poenam mortalitatis, ita infirmus et mortalis, qualem ipse se fecit, per mortis difficultatem vincat diabolum, ut nullomodo peccet. Quod facere non potest, quamdiu ex vulnere primi parentis concipitur et nascitur in peccato".

Quinto hoc idem ostendo sic: Justitia exigit, ut restituam indebite ablatum et iniuste retentum. Cum autem homo deo, quantum in ipso fuit, quod dei erat, immo suum honorem rapuit, qui quidem in hoc consistit, ut omnis voluntas rationalis creaturae divinae voluntati sit subiecta. "Hoc, inquam, est debitum, quod debet angelus et homo, quod solvendo nullus peccat, et quod omnis, qui non solvit, peccat" et in culpa manet. Constat autem, quod "nec sufficit" iustitiae "solummodo reddere, quod ablatum est, sed pro contumelia illata plus debet reddere quam abstulit. Sicut enim, qui laedit salutem alterius, non sufficit, si salutem restituit, nisi pro illata doloris iniuria recompensat aliquid". Abstulerat autem homo dei honorem et quidquid de tota natura humana facere proposuit. Non ergo sufficit, si homo hoc totum reddit, prout tamen non est possibile ex quarta deductione, nisi et pro contumelia illata sic satis faciat. Et quia primum reddere non potest, etiam per infinitos mundos, si deo offeret libere, nec per consequens secundum, cum et illius satisfactio tanto deberet esse in bonitate, quantum fuit illud, pro quo contumeliam facere non debuisset. Sed pro omni, quod citra deum est, talem contumeliam ipse deo facere non debuisset. Ergo nec per omne, quod citra deum est, satisfacere valuisset.

Sexto hoc idem ostenditur sic: Nam homo dare debuit pro suo peccato aliquid, ad quod alias non tenetur, nisi peccasset. Quia satisfactio est reditio alias indebiti. Sed ad omnia, quae sunt amoris et timoris et ad cuncta obsequia, homo etiam, si numquam peccasset, tenetur deo, qui ipsum de nihilo creavit et omnia propter ipsum. Quid igitur homo solvit pro peccato suo, qui totum, quod est et potest, etiam si numquam peccasset, tenetur deo. Nequaquam igitur homo pro peccato satisfacere potest. Et per consequens homo per hominem purum reconciliari aeterno patri non valet. -
Ad hoc autem est exemplum tale. Nam nullus est idoneus lega-

tus ad interponendam discordantium confoederationem, si sit tantum de altera parte, quia ab alia parte potest haberi suspectus. Sed oportet, quod sit neutralis aut quod participet utrumque extremum. Qui autem utrumque extremum participat, magis pertinet ad ipsum et plus est fidelis. - Et ideo, quia Christus fuit de genere divino secundum superiorem naturam, simile de genere humano secundum inferiorem naturam, ideo fuit convenientissimus mediator dei et hominum. Quapropter beatus Gregorius, IV libro Moralium sic inquit: Unigenitus dei filius humanam in se pro nobis accepit naturam, "ut quia puro homini via redeundi non patebat ad deum, via redeundi foret per hominem-deum. Longe quippe distabamus a iusto et immortali, nos mortales et iniusti. Sed inter immortalem et iustum et nos mortales et iniustos apparuit 'mediator dei et hominum' mortalis et iustus". "Ipse enim est pax nostra, qui fecit utraque unum", lapis angularis in se condens duos parietes ac veluti columba Noe ramum reconciliationis portans. -
Ex quibus omnibus claret, quod quamvis non ex necessitate, verumtamen ex congruitate casus primi parentis debuit per deum et hominem reparari.

Sed contra hunc articulum est processus venerabilis Anselmi, II Cur deus homo, capitulo V., ubi ex intentione probare nititur, quod non tantum ex congruentia, sed ex necessitate casus primi parentis per deum et hominem fuit reparatus. Fundens se super aliquibus rationibus in hoc articulo tactis arguit sic: Nullus satisfacit pro peccato hominis, nisi reddat aliquid maius eo, pro quo peccatum facere non debuerat. Sed pro omni eo, quod est citra deum vel esse potest, non debuit peccasse. Igitur non potuit satisfacere, nisi redderet deo aliquid maius omni creatura facta et possibili fieri. Sed maius omni creatura simul sumpta, sicut arguitur ibi, non potest reddere purus homo. Ergo oportet deum satisfacere pro peccato. -
Item capitulo XXIV primi libri vult, quod omnis homo est peccator ex Adam et peccator peccatorem iustificare non potest; nec decuit, quod aliquis innocens, non descendens ex Adam, redemit nos per mortem, quia tunc non fuisset homo restitutus ad pristinam dignitatem, ut soli deo serviret, si fuisset obligatus illi homini, qui tantum pro redemptione quantum deo pro creatione, et ita reputare ipsum deum pro reparatione sicut verum deum pro creatione. Item purus quantumcumque innocens secundum eum non potuit satisfecisse, sicut probat articulum suum immediate adductum. Igitur oportuit esse deum et hominem, quia nemo nisi deus potest satisfacere. Et non debuit solvere nisi homo. - Sed salva reverentia sancti aestimo, quod purus homo potuisset satisfacere pro omnibus, si fuisset conceptus sine peccato, sicut

potuisset fieri ex operatione spiritus sancti et matris, sicut fuit Christus, et deus dedisset sibi summam gratiam, quam potuisset recipere, sicut Christo dedit sine meritis praecedentibus ex libertate sua. Talis enim potuisset mereri deletionem peccati sicut et beatitudinem. Et sic etiam sentire videtur beatus Augustinus, XIII De trinitate, capitulo XVII. Et cum dicit venerabilis Anselmus, quod tunc tali homini obligaremur tantum quantum deo, salva reverentia sancti falsa est conclusio simpliciter, quia totum, quod ille haberet, esset a deo. Et ideo tantum sibi obligaremur secundum quid et in relatione ad deum. Obligaremur tamen sibi multum, sicut obligamur gloriosae virgini et aliis sanctis, qui meruerunt nobis, semper tamen finaliter et summe deo tamquam ei, a quo aliorum bona procedunt. - Sed est sciendum, quod secundum mentem Doctoris Subtilis in III, distinctione XX videtur hoc de possibili verum, "quod quilibet possit satisfacere pro se. Quia si data fuisset cuilibet homini prima gratia sine meritis sicut modo, licet quilibet sit filius irae, cuilibet tamen dat primam gratiam sine meritis propriis, et tunc meretur beatitudinem". Ergo potuisset etiam meruisse deletionem culpae. Posset enim deus etiam quemlibet actum virtutis pro satisfactione acceptare. Nam satisfactio omnis tantum pendet ex divina acceptatione, quae est summe libera, et acceptare potest sicut placet.

Cum etiam producit venerabilis Anselmus, quod non nisi homo debuit satisfacere, hoc non videtur absolute necessum, quod nullus, qui est debitor, "potest satisfacere pro alio, sicut pro alio orare. Unde sicut Christus homo innocens non debitor satisfecit, sic si placuisset deo, potuisset unus angelus satisfecisse offerendo deo aliquid placitum pro nobis, quod ipse acceptasset pro omnibus peccatis, quia tantum valet omne creatum oblatum, pro quanto deus acceptat illud et non plus". - Et liberrime quodlibet oblatum acceptat, sicut suae voluntati complacet. -

Et quando arguit venerabilis Anselmus, ut etiam superius in argumentis est tactum, "quod non fecit satis quis deo, nisi offerat deo aliud maius formaliter quam illud, pro quo peccare non debuit, quod est maius tota creatura, credo salva reverentia sua, quod hoc non est verum. Non enim oportuit satisfactionem pro peccato primi parentis excedere totam creaturam formaliter in magnitudine et perfectione. Satisfecisset enim obtulisse deo maius bonum, quam fuerat malum istius hominis peccantis. Unde si Adam per gratiam datam et caritatem habuisset unum vel multos actus diligendi deum propter se ex conatu liberi arbitrii, quam fuerat conatus in peccando, talis dilectio suffecisset pro peccato remittendo et fuisset satisfactum. Et tunc propositio ista esset falsa, quod debuit offerre deo aliquid maius omni eo, pro quo peccare non debuerat. Sed sicut pro amore creaturae ut non debuit peccare, ita satisfaciendo debet offerre deo aliquid maius attingendo per actum obiective quam sit creatura, scilicet amor debet attingere deum propter se, et iste amor trinitatis propter se excedit amorem creaturae sicut deus creaturam. Unde sicut peccavit per amorem ignobilioris obiecti in infinitum, ita debuit satisfacere per amorem nobilioris in infinitum. Et hoc fecisset satis de possibili. - Dico igitur, quod amor, quem conferre debet satisfaciendo, debet excedere amorem cuiuscumque creaturae et diligere obiectum nobilius satisfaciendo quam dilexit peccando. Tamen iste actus, quo convertor ad deum per amorem in sua formali ratione, non est maior omni creatura, nec etiam amor Christi creatus, quo dilexit deum, fuit talis. Unde venerabilis Anselmus in suo processu vult omnino infinitatem habere, ubi non est ex formali ratione. - Dico igitur, quod quamvis satisfactio per deum et hominem fuerit via congruentissima et amorosissima, tamen non fuit via absolute necessaria. Unde beatus Augustinus, XIII De civitate dei, cap. X dicit sic: Ei qui dicunt deum defuisse alium modum liberandi genus humanum nisi per mortem Christi, primum est refellere, ut istum modum asseramus congruum. "Verum etiam, ut ostendamus non alium modum deo defuisse possibilem, cuius potestati aequaliter cuncta subiacent". Ex quo dicto patet, quod de potentia absoluta liberare potuit genus humanum per aliam viam quam Christi incarnationem et mortem. Quia dicit, quod eius potestati cuncta subiacent. Patet etiam ex dicto beati Augustini, quod iste modus, qui habitus est, fuit convenientissimus. Non potest hoc tamen evidenter demonstari, quia illud, cuius oppositum est possibile, non potest evidenter ostendi.

Sed dicis, si homo impotens fuit ad solvendum debitum, ipsum deus debuit habere excusatum. Nam et impotentia ex iure videtur solutionem debiti excusare.
Item si non potuit homo satisfacere, cur non dimmisit deus hominis peccatum ex sola misericordia absque satisfactione praevia?

Ad primum dubium dico, quod impotentia, quae descendit ex culpa in nullo excusat, sed incusat. Et talis impotentia in toto genere humano consistit, et primus parens tam se quam et posteros per culpam impotentes fecit. Exemplum ad hoc adduci potest. Nam si quis iniungat servo suo aliquod opus et praecipiat sibi, ne se in foveam praecipitet, quam sibi ostendit, et servus contemnens mandatum domini se in foveam sponte mittat, unde exire nequit numquid ad augmentum culpae talis impotentia erit utique? Nam se impotentem ad opus domini exequendum fecit, et malum malo accumulans contra voluntatem et missionem domini in foveam cecidit. Nostra igitur impotentia ad bonum esse in nullo nos excusat, quia a culpa ortum habet.

Ad secundum dubium, cum dicis, cur sola dei misericordia peccatum impunitum non dimmisit et absque omni satisfactione praevia, respondeo, quod hoc facere non debuit, nec eum decuit. Nam non decet, ut in regno sapientis aliquid inordinatum sit. Peccatum autem tantum reordinatur per poenam. Secundo non decet, quod peccantes et non peccantes aequales sint apud summum bonum et iustum, porro iustitia legibus continetur. Si igitur peccatum nulla lege puniretur, liberius esset peccatum quam iustitia. Denique constat, quod deus proposuit restaurare angelos, qui ceciderunt, per homines. Constat etiam, quod homines tales esse debent in illa civitate felicitatis, quales angeli fuissent, si ibi stetissent, alios non fuissent restaurati. Ex quibus sequitur, quod oportet homines esse aequales bonis angelis, qui numquam peccaverunt. - Impossibile igitur est, quod homo fiat aequalis bono angelo, qui numquam peccavit, nisi satisfaciat pro peccato. Sed et recta ratio exigit, quod homo sine satisfactione ad aequalitatem bonorum angelorum, qui numquam peccaverunt, assumi non debeat. - Nam si dives manu tenat margaritam, quam in thesaurario suo cogitavit recondere, quam si aliquis ipso permittente manu sua excutiat, ita quod cadat ad lutum, quam sic sordidam dives elevans nonne lavaret et non immundam in thesaurario suo reconderet? Sic deus facit homini, quam diabolus de manu sua in paradiso excussit eo permittente. Nonne ipsum lotum et mundatum reducet in paradisum? - Quod et deus fecit. Ipse enim est, qui "lavit nos a peccatis nostris in sanguine suo","non quidem hircorum aut vitulorum, sed per proprium sanguinem introivit semel in sancta aeterna redemptione inventa".

art. XIII

Tertio decimo puncto declarabo, quod mors Christi, dei et hominis, ad satisfaciendum pro homine deo fuit via congruentissima, quamvis non necessaria. Istud autem sic declarabitur.

Nam congruum fuit, ut sicut homo peccaverat per suavitatem se subiciendo diabolo, ita vincat per asperitatem ipsum diabolum. Nihil autem asperius aut difficilius aut maius sub deo quam ipsa mors Christi. Congruum igitur est, quod sicut homo per suavitatem peccavit, sic per asperitatem satisfaceret, et maiori quae potest esse. Nulla autem maior ipsa morte Christi. Ergo.

Secundo hoc idem ostenditur sic: Nam ipse dei filius per satisfactionem debiti nos ligare ad amorem reciprocum voluit. Per nihil autem tantum nos ad amorem incitare et ligare sicut per oblationem suae vitae potuit. "Quia maiorem caritatem nemo habet, ut animam suam ponat quis pro amicis suis".

Tertio declaratur hoc sic: Nam mors non moritur, nisi in vita; quapropter mors nostra ex primo parente contracta mori non debuit, nisi in oblatione vitae, quae ipsam mortem mori fecit. "O mors igitur, ero mors tua, morsus tuus ero inferne".

Quarto iuxta beatum Gregorium aliquid debuit deo dari pro peccato hominis, quod alias debitum non fuit. Sed omne, quod fuit in Christo, debitum fuit deo praeter eius vitam, quia debitum non fuit, ut ibi esset mortis poena, ubi nulla praecessit culpa. Ergo per viam congruentiae tantum pro peccato per vitam suam oblatam satisfacere potuit. Unde et beatus Gregorius, XXIX Moralium sic inquit: Qui in carne natus est de virgine, "contagio culpae inquinatus non est", et tamen "ultione culpae depressus est". "Admissa propria non habuit, et tamen poenam carnalium sine culpa suscepit". Puniri et occidi ipsemet non debuit, "quia nullum culpae contagium perpetravit. Sed si ipse mortem indebitam non susciperet, numquam nos a morte debita liberaret". "Venit itaque sine vitio, qui se subiceret sponte tormento". Haec ille.

Quinto hoc congruum fuit, quod ista satisfactoria oblatio placationis, satisfactionis et holocausti pro omnibus peccatis infinitorum, si fuissent, mundorum, in qua de omni offensa pater placari debuit, esset pretiosissima. Sed nihil pretiosius esse potuit quam Christi vita. Ergo. Quapropter adducit illud Apostolus: "Sacrificium et oblationem noluisti, corpus autem adaptasti mihi" etc.

Sexto sic: Congruum erat, ut qui ovem errantem reduceret in veritatis viam, venerat etiam, ut semitam perfectae iustitiae explanaret. Haec est autem perfectae iustitiae via, qua quis se mori offert pro ove errante reducenda. Pietatem ergo et iustitiam nobis, ut imitemur, dedit, ut scilicet adversitates pro proximis suscipere non metuamus, quibus illos ab adversitate liberemus. Unde et beatus Gregorius XXIX Moralium sic inquit: Mediator dei et hominum in ea carne, quam de virgine pro nobis assumpsit, pietatis formam et compassionis, quam imitemur, nobis dedit, ut scilicet adversitates pro proximis suscipere non metuamus, quibus illos ab adversitate liberemus. "Cum enim posset nobis etiam non moriendo concurrere, voluit tamen hominibus moriendo subvenire; quia nos videlicet minus amasset nec vim suae dilectionis ostenderet, nisi hoc, quod a nobis tolleret, ad tempus ipse sustineret. Passibiles quippe mortales nos reperit et qui nos existere fecit ex nihilo, revocare etiam sine morte sua potuit a passione. Sed ut, quanta esset virtus compassionis, ostenderet, fieri dignatus est pro nobis, quod esse non voluit, ut in se ipso temporaliter mortem susciperet, quam a nobis fugaret".

Ex quibus dictis patet, quod mors Christi fuit via congruentissima ad liberandum hominem, sed non necessaria, quia sine morte sua hominem captivum liberasse potuisset, ut patet in adducto originali beati Gregorii.

Sed contra istam mentem conclusionis militat processus venerabilis Anselmi, II Cur deus homo, capitulo II, ubi conatur probare, quod non ex congruentia, sed ex necessitate per mortem Christi genus humanum fuit liberatum. Quapropter dicit ita: Oportebat illum, qui satisfacere debebat pro homine, habere aliquid maius omni eo, quod est sub deo, quod sponte et non ex debito deberet. Ad cuncta autem alia Christus fuit debitor praeter passionem mortis. Quapropter II Cur deus homo, capitulo XV inquit: Ecce vides, quomodo rationalis necessitas exigit ex hominibus perficiendam esse civitatem supernam, nec hoc fieri posset, nisi per remissionem peccatorum, quam nullus homo habere potest nisi per hominem, qui idem ipse sit deus, atque morte sua peccatores reconciliet. Expresse enim videtur inducere, quod necesse erat hominem redimi per mortem Christi. - Sed contra: "Quilibet actus Christi sufficiens fuit ad redimendum genus humanum. Ergo non fuit necesse redimi hominem per passionem Christi. Antecedens probatur, quia actus est laudabilior passione, quia laus consistit in actu. Modo ista passio Christi non habet, quod sit sufficiens meritorie, nisi in relatione ad personam verbi. Eodem autem modo, et actus eius elicitus in relatione ad verbum fuisset sufficienter meritorius". Quapropter ipse Anselmus, II Cur deus homo, capitulo XIV approbat dictum discipuli sui, scilicet: Minima laesio istius personae fuit peior quam peccatum omnium hominum sit malum. Ergo et minima laesio absque morte pro satisfactione peccati suffecisset. "Propterea, non est aliqua necessitas, quod Christus homo redimat hominem per mortem nisi necessitas convenientiae 'scilicet posito, quod deus sic ordinavit illum redimere, sicut si curro moveor' : haec est necessitas convenientiae. - Sed antecedens est simpliciter contingens, et similiter consequens, scilicet me currere et me moveri. Similiter Christum pati mortem fuit contingens, sicut contingens fuit ipsum praevideri passurum. Nulla est igitur necessitas, nisi convenientiae, scilicet si praevisus fuit pati, patietur. Sed tam antecedens quam consequens fuit contingens". - Quapropter arguo sic secundum mentem Doctoris Subtilis in III, distinctione II: "Nulla est necessitas genus humanum reparari, ergo nec Christum pati. Consequentia de se patet. Et antecedens probatur: Quia si sic, hoc non est, nisi quia homines praedestinati sunt ad gloriam, et lapsi non possunt intrare nisi per satisfactionem; sed modo ita est, quod praedestinatio hominis est contingens et non necessaria. Sicut enim deus ab aeterno contingenter praedestinavit hominem et non necessario, quia nihil necessario operatur respectu aliquorum extra se ordinando ista ad bonum, sic potuit non praedestinasse. Nec est inconsequens hominem frustrari a beatitudine nisi praesupposita praedestinatione hominis. Ergo nulla fuit redemptionis eius necessitas, sic nec praedestinationis eius". - Quapropter beatus Gregorius libro superius allegato inquit: "Cum etiam posset nobis deus non moriendo concurrere, voluit tamen omnibus moriendo subvenire". Et subdit aliquibus interpositis: "Et qui nos existere fecit de nihilo, revocare etiam sine morte potuit aut passione". Haec ille. - Hoc idem videtur beatus Augustinus sentire in III De trinitate, capitulo IV, ubi ait: Alius modus redimendi hominem deo non defuit, cuius potestati cuncta subiacent. - Dico ergo, "quod omnia huiusmodi, quae facta sunt a Christo circa redemptionem nostram, non fuerunt necessaria, nisi praesupposita ordinatione divina, quae sic ex summo amore et congruentia ordinavit fieri. Et hoc praesupposito necessarium tunc fuit Christum pati". "Oportebat enim sic Christum pati et ita intrare in gloriam suam". "Sed tamen totum fuit contingens: antecedens et consequens". - Ad reverentiam sancti dico, quod omnes suae rationes, quas fecit ad probandum, quod tantum deus et homo potuit pro peccato satisfacere et quod tantum per mortem filii potuit satisfieri, procedunt supposita ordinatione divina, quae sic ordinavit satisfieri et hominem redimi. Et hoc videtur procedere ita, quod deus ex ordinatione sua nihil voluit acceptare pro redemptione hominum nisi mortem filii sui. Nulla tamen necessitas absoluta fuit. Unde in psalmo: "Copiosa apud deum redemptio". Et ipse Apostolus ad Hebr. II inquit: "Decebat enim eum, propter quem omnia, per quem omnia, qui multos filios in gloriam adduxerat, auctorem salutis eorum passionem consummare".

art. XIV

Quarto decimo est declarandum, qualiter antiqui tam Iudaei quam gentiles, cognoscentes patrem aeternum non velle placari nisi per filium in fine temporum incarnandum, praestolabantur et desiderabant eius adventum.

Primo enim ipsum incarnari quaerebant clamore valido extrinseco ac intrinseco desiderio. Nam beatus Gregorius, VI homilia Super Ezechielem sic inquit: Ante nostri redemptoris adventum ex electis gentilibus et Hebraeorum populo sancti, qui longo tempore redemptionem suam exspectabant, exspectando gemuerunt et desideraverunt. Gentiles quoque, quoniam eos nondum sui redemptoris gratia reficiebat; Iudaei autem, quia legem tenentes legis auctorem non videbant. Unde enim "Iob, attestante vita, cognoscimus, ut exspectasse redemptoris adventum multos etiam ex gentibus credamus. Et nascente domino, Simeon in spiritu in templum veniente, didicimus quanto desiderio ex plebe Israelitica sancti viri mysterium incarnationis eius videre cupierunt". Haec ille. Similiter et Richardus adducit illud scripturae Is XXI: "Ad me clamat ex Seir: Custos, quid de nocte? Dixit custos: Venit mane et nox". "Seir enim ipse est, qui Edom vel Esau dicitur, a quo terra Idomaea etiam Seir nominatur", qui et reprobatus, cum Iacob, idest Israel electus, a quo caecos gentiles denominantur. Super quo verbulo ipse Richardus de Sancto Victore sic inquit: "Multi non solum ex Iudaeis, verum etiam ex gentibus Christi adventum praenoverant et cum magno desiderio exspectabant, secundum illud: 'Ecce veniet desideratus cunctis gentibus'. Non dicit: desiderandus, sed desideratus, ut intelligas in omni gente aliquos aliquando in eius desiderio flagrasse. Erat igitur adventus eius a multis gentilium praecognitus et ardenter desideratus. Ad hanc tamen cognitionem paulatim et per intervalla temporum perfecerant et quibusdam perfectum et omnibus pedetentim ascenderant". Et aliquibus interpositis subdit: "Ad me, inquit, clamat ex Seir. Non dicit: orat, non dicit: supplicat, sed: clamat. Quae est ista exclamatio nisi intensa oratio, nisi devotionis magnitudo?" "Custos, quid de nocte, custos, quid de nocte?" "Cur creatorem invocando non dicitur: Creator?" "Cur ei non dicitur: Domine, domine?" "Sed, custos, quid de nocte?" "Certe, quod eum creatorem, quod eum dominum habebant, commune eis omnibus erat. Sed quod latam perditionis viam communiter cum ceteris non incedebant, eis prae ceteris ex eius custodia erat. Gratiae ergo praerogativam ei praeferunt, quam ex eius munere receperunt. Custos, quid de nocte? custos, quid de nocte? Quasi dixerunt: Tu es, qui nos de

nocte custodisti, ne nos cum ceteris caligo infidelitatis involveret. Tu es, qui nos de nocte custodisti, ne malitiae sucis caritatem nostram extingueret. Beneficia inchoata parant in nobis fiduciam praesumendi maiora. Salutem inchoatam speramus perficiendam. Ut autem salutem inchoatam perficias, necesse est, ut venias per temetipsum". - Et interpositis quibusdam subdit Richardus et dixit: Custos venit mane et nox, "ab ipsa enim prima praevaricationis hora usque ad Christum omnes sub nocte erant, et viam revertendi ad patriam, portam intrandi ad vitam invenire non poterant. Et idcirco veri diei mane desiderabant, qui quas tenebras paterentur, non ignorabant. Et ecce, is eis iuxta desiderium suum respondetur, cum a domino dicitur: Venit mane. Quid est mane, nisi quaedam inchoatio lucis divinae?" "Inchoatio itaque verae lucis est adventus domini salvatoris. Oriente namque sole iustitiae inchoatur verum mane. De hoc mane in propheta habemus: 'Exortus est in tenebris lumen rectis: misericors et miserator dominus'. Dicit itaque: Venit mane. Mane desideratis, mane habebitis". "Filii dei itaque adventus gentibus revelatur in eo, quod mysticis Idomaeis dicitur: Venit mane. Testantur, quod dicimus oracula Balaam prophetae; testantur hoc ipsum vaticinia Sybillae. Attestatur, ni fallor, huic testimonio ara ista, quae apud Athenas consecratur ignoto deo. Sciscitanti autem Paulo Apostolo an homo futurus esset an spiritus deorum responsum est a beato Dionysio: Verus deus et verus homo, et ipse renovaturus est mundum. - Ex his itaque palam est intelligere gentes Christi adventum ex revelatione praenosse". "Praedicitur adventus Christi, non solum Christi, sed etiam Antichristi: Venit mane, et nox. Idest adventus Christi diem facit, Antichristi adventus noctem ingerit", "cum seductionis caligo superventura est universo orbi, ut in errorem ducantur, si potest fieri, electi". Haec ille. - Sed quid dicam de Iudaeis? Dicit Richardus: "Quid aliud quaerebat illa vox prophetae ad patrem: 'Emitte agnum, domine, dominatorem terrae'. Quid aliud suspirabat vox ista psalmistae ad eundem: 'Emitte manum tuam de alto'. Nonne ipsius adventus ab ipso filio satis devote et nimis aperte quaeritur, cum eidem per prophetam dicitur: 'Utinam dirumperes caelum ac venires'. Nonne manifeste satis eius adventum psalmista postulabat, cum ipse proclamaret: 'Excita potentiam tuam et veni et salvos facies nos'". Haec ille.
Ex quibus patet, qualiter ipsi Iudaei et gentiles Christi adventum affectabant.

Secundo quaerebant dei filium incarnandum per carnalem concubitum. Unde Iacob, ut habetur Gen. XXX, Rachaelem et Liam et concubinas habuit, consentitque Rachel pro mandragoris, idest pomis odoriferis et suavibus, quas Ruben ipsae Liae portaverat, ut ista nocte ipse Iacob cum Lia dormiret. "Nam ista nocte debebat esse cum Rachele secundum circulum reddendi debitum suis uxoribus". "Ancillas etiam accepit ad preces uxorum et amore prolis, non ductu libidinis". Nullaque ipsarum usus est intemperanter. "De Lia et Rachaele patet", quod temperanter viro usae sunt "ex modo introducendi ancillas et ex hoc, quod dicitur in textu deum exaudisse preces earum in conspectu". - Ex hoc patet, quod non movebantur aliqua libidine, sed prolis amore ad dei cultum. Idcirco Lia madragoras dedit viro, ut condormire posset. Sciebant enim secundum magistrum Nicolaum de Lyra Iacob a deo electum, ut ex eius filiis surgerent capita tribuum Israel, "et quod Christus ex eius filiis erat nasciturus. Et ideo non est mirum, si desiderabant prolem habere ab ipso, non solum naturalem, sed etiam adoptivam, quia nesciebant, de qua Christus nasceretur". - Patet igitur ex his, qualiter per carnalem copulam dei filium incarnari quaerebant et ita cupiebant.

Tertio ipsum incarnari quaerebant per munerum oblationem, unde in fide futuri messiae etiam acceptari sua munera cupiebant. Quapropter dicit magister Nicolaus, quod summus sacerdos oblationem in modum crucis offerebat recipiendo oblationem ad manus et versus orientem et occidentem, sinistrum et dextrum se vertebat. Et sic deo offerre solebat et omnia in sanguine proficiebant. Unde inquit Apostolus ad Hebr. IX: "Semel in anno intrabat summus pontifex solus non sine sanguine, quem offert pro sua et populi ignorantia". Et post subdit: "Lecto omni mandato legis a Mose universo populo accipiens sanguinem hircorum et vitulorum, cum aqua et lana coccinea et hyssopo ipsum quoque librum et omnem populum aspersit dicens: Hic sanguis testamenti, quod mandavit ad vos deus. Etiam tabernaculum et omnia vasa ministerii sanguine similiter aspersit. Et omnia pene in sanguine mundantur secundum legem, et sine sanguinis effusione non fuit remissio".

Quarto ipsum dei filium incarnari quaerebant per fidem firmissimam, quam habebant per corporis sepulturam et ut messiam. Quapropter et manum sub femorem ponebant et iurabant, sepelirique in terra promissionis cupiebant. Nam de Abraham Gen. XXIV legimus, quod inquit ad servum seniorem domus suae: "Pone manum tuam subter femur meum". Super quo inquit magister Nicolaus, "quod hoc fuit propter Christum, qui secundum carnem nasciturus erat de femore Abrahae". "Credidit igitur Abraham deo et ideo amicus dei appellatus est", immo: "exulta-

vit, ut videret diem Christi, vidit et gavisus est". Matth. - Eandem etiam fidem ostendebant per corporis sepulturam, quam in terra promissionis cupiebant. Unde super isto verbo Gen. XLVII ubi inquit Iacob: "condasque in sepulchro maiorum", inquit magister Nicolaus de Lyra sic: "In terra promissionis, in qua erant sepulchra Abraham et Isaac et non solum propter illos desiderabant ibi sepeliri, sed principaliter propter redemptionem generis humani ibi fiendam per Christum, quia in ista terra natus est et conversatus, mortuus et sepelitus et ibidem surrexit et ad caelum ascendit, de quibus Iacob habuit fidem et notitiam aliquam et forsitan videbat in spiritu, quod cum Christo resurgente resurgent multi sancti iam defuncti, secundum quod habentur Matth. XXVII, et sperabat cum eo resurgere". Haec ille.
Ecce igitur qualiter etiam per mortem et sepulturam dei filium incarnari quaerebant.

Quinto ipsum etiam dei filium incarnari quaerebant et cupiebant humilitate profundissima, quapropter sic clamabat tunc ipsa anima devota: "Quis mihi det te fratrem meum sugentem ubera matris meae, ut inveniam te foris et deosculer te, et iam me nemo despiciat?" Cant. VIII. Quasi diceret: O fili summi patris, quis mihi det te, ut sis frater et meus semper filius matris meae, a me summendo naturae humanae veritatem, per quam posses frater fieri hominum per naturae communionem, nec solum frater, immo veluti "primogenitus in multis fratribus". "Quis igitur det te fratrem meum sugentem ubera matris meae", idest suscipientem et ad te trahentem fragiles conditiones decentes tamen humanae naturae, quae hic nomine matris appellantur secundum Bedam; mater inquit in hoc loco natura humana intelligitur, ut "inveniam te foris" mecum in exilio conversantem, qui iugiter lates apud patrem summum, et "deosculer te et iam me nemo despiciat". Ex quo natura angelica dimissa meam assumis mihique assimiliaris habitu inventus ut homo.

Sexto cum aliorum hominum taedio et spretu ipsum quaerebant incarnari, unde dicebant: "Renuit consolari anima mea", "quale mihi gaudium, quia in tenebris sedeo et lumen caeli non video". Tob. IV. Unde super isto verbo Cant. I: "Osculetur me osculo oris sui", inquit beatus Gregorius, homilia I Super Cantico sic: "Sancta ecclesia diu praestolabat adventum domini, diu sitiens fontem vitae, quomodo oportet videre praesentiam sponsi sui, quomodo eum desideret, ostendit dicens: 'Osculetur me osculo oris sui'. Deus enim ad ecclesiam angelos, patriarchas, prophetas miserat, spiritualia dona deferentes. Sed ipse munera non per servos sponsi, sed iam sponsum percipere quaerebat dicens: 'Osculetur me osculo' ". Bene igitur per osculum illud significatur mysterium incarnationis; quia sicut in osculo est diversitatis inhaesio gratiosior, alterioris ad inferiorem dimissio humilior, inferioris ad alteriorem erectio superior; sic in incarnatione divina persona cum humana gratiose convertitur, summus deus ad ima dimmittitur, homo subiectus ad alteriora sustollitur. Et sic osculum perficitur. - "Felix igitur osculum", inquit beatus Bernardus, "ac stupenda dignatione mirabile, in quo non os ori imprimitur, sed deus homini unitur. Et ibi ipse quidem contactus labiorum complexum significat animorum. Haec autem confoedertio naturarum divinis humana componit, quae in terris sunt et quae in caelis pacificans". "Osculetur ergo me osculo oris sui". Haec ille.

Spiritualiter autem deducendo ista claret, qualiter et nos spiritualem adventum domini habemus desiderare et quaerere.

Nam primo ipsum desiderare habemus clamore valido ac intrinseco desiderio. "Clama igitur, ne cessa, quasi tuba exalta vocem tuam" dicens: Veni, domine et noli tardare. "Indica mihi, quem diligit anima mea, ubi pascas, ubi cubas in meridie", non quidem de nocte et mortis tenebra et umbra et figura, sed in meridie lucis aeternae splendor patris "in terris visus et cum hominibus conversatus est".

Secundo ipsum incarnari quaeramus, non per carnalem concubitum, sed per mentalem conceptum, ut spiritualiter in nobis concipiatur et generatur dei filius. "Beatior enim fuit Maria" secundum Augustinum "concipiendo fidem Christi quam concipiendo carnem Christi". Concipiatur igitur fide purissima et affectu nascitur in nobis proles aeterna. Unde beatus Augustinus in Manuali inquit sic: Audi ergo, quoniam virtus et sapientia patris filius est patris, et voluntas hominis nihil aliud est quam quaedam proles mentis. "Si igitur eadem est tua voluntas et patris idem est filius tuus et patris; veritas, sapientia et voluntas corde concipitur et ex corde generatur. Si igitur idem vis, idem sapis, quod pater, eundem habes filium quem pater". "In te est, utrum sis pater vel mater aut uterque pater et mater"; non tuo merito, sed dei dono "intellectu gignitur, consensu concipitur, affectu nascitur, effectu nutritur. Quoniam veritatem intelligis vel alium intelligere facis, Christum gignis"; "nosti voluntatem dei, consenti ei et concepisti" Christum. Quoniam gignis, es pater; quoniam concipis, es mater; "amando parturis, operando nutris". Si sic in potestate cuiuscumque, ut tantae prolis mater efficiatur: Maledicta ergo sterilis, quae non parit, quae talem filium pro voto habere potuit, sed non voluit. Similiter maledictus, qui non gignit. Haec ille.

Tertio eiusdem adventum quaeramus per munerum oblationem, ut per illa ad ima inclinetur summus deus. Et si pauperes sumus, more pauperis viduae duo minuta offeramus. Nam et "desiderium pauperum exaudivit dominus". Unde inquit ipse devotus Bernardus sic: "Quid nos offerimus ei aut retribuemus ei pro omnibus, quae retribuit nobis? Ille pro nobis hostiam pretiosiorem, quam habuit, immo quam pretiosior esse non potuit, idest se ipsum obtulit". "Tu quis es, qui te offerre cuncteris? Quis mihi tribuat, ut oblationem meam dignetur maiestas tanta suscipere? Duo minuta habeo, scilicet corpus et animam, ut haec tibi possem perfecte in sacrificium laudis offerre. Bonum enim, longe gloriosius et utilius est, ut tibi offeram, quam mihi desit. Nam ad me ipsum anima mea conturbatur", si non in te, sed in me maneat. Haec ille. - Tali etiam modo fecit Estmes, pauper Socratis discipulus, cum ceteri philosophi plura offerrent dona Socrati, ipse se ipsum obtulit, cui respondit Socrates se ab eo minus et maximum accepisse, ut scribit Seneca in libro De beneficiis.

Quarto eius adventum quaeramus fide firmissima ac corporis nostri sepultura. Nam "fide intelligimus aperta esse saecula dei verbo, ut ex invisibilibus visibilia fierent", Ad Hebr. IX, ubi deducit Apostolus, qualiter "iustus ex fide vivit", et Abel, Enoch, Noe et ceteri ex fide gratiam dei sunt consecuti. Fide igitur ipsum dei filium quaeramus ac corpus ac corporales delectationes in Christo sepeliamus. Consepulti enim sumus Christo et, qui Christi sunt consepulti, "carnem suam crucifixerunt cum vitiis et concupiscentiis". Ad. Gal. V. "Si enim spiritu facta carnis mortificaveritis, vivetis". Ad Rom. Unde et Plato duas mortes esse praedixit.

Quinto eius adventum docemur summa humilitate quaerere. Ex quo enim summa maiestas se tantum ad ima inclinavit. Digne ergo ipsum "omne genu flectatur" vel curvatur, dicente Bernardo, libro IX De morte et vita Christi sic: Illa eius stultitia, per quam placuit ei salvumfacere mundum, ut mundi confutaret sapientiam, confundit sapientes, quod videlicet, "cum in forma dei esset deo aequalis, semetipsum exinanivit formam servi accipiens", quod "dives cum esset propter nos egenus factus est"; de magno parvus, de celso humilis, infirmus de potente; quod esurit, quod sitit, quod fatigatus est ab itinere etc., qui passus est voluntate non necessitate. Hoc ergo quaedam ipsius stultitia. Nonne sunt nobis via prudentiae, iustitiae forma, sanctitatis exemplum. Haec ille. Digne igitur eius adventus desiderandus est summa bonitate.

Sexto eius adventum quaeramus cum spretu et contemptu mundi et omnium rerum non divinarum. Iste, inquam, quem venturum spiritualiter desideramus nostri amoris, cuncta sprevit, cuncta abdicavit dicente ipso: "Vulpes foveas habent et volucres caeli nidos, filius autem hominis non habet, ubi caput suum reclinet". Flevisse etiam legitur et numquam risisse; spretorque fuit omnium deliciarum. Quapropter digne se praeparare debet homo et eius adventum quaerere cum contemptu omnium mundanorum. "Renuit, inquit, consolari anima mea". - Quapropter inquit ipse devotus Bernardus Super Cantico, sermone II sic: Quae mihi, oro, semiverba prophetarum, non audio. Moises quidem impeditioris linguae factus est, Isaias labia immunda habet, "Ieremias nescit loqui, quia puer est; et prophetae omnes alingues sunt". Ipse igitur a te exeat, quem illi praedixerunt. Et subdit: "Merito igitur visiones et somnia non recipio, figuras et aenigmata nolo; ipsas quoque species angelicas fastidio", omnem denique creaturam dimitto, et Iesum dumtaxat requiro, de quo scriptum est: "Si hunc dimittis, non es amicus Caesaris". Haec ille.

Ex quibus similiter patet, qualiter adventus domini a nobis est desiderandus.

art. XV

Quinto decimo est videndum, quales ipsi antiqui patres repromissiones in Christo acceperant.

Circa quod sciendum est, quod ex scriptura et oraculis sex repromissiones in vero messia consecuturas acceperunt.

Primo quidem affluentiam et ubertatem benedictionis interioris. Nam inquit deus Abrahae Gen. XXII: "Per memetipsum iuravi, dicit dominus, multiplicabo semen tuum sicut stellas caeli et velut arenam, quae est in litore maris". Et sequitur: "Benedicentur in semine tuo omnes gentes terrae". Quod autem dicit, multiplicabo semen tuum sicut stellae caeli? Hoc dicit quantum ad bonos religiosos, qui sunt a terrenis sicut stellae caeli elongati. Et cum dicit: "Et velut arenam, quae est in litore maris", hoc dicit quantum ad cupidos et terrenos. Et cum subdit: "Et benedicentur in semine tuo omnes gentes terrae", hoc digne exponitur de Christo, qui descendit de semine Abrahae secundum carnem. Et in ipso "benedicentur omnes gentes terrae", idest: Aliqui de omnibus gentibus, quia nullus consequatur salutem, nisi per Christi benedictionem. Quapropter inquit Apostolus ad Gal. III: "Abrahae dictae sunt promissiones: Et semini eius. Non dicit: ex seminibus, quasi in multis, sed quasi in uno: et semini tuo, quod erat Christus".

Secundo ipsis promissus est ut lux cunctas tenebras fugans et omne medium illustrans, non tantum populi Israelitici, sed etiam gentibus: Nam "dedi te in lucem gentium, ut sis salus mea usque ad extremum terrae". Nam "omnia per prius contingebant eis in figura". Quapropter et velamen ipse Moises ante faciem suam habuit, nec populus eius claritatem cernere valuit.

Tertio ipsis promissus est ut translator legis et sacerdotii ad statum alteriorem, quia "iuravit dominus et non poenitebit eum: tu es sacerdos in aeternum secundum ordinem Melchisedech". Ecce ergo, quod sacerdos erat eis promissus, non descendens alieni, sed secundum ordinem Melchisedech. Quapropter inquit Apostolus ad Hebr. VII: "Hic est enim Melchisedech, rex Salem, sacerdos dei summi, qui obviavit Abrahae in regressu a caede regum et benedixit ei, cui decimas dimisit omnium Abraham. Primum quidem, interpretatur rex iustitiae, deinde autem et rex Salem, qui est rex pacis, sine patre, sine matre, sine genealogia, neque initium dierum neque finem vitae habens, assimulatus autem filio dei manet sacerdos in perpetuum". "Intuemini autem", dicit Apostolus consequenter, "quantus sit hic, cui et decimas dedit de praecipuis Abraham patriarcha". Et consequenter deducit Apostolus, quod et Levi decimatus est in Abraham. "Consummatio ergo fienda erat in sacerdotio levitico. Aliusque sacerdos summi "per ius iurandum, quod non poenitebit eum", erat eis promissus, qui non secundum legem mandati carnalis factus est, sed secundum virtutem vitae insolubilis. "Translato autem sacerdotio", inquit Apostolus, "necesse est, ut legis translatio fiat". Nihil enim ad perfectum duxit lex. Quapropter lex alia per messiam inducenda fuit, eis promissa per Ieremiam XXXI dicentem:"Ecce dies veniunt, dicit dominus, et consumabo super domum Israel et super domum Iuda testamentum novum, non secundum testamentum, quod dedi patribus eorum in die, qua apprehendi manum illorum, ut educerem eos de terra Aegypti, quoniam ipsi non permanserunt in testamento meo et ego neglexi eos; dicit dominus, quod hoc est testamentum, quod disponam domui Israel: post dies istos, dicit dominus, dabo leges meas in mente eorum et in corda eorum superscribam eas, et ero eis in deum et ipsi erunt mihi in populum. Et non docebit unusquisque proximum suum et unusquisque fratrem suum dicens: cognosce dominum, quoniam omnes sciunt me a minore usque ad maiorem eorum, quia propitius ero iniquitatibus eorum et peccatorum eorum iam non memorabor". Ex quibus infert Apostolus ad Hebr. VIII dicendo: "Novum veteravit; prius quam autem antiquatur et senescit, prope interitum est". - Ecce igitur, quod Christus erat ut summus sacerdos in aeternum eis promissus, qui legem priorem perfeceret per aliam legem novam, quae non tabulis lapideis ut lex Moisi danda erat populo, sed corda hominum imprimenda digito dei vivi, per illum quidem, qui "novi testamenti mediator" esse voluit, qui et "assistens pontifex futurorum bonorum" per amplius non in sanguine hircorum aut vitulorum, sed in proprio sanguine "introivit semel in sancta, aeterna redemptione inventa".

Quarto ipsis verus messias promissus fuit ut reparator casus in statu paupertatis et sicuti mitis et humilis, dicente ipso Zacharia IX: "Exulta satis filia Sion, iubila filia Ierusalem, ecce rex tuus venit tibi sanctus et salvator, ipse pauper, et ascendens super asinam". Et sequitur: "Loquetur pacem gentibus". Sed et de eius humilitate satis prophetavit Isaias expresse dicens: "Sicut ovis ad occisionem ductus est et non aperit os suum". Immo: "Habitabit lupus cum agno et pardus cum haedo accubabit", inquit Isaias. Ecce igitur, qualiter homines lupini pelle ex Christo amore erant induti.

Quinto eis promissus fuit ut dator verae terrae promissionis ac aeternae hereditatis. Quapropter dictum est Abrahae Gen. XIV: "Suspice caelum et numera stellas, si potes". Et sequitur XVI capitulo: "Dabo tibi et semini tuo terram peregrinationis tuae, omnem terram Chanaan in possessionem aeternam".
Circa hoc sciendum, quod licet deus intenderet per hoc significari multitudinem seminis Abrahae comparando ipsum stellis caeli, tamen principaliter intendebat promittere ei et semini eius vitam beatam, quae erit in resurrectione mortuorum. Unde dicit Apostolus I ad Cor V: "Sicut stella differt a stella in claritate, sic et resurrectio mortuorum". Multiplicatio enim prolis et bona quaecumque temporalia non possent esse merces vel finis principalis operum iustitiae et virtutis, quia finis principalis melior est semper his, quae sunt ad finem. Et praemium a deo principaliter promissum semper est melius quam opus meritorium, propter quod promittitur. Bona etiam, quaecumque temporalia sunt, minora bona sunt simpliciter quam iustitiae opera. Et ideo hic et in aliis locis sacrae scripturae, ubi pro operibus virtutis vere et proprie dictis promittuntur aliqua bona temporalia, non intelliguntur principaliter promissa, sed quasi manuductiva ad bona spiritualia et aeterna, quae principaliter intelliguntur promissa. Et hoc conveniebat maxime tempore legis Mosaicae et naturae, in quo homines imperfecti erant respectu temporis gratiae. - Quod autem Abraham in hoc loco intellexit sibi et semini suo non solum promissa esse terrena, sed etiam caelestia, quae per Christum sunt adimpleta, patet Joh. VIII, ubi dicitur: "Abraham, pater vester, exultavit, ut videret diem meum, vidit et gavisus est". Dies autem Christi ut tempus intelligitur tempus passionis et resurrectionis eius, secundum quod ipse dixit imminente passionis tempore: "Tempus meum prope est". Et tunc aperta ianua caelestis et educti sunt patres de inferno. Et propter praedicta bene dicitur in officio de mortuis: "Sed signifer sanctus Michael repraesentet eas in lucem sanctam, quam olim Abrahae promisisti et semini eius". Accipitur ex hoc loco et cum dicit supra textus, "ut darem tibi terram istam", intelligitur principaliter terra viventium promissa, quae nobis merito Christi et virtute suae passionis est donata, ut ibidem simus "heredes quidem dei, coheredes autem Christi".

Sexto ipsis promissus est non ut purus homo, sed ut deus-homo. Nam Isaias sic inquit IX capitulo de Christo in textu Hebraico: "Parvulus natus est nobis et filius datus est nobis, et factus est principatus super humerum eius, et vocabitur nomen eius admirabilis, consiliarius, deus, fortis, pater futuri saeculi, princeps pacis". - Per hoc enim, quod dicitur hic: "parvulus natus est", innuitur Christi vera humanitas; per hoc autem, quod subditur: Et vocabitur nomen eius admirabilis, consiliarius, deus, fortis, apparet eius divinitas. Item idem textus in translatione Chaldaica sic habet: Infans datus est nobis et filius datus est nobis, et recipiet super se legem ad conservandum eam, et vocabitur nomen eius mirabilis consilio, deus, fortis, permanens in saecula saeculorum messias, in cuius diebus pax multiplicabitur.

Ecce ergo, quod patribus antiquis promissus est Christus ut deus et homo.

Sed dicis, numquid ex scripturis receptis a Iudaeis potest probari ipsum messiam verum deum et hominem esse promissum. Secundo autem quaeri potest de hoc, quod tactum est in isto articulo de Melchisedech, quod fuerit sine patre, sine matre et genealogia, quod videtur esse mirabile. Quaeritur ergo: quis fuerit iste Melchisedech?
Tertio quaeri potest circa hunc articulum, cur lex nova non fuit per messiam in scripturis communianda sicut lex vetus.

Ad primum dubium respondet Nicolaus de Lyra quod sic. Nam evidenter satis patet hoc: Ex scripturis ab ipsis receptis potest hoc probari. Circa quod sciendum, quod viginti duo libri in universo sunt a Iudaeis recepti tamquam canonici "secundum antiquam computationem; secundum autem modernam sunt viginti quattuor, quia Lamentationes Ieremiae et liber Ruth ponuntur modo pro duobus libris", a libris Ieremiae et Iudicum separatis. Habemus tamen aliqua in scriptis libris, quae a Iudaeis non recipiuntur ut canonica, sicut est historia Danielis de Susanna et de dracone; nec etiam recipiunt libros Machabaeorum ut canonicos. - Sunt etiam multa aliter translata in Latinum, saltem quoad vocem, quae in Hebraeo non sic sonant, sicut illud in Psalmos: Ubi nos habemus: "Te decet hymnus deus in Sion", in Hebraeo habetur: "Tibi silentium deus in Sion". Et ubi nos habemus: "Sitivit anima mea ad deum fontem vivum", in Hebraeo est: "anima mea in deum fortem vivum"; et ubi nos habemus: "Dixit dominus domino meo", in Hebraeo: "Dixit dominus verbo suo". Et sic de multis aliis. - His visis evidenter satis ex eorum scripturis potest probari messiam deum et hominem fore patribus promissum, sicut patet Ieremias XXIII, ubi dicitur: "Ecce dies veniunt, dicit dominus, et suscitabo David germen iustum". Et sequitur: "Hoc est nomen, quod vocabunt eum: dominus iustus noster". Haec autem "auctoritas secundum omnes doctores Hebraicos interpretatur de Christo ad litteram". Cum igitur dicitur: "Suscitabo David germen iustum", patet eius humanitas. Sed cum dicitur: "Et vocabunt eum: dominus iustus noster", exprimitur ipsius vera divinitas; quia ubi nos habemus: dominus iustus noster, in Hebraico habetur nomen dei tetragrammaton, quod quidem nomen est nomen propriissimum inter omnia nomina divina, et propter hoc de nullo dicitur nisi de deo vero. - Secundo patet hoc idem Michaeae V, ubi dicitur: "Et tu Bethlehem, Ephrata, parvula es in milibus Iuda, ex te enim mihi eggredietur, qui sit dominator tuus in Israel et egressus eius ab initio a diebus aeternitatis". Quod autem haec auctoritas intelligatur de Christo, patet per translationem Chaldaicam, quae est authentica inter Iudaeos, "quae sic habet: Ex te mihi egredietur messias, ubi translatio Hieronymi sic habet: Ex te mihi egredietur, qui sit dominator. Per hunc exitum de Bethlehem manifeste ostenditur ipsius Christi humanitas, qui secundum carnem natus est de semine David, qui fuit in Bethlehem, ut habetur I Regum XVI". Et propter hoc scribae et periti responderunt per hanc auctoritatem Herodi in adventu trium magorum, ut habetur Matth. II. Per hoc autem, quod in praedicta auctoritate dicitur "per exitum eius a diebus aeternitatis, exprimitur nativitas eius aeterna, qua semper nascitur a patre" et semper est natus. - Tertio hoc idem patet Cant. IV: "Egredimini, filiae Sion, et videte regem Salomonem in diademate, quo coronavit eum mater sua". "Secundum enim omnes doctores Hebraeorum, ubicumque in libro Cant. ponitur nomen Salomonis, sub illo nomine intelligendus est ipse deus, qui est magnus Salomon, idest pacificus, quia facit pacem et concordiam in creaturis per connexionem partium universi". Unde dicitur, quod in illo libro accipitur de deo et synagoga sub nomine Salomonis et sponsae seu amicae suae". - "Hoc supposito arguo ad propositum, quia in praedicta auctoritate dicitur de matre Salomonis: si igitur nomine Salomonis intelligendus est ipse deus etiam secundum litteralem sensum, ipsos igitur oportet eos concedere, quod deus habeat matrem. Hoc autem est impossibile secundum naturam divinam". Ergo hoc erit secundum naturam humanam. - Quarto hoc idem ostenditur per illud Zachariae IX: "Exulta satis, filia Sion, iubila, filia Ierusalem, ecce rex tuus venit tibi sanctus et salvator, ipse pauper et ascendens super asinam". "Secundum doctores Hebraeorum ista auctoritas non potest intelligi nisi de messia ad litteram. Per hoc etiam, quod in auctoritate dicitur: ipse pauper et ascendens super asinam ostenditur eius humanitas, in qua sicut pauper inter homines conversatus est. Per hoc autem, quod dicitur: rex iustus et salvator, ostenditur in eo natura excellentior, per quam possit regnare et salvare, quia pauper inquantum huiusmodi est impotens ad talia. Et ideo fuit simul dives et pauper: dives in natura divina, pauper in humana". - Patet igitur tam ex istis quam ex multis aliis, quae adduci possunt ex scriptura, quia messias ipsis est promissus deus et homo. Et inter alia fortissimum argumentum facit ipsemet salvator Matth. adducens illud Psalmum: "Dixit dominus domino meo, sede a dextris meis, donec ponam" contra Iudaeos asserentes messiam purum hominem descensurum a David et non deum. Nam insolubiliter arguit sic: "Si David vocat eum dominum, quomodo filius eius est? Et nemo poterat ei respondere verbum".

Ad secundum dubium de Melchisedech respondeo et distinguo, quod iste Melchisedech, rex Salem "erat Sem, primogenitus filius Noe, qui etiam vixit, priusquam fuerant nati Iacob et Esau. Sed contra hoc arguitur per Apostolum, qui dicit ubi supra, quod Melchisedech fuit sine patre et matre et genealogia, quod non potest poni de ipso Sem, qui habuit patrem Noe et matrem et genealogiam. Sed ad hoc respondetur a doctoribus, quod hoc dicit Apostolus non, quod Melchisedech non habuit patrem et matrem, sed quia scriptura non facit mentionem de patre eius. Sed adhuc videtur remanere argumentum, quia scriptura facit mentionem de patre Sem et matre eius et genealogia et de principio vitae eius et fine. Dicendum igitur, quod verum est, quod scriptura de his facit mentionem, sed non sub nomine Melchisedech, sed solum sub nomine Sem. Et sic intelligit Apostolus et doctores sancti, quod sub nomine Melchisedech non fit mentio in scriptura de patre et matre eius nec de genealogia nec principio nec fine vitae suae. Et hoc sufficit pro figura et similitudine ipsi Apostolo, qui comparat ipsum dei filio. Nec oportet, quod figura in omnibus correspondeat figurato. Non enim qualibet figura currit quattuor pedibus.

Ad tertium dubium dico, quod lex nova, ex quo fuit lex amoris et lex viva, idcirco in pergamento mortuorum animalium aut lapide non vivo scribi per ipsum legislatorem non debebat, sed magis in visceribus et cordibus hominum vivorum. Lex autem vetus, quia vitam non tribuebat, et lex timoris et austeritatis fuit. Idcirco et in lapidibus non vivis sed duris dari debuit. Et hoc est, quod Jeremias in XXXI capitulo praedixit, dixit enim sic: "Post dies illos, dicit dominus, dabo legem meam in visceribus eorum, et in corda eorum scribam eam, et ero eis in deum et ipsi erunt mihi in populum". Sic igitur patet decimus quintus articulus.

art. XVI

Sexto decimo dicendum est, qualiter haec benedicta filii dei incarnatio variis figuris in lege veteri praeostensa est.

Circa quod sciendum, quod sex fuit figuris et aenigmatibus praeostensa.

Primo namque per costam primi parentis ex suo latere virtute divina et mysterio extractam: Et de suo latere extracta est costa et mulier deinde formata. In qua figuratur ipsa benedicta filii dei incarnatio, quae non ex viri semine aut naturali propagatione coniugali, sed virtute spiritus sancti obumbrantis virginis uterum fuit derivata; de cuius latere dormientis in cruce per sacramentorum effluxum in aqua et sanguine formata est sancta mater ecclesia, ex qua et in qua vita nostra mortus est denuo renata. Quapropter et ipse Apostolus vocavit ipsum secundum Adam.

Secundo figurabatur in columba Noe ramum olivae apportante, quae quidem columba dei filium figurans non invenit, ubi requiesceret pes eius, usque dum "venit plenitudo temporis" et "inventa est Maria habens in utero de spiritu sancto". Tunc enim ramus reconciliationis apportatur, cum dei filius in virginali utero cernitur.

Tertio figurabatur in tabernaculo legis veteris. Nam ipsum vocabatur tabernaculum testamenti, sicut multipliciter habetur in Exodo. Et per istum modum humanitas fuit tabernaculum testamenti, quia Christus ad hoc fuit natus in nostra humanitate, "ut testimonium perhiberet veritati", sicut dicit Ioh. XVIII. - Secundo nam tabernaculum fuit unctionis oleo consecratum, sic Christus secundum humanitatem. Unde Christus graece unctus dicitur latine. Unde Act. X: "Quem deus unxit spiritu et virtute" et non est ei datus spiritus ad mensuram. - Tertio tabernaculum fuit divina maiestate et gloria repletum. Exod.L. Sic Christus in primo instanti gloriam dei vidit et perfecte beatus fuit. - Quarto ideo fuit figuratus per tabernaculum, quia in isto sanctum sanctorum fuit collocatum. Sic et humanitas Christi, quia deus, qui est sanctus sanctorum, in hac humanitate perfecte habitavit. Unde ad Coll. II: "In Christo inhabitat omnis plenitudo divinitatis corporaliter". - Merito igitur per tabernaculum foederis humanitas Christi figurabatur, quia in ea facta fuit foederatio et reconciliatio. "In sole igitur posuit tabernaculum". Psalmus. Quia in sole divinitatis tabernaculum humanitatis fuit sustentatum.

Quarto benedicta Christi incarnatio per Ezechielis portam fuit figurata. Nam inquit ita XLIV capitulo suo: "Et converti me ad viam portae sanctuarii exterioris, quae respiciebat ad orientem, et erat clausa. Et dixit dominus ad me: Porta haec clausa erit et non aperietur, et vir non transibit per eam, quia dominus deus Israel ingressus est per eam. Eritque clausa principi. Princeps autem ipse sedebit in ea, ut comedat panem coram domino." Quae et figura pro incarnatione dei est aptissima.

Quinto figurata fuit in Daniel II capitulo per lapidem abscissum sine manibus, "qui percussit statuam in pedibus eius ferreis et fictilibus et comminuit eos". Lapis autem, qui percusserat statuam, factus est mons magnus et implevit universam terram. Hic est enim "lapis angularis", quondam reprobatus, qui abscissus est de virginis utero sine manibus et sine naturae operationibus, virtute tantum altissimi, qui omnia regna comminuit et Romanum ferreum imperium suo nomine subiecit; "implevitque universam terram", ut nunc "in nomine Iesu omne genu flectatur caelestium, terrestrium et infernorum".

Sexto fuit figurata per florentem virgam Aaron, quae non tantum floruit et fronduit, sed et germinavit. Ipse enim "flos campi et lilium convallium" ex radice Iesse exortus, ex illa "virgula fumi ex aromatibus" processit, cum ex illibata virgine nascendo formam sumpserit hominis.

Et nec tantum illa benedicta generatio per praedicta fuit figurata, sed etiam per alia innumerabilia. Quid enim "turris Davidica", quid "thronus Salomonis, quid archa cum manna, quid rosa Iericho aliud praefigurabant, nisi quod virgo intemerata dei filium erat conceptura. Quapropter ipse beatus Bernardus super Missus est sic inquit: "Quod quondam Moisi monstratum est in rubo et in igne; Aaron in floribus; Gedeoni in vellere et rore; hoc aperte Salomon praevidit in forti muliere; apertius Ieremias in femina virum circumdante; apertissime vero Isaias declaravit de virgine concipiente; Gabriel tandem exhibuit virginem salutando". Haec iste.

art. XVII

Nunc decimo septimo dicendum est, quot aetates temporis tempus veri messiae praecesserint.

Circa quod sciendum, quod in sexta aetate natus est Christus.

Nam secundum Augustinum, IV De trinitate, prima aetas fuit ab Adam usque ad Noe, in quo tempore fuit Adam illuminatissimus divino lumine illustratus ac Abel purus virgo et devotissimus.

Secunda aetas fuit a Noe usque ad Abraham, in quo tempore factum est diluvium dissipans omnem carnem extra archam eodem tempore fabricatam.

Tertia aetas fuit ab Abraham usque ad David, in quo tempore facta est transmigratio populi Israelitici de Aegypto per mare rubrum ad habitationem in desertam.

Quarta aetas fuit a David usque ad transmigrationem Babylonis, in quo tempore sol decumbente Ezechia retrocessit.

Quinta aetas fuit a transmigratione Babylonis usque ad partum virginis, in quo tempore populus in terra promissionis reductus fuit et Nabuchodonosor statuam vidit.

Sexta aetas fuit inchoata a virginis partu et durat usque ad finem mundi. Ideo Christus natus est in sexta aetate. Quapropter Ioannes vocat hoc tempus ultimum "horam novissimam", quia huic aetati alia aetas non succedit, sed aeternitas. Et Apostolus inquit: Nos sumus, "ad quos fines saeculi pervenerunt". Patet igitur, qualiter tunc "venit plenitudo temporis", scilicet cum deus misit filium suum in terris.

Spiritualiter deducendo textum est sciendum, quod ad spiritualem dei nativitatem exiguntur haec aetates in anima.

Oportet namque primo ipsam animam ut Adam illustrari lumine divino ac divina gratia praeveniente et purgante, ut seipsam mundam et immaculatam offerat in sacrificium deo patri. Non enim ideo munus Cain secundum Augustinum deo displicuit, quia vilius obtulit, sed ideo, quia seipsum in eodem munere ut Abel deo non obtulit.

Secundo oportet aetatem secundam impleri in mente, ut diluvium verae poenitentiae et conversionis internae superveniat, quod omne carnis desiderium supprimat et submergat. Totumque hominis refugium ad archam mentis spirituale seu cor Christi benedictum existat. Latus enim Christi benedictum est ostium, quo "si quis introierit, salutabitur". Ioh.

Tertio oportet tertiam aetatem impleri in homine ut per exitum de huius mundi Aegypto tenebroso per Mare Rubrum sicco pede ad interius desertum transeat, omnibus exterioribus pro Christo abdicatis ut solo deo caelesti, donisque descendentibus a luminum patre interius pascatur et nutriatur, ut sic supernaturaliter confortatus in Iordanis fluvium omnium desiderorum non ad Mare Mortuum defluat et sursum versus orientem et primam causam erigatur et tendat.

Quarto oportet impleri quartam aetatem, ut sol naturalis et intellectus retrocedat, ac alteriori lumine fidei aut gloriae mens ista illustretur dicente ipso Isaia VI capitulo: "Non erit tibi, inquit, amplius sol ad lucendum nec splendor lunae illuminabit te".

Quinto oportet omnes vires in terra viventium dirigi ad statuam auream et desuper statuam omnis complacentiae ac inclinationis naturalis omnemque cordis divitiam in pedibus ferreis et fictilibus conterri et redigi in cinerem et favillam, ut dicat homo cum ipso Iob beato: "Comparatus sum luto et assimiliatus sum favillae et cineri".

His autem completis in homine inchoatur aetas sexta, sub numero senario, numero inquam perfecto, sub quo "venit plenitudo temporis", ut in mente dei filius generetur, qui "intellectu gignitur, consensu concipitur, affectu nascitur, effectu nutritur". "Si enim idem vis, idem sapis quod pater, eundem habes filium quem pater", ut inquit Augustinus in Manuali.

art. XVIII

Decimo octavo articulo declarandum est, quale tempus sub lege Moisi fuerit, ut ex hoc pateat clarius, quam decens et quam rationabile fuerit, quod alia lex ei successerit.

Circa quod sciendum est, quod ante legem Moisi tempore naturae semper deus aliquos electos habuit, qui per determinata sacrificia deo oblata in fide futuri mediatoris purgati ab originali culpa fuerant. Horum autem electorum magnus praecessit legem naturae numerus, quamvis ipsos ignoremus. Unde beatus Augustinus XVI De civitate dei inquit sic: A benedictione duorum filiorum Noe usque ad Abraham de commemoratione iustorum, qui deum pie coluerunt per annos amplius quam mille, silentium est, nec tamen eos defuisse credendum est. Huic autem tempori lex Moisi successit, in qua deus per praecepta varia, tam moralia quam iudicialia quam caerimonialia hominem, ne erraret, edocuit et suam in his voluntatem ostendit.

Sub quo tamen tempore legis sex erant defectus generales.

Nam primo sub lege eadem existentes praecepta caerimonialia et iudicialia multiplicia, dura et importabilia habebant. Augustinus enim Ad inquisitiones Ianuarii, et tangitur in Canone, distinctione XII omnia universaliter dicendo, quod rabbi Moises enumeravit plus quam sexcenta praecepta, ad quae omnia tenebantur illi, quorum quaedam erant difficilia, puta quod omnem masculum praesentarent in Ierusalem, quantumcumque distarent, et septimum annum colere, omnique anno oportebat ter et ad minus dispensabatur semel in Jerusalem venire. Et multa habebant consilia, ut beatus Petrus in Actibus Apostolorum sic inquit: Quare vultis nobis imponere onus grave, "quod nec nos nec patres nostri portare potuimus", propter quod oportebat eos duobus annis vacare a collectione fructuum.

Secundo in eodem tempore existentes corda dura et lapidea habebant, et "populus durae cervicis" erat. Caritas quoque divina in eis non fuit tam efficax. Ideo erant magis proni ad mala carnalia, et magis vindicabatur. Unde "oculum pro oculo, dentem pro dente" habere volebant. Unde David mitissimus moriens testabatur, ut Simei, a quo plasphematus fuerat, et Ioab miles, qui ipsum in occisione turbaverat, occiderentur per filium. Helias quoque duos quinquagenarios milites per ignem de caelo consumpsit et occidit.

Tertio ipsis deus durissimus et ultionum dominus fuit. Quapropter "septuaginta milia virorum a mane usque ad vesperas mortui sunt a Dan usque ad Bersabeth", tantum ex eo, quod David numerum populi sui scire voluit, ut habetur II Regum ultimo capitulo. Osam quoque, qui sustentare manibus archam domini voluit, cum boves ipsam deducentes in plaustro recalcitrare viderat, ob hoc illico interfecit. Plagae quoque Aegypti ac Pharaonis, submersio quoque populi in deserto; varia et multiplex percussio; Chorae quoque et suorum, tam parvulorum quam mulierum, quos omnes vivos terra absorbuit; interfectio Sodomorum et Gomorrae ac civitatum aliarum per sulphur et ignem; diluvium generale ultionem et magnam dei horrendam iustitiam declarabant, ut ex his tempus timoris, non amoris digne diceretur.

Quarto eodem tempore diaboli potestas tam magna fuit, seductionisque eius laquei tam latentes et varii erant, ut sex milibus egressis de Aegypto tantum ex his duo ad terram promissionis, scilicet Iosue et Caleph, pervenirent. Omnes enim "erraverunt, ab utero locuti sunt falsa". Psalmus. Ipse quoque Moises, cui locutus est deus "sicut solet loqui homo ad amicum suum", defecit et tam ipse quam Aaron deo consecratus cum ceteris in deserto mortui sunt et extincti.

Quinto idem tempus sub umbra et non in luce fuit. Erantque omnes "sedentes in tenebris et in umbra mortis". Interiusque lucem habebant tam modicam, quapropter et tam carnaliter et grasse omnia divina eloquia et promissa receperunt, "omniaque eis contingebant in figura" et umbra. Quapropter inquit Apostolus I. ad Cor X: "Patres nostri omnes sub nube fuerunt et omnes mare transierunt". Et subdit: "Non in pluribus eorum beneplacitum est deo, nam prostrati sunt in deserto. Haec autem in figura facta sunt nostri". Nec ad aliquid perfectum duxit lex. Nam quamvis per aquam lustrationis et cineres vaccae rufae irregulationes et prohibitiones accessuum ad sacra tollerentur, minime tamen per talia coinquinationes et peccata tollebantur, praeceptaque iudicialia minus iusta fuerant, ut patet de homicida a casu, etiam inevitabili ignorantia, ubi talis innocens homicida occidi iubetur, si non ad unam civitatem refugii declinaret. Sed et lex manum tantum demptis paucissimis et non animum, in quo radicaliter consistit virtus et vitium, cohibebat. Necessarium igitur fuit supervenire aliam legem, hanc non tantum in iudicialibus, sed etiam in caerimonialibus perficientem.

Sexto ianua paradisi fuit ipsis clausa et nulla devotio, nulla sanctitas ipsis esset pro aminiculo, ut claram dei faciem cernere valerent. Sed omnes quantumcumque sancti et fideles ad lymbum descendebant, usque dum ipse redemptor, qui "portas aeternales" elevaret, adveniret etc.

art. XIX

Decimo nono articulo declarandum est, qualiter "hieme transeunte et abeunte imbre" vox turturis audita est surgente luce novae gratiae, dum deus pater nuptias filio suo fecit, naturam sibi humanam annulo amoris, non timoris desponsando. Istae igitur nuptiae in utero virginis benedictae celebratae fuerunt, unde "processit tamquam sponsus de thalamo".

Qui inquam thalamus fuit firmiter columnis septem a suprema sapientia excisus et firmatus.
Secundo divina gratia illuminatus per illum, qui est condor lucis aeternae et speculum sine macula.
Tertio fuit decenter ornatus, quod secundum Hieronymum ceteris per partes, Mariae vero se totam infundit plenitudo gratiae.
Quarto fuit ab omni sorde non tantum actualis, sed etiam originalis maculae non tantum mundatus, sed et praeventus.

Cuius et figura in Ezechia rege praecessit, qui moriturus erat secundum omnes causas inferiores et tamen eius mors a causa prima praeventa fuit, cui deus quattuordecim annos vitae suae eddidit, ut patet IV Regum. Quapropter beatus Augustinus in II libro De haeresibus sic inquit in persona Christi: Si potuit mater mea inquinari, cum eam facerem, potui ex ea inquinari, cum ex ea nascerer. Quorum utrumque impossibile est. Item in sermone De assumptione sic inquit, quod ab opprobriis humanae conditionis, a quibus Christus excipitur, rationabile est, ut Maria excipiatur. - Multa alia originalia sanctorum clarissima praetermitto. Sed etiam hanc conclusionem probo unica ratione: Nam integritas mentis, puta immunitas simpliciter ab omni lapsu, gloriosior est et decentior quam integritas carnis. Sed Christum redemptorem et mediatorem decuit habere virginem integram in carne, ut esset excellens purgator et mediator tamquam omnio segregatus ab omni contagione. Decuit etiam ex parte matris ista virginalis carnis venustas. Igitur multo magis integritas ipsa mentis, quae est speciosior et gloriosior animae decor. - Et oro, quomodo fuisset salutata per angelum sine vae dicendo: ave, si maculata fuisset omni vae et vitio originalis culpae. Immo et venerabilis Anselmus singularem tractatum ad laudem virginis de hoc fecit. - Nec ob hoc Christi passione minus redempta fuit, cum et beati angeli Christi passione redempti sint, qui numquam peccaverunt. Secundum quod deducit beatus Bernardus, Super Cantica, sermone XXII declarans auctoritatem Apostoli, quomodo Christus "factus est nobis a deo sapientia", iustitia, sanctificatio et redemptio, sic: Quod erat angelis, factus est nobis, quia sapientia, iustitia, sanctificatio et redemptio. Ubi quaerens, quomodo angelis fuit redemptio numquam infectis aliquo vitio, respondet: "Qui eruit hominem lapsum, dedit stanti angelo, ne laberetur. Sicut illum a captivitate eruens, sic istum a captivitate defendens". Ecce, quod praeservatio in angelis proprie vocatur redemptio. Et hoc idem sentit beatus Dionysius in libro De angelica hierarchia, capitulo VII, ubi vult, quod optimum purgationis genus est non a sorde, quae infuit, sed ne insit.

Nec mirum, quod ista affirmo, cum et Saraceni istud praeconium sibi attribuebant. Nam in libro suo, qui dicitur Alkoron vel secundum alios Albokon, qui per discipulum Machmeti editus fuerat - et est authenticus inter ipsos - sic inquit ille Machmetici discipulus: Audivi, inquit, nuntium dei dicentem: Nullus de filiis Adam nascitur, quem non tangit Satan praeter Mariam et filium eius. Quapropter et ipse Machometus collaudans virginem in suo Alkorano sic inquit: "O Maria, utique deus deputavit te et elegit te super omnes feminas saeculorum" - "O Maria, deus angelorum nuntiavit tibi verbum summum de se, nomen eius Messias. Et Jesus, Mariae filius, honorabitur in hoc saeculo et in alio, et alloquitur in cunabulo". Haec iste. - Hoc pro tanto dixi, ne omnino laudem gloriosae virginis surda aure ut ingratus subticerem.

Respondendo igitur ad propositum dico, quod istae nuptiae filii antiquorum dierum factae sunt in dignissimo thalamo, quae nuptiae fuerunt congruentissimae. Nam inveterata inimicitia et procaciter vitiata non potest bene reduci ad stabilem concordiam, nisi aliqua copula coniugii intercedente, in qua pax solidetur.
Et ideo, quia ista discordia inter deum et hominem fuit dura, ideo per talem desponsationem et nuptias fuit reformata. Ecce igitur matrimonium inter illas naturas omnino stabilitum; nam hic consensus virginis, quia inquit: "Ecce ancilla domini, fiat mihi secundum verbum tuum".
Secundo hic dispar ortus naturarum tam diversarum et simul in unum dives et pauper.
Tertio copula indissolubilis, quia quod deus semel assumpsit, numquam dimisit secundum Damascenum.
Quarto coniunctio puertilis. Nulla enim inter homines potest esse tanta, unde inquit deus: "Propter hoc relinquit homo patrem et matrem et adhaerebit uxori suae". Gen. II capitulo.
In hac igitur desponsione tam amorosa "misericordia et veritas obiaverunt sibi, iustitia et pax osculatae sunt". Ergo felix osculum et omnis admiratione dignum, in quo non os ori imprimitur, sed deus homini unitur.

Est ergo sciendum, quod in his nuptiis sex uniones factae fuerunt sacratissimae.

Prima unio fuit parentis cum prole, de qua Ieremias XIII: "Creavit deus novum super terram: mulier circumdabit virum". Vere enim novum, quod homo existens in utero virginis esset vir perfectus in sapientia et veritate.

Secunda unio fuit animae cum carne, quia formato Christi corpore ex purissimis sanguinibus virginis deus animam nobilissimam, quam de nihilo creavit, illi corpori coniunxit. Quia, sicut dicit Damascenus, IV Sententiarum, caro Christi simul fuit caro et animata caro. Non enim assumpsit verbum carnem, sed cum carne animam.

Tertia unio fuit animae cum deitate ratione obiecti, quia mox, ut anima Christi fuit creata, fuit beata, ut patet per Magistrum ex III Sententiarum.

Quarta unio fuit totius humanae naturae cum supposito verbi, quia utraque natura fuit coniuncta in unitate suppositi et personae. Et non tantum ista unio fuit ad rationem suppositalem, sed etiam ad naturam divinam, quia divina natura unita fuit naturae humanae. "Nam in Christo inhabitat omnis plenitudo divinitatis corporaliter". Ad Col. II. Cuius unionis virtute verbum dei conceditur esse factum, quod de se est infactibile, dicentibus pastoribus: "Videamus hoc verbum, quod factum est". Luc II. De qua unione inquit ipse devotus Bernardus, quod ipsa tenet artem omnium unionum, quae sunt circa unionem trium personarum. Est autem sciendum, quod istius benedictae assumptionis naturae humanae quattuor exempla dantur a doctoribus.
Prima ista unio assimiliatur arborum in sermone, quia sicut ibi duae distinctae naturae in specie arborum concurrunt in unum et idem individuum, ita hic in idem suppositum.
Secundo assimiliatur unioni, quae fit in corporis animatione, dicente Anastasio. Nam sicut anima rationalis et caro sunt unum, ita deus et homo unus est Christus. Quia sicut anima corpus, quod de se est naturae irrationalis, trahit ad personalitatem, quae est rationalis suppositalitas, ita hic trahitur a natura assumpta ad suppositalitatem divinam.
Tertio assimiliatur unioni in habitus adhaesione.
Quarto assimiliatur unioni, quae fit in accidentis informatione, quia sicut natura accidentis manens indiminuta substantificatur in supposito alterius naturae scilicet subiectae, ita hic natura humana substantificatur in supposito divinae naturae. Et est ibi communicatio idiomatum, sicut hic in concreto actus albedinis albo supposito attribuitur.

Quinta unio fuit omnium hominum tam praesentium quam futurorum, quos omnes modo vitali et intellectuali sibimetipsi amorose colligebat in caritate fervidissima, ipsos aeterno patri, quantum in eo fuit, praesentando et offerando. Quemlibet enim hominem plus quam vitam suam dilexit et intimius quam se ipsum in suo corde portavit, quod ex eo patet, quod pro quolibet mori paratus fuit et quoad sufficientiam omnes homines redemit, sed non quoad efficientiam. Quia secundum hanc soli electi et salvandi per ipsum sunt redempti.

Sexta unio fuit omnium exercitiorum et virtutum cunctorum hominum, quas virtutes et exercitia suis virtutibus et exercitiis devotissimis inclusit et univit, ipsa in propriis suis virtutibus patri offerendo. Non enim, ut sentiunt multi, humilitas hominis a patre inspicitur in se, sed in filii humilitate; nec oboedientia hominis inspicitur a patre aeterno in se, sed in oboedientia filii. Et sic de singulis aliis virtutibus et devotorum hominum exercitiis.

Sed quaeri potest circa hunc articulum, si homo non peccasset, utrum dei filius incarnatus fuisset.
Respondeo, quod hoc fuit possibile iuxta summam dei decentiam et congruentiam rationis. - Sic tenent Doctor Subtilis et Richardus, et hanc viam probo ratione et auctoritate.
Primo sic: Quae tantummodo propter occasionem peccati introducta sunt, exeunt a deo non principaliter, sed solum accidentaliter. Sed inconsequens est, quod tam nobilis creatura, sicut est anima Christi, tantum occasionaliter creata sit, cum quilibet agens intendat principaliter opera nobiliora. -
Praeterea: Si ratio, quare incarnatus fuit deus, fuit tantum peccatum, tunc sicut homo non potest non gaudere de dei incarnatione, sic non potest de peccato non gaudere, et per consequens non potest esse beatus. -
Et per similem modum arguit Anselmus in Cur Deus Homo sic: Soli electi et omnes nunc electi fuissent in statu innocentiae geniti, ut patet Gregorio, libro V Moralium, capitulo III. Sed Christus est de numero electorum, immo caput ipsorum, ut patet per Apostolum, ad Rom. et per beatum Gregorium. Igitur et genitus fuisset tempore innocentiae. -
Quarto arguo sic: Homo componitur ex vita sensitiva et intellectiva. Igitur ut perfecte beatificaretur, rationabile et congruum fuit, ut utraque vita habet obiectum proportionatum. Sed essentia divina non potest esse obiectum vitae sensitivae secundum Augustinum, in epistola De videndo deum. Igitur si homo perfecte beatificari debuit in deo suo, rationabile fuit, ut deus homo

fieret. Nam alias secundum Hugonem de Sancto Victore perpetue in opprobrium exterioris hominis fuisset dictum: Ubi est deus tuus? -
Patet etiam haec via per auctoritates. Nam Glossa super Matth. inquit ita: Sola caritas incarnari fecit Christum. Sed planum est, quod non minus dilexisset innocentem naturam quam peccatricem. - Item beatus Bernardus super illud Jon. II: "Propter me orta est haec tempestas", dicit, quod haec sunt verba filii; et dicit ibi, quod diabolus vidit naturam humanam debere assumi a deo et ex hoc invidet homini. Et hoc excitavit eum ad peccandum, ut per hoc impediret illum assumi. Ex qua auctoritate satis patet: si non fuisset peccatum, quod natura humana fuisset assumpta. - Item super illud ad Hebr. II: "Numquam angelos apprehendit", inquit Glossa: "Non naturae angelicae data est dignitas, ut ei persona divina uniretur". Sed certum est, quod ad hanc dignitatem natura humana fuisset magis idonea ante peccatum quam post. Quia tunc humana natura plus habuisset de bono naturae et morum. Igitur multo rationabilius deus fuisset incarnatus non existente peccato quam post peccatum. - Item inquit Augustinus, De spiritu et anima, capitulo VI: Deus homo factus est, ut totum hominem in se beatificaret, ut tota conversio hominis esset ad deum et tota delectatio esset in ipso, et assensu carnis videri per carnem, et assensu mentis per contemplationem deitatis. Hoc totum erat bonum hominis, ut sive ingrederetur sive egrederetur pascua, in suo factore inveniret. - Modo planum est, quod ista causa stetisset etiam, si homo non peccasset. Non enim, si non peccasset, propter hoc aeternaliter carere debuit facie Christi humana clarissima, in qua angeli desiderant prospicere. - Auctoritates autem scholarum, quae sonant ad oppositum, debent intelligi, quod non venisset dei filius ut redemptor vel ut moriens pro peccatore.

Item quaeri potest, quae unio ipsius verbi ad praedicta fecit ipsum hominem-deum.
Item secundo quaeri potest, an sit possibile verbum uniri hypostatice homini absque hoc, quod talis homo fruatur essentia divina.

Ad primum dubium dico, quod tantum ista unio naturae humanae ad divinam naturam fecit Christum hominem-deum. Et hoc probo sic: Nam si per aliquam aliam unionem esset imaginabile sic esse, hoc esset per unionem suppositalem. Sed contra: Quia nullum suppositum divinum potest denominari formaliter deus per rationem suppositalem, ergo multo fortius ex unione divinae essentiae secundum rationem suppositalem praecise nihil potest denominari in trinitate deus. Consequentia patet, et antecedens probatur ex hoc: Nam aliter pluralitas rationum suppositalium; sicut arguit pluralitatem suppositorum, ita argueret pluralitatem deorum. - Propterea nulla ratio suppositalis ut sic dicit formaliter perfectionem simpliciter, sed esse deum vel deitatem dicit concursum omnium perfectionum simpliciter et eandem essentiam. Ergo. Antecedens patet,nam aliter sequeretur, quod pater non omnem perfectionem comunicaret filio, cum sibi non communicet rationem suam suppositalem. Et similiter pater et filius spiritui sancto. Quod est absurdum. Dico ergo, quod ista unio essentialis, qua scilicet divina natura secundum plenitudinem essentialem omnium perfectionum communicata est Christo homini. Ex vi quidem talis unionis Christus est deus et non ex quacumque alia unione.

Ad secundum dubium dico, quod absque contradictione bene stat creaturam uniri verbo et tamen istam creaturam non frui deo. Nam hoc generaliter constat de carne Christi unita verbo, quae non est essentia apta frui, et est bene possibile essentiam divinam uniri carni, et non animae; et per consequens ibi nulla foret fruitio. - Et praeterea, si ex vi unionis fruitur et constat, quod tam visio quam fruitio est posterior natura unita tamquam qualitas eius, igitur stat naturam quamcumque uniri et non frui, sicut prius potest stare sine posteriori. Item stat creaturam frui et non uniri. Ergo multo magis e contrario consequentia patet. Nam prius est ipsam uniri quam frui. Antecedens autem est in beatis. Nec rationes Doctoris Subtilis et Doctoris Solemnis contra hoc habent aliquid robur, ut patet discurrere volenti. Ergo.

art. XX

Vicesimo agendum est de conditionibus huius benedictae nativitatis. Circa quod sciendum est, quod haec nativitas sanctissima sex habet conditiones.

Prima fuit gratiosissima. Nam secundum Augustinum, XIII De trinitate, capitulo XIX: "In rebus per tempus ortis illa summa gratia est, quod homo in unitate personae coniunctus est deo". Nam sicut ipse dei filius ex gratia per operationem spiritus sancti conceptus est, ita ex summa gratia natus. Et bene fuit gratiosissima et plena caritate, cum nobis data est claritas novae lucis, quae sacramenta omnia praefiguravit, ad quam patrum oracula terminantur, in qua consecrantur caerimoniae antiquorum. Venit enim serenissimus fulgor dei patris, subiectus ritibus legis Mosaicae, et eas consummavit et perficit velut umbras. Aestimo enim, quod numquam circumcisio expurgasset maculum caerimonialem neque sanctificationis gratiam contulisset, nisi fuisset in corpore Christi consecranda.
O igitur inneffabilis caritas redemptoris, quia venit dei filius ad nos velatus, submissus legibus humilitatis peccatorum. Digne igitur inquit Bernardus, quod sola caritas fecit Christum incarnari.
Hanc igitur amorosissimam et caritate plenam nativitatem describit ipse Albumasar in Minoribus Isagogis, tractatu VIII, I capitulo de ascensionibus imaginum in parte de ascensione Veneris dicens sic: Et ascendit in prima facie virginis puella, et est virgo pulchra et honesta et munda et prolixi capilli et pulchra facie, habens in manu sua duas spicas. Et ipsa sedet super sedem sacratam et nutrit puerum dans ei ad comedendum in loco, qui vocatur Alcibrea. Et vocant ipsum puerum quaedam gentes Iesum, et ascendit cum ea stella virginis.
Et dicit Albertus in Speculo suo: Iam, inquit, scimus hoc, "quod sub ascendente eiusdem partis caeli, scilicet virginis, natus fuit dominus noster Iesus Christus". Et hoc determinat ibidem. Immo et ipse Ovidius, De Vetula, libro III versus finem descripsit ex coniunctione Iovis ad Mercurum fidem Christianam, quam vocat fidem Mercurianam. Describit et Virginem gloriosam et adorat eam. Nam et ipsi "caeli enarrant gloriam dei", caritatem summam altissimi.

Secundo haec nativitas fuit amoris mutui, immo supremi permutata, cum humana natura in hac nativitate est super angelorum choros exaltata. "Nusquam enim angelos apprehendit, sed semen Abrahae, unde debuit per omnia assimilari patribus, ut misericors fieret et fidelis pontifex, ut repropitiaret delicta populi". Ad Hebr. II capitulo. Quapropter et beatus Gregorius, IV Moralium sic inquit: "Angelum dei filius non apprehendit, sed semen Abrahae apprehendit. Idcirco redemptor noster non angelus, sed homo factus est, quoniam hoc procul dubio fieri debuit, quod redemit; ut perditum angelum non apprehendens desereret et hominem in semetipso apprehendendo repararet".

Sed beatus Augustinus, XIII De trinitate, capitulo XVII adducit multas congruentias istius assumptionis humanae naturae et non angelicae.
Prima est, ut angeli mali, qui sunt sine carne, ex hoc se non extollerent.
Secunda, ne suaderent coli pro diis.
Tertia, ut ostenderet, quod aliquis posset praemiari sine praecedentibus meritis sicut anima Christi.
Quarta, ut superbia hominis reconderetur, cum dei filius sic se humiliaverat.
Quinta, ut homo, quam longe recessit a deo, disceret, quod in sui reparatione indigebat tanto mediatore.
Sexta, ut oboedientiae praeberet exemplum.
Septima, ut per eam naturam vinceret diabolum, in qua fuit victor.

Tertio haec nativitas fuit transcendens et occultissima. Omnem enim naturam, omnem intellectum acutum hominum et malorum spirituum, immo summorum angelorum transcendebat. Nam secundum Leonem papam "utramque naturam in unam convenisse personam, nisi fides credat, sermo non explicat". Tam stupendum enim fuit ipsis summis spiritibus, quod beatus Dionysius, De divinis nominibus, capitulo I sic dicit: Compositio secundum nos in arcana omni rationi, ineffabilis omni verbo, ignota omni menti, et etiam ipso dignissimo angelorum. Immo secundum beatum Hieronymum mysterium incarnationis ab angelis multis nondum plene erat intellectum ante Christi passionem, unde dicit super illo versulo: "Ut innotescat principatibus et potestatibus in caelestibus per ecclesiam multiformis sapientia dei". Ad Eph. III. Et ideo in eius ascensione quaerebant minores angeli dicentes: "Quis est iste, qui venit de Edom?" Et: "Quis est iste rex gloriae?" Quod igitur mirum, quod ista benedicta nativitas Christi et dei filii incarnatio fuit celata malignis spiritibus.

Quarto haec benedicta nativitas fuit iucundissima, cum corona nova ipsi aeterno regis filio est imposita. Peccatoribus enim digne fuit gaudiosa, quia ipsis salubria, angelisque gaudiosa, quia eis obiectum felicitatis aeternum, per quod caelum empireum erat illustrandum, fuit generatum, ipsorumque numerus per homines, in hac nativitate reconciliandos, restaurandus. Propter quod digne decantabant gaudiosi: "Gloria in altissimis deo" etc. usque "voluntatis" Luc. II. - "Egredimini ergo et videte, filiae Sion, regem Salomonem in diademate, quo coronavit eum mater sua in die desponsationis illius et in die laetitiae cordis eius". Cant. III. Quod verbum declarans ipse Wilhelmus Expositor sic inquit: Salomon, idest Christus, rex noster pacificus, velut gigas geminae subest, duo habet diademata; unum, quo coronavit eum pater absque temporis initio, aliud, quo coronavit eum mater in temporis curriculo. Diadema, quo coronavit eum pater, est gloria communicatae deitatis; diadema, quo coronavit eum mater, est nobilitas assumptae humanitatis. Cum siquidem deus pater filio deo diadema imposuit, quo ipsum regem sibi coaequalem genuit; et insuper mater illi diadema imposuit, quo ipsum de semine regali secundum carnem concepit. Utrumque sane diadema intelligitur, cum virgini intemeratae verbis angelicis dicitur Luc. I: "Paries filium", et post hoc: "Erit magnus, et filius altissimi vocabitur, et dabit illi dominus deus sedem David, patris eius" etc. In eo siquidem, quod ipsum filium altissimi vocat diadema, quo pater eum coronavit, insinuat, pro quo in femore suo est scriptum: "Rex regum et dominus dominantium". Porro ex eo, quod ipsum filium David nominat vel nuncupat; diadema, quo coronavit eum mater sua, figuratur, pro quo fuit scriptum: "Hic est Iesus Nazarenus rex Iudaeorum". Haec ille.

Digne enim gaudiosa fuit haec nativitas summae genitricis. Quapropter ipse Alexander inquit in libro III, capitulo IV exponens illud Cantici: "Lectulus noster floridus", inquit ita: O quotiens beata dei genitrix Iesum, adhuc puerulum, maternis brachiis dulciter amplexans dulceque pignus in lectulo materno deosculans dicere consuevit: Quid mihi et fugitivis deliciis saeculi. Haec ille.

Digne ergo gaudiosa fuit haec nativitas summa genitricis.

Quinta ista benedicta nativitas dei et hominis fuit perfectissima. Nam ipsa omnes naturas et partes mundi ultima perfectione complevit. Quamvis enim deus in mundi creatione nihil imperfectum produxerit, sed omnia perfecta fuerint, secundum quod ipsarum natura exigebat, quia dei perfecta sunt opera, consummatio tamen perfectionis ultimae usque ad partum virginis dilatata est et solum virgini reservata. Entia enim male disponi nolunt et entia appetunt nobilissimum ens, spiritualia nobilissimum spiritum, rationalia nobilissimum rationale, conceptiones nobilissimum conceptum, nativitates optimum nascibile, et pueritia et iuventus pulchritudines, moralitates, virtu-

tes et consimilia, et breviter omnes creaturae optimum appetunt. - His autem sic existentibus quoad consummationem et finem imperfectis, provisum est mundo de virgine illibata, quae per nativitatem sui filii tantem perfectionem attulit universo, quod non est ulterius capax, nec deus pater ulteriori perfectione ipsum orbem perficere potest. Et si ipse pater et spiritus sanctus de femina nascerentur, nihil amplius orbi accresceret. Nam in virginis filio "inhabitat plenitudo deitatis corporaliter". Quid igitur enti universaliter perfecto in hac nativitate orbi accrescere posset? Quapropter quidquid dignitatis,quidquid nobilitatis et quidquid aeternitatis est, totum in orbem diffusum est et productum per virginem in isto aeterno supposito, quod virgo Maria generavit.
Quapropter digne dicitur, quod haec nativitas dei filii fuit orbi perfectissima.

Sexto haec nativitas fuit summe naturalis, quamvis mirabilissima fuit. Inquam bene: fuit naturalis, quia illud summe est naturale, quod summe voluntati divinae est conforme. Et quodlibet ens in suo modo et sensu est plus naturale, quanto voluntati divinae naturae est conforme, secundum mentem beati Augustini, in libro De vera innocentia, capitulo XXVI, ubi ait: Naturarum conditor deus nihil mirabile contra naturam facit, nec quod novum est consuetudini, repugnans est rationi. Nobis ergo videntur contra naturam insolita, quibus aliter naturae cursus innotuit. Non sic autem deo, cui hoc est natura, quod fecerit. Item Gregorius, Super Genesi, XIX capitulo loquens de insolitis sicut de conversione virgae Moisi in draconem dicit sic: Nec ista, cum fiunt, contra naturam fiunt, nisi nobis, quibus aliter cursus naturae innotuit, non autem deo, cui hoc est natura, quod fecit. Haec ille.
Patet igitur, quod apud eum natura rei dicitur, quidquid deus de re vult fieri. Et ex hoc claret, quod modus existendi ipsius Christi in sacramento est summe naturalis, et quod miracula, quae immediate fiunt volunate divina, fiunt vere naturaliter. Nam et si vellet dominus naturae, ut ignis frigefaceret, contra naturam esset, quod calefaceret. Et per oppositum de nive, cui summe naturale esset calefacere et ignire, si ita vellet dominus naturae.
Ex quo igitur in hac benedicta nativitate contra communem cursum naturae divina voluntas immediate et secundum se sola est operata. Idcirco digne summe naturalis est censenda, quamvis cum hoc stet, quod fuerit mirabilissima. Nam in ista nativitate seu incarnatione superbenedicta divinum esse, in se portans cuncta "verbo virtutis suae" est quasi annihilatum, im-

mensum est circumscriptum. Verbum, per quod facta sunt omnia, hodie est factum; incommutabile et aeternum est temporaliter natum. Prima lex et legislator legi se subiecit. Invisibilis visibilis est effectus.

Quapropter ipse beatus Cyprianus in Christi benedicta nativitate ostendit omnes modos oppositionis in unum convenire dicens:

Dum deus de virgine nascitur,
caelum in testa clauditur;
mundus puncto concluditur;
sphaera a centro cingitur;
caelum terrae coniungitur;
nox in diem convertitur;
sol tenebris involvitur;
invisibile cernitur;
in centro iacet circulus;
fontem praecedit rivulus;
de vase prodit figulus;
terminus praecedit motum;
pars excedit summum totum;
formatur, qui format naturam;
portatur, qui portat omnem creaturam;
gubernatur, qui cuntorum gerit curam;
diameter infinitae parabellae
commensuratur latiter puellae,
sol aeternus illustratur luce novae stellae;
verbum fit infans et tacet;
sursum stans in imis iacet.

Haec ille.

"Non est ergo factum simile opus in universis regnis". III Regum X. Ego ergo, inquit ipse beatus Gregorius Nazianzenus, huius diei acclamabo veritatem, et gratiam annuntiabo, in qua, quae natura non habet, usus ignorat, ratio nescit, mens non capit, eloquium tacet, ingenium ebet, silent angeli, caelum pavet, terra stupet, creatura miratur, mediumque silentium tenent omnia, quae hac die complentur, quia quaedam inaudita efficitur permuatio naturarum: sermo dei, qui est ante saecula non visibilis et incomprehensibilis, incorporeus fit per omnia homo. O nova et inaudita permixtio, o mira et inexquisita compago, qua sic incommixta miscentur.

Sed cur ipse filius dei voluit nasci de virgine et non de viro et muliere? Cum et beatus Hieronymus dicat in homilia communi Super genealogia Christi sic: "Notandum in genealogia salvatoris nullam sanctarum assumi mulierum, sed eas quas scriptura reprehendit, ut qui propter peccatores venerat, de peccatricibus nascens omnium peccata deleret".

Respondet primo beatus Gregorius, libro Moralium XXIX sic dicens: Natus dei filius ex patre sine tempore, dignatus est ex matre nasci in tempore, qui ut ipsam conditionem naturae corruptibilis vinceret, ex commixtione carnalis copulae conceptus non est. - Sed et venerabilis Anselmus ad hoc sic dicit, quod quamvis de parente peccatrice iusta proles posset generari, quia peccatum non est in semine, sed magis in voluntate, nec contrahitur peccatum originale nisi ipso communi propagationis modo et ordine. Quapropter, etsi purus homo et non deus, esset conceptus et natus de virgine, ad ipsum peccatum originale non derivaretur. Et quamvis etiam de peccatrice muliere iusta proles posset descendere ex eo, quia peccatum non consistit in semine, decuit tamen ipsum dei filium nasci de munda virgine, ut ostenderet deus omnem modum propagationis subiacere suae potestati. Ex quo ergo Adam formavit sine viro et femina, secundo modo Evam sine femina de viro, tertio modo alios homines facit et fecit de femina et viro. Conveniens fuit, ut suum filium formaret de femina sine viro.

Secundo inquit Anselmus, II Cur deus homo, quod hoc valde congruit, ut quemadmodum peccatum exordium sumpserit a femina, ita nostrae salutis auctor a femina nascatur causa, "ne desperent se pertinere ad sortem beatorum", per quas tantum ortum est malum.

Tertio inquit, quod ex eo conveniens fuit, ut de sola virgine nasceretur, ut sicut "mulier, quam fecit deus de viro sine femina, facta est de viro virgine", ita Christus, qui factus est de femina sine viro, fiat de virgine. - Et praeterea decuit sic fieri propter virginitatis praeconium, cum non sit digna ponderatio continuentis animae.

Cum autem inquit beatus Hieronymus in genealogia nullam sanctam assumi mulierem, sed eas, quas scriptura reprehendit, constat, quod de gloriosa virgine non intendit. Immo etiam magister Nicolaus de Lyra in biblia peritissimus ipsum beatum Hieronymum valde etiam de mulieribus aliis, quae in genealogia salvatoris assumuntur, improbat et reprehendit. Unde de Rahab, quam beatus Hieronymus meretricem asserit, iuxta textum Iosue, II capitulo dicit, quod non fuit meretrix sed hospitalaria et quod non fuit meretrix patet per hoc, quia ipsa post destructionem Iericho "fuit coniuncta in matrimonio ipsi Salmon, ut habetur Matth. I, qui erat princeps nobilioris tribus, scilicet tribus Iudae. Propter quod non est verisimile, quod accepisset in uxorem talem mulierem, quae esset actu infamis vel fuisset. - Et ideo translatio Chaldaica, ubi nos habemus: Ingressi sunt domum mulieris meretricis, Josue II habet: mulieris hospitalariae. Et dicunt etiam Hebraei. Nomen enim Hebraicum, quod ponitur, aequivocum est ad significandum meretricem et venditricem victualium, quod est proprium hospitalarium". Simili modo magister Nicolaus excusat Ruth et Bethsabee, quae nomine vel timore regis coacta etiam condormivit, et secundum ipsum etiam deo valde devota fuit. Et haec sufficiant.

art. XXI

Vicesimo primo declarandum est, qualiter Christus, alma patris sapientia, avaritiae primi parentis, qua in vetitum nitebatur et plus concupicit, quam debuit, per artissimam paupertatem satisfecit. Contraria contrariis curantur. Ideo avaritia ista tantum per paupertatem est exstincta.

Circa quem articulum est sciendum, quod multiplex est modus paupertatis.

Est enim paupertas, quam parit calamitas. Et haec est in personis miserabilibus et egenis, annexum habens poenalem cruciatum cum merito, si sit cum patientia, qualis fuit mendicitas Lacari ulcerosi, vel cum peccato, si sit cum impatientia, et hanc interpretatur et abhorrebat Sapiens dicens: "Divitias et paupertates ne dederis mihi".

Secunda paupertas est, quam parit cupiditas. Et haec est in pauperibus simulatis, habens annexum cruciatum culpabilem, quo torquentur homines avari et cupidi. Et hanc dissuadet Apostolus ad Thess. dicens: "Nullius aliquid desideritis".

Tertia paupertas est, quam parit pigritia. Et haec est in mendicantibus validis et onerosis, habens annexum cum cruciatu solatium vitiosum atque fantasticum, secundum illud Sapientis: "Desideria occidunt pigrum". Noluerunt enim quidquam manus eius operari. Et iterum "propter frigus piger arare noluit. Mendicabit ergo aestate et non dabitur ei". Et haec mendicitas non solum lege divina, sed et lege civili prohibetur.

Quarta paupertas est, quam parit industria. Et haec est in pauperibus studiosis circa disciplinam scholasticam occupatis, habens annexum cum cruciatu penuriae solatium veritatis inventae, quia adeo mentes generosas oblectat, ut multi dies erumnis et laboribus pleni iucundi videantur et pauci prae magnitudine dilectionis. Maluntque cum rubore mendicando addiscere quam delicate vivendo ignorare.

Quinta paupertas est, quam parit iustitia. Et haec est in pauperibus voluntariis immunibus ab amore temporalis lucri et corporalis quietis, habens annexum cum cruciatu solatium virtuosum et verum pro eo, quod sic mendicantes solius moventur amore paupertatis extremae, quam ideo amplectuntur, ut liberius sapientiae vacent et efficatius culmen virtutis attingant. Quatenus in camino paupertatis electi ipius penuria purgentur a crimine, ipsius erubescentia humilientur in corde, ipsius parsimonia castigentur in carne, ipsius devota gratitudine reconcilientur ad proximum, ipsius condescensiva benignitate configurentur ad Christum, ipsius sublimi celsitudine sursum agantur in deum. - Nullus enim sanae mentis dubitat, quin paupertatis talis penuria purget, erubescentia humiliet, parsimonia castificet, gratitudo accipientis beneficium benefactori reconciliet, condescensio benignitatis configuret ad Christum, qui cum dives esset, amore nostrae salutis effici voluit egenus et pauper. Nec dubium, quin celsitudo paupertatis, qua quis omnia calcat et seipsum cum omnibus, sursum agat in deum, non solum propter spiritus libertatem, verum etiam propter experientiam incommodorum, quae pauperes committantur, cum dicat Gregorius: Mala, quae nos hic primunt, ad deum ire compellunt. - Et licet paupertas avari sit molestia, vere tamen pauperibus solatium est penuriam pati, humilibus credentibus despici, Christo sperantibus sequestrari a mundo et iungi deo aeterno. Quapropter et beatus Gregorius sic inquit: "Sicut superbi suis honoribus, sic plerumque humiles sua despectione gratulantur. Cumque se in alienis oculis vilescere sentiunt, idcirco gaudent, quod hoc iudicium confirmari intelligunt, quod de se et ipsi habuerunt". Quoniam ergo huic mendicitatis modo in pauperibus veris et humilibus annexum est cum extrinseco cruciatu, intrinsecum gaudium est. Secundum Chrysostomum recte designatur per illum caminum, in quem pueri descendentes, ne statuam auream adorarent, caelitus irrorari meruerunt. - Est ergo digne secundum Senecam honesta res paupertas laeta, immo iam paupertas non est, si laeta est. Qui enim cum paupertate bene convenit, dives est; neque qui parum habet, sed qui multa cupit, pauper est. Ideo et idem dicit, quod maximae divitiae sunt, non desiderare divitias. - Quapropter ipse Chrysostomus, Super Matth. homilia ultima, de ipsa paupertate inquit sic: "Si quis tibi principatum et civiles potestates et divitias et lasciviam proponeret, deinde paupertatem ponens electionem daret, ut acciperes, quodcumque velles, hanc confestim raperes, si tamen cognosceres eius pulchritudinem. Mihi enim paupertas puellae cuidam pulchrae et speciosae similis esse videtur. Cum hac Elias educatus, raptus est: beata ista rapina, cum hac Elisaeus claruit, cum hac Johannes cum apostolis omnibus. Sed et ipsam puellae huius pulchritudinem omnes intueamur. Et enim oculus eius purus et praeclarus, nihil habens turbulentum, sed mansuetus et tranquillus, delectabilis, ad omnes respiciens, mitis, humilis, nullum odium habens, nullum advertens. Os illi et lingua sana est, continua gratiarum actione plena et benedictione et mitibus verbis et amicabilibus. Si autem vis et proportionem membrorum eius videre, longa est et multum excelsior quam superabundantia. Si autem fugiunt eam multi, ne mireris, etenim et alias virtutes fugiunt insipientes." - "In his expresse declarat Os aureum, quod voluntaria rerum inopia non solum est magnae pretiositatis, sed et mirae pulchritudinis", immo "magnae opulentiae et honoris" et immensi gaudii spiritualis. Habemus spirituale solatium, quod viri carnales ignorant, cuiuscumque laudatores pharisaeorum more avari derident. - Mulier eximiae virtutis Paula videlicet experiri cupiebat, iuxta quod sanctus Hieronymus in ipsius laudibus de ipsa hoc eiusdem desiderium admirabile praedicans ipsamque collaudans dicit, quod hoc habebat votum, ut mendicans pro Christo moreretur, et unum nummum filiae non relinqueret et in funere suo aliena sindone involveretur. - Hanc ergo paupertatem quintam ipse dei filius sicuti virtutem eximiam ostendit, verboque docuit et exemplo firmavit, ipsam nimirum diligens sicuti omnium matrem virtutem. - Quapropter et ipse humillimus pater noster Franciscus ipsam paupertatem reginam esse virtutum asseruit, "quia in rege regum et in regina, matre ipsius, tam instanter effulsit". Et ideo "fratribus in conclavi querentibus, quae virtus magis amicum redderet Christo, quasi secretum sui cordis aperiens respondebat: Paupertatem nominaliter, fratres, specialem viam esse salutis tamquam humilitatis fomentum, perfectionisque radicem, cuius est fructus multiplex, sed occultus. Haec est enim evangelici agri thesaurus absconditus, pro quo emendo vendenda sunt omnia, et quae vendi non possunt istius comparatione spernenda. Ad huius, inquit, culmen, qui cupit attingere, non solum mundanae prudentiae, verum etiam litterarum peritiae renuntiare quodammodo debet, ut taliter expropriatus possessione introeat in potentias domini et nudum se offerat brachiis crucifixi". Ideo beati tales, immo "beati pauperes spiritu". Ubi secundum Chrysostomum sic habetur in Graeco textu: beati mendici, ubi latinus habet: beati pauperes spiritu.

Qualiter ergo dei filius pauper fuerit hac quinta paupertate sex viis poterit declarari.

Nam ipse dei filius primo pauper fuit quoad ostentationem subtilitatis et scientiae, quamvis enim eius intellectus plenus spiritu sapientiae fuerit, quia filio non est datus spiritus ad mensuram; "omnia ergo scivit anima illa", ut inquit Magister in Sententiis, libro III, distinctione XIV. Quapropter etiam Fulgentius adducit illud Apostoli: "In quo sunt omnes thesauri sapientiae et scientiae dei absconditi". - Prout etiam de ornatibus animae Christi specialem tractatum de hoc scripsi. - Et quamvis plenus sapientia fuerit, paupertatem huiusmodi sectari volens plenitudinem eandem ut communiter non ostendit et scire propter scire non quaesivit. Quapropter sua doctrina evangelica est pla-

nissima, quamvis mysticis sensibus plena et in sua doctrina verbum abbreviatum super terram fecit annuntians vitia et virtutes, poenam et gloriam cum brevitate sermonis, nec subtilia naturae aut supervacua, quibus scientia inflati occupantur, enaravit.
Secundo hoc idem ex hoc patet, quod ad discipulatum eius ipsos mundi sapientes et inflatos scientia non vocavit, sed magis rudes et humiles et indoctos, ut ex hoc mundi sapientes confutaret. Per Danielem enim dicit: "Sapientiam sapientium et prudentiam prudentium reprobabo".
Tertio ex hoc eius paupertas intellectus claret, quod in primo sermone, cum os suum sedens aperuit, dixit: "Beati pauperes spiritu", idest multiplici intelliguntur propter se quaesita.
Tali etiam modo ipse Apostolus illustratissimus intellectu pauper fuit, cum inquit: "Nihil iudicavi me scire inter vos, nisi Christum Iesum, et hunc crucifixum".

Secundo dei filius pauper fuit voluntate. Nam et propria voluntate numquam usus fuit, sed voluntatem patris aeterni continue ut metrum et mensuram inspexit. Quapropter et inquit: "Descendi de caelo, non ut faciam voluntatem meam, sed voluntatem eius, qui misit me". Ioh. Et positus in agonia orando prolixius sudore sanguineo inquit: "Verumtamen non mea, sed tua voluntas fiat". Hanc ergo paupertatem a primo instanti, quo conceptus est, usque ad crucem duxit: "Factus est oboediens patri usque ad mortem, mortem autem crucis". Ad Phil. II. Et haec est nobilissima paupertas, in qua sola dilectio vera ad deum ostenditur, in qua et iocale naturae plus dilectum, scilicet libera voluntas, deo in purissima oboedientia in holocaustum offertur. In quo holocausto plena voluntas et omne illud, quod velle posset, igne sanctae oboedientiae accenditur et propria voluntas ut vitulus Libani mactatur et in cineres per ignem oboedientiae sacrae redigitur.

Tertio dei filius omni delectatione sensuum et corporis pauper, immo pauperrimus fuit sibi ipsi quodammodo omnia delectabilia sensibus et commodosa corporis subtrahendo. Nam a matre paupercula educatus fuit, quae secundum Hieronymum se et filium suum colo et acu alebat et in tanta inopia vixit, quod inquit Chrysostomus, Super Matth. sic: "Viderunt magi pandochium tenebrosum et sordidum, magis animalibus quam hominibus aptum", matrem quidem eius vix tunicam habentem unam, non ad ornatum corporis, sed ad nuditatis tegumentum. Haec ille. - Sed quamvis reperiamus ipsum flevisse, numquam tamen risisse legimus, nec ipsum usum fuisse carnibus nisi agno paschali reperimus. Et quamvis invitatus interdum communem vitam inter homines duxerit se infirmis conformando, nullam in his delectationem quaesivit. Nam et pauperum modus est, ut ea, quae ipsis apponuntur, liceat manducare. Creditur, ut dicit magister Franciscus de Maronis, in usu vini aquam apposuisse propter sobrietatem ostendendam. Unde et mixtum calicem obtulit, iuxta dictum beati Cypriani martyris, quod recitat beatus Augustinus, IV De doctrina christiana. Quapropter sua facies prae filiis hominum speciosissima propter subtractionem delectabilium et incommoda multimoda mutata fuit in tantum, ut cum esset aliquorum et triginta annorum, quinquagenarius putaretur, unde Iudaei inqueunt: "Quinquaginta annos nondum habes et Abraham vidisti". Ioh.

Quarto dei filius fuit pauper, fuit quoad executionem inclinationis naturalis. Nam quamvis ex natura ad matrem illibatam plus ceteris hominibus inclinatus fuerit per eo, quod mater dei tantam germanitatem ad filium habuit, quantam habuit pater et mater simul in aliis, eo quod totalem substantialitatem, in qua radicatur germanitas, sumpsit de matre. Et per consequens ex natura plus ad eam inclinatus fuit et ad omnes consanguineos matris et propinquos, quia ad omnes tales duplicem germanitatem habuit, seu tantam quantam quis habet ad consanguineum ex utroque parente sibi attinentem. Verum tali inclinationi nequaquam satis fecit, sed ea pauperrimus fuit. Quapropter in evangelio relinquere patrem et matrem, fratres et sorores docuit. Et hoc ut doctor operis facto in se ipso ostendit, cum diceretur Matth.: "Ecce mater tua et fratres tui foris stant quaerentes te". Ac ipse respondens dicenti sibi ait: "Quae est mater mea et qui sunt fratres mei? Et extendens manum in discipulos suos dixit: Ecce mater mea et fratres mei." Nec legimus, quod verba demulcentia ad matrem protulerit, sed magis extranee aut plane ipsam mulierem vocavit dicens: "Quid mihi et tibi, mulier?" Ioh. Et illud: "Mulier, ecce filius tuus?" Decuit enim, quodmet exemplaret facto, quod docuit verbo. Nam turpe est doctori, cum culpa redarguit ipsum.

Quinto dei filius veniens in propria, de proprio nihil habuit, sed in singulari et proprio pauperrimus fuit. Nam et ut perfectissimus iuveni dixit: "Si vis perfectus esse, vade et vende omnia, quae habes, et da pauperibus." Matth. Idcirco et ipse inquit: "Vulpes foveas habent et volucres caeli nidos; filius autem hominis non habet, ubi reclinet caput suum". Matth. Et quamvis loculos interdum habuerit, ipsos tamen non in proprio, sed magis in communi tenuit.

Sexto dei filius etiam non tantum in proprio, sed etiam in communi pauperrimus extitit. Immo iuxta Decretales extra, De verborum significatione: "Exiit, qui seminat seminare", libro VI: Unde nec in proprio nec in communi quidquam possedit, unde dicit textus sic: "Dicimus, quod abdicatio proprietatis huiusmodi omnium rerum tam in speciali quam in communi propter deum meritoria est et sancta. Quam et Christus, viam perfectionis ostendens, verbo docuit et exemplo firmavit, quamque primi fundatores militantis ecclesiae, prout ab ipso fonte hauserant, volentes perfecte vivere, per doctrinae et vitae exempla ad eos derivarunt". Idcirco Christus non tantum pauper, immo mendicus extitit, ut patet per ipsum beatum Paulum, qui illum psalmum ad litteram exponit de Christo: "Exspectans exspectavi dominum", in quo ipse psalmus sic inquit: "Ego autem mendicus sum et pauper". Et beatus Petrus ait hunc psalmum: "Deus laudem meam ne tacueris" ad litteram de Christo exponit, in quo psalmus sic inquit: "Et persecutus est hominem inopem et mendicum". - Quapropter ipse beatus Bernardus super illud Luc. III: "Cum factus esset Iesus annorum duodecim", sic inquit: Ut te, inquit, domine, per omnia nostrae paupertati conformares et omnes vitae humanae calamitates susciperes, quasi unus in turba pauperum stipem per ostia mendicabas? Haec ille. - Quapropter beatus Hieronymus, Ad Nepotianum sic inquit: "Turpe est ante fores sacerdotis domini crucifixi et pauperis, et qui cibo vescebatur alieno, lictores consulum et milites excubare". Haec ille. Ecce ergo, quod beatus Hiernoymus dicit, quod Christus cibo vescebatur alieno, unde super illud Matth. XI: "Circumspectis omnibus, cum iam vespera esset, exivit in Bethaniam", dicit Glossa: "Si quis eum hospitio susciperet, tantae enim erat paupertatis et ita nulli adulatus, ut in tanta urbe nullum hospitium inveniret". Haec Glossa. Et certum est, quod si tunc loculos habuisset, hospitium invenisset. Et constat, quod quidquid rigoris ipse Christus apostolis imposuit, quod et in semetipso exemplo firmavit, quos tum, cum ad praedicandum misit, loculos habere prohibuit. - Unde beatus Hieronymus, Ad Eustochium dicit: "Non poterat habere dominus, quod prohibuerat in servis", ad quos tum inquit: "Nolite possidere aurum, neque argentum, neque pecuniam in zonis vestris, neque peram in via, neque duas tunicas, nec calciamenta nec virgam". - Unde et Chrysostomus, Super Matth., homilia XXII inquit, quia per opera ostendit eam legislationem, quae est a verbis, validiorem facit, quia facile susceptibilis est sermo operibus certificatus. Ubi ergo ostendit per opera? Audi eum dicentem: "Filius autem hominis non habet, ubi caput suum reclinet". Haec ille. - Et Luc. X: "Nolite portare sacculum neque peram neque calciamenta". Super quo beatus Ambrosius sic inquit: Si prohibemur aurum possidere, quid pro opere? Apostolus Petrus, primus dominicae exsecutor sententiae, ostendit non in vaculum effusa domini mandata, cum postuletur a paupere, ut ei aliquid pecuniae largiretur ait: "Argentum atque aurum non habeo". "Tamen non tam in hoc gloriabatur Petrus, quod argentum et aurum non haberet, quam quod servet mandatum domini, qui praecepit: Nolite possidere aurum. Hoc est dicere: Vides me Christi discipulum et aurum requires a me? Aluid nobis multo pretiosius auro donavit, ut in nomine eius operemur. Haec Ambrosius". - Unde Matth. XVI: "Quicumque potum dederit uni ex minimis istis calicem aquae frigidae", inquit Glossa: "Minimi sunt, qui nihil penitus habent in hoc mundo et iudices erunt cum Christo". Unde beatus Augustinus, Super Lucam, in sermone XII: Minimi sunt, "qui omnia sua dimiserunt et secuti sunt Christum; et quidquid habuerunt, pauperibus distribuerunt, ut deo sine saeculari compede expediti servirent et ab hominibus mundi liberatos velut pennatos sursum habere humeros". Haec iste. - Claret igitur ex his, quod ipse dei filius "dives in omnes, qui invocant illum", pro nobis satisfaciendo et extinguendo primi parentis avaritiam pauperrimus est effectus.

Sed calumniatores pauperum Christi sic contra praedicta solent obicere:
Et hoc primo sic: Nam perfectionis est Christum in cunctis actibus suis imitari, ergo et loculos habere perfectionis videtur esse. Patet consequentia, quia et Christus loculos habuit, quos Iudae commendavit.
Secundo sic: Si loculos habere non est perfectionis, ergo indiget venia et est actus criminis, et per consequens in Christo repertus, quod nefas est dicere.
Tertio sic: Si loculos habere est imperfectionis, ergo et Christus exercuit imperfectionis opera.
Quarto sic: Nam perfectio vitae stat cum divitiis et loculis. Ergo et talia nullam ducit imperfectionem. Antecedens patet. Nam dictum est Abraham omnia sua secum habenti: "Ambula coram me et esto perfectus". Ergo etc.
Quinto sic: Nam expresse legitur non tantum Christum, sed et discipulos loculos habuisse, qui Christi vestigia sunt secuti. Super hoc et in Actibus Apostolorum legimus, quod multitudinis credentium erant omnia communia, et quod rerum venditarum pretia ponebantur ad pedes apostolorum.
Sexto videtur contra determinationem sanctae matris ecclesiae esse, ut patet in Extravagante decretum Iohannis XXII.: Cum inter nonnullos, ubi determinatur expresse fore haereticum et erroneum dicere Christum et eius apostolos nihil habuisse.

Sed ad haec et similia, ut amplius elucescat veritas, est sciendum, "quod cum Christus sit verbum incarnatum et increatum, duplex est in eo ratio exemplaritatis, aeternae videlicet et temporalis. Aeternae, inquam, secundum quod est splendor paternae gloriae et figura substantiae dei patris" "atque candor lucis aeternae et speculum sine macula maiestatis dei. In quo quidem speculo exemplariter cuncta relucent, quae a principio conditionis mundi usque in finem ad perfectionem totius universi tam spiritualiter quam sensibiliter producuntur. Et secundum hoc est Christus ut verbum increatum speculum intellectuale et exemplar aeternum totius machinae mundialis. - In quantum autem est verbum incarnatum in assumptae humanitatis conversatione, exemplar est et speculum omnium gratiarum, virtutum et meritorum. Ad cuius gratiarum exemplaris imitationem, erigendum est tabernaculum militantis ecclesiae. Iuxta quod Moisi mysterialiter dictum est: 'Inspice et fac secundum exemplar, quod tibi in monte monstratum est'. Et quemadmodum ab illo uno exemplari aeterno, indiviso tam diversae manant creaturarum naturae et naturarum perfectiones secundum variam ipsius summi boni participationem, quae perfectiones ab aliqua una creatura capi non poterant, propter quod et diversas constituit deus rerum species ad universi completionem; sic et a verbo incarnato, tamquam ab originali principio gratiae, 'de cuius plenitudine accepimus omnes', et tamquam a speculo, in quo et a quo omnis sanctitas et sapientiae pulchritudo refulget, diversi status et gradus et ordines secundum variam distributionem donorum et varium imitandi modum exemplariter derivantur. In quibus secundum multiformem participationem multimoda perfectio Christi sic distribuitur, ut simul reperiatur in omnibus, non tamen in aliquo uno solo secundum omnimodae plenitudinis totalitatem. Sed quilibet status et gradus pro suo mensurae modulo secundum plus et minus istius modi exemplaris influentiam suscipit et secundum ipsius imitationem accedit. - Refulgent autem a Christo tamquam a totius nostrae salutis exemplari et originali principio actus multiformes. Nam quidam actus in ipso respiciunt sublimitatem potentiae, ut super aquas siccis pedibus ambulare; quidam respiciunt sapientiae lucem, ut secreta cordium scrutari et futura praedicere; quidam severitatem iudicii, sicut eicere vendentes de templo; quidam officii dignitatem, ut sacramentum conficere, peccata relaxare; quidam condescensionem miseriae, ut latere in persecutione, timere, contristari in morte; quidam respiciunt informationem vitae perfectae, sicut paupertatem servare, virginitatem custodire, pro crucifixoribus exorare et morti se summa caritate etiam pro inimicis offerre". - Ex quibus sex modis claret, quod non oportet etiam hominem perfectum in singulis actibus Christum imitari; sed tantum in his, qui sunt de ultimo modo, Christum imitari est perfectum. Nam in his, qui sunt excellentiae singularis, est impossibile hoc dicere, ut super aquas ambulare, nisi fuerit alicui speciali dono concessum. "In his autem, qui sunt severitatis et dignitatis, est praesidentium et praelatorum. In his autem, quae sunt condescensionis, est infirmorum, si quantum ad actum extrinsecum loquamur".

Secundo sciendum est, quod perfectio et imperfectio non differunt sicut bonum et malum, virtus et vitium seu duo alia contraria; sed differunt sicut maius bonum et minus bonum et sicut maius meritorium et minus meritorium. Exemplum est de vita activa et contemplativa, quae se habent sicut maius bonum et minus bonum, et utraque tamen vita bona est et nulla earum mala. Non ergo sequitur: Hoc est opus imperfectum, ergo malum.

Tertio sciendum est, quod omnis actus Christi potest dupliciter considerari. Uno modo actus Christi considerari possunt secundum naturam proprii generis; secundo in respectu ad personam Christi, et in respectu ad caritatem, ex qua eliciebantur actus sui. Quamvis autem secundo modo sumendo omnis actus Christi sit summae perfectionis, ut dormire, comedere, inimicos fugere, non tamen primo modo sumendo actus in genere proprio sunt perfecti. Et secundum hoc considera, quod quidam actus eius sunt excellentes in proprio genere, ut mori pro inimicis; quidam sunt mediocres, quidam condescensivi, sicut in praecedentibus aliqualiter apparuit.

Quarto sciendum est, quod "triplex est perfectionis differentia in scriptura sacra descripta".
Una quaequam est necessitatis, de qua Deut.: "Perfectus eris et absque mala coram deo tuo", Glossa: Absque mala criminali, et sic perfectus dicitur quilibet in gratia existens.
"Secunda est perfectio supererogationis, de qua in Matth.: 'Si vis perfectus esse, vade et vende omnia, quae habes, et da pauperibus'".
"Tertia est perfectio ultimatae plenitudinis, de qua Sapiens in Prov.: 'Iustorum semita quasi lux splendens crescit et procedit usque ad perfectum diem', idest divinae visionis fulgidam claritatem". Et haec est perfectio non viae sed beatitudinis.

Quinto sciendum est, quod Christus loculos habuit multiplici de causa.
Primo ad consolandum infirmos, ne et illi desperarent per ipsum salvari, qui erant loculos habituri. Unde Augustinus in

libro De opere monachorum sic inquit: "Dominus more misericordiae suae infirmioribus compatiens, cum ei angeli possent ministrare, loculos habebat, quibus mitteretur pecunia, quos etiam loculos Iudae commendavit".

Secundo Christus habuit loculos ad refellendum reprobos seu haereticos, qui loculos reprobant seu detestantur. Unde Augustinus, Super Ioh., homilia XLVIII: "Quare loculos habuit, cui angeli ministrabant, nisi quia ecclesia sua loculos habitura erat?" "Unde et loculos habebat, ut doceret non esse peccatum loculos habere".

Tertio Christus habuit loculos "ad terrendum avaros, qui loculos concupiscunt, quia nullus de Christi discipulis periit, nisi qui loculos portavit".

Quarto Christus habuit loculos ad informandum perfectos. "Siquidem quantum ad modum habendi forma fuit perfectionis in ecclesiasticis personis, maxime coenobitis, ut ad exemplum Christi et discipulorum eius nullus sibi quidquam appropriet, sed habeant omnia in communi. Unde Augustinus, homilia XL Super Ioh.: 'Habebat dominus loculos et a fidelibus denarios conservans suorum necessitatibus et aliis indigentibus tribuebat. Tunc primum ecclesiasticae pecuniae forma est instituta, ut intelligeremus, quod praecepit, non cogitandum esse de crastino, non ad hoc fuisse praeceptum, ut nihil servaretur a sanctis, sed ne deo propter ista serviatur' . Haec Augustinus". - Item quoad modum dispensandi fuit forma perfectionis et ecclesiae praelatis, "ut exemplo Christi ecclesiastica bona dispensent ad sustentationem ministrorum ecclesiae et ad pauperum relevandas miserias". Unde Prosper in libro De vita contemplativa dicit: "Scientes viri sancti nihil aliud esse res ecclesiae, nisi vota fidelium et pretia peccatorum et patrimonia pauperum, non eas vendicaverunt in usus suos ut proprias, sed ut commendates pauperibus erogaverunt". Ideo de praelatis ecclesiae loquens Augustinus inquit: dispensatores, non domini. Et hoc idem vult Chrysostomus, Super Ioh., homilia XL. - "Quem vero ad modum utendi forma fuit perfectionis ipsis apostolis ac ceteris huiusmodi paupertatem professis, ut cum ex amore paupertatis semper carere loculos cupiant, solum quando apertae necessitatis urget articulus, loculos ferant. Ipse siquidem Christus nullos loculos habens sustentabatur a suscipientibus vel a mulieribus comitantibus eum, sicut in Luc. scribitur, quod ibant cum eo mulieres, quae ministrabant ei de facultatibus suis. Cum tamen per Samariam transivit, in qua quidem civitate, ut dicit idem evangelista, hospitium habere non potuit, de loculis vixit, sicut dicitur in Ioh., quod discipuli abierant in civitatem, ut cibos emerent". "Unde super illud Luc: 'Quando misi vos

sine sacculo et sine pera', dicit Glossa: 'Si per inhospitales regiones transimus, plura viatici causa licet portare quam domi habeamus'. Constat autem, quod valde pauper est, qui plura portat in via, quam habet, ubi habitat habitatione determinata. - Quod si forte quis dicat perfectionis formam nullo tempore esse intermittendam, respondet ad hoc Beda, Super Lucam dicens super illud: Sed 'nunc, qui habet sacculum, tollat, similiter et peram': 'Non eandem vivendi regulam persecutionis quam tempore pacis informat. Sunt namque virtutes, quae semper obnixeque tenendae sunt; et sunt, quae pro tempore locoque provida sunt discretione mutandae. Quis enim nescit viscera misericordiae, benignitatem, humilitatem, patientiam, castitatem, fidem, caritatem et his similia sine ulla temporum intercapedine esse servanda? Ac vero famem, sitim, vigilias, locutiones, nuditatem, psalmodiam, orationem, laborem operandi, doctrinam, silentium, si quis semper exequenda putaverit, non modo se eorum fructu privabit, sed et notam indiscretae obstinationis incurret. Magister itaque dominusque virtutum, ut modum discretionis insinuet missis ad praedicandum discipulis, ne quid tollerent in via, praecipit, videlicet ordinans, ut qui evangelium annuntiant, de evangelio vivant. Mortis vero instante periculo, et tota simul gente gregemque persequente, congruam tempori regulam decernuit, pecuniam, scilicet victui necessariam, 'donec, sopita persecutorum insania, tempus evangelizandi redeat, tollere permittendo'. Haec Beda. -
Ex praedictis enim patenter elucet, quod omnis perfectionis splendor et speculum, Christus Iesus, ob sex rationes praefatas ac triplicem utilitatem, aggregatione quadam in perfectionis senarium consurgentem, mirabili quodam modo in habendo loculos et infirmos simplici modo consolatur et impios dulciter arguit et perfectos tribus modis informat. In quibus illud est omni admiratione et laude ac imitatione dignissimum, quod semper sic Christus paupertate tenuit, ut statum divitum non damnaret, sic et habentibus pecunias reddidit se conformem, ut summae paupertatis formam perfecte servaret.
Unde super illud Matth.: 'Vade ad mare', Glossa inquit dicens: 'Tantae fuit paupertatis, ut unde tributa solveret, non haberet; Iudas quidem in loculis habebat communia, sed res pauperum in usus suos convertere nefas duxit se ipsum dans exemplum nobis'. Haec Glossa".

His igitur praemissis plane patet responsio ad obiecta.
Nam cum primo dicitur, quod perfectionis est, Christum in cunctis suis actibus imitari, falsum patet ex primo notabili.
Ad secundum cum dicitur, si loculos habere non est perfectionis,

ergo indiget venia et est culpa, negatur consequentia. Nam non sequitur: activa vita est minoris boni quam contemplativa; ergo ipsa indiget venia vel est culpa, ut patet ex secundo notabili.

Ad tertium cum arguitur sic: Si loculos habere est imperfectionis, ergo et Christus exercuit imperfectionis opera, negatur consequentia. Quia quamvis aliqui actus Christi in genere proprio perfecti non fuerunt, in respectu tamen ad caritatem Christi et ad eius personam summe perfecti fuerunt, ut patet ex tertio notabili.

Ad quartum cum dicitur, quod perfectio vitae stat cum divitiis, dico, quod verum est de perfectione necessitatis, seu cum habentur, ut dispensentur, vel cum habentur necessitatis tempore, ut patet ex tertio et quinto notabili.

Ad quintum cum dicitur, quod legitur non tantum Christum, sed et discipulos loculos habuisse, patet responsio clara ex quinto notabili. Et ad illud, quod in Actibus Apostolorum legitur: "Multitudini credentium erant omnia communia", dico, quod hoc non est intelligendum, quod apostoli ibi secundum textum aliquid commune vel proprium possiderunt, "quia communitas ista non refertur ad apostolos, sed ad turbam". Et Glossa insinuat ibidem dicens: "Discernuit, inquit, ordinem doctorum et auditorum. Nam multitudo credentium, rebus spretis, copula caritatis invicem iungebantur. Apostoli vero, virtute fulgentes, mysteria Christi pandebant". Haec Glossa. - Quia "per ipsum textum declarat, quod sicut ista rerum communitas erat turbarum, sic et signorum virtus erat apostolorum. Nec repugnat, quod sequitur, ante eorum pedes pretia fuisse deposita, quia, ut dicit Hieronymus, Ad Demetriadem, hoc fiebat, 'ut docerent pecunias esse calcandas', vel certe, ut se ac sua apostolicae dispositioni committerent. Sicut docet Ambrosius, Super epistolam II ad Cor., ubi de apostolis loquens ait: 'Quantum ad praesentem vitam pertinet, pauperes videbantur; sed spirituales divitias credentibus largiebantur. Egent in terris in caelis divites. Ut >nihil habentes, omnia autem possidentes< . Hoc autem in apostolis fuit gloriosum, ut sine sollicitatione et nomine possidendi non solum ea, quae inpossessionibus erant, sed eorum dominos possiderent.' Haec Ambrosius. - In quibus verbis insinuat, quod apostolis, in sua egestate manentibus, eorum dispositioni quoad res et personas primitiva ista ecclesia suberat. Unde et potius in eadem urbe, ubi haec fiebant, Petrus pauperi eleemosynam petenti ad se respondit: 'Argentum et aurum non est mihi etc.' Ubi Glossa: 'Memor est istius praecepti: Nolite possidere aurum nec argentum, pecuniam,quae ad apstolorum pedes ponebantur, non sibi recondebant, sed ad usus pauperum, qui sua patrimonia reliquerant' ". - Similiter et de Paulo inquit Chrysostomus, De laudibus

Pauli: "Paulus, inquit, pecunias non possidebat. Nam ipse hoc testatur: 'Usque in hanc horam esurimus, sitimus et nudi sumus et colaphis caedimur'. Et quid dico pecuniam, cum ille necessarium saepe non haberet cibum, nec quo se circumdaret indumentum". Haec iste.

Ad sextum de decretali dico tenendum cum sancta matre ecclesia, quod et Christus nonnullam habuit pecuniam et etiam ipsi apostoli. Immo dico consequenter secundum eandem decretalem, quod Christus et apostoli in his, quae ipsos scriptura testatur habuisse, habuerunt ius utendi seu donandi, ac ex ipsis alia acquirendi, sicut et ipsos de promissis scriptura testatur seu ipsos facere potuisse expresse supponit. Idcirco in nullo eidem decretali dissentior, sed tam eidem extravagenti, quam etiam in VI decretalium domini Nicolai III extra de verborum signifivatione: "Exiit qui seminat seminare", adhaereo firma fide. Et quidquid contrarium scripsi, revoco incunctanter.

Et haec sufficiant de isto articulo.

art. XXII

Vicesimo secundo articulo declarandum est, qualiter dei filius faustum superbiae primi parentis, quo se in aequalitatem dei extulit, cum serpens dixit: "Eritis sicut dei", per summam humilitatem resarcivit, et ipsam elationem et superbiam per profundissimam humilitatem extinxit.

Quod ex sex viis poterit studens inspector elicere.

Primo namque, "quod dei filius semetipsum exinanivit", in quo etiam ab angelis minoratus, "formam servi accipiens", et non tantum formam servi, sed etiam generales infirmitates hominum assumpsit. - Personales enim, ut sunt aegritudines, non assumpsit, sed naturales, quae respiciunt naturaliter totam naturam, ut sunt fames, sitis et similia. Quapropter dicit Magister Sententiarum in III, distinctione XIII, quod istos assumpsit, qui sunt ad humanae naturae veritatis ostensionem et ad operis, ad quod venit, consumationem. Quapropter et dominus Bonaventura inquit, quod tales defectus assumpsit "propter exemplum virtutis et specialiter humilitatis et pietatis et patientiae, quibus mediantibus ad regnum pervenitur aeternum. In quibus Christus voluit nos se imitari secundum illud Matth. XI: 'Discite a me, quia mitis sum et humilis corde' ". Haec ille.

Secundo dei filius exinanivit et humiliavit se in vestimentis et conversatione, ita ut pauperrime et humillime incederet. Et quamvis plura habuerit vestimenta, omnia tamen erant humillima, ut de tunica inconsutili vult Chrysostomus, quod in Palestina pauperes utuntur talibus vestimentis reticulato opere factis ad modum ciliciae. Immo et Christus iuxta sanctorum sententiam discalceatus et sine caligis incessit. - Quapropter beatus Hieronymus, Ad Eustochium, de Christo et discipulis sic inquit: "Discipuli sine calceamentorum onere et vinculis pellium ad praedicationem novi evangelii destinantur. Milites, vestimentis Iesu sorte divisis, caligas non habebant,quas tollerent. Nec enim poterat habere dominus, quod prohibuerat in servis". Haec ille. - Hoc idem sentit beatus Gregorius Nazianzenus sic inquiens: Desiderabam videre sanctum illum psallentem chorum, qui ad exemplum et communionem maioris vitae caelestis ceteris omnibus vivunt, leges dei et evangelium praedicantes; in quibus ipse habitus praefert virtutis insignia. Hi suum caput incompositis comis et, quantum sufficit accensis, pedes nudi apostolicis similes, indumenti vilitas. Haec iste. - Ex quibus patet tam Christum quam apostolos discalceatos et cum vilitate vestimentorum incessisse. Ideo et Martinus papa legitur soleas

Christi perforatas clavis in cruce in altari beati Petri reperisse. - Quapropter de humili conversatione Christi ipse Chrysostomus, Super Iohannem, homilia XIII ostendens, quod Iohannes Baptista totiens testimonium de Christo replicavit, dicit sic: Vide quam sapienter Iohannes inducit testimonium. Non enim monstravit Christum apparentem tantum, sed antequam apparuisset, praedicat, ut facile susceptibile esset, Christo apparente, nihil vili indumento ei nocente, si nihil audivissent vidissentque Christum forte, vilitas obstitisset magnitudini eorum, quae dicebantur. Ita enim vili circumamiciebatur forma et communi omnibus Christus, ut et Samaritanae mulieres et publicani cum multo otio audirent eum venire et loqui. Haec iste. - Quibus nihil apertius. Sed ut volunt aliqui, prout ponitur in Speculo postillari super illo verbo de expulsione vendentium et ementium in templo, cum fecisset quasi flagellum de funiculis, quod dei filius successerit succinctus corda, et de ipsa sua corda seu fune propria fecit quasi flagellum expellens ipsos vendentes et ementes de templo.

Tertio dei filius de ipsum exinanivit humilibus operibus. Nam inquit: "Non veni ministrari sed ministrare". Et: "Discite a me, quia mitis sum et humilis corde". Et quid, rogo, humilius quam discipulorum pedes lavare, hostiatim mendicare, cum publicanis manducare, cum rudibus et despectis conversari. Nam tantum unum vix habuit divitem familiarem, scilicet Zachaeum, unum potentem, scilicet centurionem, unum sapientem,scilicet Nicodemum, ut omnes mundi pompas confutaret. Quapropter quidam sic inquit: O summa dei nostri benignitas, o stupenda piissimi dei humilitas, o caritas inaudita nec in perpetuum audienda; dum ad pedes piscatorum vilium divina maiestas est inclinata. Nec est dubitandum, quoniam ante eos se flecteret, lutum ablueret, pedes linteo tergeret oscula imprimens pio ore. Quis ergo de cetero superbiat, quis amplius se extollat, aut certe, quis se profundissime non humiliet, dum audit deum totius creaturae tanta exempla humilitatis nobis miseris ostendisse.

Quarto dei filius se humiliavit omnem mundi gloriam et excellentiam fugiendo. Quapropter cum panisset quinque milia hominum in deserto et ipsum voluissent fecisse regem, noluit ab ipsis fugiendo. Et quamvis a tribus regibus et a Simeone in templo et ab universo populo in die palmarum honoratus fuerit, hunc tamen honorem in profundissima humilitate acceptavit. Quapropter honorem trium magorum non accepit in palatio, sed inter bruta animalia in stabulo; et honorem Simeonis in templo non absque puncia modum pauperum, scilicet "par turturum aut duos pullos columbarum"; honoremque in die palmarum sibi exhibitum insedens vili animali, idest asino, acceptavit. - Quapropter in Manuali scribitur, qualiter ipse Christus pro collegio sacerdotum vel magistrorum a Iudaeis electus fuerit, et in libro, in quo nomina sapientum electorum ponebantur, qui dictus fuit Fuda, sic scriptum fuit: Iesus, dei filius ac virginis Mariae intemeratae. Qui liber latuit Ierosolymis usque ad eius destructionem, et nunc, ut dicitur, est occultissime reservatus in Thebaidde. Et hunc honorem sprevit nec unus de illis sapientibus voluit esse. - Quapropter et beatus Gregorius, in Registro sic inquit: Ego viam "capitis mei sequens summopere decreveram esse 'opproprium hominum et abiectio plebis'". - Immo et ex his omnibus patet exemplo salvatoris fugiendas esse non solum civiles vel saeculares, sed etiam ecclesiasticas dignitates, nisi alias cogat necessitas vel iniungat superiorum auctoritas.

Quinto dei filius infra nostras passiones et tribulationes, immo infra nostra facinora et peccata se humiliavit portans omnia ista super ligno crucis per suam mortem destruenda. Ipse enim fuit "agnus dei, qui tollit peccata mundi", quamvis ipse non peccaverit "nec dolus in ore eius inventus est". Ex summa tamen humilitate se infra ista inclinavit cum zelus dei ipsum commedendo. Quapropter inquit: "Quae non rapui, tunc exsolvebam". Psalmus. Nec tantum peccata, sed et nostras passiones, quae condignae non sunt ad futuram gloriam, in suis passionibus patri obtulit et procuravit. "Non enim habemus pontificem, qui non possit compati infirmitatibus nostris, temptatum ante omnia". Quapropter et "ductus est in desertum, ut temptaretur a diabolo"; et dictus est in Beelzebub eicere daemonia.

Sexto dei filius se humiliavit mortem turpissimam et abiectissimam liberrime eligendo, immo et liberrime moriendo, mortem quidem crucis. In qua morte factus est ut "vermis et non homo, opproprium hominum et abiectio plebis". Quae humilitas profundissima claret ex vili latronum societate, ex corporis nuditate, ex tormenti qualitate. Propter quod inquit: "Omnes videntes me deriserunt me, locuti sunt labiis et moverunt caput". - Dixi autem notanter: liberrime moriendo. Aestimo enim, quod Christus non fuit per violentiam crucis vel passionis illatae a Iudaeis mortuus, sed magis miraculose mortuus. Et hoc sentit beatus Augustinus, III De trinitate capitulo XIII, ubi dicit, quod latronibus adhuc viventibus, Christus fuit inventus mortuus miraculose. Et illud dictum ipse confirmat: primo quoniam ipse dixerat: "Potestatem habeo ponendi animam meam". Et iterum: "Nemo tollat eam a me, sed ego pono eam". Secundo quia maxime mirati sunt praesentes, quod post istam vocem, "in qua figuram nostri peccati edidit, continue 'tradidit spiritum' ", cum homines ita propinqui morte non possunt clamare. Tertio quia Pilatus mirabatur, quia iam fuisset mortuus. - Sed obicis: Ex hoc sequitur, quod Iudaei non occidissent Christum, si ista mors miraculosa fuisset, quia ipsi non poterant miraculosa facere. Respondeo iuxta mentem beati Augustini quod sic. Quoniam iam tantum fecerunt, quod erat lethaliter sauciatus, alioquin nullus interficeret alium, nisi statim cum ictu exspiraret. Claret igitur, quod miraculose et liberrime Christus in cruce obiit, secundum dicta beati Augustini animam separavit a corpore, cum adhuc ibi posset remanere. Hoc autem ideo factum est, ut ostenderet suam mortem esse voluntariam. "Oblatus enim est, quia ipse voluit".

Sed quaeritur, cur mortem crucis elegit potius quam aluid genus mortis.
Respondeo, quod ideo voluit mori in cruce, ut mors eius corresponderet hominis culpae.
Nam quia Adam in transgrediendo praecepta totum genus humanum perdidit et occidit ita, quod eramus perpetuo morituri, ideo dignum Christum puniri morte latronum fuit, quod erat crucis supplicium.
Secundo quia peccatum Adae processit ex fructu ligni, ideo Christus voluit in ligno crucis occidi.
Tertio quia Adam erat nudus ante peccatum et cum est transgressus praeceptum per fructum ligni, ideo Christus spoliatus et nudus in ligno crucis mori voluit.
Quarto quia Adam, cum reprehenderetur a deo de peccato suo, abscondit se sub ligno, de quo comederat, ideo Christus voluit esse sub ligno crucis, ut crux esset super humerum eius et congruebat saucietati nostrae, ut sicut per lignum mors in mundum intravit, ita in reformatione mortis per lignum vita donaretur. Haec iste.

Item secundo quaeritur, quid praedictis gradibus humilitatis ipse sibi meruit.
Respondeo, quod propter amorem et humilitatem passionis deus pater tria sibi contulit, quae etiam bene meruit.
Primo enim meruit sibi accelerationem gloriosae resurrectionis, quia non exspectavit generalem resurrectionem, quae erit in fine mundi. Nam die tertia surrexit et multa corpora sanctorum surrexerunt cum eo.
Secundo meruit glorificationem nominis sui, unde "Christus factus est oboediens usque ad mortem, propter quod et deus exal-

tavit illum et dedit illi nomen, quod est super omne nomen"; dedit scilicet per manifestationem, quia post resurrectionem manifestum est mundo, quod homo iste esset deus et filius dei naturalis.

Tertio meruit sibi iudiciariam potestatem quia "iudicaturus est vivos et mortuos", quam meruit humilitate passionis. Unde in evangelio Ioh dicitur: "Potestatem dedit ei iudicium facere, quia filius hominis est".

Patet igitur ex his, quid sibi meruit ex profundissima sua humilitate.

Sed nunc quid meruit nobis, advertamus, et quantum pater acceptavit pro nobis suam passionem, audiamus.

Acceptavit enim primo pater meritum suum, ut nullum peccatorem respuat deus sub hoc nomine Iesu accedentem. Inquit enim Anselmus, II Cur deus homo, super hunc sermonem: Necesse est, quod pater retribuat filio, alioquin iniustus erit, si non velit, vel impotens, si non possit. Sed quid pater retribuet filio, cuius omnia, quae patris sunt, antequam faceret hanc rem, erant, nec umquam aliquid debuit, quod pater dimitteret. Si igitur tanta merces nec illi nec alteri redditur, in vanum filius dei tantam rem fecisse videtur, ideo iustum et necessarium erit, ut cui et quid voluerit filius dare, a patre reddatur. - Quibus autem convenientius fructum et retributionem suae mortis retribuerit quam illis, propter quos salvandos venit? Ratio autem est, quare nullum accedentem refutat, quia pro omnibus sicut pro uno et pro uno tamquam pro omnibus passus est. Ideo multi volunt, quod si unus tantum redimendus fuisset sicut ratio veritatis nos docuit, hominem se fecisset, quibus exemplum moriendi pro veritate et iustitia se dedit. - Sic igitur patet conclusio, quod iuste et pie ex sua morte sequitur nostra salvatio. Ex quo quidem tantam fidem concipio, ut nullum hominem reiciat deus sub hoc nomine accedentem.

O immensa dei misericordia, qua peccatore damnato non habente, unde se redimat, pater dicit: Accipe unigenitum meum et da eum pro te. Et filius: Tolle me et redime te. Igitur alma profundissimaque humilitas Iesu Christi, per quam superbia primi parentis, qua se contra deum erexerat, digne est extincta, et per ipsam omnis mentis elatio retorta et repercussa.

Claret igitur,qualiter alma dei sapientia superbiae primi parentis per opposita, scilicet humilitatem satis omnimodo fecit.

art. XXIII

Vicesimo tertio declarandum est, qualiter ipse dei filius delectationem inordinatam in fructu vetito habitam in primo parente retorsit et extinxit.
Circa quod sciendum est: sicut ipse primus parens tam in potentiis intrinsecis quam extrinsecis obiecta delectabilissima habuit, sic ipse dei filius hanc delectationem reformare volens se ad obiecta contraria et magis amara inclinavit.

Hoc autem ex sex viis poterit declarari.
Primo quidem extensive quoad omne genus passionis quam interioris hominis tam etiam exterioris, quoad interiores potentias patet non tantum ad portionem inferiorem, sed etiam superiorem. Nam ex quo ex sua passione nobis mereri voluit, ideo in illis potentiis maior passio fuit, in quibus magis meritum consistit. - Constat autem, quod meritum principaliter consistit in portione animae superiori seu in parte intellectiva. Quamvis enim interioribus potentiis summum fuerit gaudium ex visione divinae essentiae, similiter tamen et in potentiis eisdem summus fuerit dolor et passio. Nec unum alterum retrahebat secundum doctores, quia dolor et gaudium fuerunt respectu diversorum potest esse albus et niger, magnus et parvus. Ex maxime ille ordo in Christo mansit secundum dispositionem divinam. Nam alias impossibile fuisset, quod in una et eadem persona summum gaudium et summus dolor fuisset absque retractione vel remissione unius ab altero quoad diversas huiusmodi operationes. Nam secundum naturalem cursum unum de illis alterum diminuisset. - Non tantum autem fuit Christi passio tam multiplex in interioribus animae potentiis, sed etiam in sensualibus ipsis potentiis, quoad omnia obiecta ipsis potentiis sensitivis contraria. - Quapropter et beatus Bernardus sic inquit: Christus, dominus noster et redemptor, omni genere poenarum affligitur in omni parte sensuum et ab omni statu hominum: Rex illusit, praeses iudicavit, discipulus vendidit, apostoli relinquerunt, pontifices, scribae et pharisaei accusaverunt, gentiles flagellaverunt, turbae condemnaverunt, milites crucifixerunt. Caput illud angelicis spiritibus tremebundum densitate spinarum pungitur; facies pulchra prae filiis hominum sputis Iudaeorum condemnatur; oculi lucidiores sole caligantur in morte; aures non audiunt angelicos cantus, sed Iudaeorum insultas; os, quod docet angelorum ordines, fele et aceto potatur; manus, quae formaverunt caelos, in cruce extenduntur et clavis affiguntur; pedes, quorum scabellum adoratur, cruci affigitur; totum corpus verberatur; latus lancea perforatur. Et quid plus remansit in eo, non nisi lingua,

ut pro peccatoribus exoraret et matrem discipulo commendaret. Haec ille. - Et revera pensandum digne, quod non tantum in suo corde benedicto proprias portavit passiones, sed et omnium hominum futuras passiones omniumque nostra tormenta et afflictiones. Eiusque compassio maior fuit quam aliqua eius passio corporalis, quod ex hoc patet, quia nos plus quam propriam vitam dilexit et ideo nostrae miseriae plus compassus fuit. Quod etiam probatur duplici signo, quorum unum est, quod maluit animam suam a corpore suo separari, quam nos maneremus a deo separati. Aluid signum est, quod flevit pro peccatis nostris, et non pro suis poenis flevit. - Ex hoc bene exprimit cancellarius Philippus sic dicens in persona Christi:

Vide, homo, quid pro te patior.
Ad te clamo, qui pro te morior.
Vide poenas, quibus afficior,
Vide claves, quibus confodior.
Et cum sit tantus dolor exterior,
Interior tamen planctus est gravior,
tam ingratum dum te experior.
Haec ille.

Sed quaeri potest, quae fuerit maior passio eius corporalis.

Respondeo secundum aliquos: ipsa flagellatio. Nam ait quidem cancellarius in suis sermonibus, quod flagellatus fuit cutellis ferreis habentibus uncos in summitatibus, ita quod percutiendo carnem scindebant et relevando uncos partem de carne portabant. Unde Psalmus: "Supra dorsum meum fabricaverunt peccatores". Quapropter et beatus Augustinus sic inquit: Aptatur dominus ad verbera, caeditur, rumpit cutem illam virgineam violentia flagellorum. Et repentinis ictibus crudelibus verbera suppliciorum tergo scinduntur. Stat nudatus et ligatus ante hominem verus deus, et supplicium innocenter patitur rex regum a servis et pro servis, in quo nullum vestigium peccati potuit inveniri, cum tamen convenientius esset pati servos pro suo rege. - Alii autem tenent, quod in sua coronatione maxima fuerit eius passio. Nam et capitis dolor omnia membra dolere facit, quia ipsum caput ceteris membris sensum et modum dat. Cum igitur beatus Bernardus sic dicat: Caput illud dominicum multiplici spinarum densitate usque ad cerebrum confossum est, constat, quia omnes sensus plus vivunt in capite, quod et ibi fuit dolor maximus. - Tertii autem dicere volunt, quod in exuitione vestium in loco Calvariae. Nam et secundum dominum Bonaventuram, cum ipsum deum crucifigere volebant, ipsum denudabant et exuebant vestem immediate cutem contingentem, tunica illa congelata fuit et fortiter compacta in vulneribus ictibusque flagellorum sibi inflictis. Unde quando fuit violenter illa tunica exspoliatus, tunc scissa fuerunt in eo singula vulnera in veste congelata. Et haec fuit crudelior poena, quae magis quam omnes superius enumeratae ipsum afflixit. Illud patet esse verum cuilibet rationi imaginanti. Si enim modica lana vel panniculus in recenti vulnere congelatur et violenter inde extrahitur, maior dolor sentitur quam in vulneris afflicitione. Patet igitur secundum hoc ista passio videtur maxima fuisse.

Secundo dei filii passio ex hoc magis fuisse convincitur, quia ab anima sua nobilissima et vivacissima nimia intimitate fuit accepta. Fuerunt igitur passiones suae animae intentissimae, et ut in quodam tractatu alias per me scripto posui, anima ipsius Christi plus erat ceteris animabus vitalis et perceptiva. Neque enim animae hominum in sua natura sunt pares in latitudine intensiva, sed inaequaliter distantes a non gradu. Alias enim anima Christi non esset nobilior animae Iudae; quod est error. Et quia anima Christi in latitudine tali prout suprema fuit, idcirco plus intensive participabat de esse, vivere et intelligere sive percipere; et ideo intimius et magis penetrative cuncta percipiebat. - Ex quo patet, quod dolor animae Christi fuit maximus. Nam et in eius intellectu summa erat perspicacitas ad apprehendendum omnia obiecta dolorosa; in eius affectu fuit summa rectitudo ad detestandum omnia mala. Eius imaginatio et sensualis appetitus fuerunt summae proportionales praedictis duobus et ab eis summe nobiles. In eius libertate fuit summa virtus et dominium ad retinendum. Idcirco etiam erat magis intima et penetrativa. - Quapropter et sanguinem sudavit ex intimo fervore. Non enim aestimo, quod sudavit ex timore sanguinem, iuxta quod autumant plurimi, quia timoris est sanguinem ad interiora revocare, non ad exteriora diffundere. Et etiam timoris est infrigidare et non calefacere. Et quamvis ex luctu sensualitatis et horrore seu timore per accidens sanguis effluxit, non tamen dolor per se hoc fecit. Timor enim potuit ad hoc cooperari recolligendo totum calorem ad intima et sic per consequens per accidens calefacere. Secundo quia excessivus timor habet fortissime dissolvere omnes humores et concutere totum corpus, et sic per viam huius validissimae dissolutionis potuit fieri fluxus sanguinei sudoris. Tertio quia timor iste naturalis viriliter resistebat fervori urgenti, occasione autem huius resistentiae maior accessio fiebat in corpore. Intimus autem fervor rationis, quo Christus se totum eviscerabat et offerebat patri et se totum modo ineffabili exponebat morti, timori resistebat. Et sic ex ista mutua resistentia linguor iste sanguineus exprimebatur et emanabat. - Ex his igitur patet, quod ista sudatio sanguinea non fuit miraculosa nec etiam per se ex timore causata, sed ex concurrente timore et fervore intimo, sanguis iste benedictus sic emanabat.

Sed cur sanguinem Christus sudabat et non aliam superfluitatem modo communi?
Respondeo, quamvis aliqui dicere volunt, quod hoc fuerit ex eo, quia in Christo nulla fuit superfluitas, ideo solum sanguinem sudavit; verius tamen dicitur, quod propter intimum fervorem, qui cuncta intima suae naturae penetrabat, hoc factum fuit. Constat enim, quod et Christus lutum fecit de sputo et linivit oculos caeco. Ex quo claret aliquam talem superfluitatem Christi infuisse.

Tertio Christi passio non tantum ratione animae, sed etiam corporis convincitur permaxima fuisse.
Hoc autem claret ex teneritudine naturalis conditionis, quia delicatissimus in natura sicuti ex puris sanguinibus virginis formatus spiritus sancti operatione fuit.
Secundo quia dominus habuit vivacissimum spiritum et passionis et incommodi perceptivum. Iuxta enim beati Augustini sententiam nobilior anima nobilius habet corpus et e contra. Quapropter volunt aliqui, quod Christus ita sensibilis fuerit in planta sicut alter homo in pupilla.
Tertio quia plus patiebatur in locis nervosis et membris, ubi plus viget operatio sensualis et vitalis, sicut in manibus et pedibus confossio, per spinas in capite ac in sanguine, ubi est sedes animae.

Sed quaerere poteris, ex quo anima Christi divina essentia fruebatur summo gaudio, numquid ista delectatio animae in corpus redundabat et passiones eius diminuebat seu mitigabat?
Respondeo quod non. Nam in Christo non fuit ad corpus redundantia gaudii, ne remitteretur meritum passionis, et quod unum alterum non impedivit, fuit secundum dispositionem divinam et non secundum cursum naturalem, ut inquit magister Henricus de Gandavo. Hoc idem sentit Doctor Subtilis et alii. Communiter dico, quod passio corporis Christi redundabat et percipiebatur ab intrinsecis potentiis animae. Non autem gaudium intrinsecarum potentiarum in corpus redundabat, sed tantum maeror et passio intrinsecarum potentiarum corpus affligebat.

Sed numquid passio corporis fuit maior quam passio animae?
Dico quod non, sed e contra: dolor animae maior fuit. Unde et iste dolor rationis, qua nostrae miseriae compatiebatur, maior fuit quam aliqua sua passio corporalis, ut vult Bonaventura in III. Unde plus doluit de peccato crucifigentium et de desperatione

Iudae quam de sua corporali passione. Et compassio quoad matrem benedictam, quae martyrii coronam sub cruce adepta est, maior fuit de ea quam de se. Quapropter ipse Alexander, De passione et corona martyrii virginis illibatae libro IV, capitulo VI inquit: Martyrium ideo non defuit gloriosae dei genitrici, quia quot vulnera sustinuit filius in corpore, tot vulnera materna pietas in mente. Crucifixus est filius in corpore, curcifixa est pia mater in mente. Haec ille.

Quarto eius passio permaxima fuisse convincitur ex sua divinitate. Nam ab instanti suae conceptionis numquam fuit sine intensione doloris usque ad obitum mortis amarissimae. Nam ab instanti conceptionis sex obiecta habuit in anima generantia passionem.

Nam primo cognovit clare omnes dei offensas factas et fiendas, quas summe ab instanti suae conceptionis detestabat propter magnitudinem divinae maiestatis offensae et propter magnitudinem caritatis sibi infusae.

Secundo propter perditionem multorum, propter quos salvandos venit.

Tertio, quia ab instanti suae conceptionis cognovit omnia tormenta et confusiones futuras sibi inferendas, unumquemque gradum cuiuslibet passionis et tormenti sibi futuri.

Quarto tormenta futura omnium electorum et maxime matris suae benedictae, quas omnes et singulas eorumque passiones, temptationes, pericula et tormenta visceraliter in suo corde ab instanti suae conceptionis portavit et sensit plus quam ab aliquo sua propria passio portari potuerit vel sentiri. Pensa igitur ex hoc,quam multiplex fuerit eius passio et quam intensa.

Quinto ingratitudinem omnium illorum, qui sibi et suis futuris erant ingrati. Omnibus enim istis viscerosius condolebat.

Sexto omnes supplicationes et humiliationes sui ad patrem et omnes ineffabiles lamentationes, quas umquam pro nobis habere debuit in futurum pro venia, gratia et gloria nobis impetranda.

Haec igitur sex obiecta habuit ab instanti suae conceptionis usque ad mortem crucis.

Sed quod obiectum inter ista plus ipsum cruciabat?

Dico, quod dehonoratio patris aeterni. Plus enim honorem patris prae cunctis diligebat ac quaerebat et summam rectitudinem in suo affectu tenebat.

Quinto eius passio magna, immo permaxima fuisse convincitur, quia erat sine omni interpolatione. Solent enim, qui amaro sunt corde, habere sublevamina et in cibi vel potus sumptione suarum miseriarum oblivisci. Ipse autem dei filius continue et incessanter obiecta praedicta inspexit et comedendo et bibendo et loquendo continue sine interpolatione crucem, quam passurus erat, vidit, et praedicta sex obiecta. Quapropter digne propheta sic inquit: "O vos omnes qui transitis per viam, aspicite et videte, si est dolor similis sicut dolor meus". "Circumspexi et non erat auxiliator".

Sed dicis, numquid cum Christus dormivit, interpolationes passionis habuit?
Dico quod non. Nam eius anima numquam per somnium absorpta fuit nec eius intellectus ligatus, quoniam cuncta cerneret praedicta, et quoniam etiam frueretur essentia divina.

Sexto eius passio magna fuit ex morte amarissima cunctas enim passiones sibi terminante. Magna enim est inclinatio cuiuslibet animae ad suum corpus sicut et cuiuslibet partis ad perfectionem sui totius, immo tanta secundum Augustinum, quod anima exuta propter inclinationem ad corpus in beatitudine non complete quiete in summum trinitatis caelum feratur. Si igitur anima naturaliter inclinatur ad corpus tam infectum, multo plus inclinatur ad corpus mundissimum et numquam coinquinatum. Quapropter discessio animae Christi a suo corpore plus contra naturalem inclinationem eius fuit, et per consequens eius mors magis amara exstitit. Eiusque amaritudo patet ex crudelitate populi quam etiam temporis, quia in solemnitate paschali; immo et locus, ubi est crucifixus, quia damnatorum; et genus mortis, quia latronum ac secum crucifixorum acerbitas poenarum, amaritudinem suae mortis attestatur.

Sed quaeris, quid per mortem et passionem ipse dei filius sibi ipsi meruit.
Dico quod nihil de essentiali praemio mereri potuit, neque quemcumque gradum gratiae aut essentialis gloriae, quia ab instanti conceptionis haec in summo apice perfectionis habuit. Quomodo enim pater filio propter mortis passionem quidquam tribuere potuit illi, qui prius dixerit, antequam pateretur: "Omnia mihi tradita sunt a patre meo". Matth. XI. - Vult tamen Magister in Sententiis, libro III, distinctione XVII, quod sibi meruit accelerationem resurrectionis et immortalitatem corporis, impassibilitatem animae ac etiam sui nominis exaltationem, dicente Apostolo: "Propter quod et deus exaltavit illum et dedit illi nomen, quod est super omne nomen". Ad Phil. II.

Ex quibus omnibus claret, qualiter Christus per passionem et amaritudinem delectationi inordinatae ipsius primi parentis satis fecit, immo talis tam modica delectatio digne in Christo tam magna amaritudine et passione mortua fuit.

Patet igitur, quam sapienter alma dei sapientia et potentia avaritiae, superbiae et delectationi primi hominis satis fecit et eadem peccata per oppositas virtutes, scilicet paupertatem, humilitatem et totius vitae amaritudinem.

Decens est utique, ut propter hoc pater aliquid retribuat filio. Alioquin enim iniustus esset, si non velit, vel impotens, si non posset. - Sed quid pater retribuet filio, cuius omnia erant, antequam ista pateretur? Nec etiam filius aliquid patri debuit, quod propter hoc dimitteret. Si igitur tanta merces nec filio nec alteri loco sui redditur, in vanum filius tanta fecisse videtur. Et sic factus.

art. XXIV

Vicesimo quarto de pretiositate mortis Christi est dicendum.

Circa quod sciendum primo, quod si "pretiosa est in conspectu domini mors sanctorum eius", quanto magis pretiosa fuit ista mors innocentissima et ex tanto amore patri oblata. Est enim amor pondus inaequale cuiuslibet operis et virtutis quoad acceptationem divinam. Quia secundum Augustinum amor meus pondus meum, ipso feror, quocumque feror. Et quia ista vita in mortem fuit non ex debito tradita, sed ex summo amore, quia indignum fuit ibi esse poena, ubi nulla praecessit culpa, ideo fuit pretiosissima et patri acceptissima, quia sine debito ex puro amore oblata.

Secundo haec mors evidenter ostenditur pretiosissima ex sui vita. Nam eius vita nobilissima vicit omnia peccata. Quamvis enim peccatum quasi levissimum, sicut est aspectus unus contra dei voluntatem, sit tam malum, quod pro infinitis mundis, si essent pleni creaturis, non deberet fieri. Praevalet tamen mors eius omnibus peccatis. Quod sic ostenditur: Si enim omne bonum tantum est bonum quantum eius distractio est mala, consequens est, ut illud bonum sit amabile tantum, quantum odibile est peccatum. Sed vita istius hominis benedicti tantum est amabilis, quantum omne peccatum et omnia peccata sunt odibilia seu mala. Ergo etc. - Minor autem istius deductionis patet ex hoc: Ponatur enim, quod iste homo esset in conspectu tuo et scires, quis esset, et diceretur tibi, nisi ipsum occideres, totus mundus periret. Numquid velles totum mundum perire potius quam ipsum occidere? - Item si diceretur tibi, nisi occideres eum, omnia peccata mundi super te venirent, numquid non velles, omnia peccata mundi habere quam hoc solum ipsum occidere? Certe ita deberes, antequam velles in persona tua modicum ipsum offendere vel laedere. Quantum igitur bonum videbitur haec vita, cuius interemptio ita mala reputatur. - Ex quo aperte sequitur, quod eius vita oblata in morte vicit omnia peccata.

Sed si tam malum est occidere ipsum quam bonum est vita ipsius, quomodo potest mors eius delere peccatum eorum, qui ipsum occiderunt?
Respondet Anselmus, quod hoc dubium solvit Apostolus dicendo: "Si cognovissent, numquam dominum gloriae crucifixissent" vel occidissent. Differt namque facere aliquid scienter aut ignoranter. Si enim scienter eum crucifixissent, quod non fuit possibile, tunc in illud infinitum peccatum incidissent, quod

irremediabile fuisset. Sed quia hoc ignoranter fecerunt, ideo veniale fuit propter ignorantiam. Non enim in vindicando consideramus peccati magnitudinem, sed quia scienter vel ignoranter fit hoc, advertamus. - Sed salva reverantia Anselmi credo, quod licet, "scivissent eum deum per unionem, adhuc potuissent eum occidisse. Et si hoc fecissent, adhuc peccatum eorum remediabile fuisset per passionem Christi, quam plus dilexit deus istam passionem acceptando, quam odisset eorum malum. Unde non potuerunt habere actum tam deformem in malitia, sicut fuit bonus bonitate morali actus voluntatis, quo Christus voluit pati. Quia actus iste habuit bonitatem non solum ex potentia volitiva, sed ex summa caritate, qua voluit mori, ex ista persona. Sed actus malus aliorum non habuit tantam malitiam ex habitu praecedente deordinato. - Et quod Apostolus dicit, quod 'si cognovissent, numquam dominum gloriae crucifixissent', loquitur non de Iudaeis, sed de principibus mundi, scilicet de daemonibus. Quia si scivissent eum fuisse verum deum et hominem, non instigassent ad eius mortem. Et hoc propter bonum consecutum ex morte, scilicet redemptionem hominis, quod bonum volebant occidere, primo quoniam ignoraverunt hoc, instigaverunt Iudaeos ad mortem Christi, propterea cum non sciverunt ipsum esse verum deum, persuaserunt contrarium. Unde uxor Pilati misit ad eum dicendo: 'Nihil tibi et iusto illi, multa enim passa sum in hac nocte propter eum'. Unde tamen voluisset ipsum mori sine redemptione humani generis, si fieri potuisset."

Tertio mors eius pretiosissima ostenditur ex sui sufficientia etiam infinita. Quapropter beatus Bernardus sic inquit: Ad redemptionem humani generis minutissima gutta sanguinis Iesu Christi suffecisset. Sed data est ei copia, ut ex inundatione beneficii virtus innotesceret diligenter. Nam et secundum Anselmum minima laesio ad satisfaciendum patri pro hominis peccato suffecisset. Et quamvis penes efficatiam tantummodo sit effusus sanguinis iste benedictus pro electis, penes tamen sufficientiam pro toto mundo et omnibus reprobis est effusus, unde tam innocens quam peccator, iustus et reprobus ad gratiarum actiones in infinitum obliguntur.

Quarto eius mors pretiosa ostenditur ex acceptatione divina, cum nulla creatura umquam nisi per passionem filii deo patri fuerit accepta vel beatitudinem adepta. Neque enim ab origine mundi homo neque angelus est patri gratificatus vel beatitudinem adeptus nisi per mortem Christi praevisam a patre de futuro. Quapropter ipse beatus Iohannes in Apocalypsi ipsum Christum vocat agnum occisum ab origine mundi.

Quinto eius mors pretiosissima convincitur, quia per consequentiam sui fructus nequaquam in se minoratur. Nam si substantia solis per diffusionem radiorum non minoratur, nec hodie minor est suorum radiorum claritas et diffusio propter hesternam diffusionem radiorum, sic revera de Christi morte et merito. Nam ipse est thesaurus indeficiens, thesaurus quidem absconditus in agro, quem quis invenit homo, prae gaudio vadit et vendit omnia ad operandum agrum illum.

Sexto eius mors pretiosa ostenditur ex sui liberalitate. Omne enim bonum est sui ipsius diffusivum. Et quanto magis bonum tanto plus sui ipsius liberaliter communicatum. Ipsa enim mors Christi et eius meritum est cunctis patens et se taliter porrigens et offerens, ut quantum desiderat, accipiat iuxta votum: "Usquemodo non petistis quidquam in nomine meo; petite igitur et accipietis", "pulsate et aperiatur vobis". Dei enim fons cunctis patet, et hoc caeleste lumen universum oritur. Propter quod dicit Firmanus, liber III De anima: De vera sapientia pateant modo aures et pectus sapientiam sitiat, removeatur, a qua non vendimus, nec solum mercedem praestamus, dei fons uberius oritur. Haec ille.

art. XXV

Vicesimo quinto dicendum est de fructu passionis Christi.

Circa quod sciendum, quod quamvis fructus sit innumerabilis, sex sunt tamen inter istos quasi principales.

Primus enim fructus est inferni destructio ac appertio ianuae caelestis, cum habitantibus in tenebris et in umbra "mortis lux orta est eis". Quapropter Is.: "Voca nomen eius spolia detrahere, depraedare" etc.

Secundus fructus est diminutio diabolicae potestatis. Habuit namque diabolus manum impellentem et attrahentem. Attrahentem quidem ad lymbum, quae penitus per mortem Christi fuit amputata. Impellentem ad malum etiam fortissimam manum habuit, unde in veteri lege paucissimi possent suas fallacias et quasi violentas evadere. Quaeve manus per Christi mortem, quamvis non fuerit propter meritum hominis, quod in temptatione vincendo consequitur amputata, fuit tamen debilitata, ut etiam nihil penitus hostis hominis possit aut exigentibus de meritis. Nam quasi in hamo capiet Leviathan, Iob XL, quod exponens beatus Gregorius, libro Moralium XXXIII dicit sic: Dum mortalis caro Christi concupiscitur et immortalis potentia non videtur, quasi hamus quidam inde devorantem perimat unde acumen potentiae, quo transfigat Leviathan. Iste igitur "hamo captus est, quia in redemptore nostro dum per satellites suos escam corporis momorderet, divinitatis illum aculeis perforavit". In hamo incarnationis eius captus est, quia interiit, unde devoravit, et dum in divino iniuste mortem appetiit, nos quos quasi iuste tenebat, amisit.

Tertius fructus est, quod per mortem Christi via salutis est nobis ostensa. Nam Christi passio est liber, in quo legitur humilitas, patientia, oboedientia, caritas immensa, inflammans cor ad diligendum deum. Quapropter inquit Bernardus: Super omnia te mihi reddidit amabilem, bone Iesu, calix, quem bibisti.

Si quaeris, si tot homines erunt salvandi per pretiositatem mortis Christi, quot ruebant angeli mali, dico, quod multo plures. Nam secundum beatum Augustinum, XIV De civitate dei, capitulo XXIII credendum est, quod tantus sanctorum numerus complendus sufficit illi beatissimae civitati, quantus existerent, si nemo peccasset. Ex quo patet, quod tot erunt salvandi, quot fuissent in paradiso geniti. Ex quo etiam verum patet, quod in paradiso non fuissent nati nisi illi, qui fuerunt aeternaliter praedestinati. - Patet etiam, quod plures homines sunt in isto statu, quam in alio fuissent, ex quo multi non praedestinati nascuntur. Sed et beatus Gregorius inquit, quod tot erunt salvandi, quot fuerunt angeli, qui steterunt. Et constat, quod draco rufus tantum secum traxit tertiam partem stellarum sive angelos. Unde beatus Gregorius adducit illud scripturae: Constituisti terminos populorum iuxta numerum filiorum Israel. Sed etiam venerabilis Anselmus, libro Cur deus homo, sic dicit, quod tot erunt salvandi per mortem Christi, quot fuerunt nati ante eius mortem et quot tunc super terram vivebant, quando in cruce moriebatur. Hoc quasi spectat ad praecedentem articulum videlicet vicesimum quartum.

Quartus fructus est, quod per mortem Christi data est prima gratia in circumcisione collata, quae et nunc abundantius in baptismo confertur et est hominibus condonata, ita quod pueris ratione non utentibus meruit eam absque concursu propriae voluntatis, quamvis in adultis ratione utentibus requiratur aliqua dispositio bonae voluntatis seu motus liberi arbitrii. In hoc potissime meritum Christi consistebat, quod scilicet sibi meruit coniungi non communiatos, quae et gratia baptismalis parvulos ab impotentia omnium excusat, quia ista impotentia, quod bona non faciunt post baptismum, a culpa non descendit, quia in baptismo culpa est deleta. - Non tantum meruit gratiam, quae patribus in circumcisione donabatur, quae in fide Christi et morte eius tenebant, et propter hanc fidem implicitam secundum Augustinum a peccato originali purgabantur et gratiam recipiebant. Sed et meruit in sua passione gratiam, quae in cunctis confertur sacramentis. Omnia enim sacramenta de latere Christi dormientis in cruce effluxerunt et exinde omnem suam efficatiam trahebant, cum de benedicto illo latere Christi effluxit sanguis et aqua.

Quintus fructus est, quod et per mortem Christi habemus gratiam poenitentialem sive conversionis post lapsum in mortale, licet ex parte recipientis requiratur semper aliqua dispositio, puta attritio vel compunctio aliqua de peccato, et hoc de congruo et de lege communi; immo et, ut quibusdam videtur, omnibus perseverantibus in finem meruit finalem perseverantiam, unde et qui non sunt perseveraturi, numquam erunt de numero electorum.

Sextus fructus est, quod propter mortem Christi nunc habemus tempus gratiae, quia hiems severitatis divinae abiit et recessit. "Vox enim turturis in terra nostra audita est, dum ficus protutulit suos gressos". Legimus enim, quod propter severitatem divinam ex numero sescentorum-milium virorum egressorum de Aegypto tantum duo terram promissionis sunt ingressi propter murmurationem populi. Tempore David septuaginta-milia virorum a deo sunt percussi, II Regum, paenultimo capitulo. Sed nunc divina severitas immutata fuit. Ipse enim dei filius tanto fervore caritatis patri aeterno pro humana infirmitate vitam tam pretiosam obtulit, in quo et omnia sacrificia reconciliata terminavit. Voxque turturis audita est, dum reportans reconciliationis ramum non per columbam, sed turturem castissimam volantem altissime dictum fuit: "Venite ad me omnes, qui laboratis et onerati estis, ego reficiam vos". Ecce vox turturis, vox inquam dulcis. "Nam vox tua dulcis et facies tua decora". "Ficusque protulit gressos suos". Quod exponens Alexander sic inquit: Gressi sunt primitiae fructus ficulneae, per quos possunt intelligi fructuosarum constellationum primitiae, animam beatum uberius recreantes etc. Pro quibus etiam gressis, et est gratiis producendis, "Abraham exultavit, ut videret diem gratiae, vidit et gavisus est".

Sed dicis, si per Christi mortem et in fide ipsius ipsi patres veteris testamenti purgati ab originali fuerant et participes mortis Christi fuerant, cur igitur ianua caeli ipsis fuit clausa et non aperta, ex quo post purgationem originalis culpae et collationem gratiae vita aeterna digni fuerant?
Respondet Anselmus, Cur deus homo, capitulo XVI per exemplum tale: "Sit enim rex aliquis, cuius totus populus cuiusdam civitatis suae sic peccavit, excepto uno, qui tamen est de illorum genere, ut nullus eorum facere possit, unde mortis damnationem evadat. Ille autem, qui solus est innocens, apud regem habet tantam gratiam, ut possit, et tantam dilectionem erga reos, ut velit omnes, qui suo credunt consilio reconciliare quodam servitio regi placituro, quod facturus est in die statuto secundum voluntatem regis. Et quoniam non omnes possunt, qui reconciliandi sunt, ad diem illum convenire, concedit rex propter magnitudinem illius servitii, ut quicumque talis ante vel post diem illum confessi fuerint se velle per illud opus, quod ea die fiat, veniam impetrare et ad pactum ibi constitutum accedere, ab omni culpa praeterita sunt absoluti. Et si contigerit, quod post hanc veniam iterum peccent, si digne satisfacere et corrigi deinceps voluerint, per eiusdem pacti efficaciam iterum veniam recipiant. Sic tamen, ut nullus palatium eius ingrediatur, donec factum sit hoc, unde culpae relaxantur. Secundum hanc similitudinem, quoniam non potuerunt omnes homines, qui salvandi erant, praesentes esse, quando Christus illam redemptionem fecit,

tanta fuit vis in eius morte, ut etiam in absentes vel loco vel tempore eius protendatur effectus".

Ex hac similitudine ad quaesitum respondeo, quod ex quo mors Christi nondum fuit exhibita, ideo ianua paradisi eis non fuit aperta, quamvis ipsis comparticipata fuerit redemptionis gratia.

art. XXVI

Vicesimo sexto videndum est, qualiter cuncta per prophetas et scribas promissa in vero messia a fidelibus recepta nunc sunt adimpleta.

Sicut enim in quintodecimo articulo deductum fuit, sex promissiones receperant per Christum adimplendas.

Prima erat affluentia et ubertas interioris benedictionis, quae quidem evidenter est adimpleta teste beato Ioanne dicente: "De plenitudine eius omnes accepimus gratiam pro gratia", quia et vidimus eum "plenum gratia et veritate".

Secunda erat promissio lucis illustrantis, quod realiter in Christo adimpletum est: Qui "erat lux vera, quae illuminat omnem hominem venientem in hunc mundum". Nam et sua vita exemplaris lux erat directiva, quia sol oriens in altissimis verbum dei in excelsis, inquiente ipso evangelio: "Ego sum lux mundi". Ioh. VI. Cuius et rei gratia in eius nativitate stella magis apparuit ceteris sideribus illustrior, quae etiam stella post oblationem munerum a regibus postea semper super caput Christi stetit, ubicumque ambulaverit et quamdiu in mundo fuit, ut videtur sentire Origenes, Super librum Numerorum, homilia XVIII, ubi sic inquit: Sicut spiritus domini venit super Iesum, ita quod numquam ab eo recessit, ita et stella, quae venit et stetit super eum, ut numquam inde mota sit.

Tertia promissio fuit legis translatio et sacerdotii ad statum alteriorem, quod et realiter per Christum est adimpletum. Ideo quamvis legem non solverit, ipsam tamen per legem novam perfecit; legique timoris et terroris amoris legem induit, quae non tantum manum, sed et cohibet animam dicente Christo: "Qui vidit mulierem ad concupiscendam eam, iam moechatus est eam in corde suo." Matth. - Et bene, inquam, legem amoris condidit, qui inquit: "Diligite inimicos vestros, benefacite his, qui vos odent". Et: "Qui percusserit te ad unam maxillam, praebe ei alteram". "Mandatum novum do vobis, ut diligatis invicem, sicut dilexi vos". Ioh. "In hoc ergo cognoscunt homines, quod discipuli mei estis, si dilectionem habueritis invicem". - Nec tantum est lex de timore translata in amorem, sed et sacerdotium, ut non de tribu Levi, sed "secundum ordinem Melchisedech" sacerdos in aeternum sacerdotium ordinatum sit in illum, qui non cum "sanguine hircorum aut vitulorum, sed per proprium sanguinem semel introivit in sancta sanctorum aeterna redemptione inventa".

Quarta promissio fuit ipsius veri messiae ut reparatoris ruinae et casus primi parentis non per violentiam aut potentiam, sed per ordinem sapientiae et pietatis; quod quidem in Christo verissime est adimpletum. In quo, ut ex prius dictis patenter clarescit, iam avaritia per paupertatem extremam, ipsa superbia per humilitatem infimam, ipsa delectatio cibi vetiti per amaritudinem acerbissimam est extincta et retorta.

Quinta promissio fuit messiae ut donatoris terrae promissionis et aeternae hereditatis. Nam oblati sunt nobis fructus terrae promissionis per Iosue non typicum, sed verum dicente; et racemum, scilicet ficus, botri et malagranata in vero Christi corpore nobis fiunt donata, in quo dulcis ficus deitatis ac botrus humanitatis, calcatus in torculari et expressus, malaque granata in eius anima benedicta, quae omnium donorum patris luminum et omnium gratiarum et virtutum in se habuit; grana per plenitudinem gratiarum terraque viventium nobisque est donata, quia sumus "haeredes dei, cohaeredes autem Christi".

Sexta promissio fuit ipsius veri messiae dei et hominis. Nam "cum venit plenitudo temporis, misit deus filium suum in terram, natum ex muliere", qui quidem verus deus et homo "in terris visus est et cum hominibus conversatus est". Baruch III. Ipsumque verum messiam fuisse deum et hominem clamant scripturae prophetarum, in eo complete et probat doctrina, miracula attestantur, quae quidem miracula fuerunt tot et tanta, quod non nisi per deum fieri potuerunt. Qui sic non decipitur, sic nec decipit quemquem falsa fide; immo si essemus decepti apud deum, essemus excusati de nostro errore. - Quapropter inquit Hugo de Sancto Victore: Innumerabilia miracula in his, quae fieri possunt, nobis fidem faciunt et dubitare non sinunt, utimur in eorum attestatione sive confirmatione signis pro argumentis, prodigiis pro experimentis; utinam attenderent Iudaei, adverterent pagani, cum quanta conscientia et securitate pro hac parte ad divinum iudicium poterimus accedere. Nonne cum omni confidentia deo poterimus dicere: Domine, si est error, a te ipso decepti sumus. Nam ista in nobis tantis signis et prodigiis confirmata sunt et talibus, quae non nisi a te fieri potuerunt. Haec ille. - Et utique non sine discernentia de nostrae religionis veritate disputamus, quam tantorum martyrum sanguine confirmata videmus. Magni periculi res est, si post prophetarum oracula, post apostolorum testimonia veterem fidem quasi novellam discutere praesumas et post tam manifestos duces in errore permaneas et post morientium sudores in perfidia persistas. - Unde inquit beatus Augustinus in sermone communi De ipsis martyribus, ex quibus claret, qualiter omnia antiquis patribus promissa in Christo, domino nostro, cernimus adimpleta: Iam enim redierunt in Christo saturnia regna atque gens aurea, cum cernimus posteriora dorsi columbae sanctae ecclesiae in pallore auri. Si inquiam dormiatis inter medios cleros, idest sordes pennae columbae deargentatae ex posteriora dorsi eius in pallore auri. - Et hoc est, quod dicit ipse Ovidius in libro suo De vetula dicens sic: Iam redit et Virgo, redeunt Saturnia regna; iam nova progenies caelo dimmittitur alto, cum nostro nascenti puero, quo ferrea primum desinet ac toto surget gens aurea mundo. Haec ille.

Sed numquid per scripturas receptas a Iudaeis probari potest ipsum verum messiam iam advenisse et non iuxta Iudaeorum sententiam exspectandum.
Ad hoc respondet magister Nicolaus de Lyra quod sic. Nam hoc patet ex textu scripturarum inter ipsos authenticarum.
Ut patet per illud Gen. XLVIII: "Non aufertur sceptrum de Iuda et dux de femore eius, donec veniat, qui mittendus est, et ipse erit exspectatio gentium". Et quod haec auctoritas intelligatur de Christo ad litteram, patet per translationem Chaldaicam authenticam inter ipsos, quae sic habet: "Non aufertur sceptrum de Iuda etc, donec veniat messias". Quod autem tempore Herodis ablatum sit sceptrum de Iudaeis, "patet quia ipse fuit primus aliegena, qui regnavit in Iudaea". Pater enim eius fuit Idumaeus. Iste enim Herodes auxilio Romanorum fretus debellavit Antigenum, regem Iudaeorum, qui descenderat a Machabaeis, et omnem prolem regiam occidit et libros de genealogia regum combussit; interfecit etiam doctores legis, qui docebant in populo illud Deut. XVII cap.: De medio fratrum tuorum pones super te regem, ut sic auferetur a Iudaeis omnis via recuperandi sceptrum.
Secundo hoc idem patet per illud Daniel IX, ubi Gabriel Archangelus instruit eum de tempore adventus Christi dicens: "Septuaginta hebdomadae abbreviatae sunt super populum tuum et super urbem tuam sanctam, ut consummetur praevaricatio et finem accipiat peccatum et deleatur iniquitas et adducatur iustitia sempiterna et impleatur visio et prophetia et ungatur sanctus sanctorum". Constat autem, quod scriptura nullibi utitur hebdomada nisi pro spatio septem dierum vel pro spatio septem annorum, secundum illud Levit. XXV: "Numerabitis septem hebdomadas annorum". Et non potest accipi hebdomada primo modo, quia tunc tota prophetia Daniel fuisset completa infra annum et dimidium. Igitur per totum accipitur secundo modo, et in hoc omnes expositores catholici convenerunt et hebraei. Istae autem heb-

domadae faciunt quadringenti-nonaginta annos; et ubicumque incipiantur, certum est, quod dudum transierunt; et iuxta veritatem divinae sententiae ab anno, in quo ista verba ab angelo erant dicta, computando tunc Christus in medio hebdomadae ultimae fuit passus. Et diffuse hoc tractat magister Nicolaus de Lyra, Super Danielem.

Tertio hoc idem patet per illud Daniel II, ubi dicitur, quod Nabuchodonosor vidit statuam magnam. "Huius autem statuae caput ex auro optimo erat, pectus autem et brachia de argento, porro venter et femora de aere". Et sequitur: "Excisus est lapis de monte sine manibus et percussit statuam in pedibus eius ferreis et fictilibus et comminuit eos". Per hanc autem statuam designantur quattuor regna maxima in orbe sibi succedentia, secundum quod Daniel divinitus inspiratus exponit: Primum est regnum Chaldaeorum, secundum est Persarum, tertium Graecorum, quartum Romanorum, quod subiecit sibi regnum Graecorum et alia regna mundi, sicut ferrum domat omnia. - Per lapidem autem excisum sine manibus intelligitur secundum omnes doctores Hebraeos ipse Christus sive regnum eius, cui subiciendum erat, ut praedicitur, regnum Romanorum, sicut fuit tempore Constantini adimpletum et Sylvestri Papae, quo tempore Romanum imperium per veram fidem subiectum est domino nostro Iesu Christo.

Quarto hoc idem patet per glossas auctorum et dicta Hebraeorum apud eos authentica. Nam Is. ultimo scribitur: "Antequam parturiret peperit". Glossa hebraica sic dicit, quod antequam natus fuisset iste, qui in servitutem redegit ultimus, natus fuit redemptor; ergo ante nativitatem Titi, qui civitatem et templum destruxit et populum captivavit et in servitutem redegit, ita et in tantum quod dabantur triginta Iudaei pro uno nummo argenteo, ut dicit Hugo.

Quinto hoc idem patet "per quandam traditionem apud eos authenticam, et continetur in quodam libro, qui apud eos vocatur liber Judicum Ordinariorum, in quo dicitur sic: Traditum est a domo Eliae, idest a discipulis eius, per sexmilia annorum erit mundus: duo milia vanitatis, duo milia legis, duo milia dierum messiae. Ad cuius intellectum sciendum, quod Hebraei hoc dicunt fuisse dictum a filio mulieris Sareptanae, quem suscitavit Elias, de duratione mundi, quod duraret, ut dictum est, sex milibus annorum. Duo autem milia prima dicuntur tempus vanitatis", quia quasi totus mundus ad idolatriam defluxerat et "omnis caro corruperat viam suam". Gen. VI. - Ab initio mundi usque ad Abraham, sub quo incepit populus adunari ad fidem unius dei, fuerunt duo milia annorum et viginti tres, et Abraham habuit septuaginta quinque annos, quando vocatus est a deo. - Et ex tunc incepit tempus legis et dispositio ad legem suscipiendam propter circumcisionem a deo ordinatam, et per quam distinguebatur populus iste legem accepturus ab aliis gentibus. A vocatione autem Abraham usque ad nativitatem Christi fluxerunt duo milia annorum, nisi quod defecerunt undetriginta. Si igitur accipiantur undetriginta anni, qui superabundabant ultra duo milia annorum praedicta, quae dicuntur duo milia vanitatis, habebimus quattuor milia annorum a principio mundi usque ad nativitatem Christi, nisi quod deficiunt quinque anni, quibus Christus latuit in Aegypto propter persecutionem Herodis. Si igitur isti quinque anni, quibus Christus latuit in Aegypto, iungantur cum praecedentibus annis, ita quod dies messiae incipiant computari isto tempore, quo reversus est de Aegypto, habebimus a principio mundi quattuor milia annorum usque ad dies messiae, scilicet duo milia vanitatis, et duo milia legis secundum prophetiam praedictam. - Utrum autem mundus adhuc post adventum messiae duobus milibus annorum durare debeat, scribere non praesumo, sed sufficit mihi ostendere secundum traditionem praedictam Iudaeorum, quod tempus adventus Christi sit praeteritum, ex quo iam diu a principio mundi transierunt quattuor milia annorum, quia a principio mundi ipsi computant quinque milia et quadraginta annos usque ad annum domini MCCCLXXIV, in quo praesens opusculum ordinavi.

Plurimi autem doctores veteris testamenti adduci possunt. Sed quia non est praesentis speculationis, volo pertransire; nec eorum frivolae obiectiones sunt alicuius momenti, quia omnia, quae adduci possunt ad contrarium, vel loquuntur de secundo adventu Christi, scilicet ad iudicium, vel locutiones metaphorice intelliguntur secundum illud Is.: "Habitabit lupus cum agno", sub quo metaphorice intelliguntur duo populi, scilicet gentes et Iudaei. - Et idcirco multi inter Iudaeos auctoritates praedictas propheticas inspicientes negare non possunt, quin messias dudum sit natus, et quod tempus adventus sui dudum praeterierit. Et aliqui inter ipsos dicunt, quod dudum natus sit, sed nondum se ostenderit. Sit autem cum angelis vivens eo modo, quo Moises vixit quadraginta diebus in monte et exspectavit domini praeceptum ad se ostendendum. Alii dicunt, quod sit ultra montes Caspios exspectans simile praeceptum domini de liberatione populi. Alii autem dicunt, quod vadit per mundum, sicut pauper et humiliatus propter praecepta populi, secundum quod dicit Is. LIII: "et nos reputavimus ipsum quasi leprosum", quousque appareat ex praecepto domini in virtute ad liberationem filiorum Israel de servitute et miseria, in qua nunc sunt.

Talis autem varietas ostendit manifeste, quod dictum eorum, quantum ad hoc est, est ficticium, sed verum est, quantum ad hoc, quod tempus adventus Christi est iam diu praeteritum.

art. XXVII

Vicesimo septimo dicendum est, qualiter omnis homo vulneratus per istum Samaritanum piissimum est curatus et qualiter vulnera sunt alligata atque fota oleo; animorum nobilitates, in primo parente amissae, sunt redditae vel in melius commutatae per istum, qui percutit et sanat, vulnerat et medetur.

Nam revera sicut omnis homo habuisset in paradiso, si stetisset, originalem iustitiam, per quam tamen mereri non potuit, sic et nunc per ipsum baptismum habet gratiam gratum facientem, per quam et homo mereri potest gratiam gloriae subsequentem.

Secundo sicut homo primus dotatus fuit claritate intellectus et sapientia, sic et nunc clarissime ostensum est ostium sapientiae verae per illum, qui est "via, veritas et vita". Per quod ostium, "si quis introierit, salvabitur". Nam unctio eius docet nos de omnibus: "Iam enim non dicam vos servos, sed amicos, quia omnia, quae audivi a patre, notam feci vobis". Summa enim sapientia est noscere deum et seipsum. De qua sapientia inquit beatus Augustinus libro Confessionum: Infelix homo etc.

Tertio dico, quod et nunc homo per Christum reparatus per tria lumina accenditur. Nam si homo per lumen naturale se habeat sicut oculus noctue ad lumen solis, per lumen tamen fidei altissima contemplatur, "quae etiam oculus non vidit nec auris audivit nec in cor hominis" etc. Sed et lumen gloriae homini participatur, ut patet per illud Is. VI.

Quarto nunc homo reparatus habet libertatem et libertatis potestatem, etsi non per naturam, tamen per gratiam divinam assistricem. Qui enim spiritu dei aguntur, hi veri liberi sunt, nam et "omnia possum in eo, qui me confortat". Et quamvis anima sui corporis non habeat plenum dominium, illud tamen cedit sibi immeritum propter crebram victoriam vitiorum; "diligentibus autem deum omnia cooperantur in bonum".

Quinto etiam homo reparatus per Christum naturaliter et supernaturaliter movetur in suis potentiis animae tam per naturam quam per gratiam, ac etiam sapientiam increatam, quae attingit a fine usque ad finem omnia suaviter disponens. Nam et in aliquos irruit spiritus domini ut in Samsonem, aliqui autem a spiritu domini supernaturaliter ut Iephte impelluntur, aliqui autem ab ipso agitantur, aliqui unum cum divino spiritu efficiuntur, quia "qui adhaeret deo, unus spiritus cum ipso est".

Sexto habet reformationem per Christum, quod fuit capax donorum spiritus sancti ac omnium gratiarum et effectus, per quae dona et gratias etiam filius adoptionis efficitur, quia "dedit eis potestatem filios dei fieri, his qui credunt in nomine eius". Ioh. "Quia accepistis spiritum adoptionis filiorum dei". Ad Rom. VIII. "Si autem filii et haeredes dei, cohaeredes autem Christi".

Sed dicis: Si plene homo est in pristinum statum innocentiae reformatus, ubi igitur nunc, oro, vita immaculata lege amoris regulata, sine cura crastina, conversatio divinissima, summeque interius et exterius voluptuosa, ubi nunc vita sine crimine, sine odio et invidia? Nam "vulnus et livor et plaga tumens non est circumligata neque sanata curata medicamine neque fota oleo". Et quis, oro, non videat inviscerata mala tam multimoda, ut quantum homo proficiat, quantumcumque caute agat, non possit homo his malis carere, quae ab interio ex vitiis surgunt, scilicet ex defectu naturae? Quis enim est, qui ad bonum agendum, etiam invitus, alium non torpeat? Quis tenebras ignorantiae contra voluntatem suam quaerentem non incidit? Quis concupiscentiae laqueos ita penitus evadat et eos etiam quaerentem sollicite fugiens et fortiter renuens non incurrat? Sed ista, quae per consensum admittimus, quasi ex propria neglegentia vel incuria toleramus. Ista ergo, quae per consensum admittuntur, quasi quaedam vulnera animae nostrae intelliguntur. Nam ista etiam, quae invite toleramus et quibus nulla industria, nulla prudentia resistere valeamus, potius, ut dictum est, naturae sunt innata quam exterius sunt inflicta. Haec itaque mala, quae quasi a foris homini infliguntur, audi, quomodo discribuntur: "Vulnus et livor et plaga tumiens non est circumligata, neque curata medicamine neque fota oleo". - Et oro, quanta scelera incurrimus nunc per infirmitatem, nunc per errorem, nunc per iniquitatem. Per vulnus igitur intelligo peccatum ex infirmitate, per livorem intelligo peccatum ex errore, per plagam tumescentem intelligo peccatum ex iniquitate. -

Sed si diligenter advertimus, vulnera, livores et plagas tumescentes circumligatas, medicamine curatas, oleo fotas reperimus. Vide, inquam, omnia haec circumligata atque vinculis colligata. Nam per ipsum Samaritanum piissimum mandatorum vinculis coarcamur et mandatis utique divinis a nostris voluptatibus cohaeremur; vinculis trahimur, retrahimur, vinculis constringimur. - Vincula namque attrahentia sunt praeceptiones, vincula retrahentia prohibitiones, vincula constringentia monitiones. "Vincula itaque attrahentia sunt: 'Diliges dominum deum tuum ex toto corde tuo', 'et proximum tuum sicut teipsum' ". Et: "Mandatum novum do vobis, ut diligatis invicem, sicut dilexi vos". "Vincu-

la retinentia sunt: 'Non occides, non moechaberis' " etc. "Vincula constringentia sunt: 'Si vis perfectus esse, vade et vende omnia, quae habes, et da pauperibus.' " Et: 'De virginibus praeceptum non habeo; consilium autem do'. 'Bonum est homini mulierem non tangere' ". - Ecce igitur, quomodo vulnus, livor et plaga tumens sunt cicumligata et curata medicamine. -
Vis etiam noscere, quomodo sunt fota oleo: Oleo, inquam quod fovet salubrius, ardet clarius, sapit dulcius. Oleo inquam, laetitiae ipse nos unxit, et oleum vulneribus et plagis infudit qui participes nos gloriae aeternae per suam passionem fecit; oleum lucens tradidit, cum rivulos suae doctrinae in nos habendae effudit; oleum dulcis saporis infudit, qui iugum suave et onus leve super nos posuit, nec peccatricem lapidavit, sed dixit: "Vade et noli amplius peccare". - Si igitur doles ex vulnere criminis, habes oleum propitiante veniae. Si doles ex infirmitate et defectu virtutis, habes oleum promissae gratiae. Si doles fatigatus ex afflictione, habes oleum promissae gloriae. Si enim dolor poenitentiae affligit cor tuum, accipe oleum consolationis divinae veritatis sicut dicentis: "Nolo mortem peccatoris, sed ut magis convertatur a via sua et vivat". Si doles de languore et defectu tuo, insiste precibus nec desistas, dones induaris virtute ex alto. "Nam omnis, qui petit, accipit, et qui quaerit, invenit". "Si enim nostis, inquit, cum sitis mali, bona dare filiis vestris, quanto magis pater vester caelestis dabit spiritum bonum petentibus se". Si in tribulatione deficis aut labore nimis fatigaris, habes unctionem olei gloriae, unde fatigationis tuae dolorem lenire posset, cum ab illo pretioso unguentario accipis, quod audis: "Non sunt condignae passiones huius temporis ad futuram gloriam, quae revelabitur in nobis". "Cum enim, inquit Apostolus, Christus apparuerit, vita nostra, tunc et nos apparebimus cum ipso in gloria". - Ecce igitur oleum, quo prudentes virgines abundabant, unde et earum lampades extingui non poterant. Igitur, carissimi, ad hoc ne huiusmodi olei inopia laboramus, "omnes enim de plenitudine eius accepimus", si volumus, tantummodo petamus et accipiamus. Pretiosissimum est enim illud oleum, quod dictum est: oleo laetitiae seu gloriae, quod tamen ipse piissimus Samaritanus praecepit nos postulare et promittit se daturum: "Petite et accipietis, ut gaudium vestrum plenum sit". Satis itaque ad manus habemus, quod non integer volumus, ad petitionem accipimus. - Ecce igitur, qualiter ipse Samaritanus piissimus oleum et vinum infudit nostris vulneribus, cuius livore sanati sumus. - Et quid, miser homo, curas in crastinum, quia te ignoras cras victurum? Audi enim Samaritanum illum sic dicentem: "Nolite solliciti esse dicentes, quid manducabimus aut quid bibemus?" Considerate lilia agri, considerate volucres

caeli. Quomodo enim non congregant in horrea et tamen pater caelestis pascit illa. "Primum igitur quaerite regnum dei et iustitiam eius, et haec omnia adicientur vobis". Ecce enim, quod vita sine cura in crastinum est nobis condonata. Quomodo autem vita munda et immaculata sine odio et invidia nobis sit redonata, in sequenti articulo apparebit.

art. XXVIII

Vicesimo octavo articulo declarandum est, qualiter per illum Samaritanum piissimum omnes nobilitates corporis nobis sunt redditae vel in melius commutatae, sicut pulchritudo et munditia et immortalitas prout patet ex articulo.

Circa quod est sciendum, quod quamvis ista pulchritudo et fortitudo status innocentiae postea nulli data sit, cum hoc tamen stat plena hominis reformatio, etsi non in praesenti exilio, tamen in futuro saeculo. Tum enim "iusti fulgebunt" ibi "sicut sol" et erunt agiles, mundi et fortissimi, in omnibusque membris glorificati ac pulcherrimi. In praesenti tamen exilio, ne talia fiant homini peccati occasio, non sunt redonata; et ut virtus ex infirmitate perficiatur honorque per infirmitatem exerceatur et humilietur, idcirco digne non sunt redonata. - Dixi igitur notanter, quod fortitudo status innocentiae nulli postea redonata sit naturaliter. Nam quamvis Samson fortissimus virorum fuerit, ista tamen fortitudo naturalis non fuit, nec in crinibus suis latuit, ut expresse dicit beatus Augustinus in libro De Mirabilibus Sacrae Scripturae. Crines autem ipsius tantum erant signum suae fortitudinis et divinae desuper ordinationis. Sicut circulus ante tabernam positus venditionem vini significat, ita et crines signum fortitudinis fuerunt; idcirco abrasae fortitudinem ablatam significabant.

Sed si de sententia dicta minime contentaris, contemplare quidem, quod et nunc in homine per Christum conformatas multas nobilitates corporis poteris reperire, loquendo tamen metaphorice:

Nam cerne primo in homine pulchritudinem miram, non a foris, sed ab intus. Quia "omnis gloria eius ab intus", de qua scribitur: "Tota pulchra es, amica mea, et macula non est in te". Fallax enim est alia pulchritudo.

Cerne secundo munditiam. Mundus quippe erat, qui dicebat: "Non reprehendit me cor meum". Et ille mundus fuit, qui dixit, qui nihil in se reprehensibile inveniens dixit: "Iudica me, domine, quia ego in innocentia mea ingressus sum". Si enim homo reparatus munditiam habere non posset, nequaquam scriptura diceret: "Lavamini, mundi estote". Etiam dicente Christo: "Vos mundi estis, sed non omnes".

Cerne etiam tertio in praesenti statu, cum homo in Christo incipit in novitate vitae ambulare et cum ad hoc pervenit, quod cum Apostolo inquit: "Vivo ego, iam non ego, vivit autem in me Christus". Qui quidem "iam non moritur et mors illi ultra non dominabitur". Secundum aliquem modum homo in divino amore constans efficitur et immortalis et impassibilis. Quomodo enim mortalis est, si mori non potest, et quomodo mori potest, si ab eo separari non potest. "Certus sum, inquit Apostolus, quod neque mors, neque vita, neque angeli, neque archangeli, neque alia creatura poterit nos separare a caritate dei, quae est in Christo Iesu". Ecce immortalitas.

Cerne quarto impassibilitatem. Nonne ergo et iste secundum aliquem modum impassibilis videri possit, qui illata damnata non sentit, qui semper ad omnem iniuriam hilarescit, et quidquid sibi infertur ad poenam, totum praesumit ad gloriam, iuxta istam Apostoli sententiam: "Libenter gloriabor in infirmitatibus meis, ut inhabitet in me virtus Christi". Quasi enim impassibilis manet, cui in passionibus et contumeliis pro Christo complacet. Ecce impassibilitas.

Vide quinto fortitudinem et agilitatem, inclinationem quoque ad nullam malitiam, immo ad omnem bonitatem. Audi enim Apostolum dicentem: "Omnia possum in eo, qui me confortat", eo quod sciam saturari, esurire, abundare et penuriam pati. Nam lex caritatis est, quod caritas "omnia suffert, omnia credit, omnia sperat, omnia continet", "patiens et benigna est", "non est ambitiosa, non quaerit, quae sua sunt", nescit reddere malum pro malo, nec maledictum pro maledicto. Ecce status paradisi pacificus et tam amorosus omnium eorum se imprimentium in Christi caritate. Et si sanctorum dicta tibi non sufficiant, etiam in medium adduco dictum Senecae sapientis sic dicentis: Quis prohibet nos ducere vitam beatam, liberum animum et erectum et stabilem extra metum, extra cupiditatem positum? - Cui unum bonum est honestas, scilicet virtus, unum malum turpitudo, scilicet vitium, cetera vilis turba, ut detrahens quamquam litem vitae, ut adducens sine actu et detrimento summi boni veniens et recedens. Sequitur hoc: Itaque fundamentum necessarium est: velit, nolit, sequatur hilaritas, continentia et alta laetita. Haec ille. Quapropter amplius dicit: Unusquisque se beatum facere potest, non autem divitem vel honoratum. Quapropter et libro IV, epistola II sic inquit: Sapienter contexitur gaudium, nulla causa rumpitur, nulla fortuna semper et ubique tranquillum est. Non enim ex alieno dependet, nec favorem fortunae aut honoris exspectat, domestica illi felicitas est, exiret ab anima, si intraret. Haec ille. Et comparatur sapientis anima statui illo, qui supra lunam est, quia illic semper est serenum. Ecce qualiter homo quasi per virtutem et sapientiam, quam in praesenti statu adipisci potest, efficitur impassibilis et aliquo modo immortalis. Virtus enim moralis secundum Senecam et Stoicos consistit in abdicatione et avulsione omnium passionum, unde et Boethius, De consolatione sic inquit: Gaudia pelle, timorem, spiritusque fugato, nec dolor adsit; nubila enim mens est vinctaque frenis, haec ubi regnant.

Vis et sexto cernere dominium omnium rerum nobis per Christum redonatum. Nam inquit beatus Bernardus sic: Non putent divites huius saeculi fratres Christi possidere sola caelestia, quia audiunt Christum dicentem: "Beati pauperes spiritu"; "possident enim terrena". Fideli homini totus mundus divitiarum est plenus totius, quia tam prospera quam adversa ipsius aeque ei serviunt et cooperantur ad bonum. Sed et ipse Avicenna sic inquit, quod spiritus stantis in abstractione libertatis tam est nobilitatis, ut verum sit, quidquid contemplatur, ut obtineat, quidquid consideret, ut sibi oboediat, cuicumque praecipiat. Unde et secundum hoc quidam dicunt sanctos miracula fecisse. - Sed et ipse venerabilis Seneca sic inquit: Veraciter est rex, qui positus est in sublimi loco excellentissimae virtutis et infra se videt omnia prospera et adversa, quia prospera eum non extollunt nec adversa deiciunt et nihil timet nec etiam mortem, cui occurrit in praemeditatione continua et quando venit ad mortem nec conquaeritur de ea. Haec ille. Sed et ipse dicit: "Si vis omnia tibi subicere, subice te rationi". Idem inquit sic: Si vis habere honorem, magnum imperium, do tibi: impera tibi. - Ecce igitur qualiter secundum sanctos ac etiam morales philosophos rehabere possumus omnium rerum dominium.

Sed dicis, si deleta est hominis culpa per Christum, cur remansit tam multiplex poena?
Respondet ipse beatus Augustinus, XIII De trinitate, capitulo XVI, quod hoc ideo factum est: primo ad exercendam iustitiam, secundo ad emendanda peccata, tertio ad ostendendum huius vitae miseriam, quarto ad ardentius desiderandum supernam patriam. - Sed et ipse venerabilis Anselmus in libro De libero arbitrio sic respondet, quod propter hoc perseverat poena, etiam culpa deleta: primo quia deficeret fides et spes, quibus homo mereri debet vitam aeternam, secundo quia numerus salvandorum non posset adimpleri prae gaudiorum multitudine, quia statim omnes visu tali experimento credent ac per hoc ad statum immortalitatis assumerentur, ut patet exemplo: Sit enim aliquis dominus, qui servum habeat, qui cupit ditari magnis honoribus, quem graviter

verberaret pro culpa propria, pro qua non potest satisfacere in carcere, gravissimis affectus suppliciis, qui postea sibi per aliquod reconciliato certe tormentatur, dolores, quos ante reconciliationem recepit, non reconciliatione delentur, sed tormenta maiora, in quae nondum incursus fuerat. Praevenientes reconciliatione avertuntur honores quoque, quos recepturus erat, si non peccasset, ex reconciliatione non mutabuntur. Sed si ante habuisset honores et fuisset ex hoc ditatus, reconciliatio non subveniret sibi. Sed quoniam nondum habuit, ideo non potuit exhereditari; ideo pervenire potest exhereditationem iam reconciliatam, si tamen servus affectus doloribus verberationis correctionem fovet et solvit. Ita est inter deum et hominem. Congruenter ergo non statim deleto peccato debet et poena deleri.

Claret ergo, quomodo ex praedictis omnes nobilitates corporis sunt redditae vel in melius mutatae.

art. XXIX

Nunc undetricesimo dicendum est, quomodo et qualiter praesens status hominis nobilior et decentior est quam fuisset, si homo in paradiso stetisset.

Istum autem articulum sex propositionibus declarabo.

Prima sit haec: Deus nequaquam malum fieri permisisset, nisi aliquod bonum exinde elicere intendisset. Haec propositio patet per beatum Augustinum sic dicentem, quod deus malis voluntatibus bene utitur. Et hoc claret exemplo alias posito. Nam nullus potens et sapiens cyphum aut iocale illud, in quo sibi multum complaceret, de sua manu excuti permitteret, nisi idem vas nobiliori modo et preciosiori reparare posset et intenderet. Homo autem omnium operum dei finis fuit, in quo deus sibi summe complacuit. Nequaquam igitur de manu sua ipsum corruere permisisset, nisi nobiliori modo auro et argento reparare intendisset. Auro quidem suae pretiosissimae deitatis et argento suae purissimae humanitatis. "Descendi igitur in domum figuli, et ecce ipse faciebat opus super rotam. Et confractum est vas, quod ipse faciebat in luto manibus suis, et conversus fecit vas alterum, sicut placuit in oculis suis". Ez. XVIII. Homo igitur est vas confractum et reparatum, vas quidem amabile opus excelsi.

Secunda propositio est ista, quia secundum cursum praesentem magis sunt accepti actus hominis viatoris in exilio, quam fuissent, si stetisset homo in paradiso. - Probatur: Nam omnis actus viatoris in paradiso in se absolute fuisset acceptus a deo ad determinatum gradum gratiae et gloriae. Sed nunc acceptatur non in se ut a viatore elicitus, sed tantum respective in merita Christi, quia omnes actus nostros lavit et mundavit in sanguine suo. Igitur digne nunc plus sunt accepti deo patri quam in paradiso. - Minor patet, quia omnis actus Christi in infinitum ratione personae et sufficientiae fuit acceptus deo. Non autem sic quicumque actus hominis in paradiso. Nam et nostra humilitas in se non inspicitur, sed in Christi humilitate, et nostra patientia in sua patientia, et nostra iustitia in sua iustitia. Alias enim omnes nostrae iustitiae nequaquam forent deo acceptae, cum sint secundum scripturam sicut "pannum menstruatae".

Tertia propositio sit haec: Plura sunt ostensa amoris divini iudicia ac divina beneficia homini secundum statum praesentem quam fuissent ostensa secundum statum paradisi seu innocentiae. - Probatur: Quid enim maius beneficio illo ac amoris insignio quam pater suum filium in crucis patibulum tradidit, poterit comparari? Quem summum amorem in statu innocentiae non ostendisset, quia ibi crucifixus non fuisset, etiam supposita verbi sui incarnatione benedicta. - Sed pensa amorem immensum, cum homo corruit et dignus poena aeterna exstiterat, quod ipse deus misericors in illam dignitatem et gloriam ipsum tam clementer relevavit. Nempe enim considera tot humiliationes, contemptus, derisiones, tantamque Christi paupertatem, quae omnia pro nobis sustinuit et omne suum meritum nobis tradidit. Ideo: "Puer natus est nobis", non sibi, "et filius datus est nobis". Ubi, oro, in paradiso corpus suum nobis in cibum tradidisset, quod ligno vitae et omnibus fructibus paradisi praevalet? Ubi tunc tantum fuisset deus longanimis et misericors sicut modo. Haec igitur praedicta beneficia in statu innocentiae non ostendisset.

Quarta propositio sit haec: Plura autem nunc sunt virtutum exercitia, quam fuissent in statu innocentiae. - Patet: Nam secundum Macrobium virtutum quattuor sunt genera. Ex his primae politicae vocantur, secundae purgatoriae, tertiae animam purgantiae, quartae exemplares. Primae appetitum sensitivum molliunt, secundae auferunt, tertiae obliviscuntur, in quartis ipsas est nefas nominari. - Constat autem, quod virtutes mollientes aut passiones auferentes in paradiso non fuissent nec virtutum exercitia in adversitatibus ac patientia in tribulatione et humiliatione, quibus nunc adipiscitur gloria. Cum nullus ibi alteri fuisset contrarius, nec ibi fuissent opera misericordiae, quibus vescitur nudus, hospitatur peregrinus, visitatur infirmus et sic de similibus. Nam ibi fuissent omnia communia nec homo de talibus indiguisset iuvamentis. Nam in tanto virtus est laudabilior, quanto difficilior ad exequendum ceteris paribus, quia et si vitium vituperatur ex facilitate, per contrarium virtus difficultate per idem medium. Et constat, quod nunc virtus difficilius peragitur quam in statu innocentiae. Sed et multiplex vexatio modo intellectum dedit homini, ut nunc decentius sit experiri bona et mala, virtutes et vitia, quam de his unum solum. - Ex quibus patet, quod nunc multo plura sunt virtutum exercitia, quam in paradiso tunc fuissent.

Quinta propositio sit haec: Eligibilius est et nobilius tempus vitae abbreviari et hominem mori et caelestem gloriam adipisci quam omnis delectatio praesentis vitae et etiam in paradiso habita. - Patet hoc: Nam unus aspectus divinae essentiae et potentiae eligibilior est et dulcior et iucundior quam omnis alia delectatio creata. Igitur etc. Antecedens patet: Nam beatus Petrus in monte transfigurationis tantummodo de facie Christi, quae refulsit sicut sol, in tantum delectatus est, quod semper ibi manere cuperet et parvi penderet omnem statum mundi. Ideo multo plus cum revelata facie gloriam domini speculamur. Et ideo in eandem imaginem anima transformatur de claritate in claritatem. Ergo etc.

Sexta propositio sit haec, quod nunc homo reparatus per Christum maiorem adipiscitur gratiam et gloriam, quam adeptus fuisset, si in paradiso homo tunc stetisset. - Patet hoc per beatum Augustinum, XIII De civitate dei, capitulo II, ubi rationem assignat, quare deleto peccato originali remansit poena, dicit sic, quod ista mala sunt ad virtutum exercitia; unde sic concludit dicendo: Nunc vero maiori et nobiliori gratia salvatoris in usus iustitiae peccati poena conversa est. Haec ille. Ecce quod secundum eum poena peccati mirabiliori gratia et amore in usus iustitiae conversa est. Sed et inquit Augustinus, XII De civitate dei, capitulo I sic: Nos, qui per primum peccatum in ira dei defecimus, ab eo refecti gratia maiorem vocabimus in aeternum videntes, ut ipse est deus.

Ex quibus claret simul, quod nobilior et eligibilior est status hominis secundum praesentem cursum, quam fuisset secundum statum innocentiae.

art. XXX

Tricesimo et ultimo declarandum est, quod totius mundi status modo perfectior est, quam fuisset, si homo non peccasset.

Hoc autem sex modis declarababo:

Primo secundum istos, qui dei filium non incarnatum fuisse opinantur, si homo non peccasset. - Constat namque, quod nequaquam tunc totum universum fuisset tam perfectum. Nam in Christi incarnatione figura circularis, quae secundum geometricos est capacissima et perfectissima, est completa, cum finis est coniuncta principio, ut eadem persona sit deus et homo. Caruissetque humana species nobilissimo individuo, et corporeum genus nobilissimo corpore, et spirituale genus nobilissima anima. Nunc datus est mundo nobilissimus spiritus cum suprema gratia, corpori nobilissimo optimum nascibile, ut in secundo articulo deductum fuit, immo et felicitati patriae completa perfectio, quae patria nequaquam ita perfecta exstitisset in suis obiectis et fruitionibus, delectationibus, si illo dulci speculo et obiecto nobilissimae humanitatis Christi caruisset, in quod desiderant angeli prospicere.

Secundo hoc idem patet: Nam supposita eadem opinione, quam tamen minus veram aestimo, scilicet quod filius dei incarnatus non fuisset, si homo non peccasset: nam tunc elementa omnia in Christo non fuissent sanctificata, tam in unione ad naturam divinam quam etiam in baptismo, quia sanctificavit omnem creaturam Christus, deus noster.

Tertio hoc idem patet: Supposita opinione, quam veram aestimo, quod et dei filius in statu innocentiae fuisset incarnatus. Nam tunc elementa omnia fuissent minus sanctificata et perfecta. Nam nunc terra in grano fermenti in eucharistia et pretioso sanguine effuso et aqua in baptismo, aer per exaltationem filii dei in cruce, ignis in datione spiritus sancti, omniaque elementa per dei filium sunt ornata et sanctificata, quae nequaquam facta fuissent, si homo non peccasset. Nec enim in statu innocentiae baptismus fuisset aut eucharistia, etiam si dei filius ibi incarnatus fuisset.

Quarto hoc idem ostendo: Nam universum nunc est in hoc perfectius, quod in singulis sunt bona et mala sibi invicem permixta, quam si praecise bona absque malis existerent. Quapropter inquit beatus Augustinus in Enchiridion, capitulo XI sic: Malum "bene ordinatum et suo loco positum, eminentius commendat bona, ut magis placeant et laudabiliora fiant, dum comparantur malis". Propter ipsam ergo bonorum pulchritudinem mala deus permittit fieri. Si enim malum non esset, in bono non esset pulchritudo absoluta, scilicet respectu boni, a malo vero existente accrescit boni pulchritudo comparata, ut comparatione oppositi mali pulchrius elucescat. - Aliam etiam causam assignat beatus Augustinus, scilicet utilitatem, unde De civitate dei, capitulo XI ait: Deus malis voluntatibus utitur bene. Prosunt enim diaboli temptationes sanctis. Neque enim deus aliquem angelorum aut hominum malum futurum praescivisset nec pariter nosceret, quibus eos bonorum usibus accomodaret. - Ecce igitur, qualiter mala praesentia status ad decorem universi faciunt, pro quo etiam beatus Augustinus in De civitate dei ponit exemplum dicendo: Sicut pictura cum colore nigro in suo loco posita, ita universitas rerum in suo loco posita etiam pulchra est, quamvis per se ipsam considerata sua deformitas deturpet. Simile patet in cycatrice vulnerum in facie militis: in loco debito reddit ipsum honorabilem.

Quinto hoc idem patet ostendendo: Nam diversitas et inaequalitas statuum facit ipsum mundum decentiorem. Sed nunc multo maior est diversitas et inordinatio et inaequalitas, quam si homo non peccasset. Ergo etc. Prima autem propositio patet, quia ordo decentiae diversitatem et inaequalitatem exigit, quia ordo est parium et disparium rerum unicuique loca sua tribuens congrua dispositio secundum Augustinum. Quod autem maior nunc sit diversitas statuum et inaequalitas, quam si homo non peccasset, bene est manifestum. Nam nunc sunt artes mechanicae, in quibus varii sunt status, puta unus pellifex, alter carnifex, alter piscator, alter pictor et sic de simili. Sed et dispar cultus tam in fidelibus quam in infidelibus reperitur etc. Vivendi etiam modus tam diversus est: Unus quidem esurit, alter ebrius est; unus ridet, alter flet; unus abundat, alter eget, quae tamen omnia ad invicem permedia sunt per almam sapientiam proportionata. Unde secundum Platonem omnia sunt sibi invicem connexa tamquam cathena aurea.

Sexto hoc propositum idem ostendo ex hoc: Nam nunc in statu currenti magis divina sapientia et potentia elucescit et relucet, quam si homo non peccasset. Quamvis enim ipse deus ita sit artifex magnus in magnis, ut non sit minor in parvis, eius tamen sapientia difformiter iuxta proportionem et participationem creaturarum quoad operationes et perfectiones divinas elucescit et relucet clarius. Multo autem plus in hoc statu, quam si homo non peccasset, elucescit,quia maior est relucentia sapientiae, cum vas fractum reparatur et integratur omnimodo, quam in prima sui factione. Nam et multi artifices vasa plura fabricare aut per funeturam, idest per carpenturam, facere sciunt, qui tamen ea, cum fragantur, ad integritatem pristinam reducere nesciunt. Et quamvis maligni spiritus potentiam, quam iniuste exercent in captivo homine, per potentiam elidisse potuisset, placuit tamen plus hoc per opera sapientiae pertingere, ut sicut ipse in ligno vincebat, ita quoque in ligno vinceretur. - Sed et alma dei sapientia non tantum in his, sed et in meritis, inspiratione et tractibus secretissimis per amplius nunc clarescit, et non tantum sapientia, sed et immensa potentia, qua fugientes eius vocem sic illaqueat et constringit, ut quanto plus fugere conentur, tanto plus appropinquant, prout saepius est deductum.

Ecce igitur, qualiter et totum universum est perfectius quam fuisset, si homo non peccasset. Quis igitur miser non desinat quaerere, cur rector iustissimus universi permittit mala fieri super terram? Cur non permisisset rector iustissimus, qui est ipsius peccatoris, immo totius universi tam intimus reparator, cur non permitteret peccata fieri, ex quo tot bona pullulant ex peccatis, et hoc cum recta et iusta ordinatione peccati; cur non permitteret fieri, in quo summe relucet virtus ac vigor ac sapientia dei? Quid enim perfectius, quid praeclarius quam post tam malum ac tam deforme primi parentis peccatum deo auctore proveniat tantum bonum?

O igitur felix culpa, exclamat ipse beatus Gregorius in benedictione cerei paschalis, devotissime sic dicens: O certe necessarium Adae peccatum, quod Christi morte deletum est. O felix culpa, quae tantum et talem meruit habere redemptorem. O mira circa nos tuae pietatis dignatio. O inaestimabilis dilectio caritatis, ut servos redimeres, filium tradidisti. Haec ille. - Quae igitur nos offeremus ei, inquit ipse devotus Bernardus: Quid retribuemus domino pro omnibus, quae retribuit nobis? Ille pro nobis hostiam pretiosam, quam habuit, immo quam pretiosior esse non potuit, idest se ipsum obtulit. Tu quis es, qui te offerre cuncteris? Quis mihi tribuat, ut oblationem meam dignetur maiestas tanta suscipere? Duo minuta habeo, scilicet corpus et animam, ut haec tibi possem perfecte in sacrificium laudis offerre. Haec ille.

Ex quibus omnibus et singulis patet, qualiter homo, tam nobiliter creatus et dotatus dulcibus muneribus, postea in via Iericho in latronum viam incidit. Ab eis vulneratus, spoliatus ac semivivus relictus per illum Samaritanum piissimum, qui oleum et vinum suis infundit vulneribus, recreatus fuit. Cuius recreationis et medelae participes non faciat ipse Samaritanus piissimus Iesus

Christus, rex angelorum, qui cum patre et spiritu sancto vivit et regnat in saecula saeculorum. Amen.

Anhang I.

De perfectione humanitatis Christi
(ein in den Hss N und K als Artikel 21 eingefügter selbständiger Traktat Marquards. - Der vorliegende Text ist textkritisch zu lesen; er ist unkorrigiert aus N übertragen, die Varianten von K stehen in Klammern.)

Vicesimo primo agendum est de perfectione humanitatis Christi.

Circa quod sciendum, quod in Jesu, filio virginis, istas dignissimas nobilitates sive dignitates (nobilissimas dignitates sive nobilitates) invenio, scilicet quod ipse ab aeterno sit genitus deus aeternus et aeternum deum producat, qui spirat spiritum sanctum cum patre tamquam unicum (unum) principium. Et secundo, quod idem in tempore factus est filius benedictae virginis producens omnia in fontem, a quo profluxerunt (>) vel (>) effluxerunt. Ideo inquit beatus Ambrosius, 4° libro de virginitate: Christus omnes infirmitates nostras sanet. Omnia inquit nobis est Christus. Si vulnus sanare desideras, medicus est; si febribus aestuaris (aestuas), fons est; si gravaris in iniquitate, iustitia est; si auxilio indiges, virtus est; si mortem times, vita est; si caelum desideras, via est; si cibum quaeris, alimentum est. Gustate ergo, quoniam suavis est dominus. Haec iste.
Et Bernardus: O dulcissime Jesus, quando ergo videbo te, quando ante faciem tuam apparebo, quando satiabor pulchritudine tua, quando desiderabilem vultum tuum videbo, qui omnes implevit (implebit) laetitia.
- Merito ergo gavisi sunt discipuli (>) viso domino.
Ex quo igitur teste Bernardo et etiam veritate, ipse Jesus tam dulcis et (+ tam) delectabilis existit (existat), ut omnis alia creatura sit umbra (tenebra) respectu lucis.
Ideo de dulci Jesu aliqua (alia) communia dicere propono, quod et in dulcissimum Jesum noster affectus inclinetur et ad eius divinitatem ducetur.
Quia eius humanitas est ostium ad divinitatem, per quam (quod) omnes (+ nos) transire oportet, sicut ipse (ipsemet) testatur dicendo: Ego sum ostium, per me si quis introierit, salvabitur et (+ ingredietur et) egredietur et pascua inveniet.
Ideo, cum ita sit, quod per humanitatem ducimur ad divinitatem, primo de (+ illa) natura humana et eius perfectione et nobilitate aliqua communia dicam, in quibus omnes (homines) umquam natos praecellit, scilicet principes, reges, patriarchas et prophetas. Secundo de nobilitate ipsius animae. Sunt igitur aliquae nobilitates et excellentiae sui corporis:
(> Sunt - corporis)

Prima igitur nobilitas (+ Christi humanitas) est munditia, quam superexcellenter habuit pro (prae) omnibus hominibus. Et illud (hoc) sic declarabo: Immunditia fit ex superfluitate vel diminuitione. Sed in formatione corporis eius spiritus sancti operatione (obumbratione) acceptus fuit sanguis virginis purissimus praecise necessarius. Quamvis ista (igitur) natura erret, ut saepius fit et (ut) videtur in multis, operatio tamen immediata spiritus sancti errare non valuit in excessu vel diminuitione. Similiter metaphorice (in aetate) numquam fuerunt in eo superfluitates, ut dicit Bonaventura.

Secundo ex hoc declaratur, quia (quod) Christus Nazarenus fuit, quae gens mundissima est. Ideo crines non radunt nec balneantur propter sui munditiam. Propter hoc igitur Christus minui non indiguit, oculorum effusiones vel nasi (nasus) vel oris non habuit, propter quod mundissimus fuit. Nec etiam excessit in potu vel cibo.

Quaestio: Sed dicis, numquid omnes defectus nostros assumpsit.
Dicitur (Respondetur) quod non. Nam omnes (illos), qui sunt ex culpa, non decuit, ut assumeret; sed naturales defectus, qui respiciunt universaliter totam naturam humanam, ut (+ sunt) fames, sitis, frigus et similia. Personales (+ autem), ut sint (sunt) aegritudines, non assumpsit. Et dicit magister in sententiis, quod istos (illos) assumpsit, qui sunt ad humanae veritatis ostentationem (repraesentationem) et ad operis, ad quod venit, consummationem. Ideo Christus puros valde dilexit et eis manus imponens benedixit.

Quaestio: Sed dicis, quare assumpsit defectus.
Respondet Bonaventura: Propter exemplum virtutis et specialiter humilitatis et patientiae. Quibus mediantibus invenitur, in quibus voluit Christus non se imitari, secundum illud Matth. XI: Discite a me, quia mitis sum et humilis corde.

Sed de dispositione sui corporis legitur in annalibus libris Romanorum, quod Christus habente (habuit) corpus propagatum et rectum, manus et brachia et (>) visu delectabilia, frontem planam et serenissimam cum facie sine ruga et macula, quam rubor moderatus venustat (venustabat), naris (nasi) prorsus, et oris nulla fuit reprehensio, oculis glaucis variis et claris existentibus, vultum habens venerabilem, capillum habens ad modum (+ coloris) avellanae permaturae (Praematurae) fere usque ad aures, (+ ab auribus habens) cincinnos crispos aliquantulum ceruleos ab humero ventilantes, discrimen habens in medio capitis ad modum Nazareorum, barbam habens copiosam et impubem capillis concoloratam (concolorem) non longam, sed in mento bifurcatam.

Secundo fuit pretiosissimus (speciosissimus) prae omnibus filiis hominum. Istud sic declarabo: primo quia ordinatissime per operationem spiritus sancti membra (+ eius) fuerunt formata, secundo quia ex redundantia fruitionis in corpus, quia videmus, quod puri tristes nimis deformantur, iucundi (>) pulchrificantur (>), tertio quia matrem pulcherrimam habuit. Dicunt enim Iudaei, quod fuit pulcherrima, ita (>) quod (quia) ab nullo umquam potuit concupisci, immo nec aliquis vir numquam eam plene inspicere potuit. Dicit etiam Chrysostomus de ea, quod propter radios ab eius oculis emanantes faciem eius etiam ipse Ioseph intueri non valebat; nec hoc immerito, cum lucem aeternam in se portaverat. Si enim splendida facta est facies Moisi ex aspectu dei et cornuta, idest fulgurosa ex consortio sermonis domini, cur enim (non) in infinitum splendidior foret spacies virginis benedictae ex consortio dei, qui eam ab infantia per seipsum et per angelos concolabatur. Nam quidquid factum est Moisi de visione dei, numquam a virgine benedicta decet (fuisse debet) abnegari (denegari). Et ideo Iohannes Evangelista introducens Dionysium (diaconum) ad eam videndum legitur Dionysium (diaconum) dixisse, cum eam intuebatur: Benedictus magister meus Paulus, qui tam subtiliter me discernere docuit inter creatricem essentiam (Christum) et quamlibet aliam creaturam; quia nisi hoc fecisset protinus, te Maria pro deo coluissem. Ideo etiam creditur, quod Iudaei Christum velaverunt, quia dicit Hieronymus: Saepius de eius oculis quasi scintillae egrediebantur. Ita tamen pulchritudo dominica (dimminuta) propter labores continues fuit, ideo vero in ea (Veronica adhuc) aliqualiter nigra apparet.

Quaestio: Sed quaeris: Cum hoc (pulchritudo) ad vanitatem quodammodo videatur pertinere, cur (+ eam) Christus assumpsit?
Dicitur certe, quod pulchritudo est speciale donum dei. Deus enim in his plus ceteris suam maiestatem ostendit. Sed certe vanitas (vanitatis) est, cum (+ homo hoc) ad creatam (creaturae) placentiam convertatur (convertit) et non in domino (deum) dirigitur (dirigit). Plus enim difforis (de foris) hi peccant, ut patet de Lucifero, cui deus plus donavit.

Tertio fuit delicatissimus, quia (quod) exinde deducitur(patet):
Primo quia tenerrima Christi caro non per tempus fuit consolidata, sed immediate in conceptione singula membra sincere (fuerunt) formata.
Secundo quia materia viri non fuit, sed delicatissimae iuvenculae.
Tertio quia Nazarenus fuit. Hi enim, ut aliqui referunt, sunt pleni sanguine in crinibus et ungulis (>) vel (>) unguibus. Ideo multi volunt, quod spina minima eum plus laesit quam aliquem (>) nostrum unus (unum) gladius acutus.

Quarto fuit nobilissimus, qui in humana natura generari potuit. Matthaeus enim evangelista describit matrem eius benedictam natam de 14 patriarchis, de 14 regibus, de 14 ducibus. Lucas autem dicens (ducens) nobilitatem sui generis (originis) usque ad Evam protraxit. Et videmus, quod Jesus, qui sine patre fuit in terris, totam ab ea (+ suam) humanitatem accepit (recepit) et dignitates, quae ad humanitatem secuntur, scilicet cognationis, ut diceretur filius David, et consanguinitatem, ut diceretur factus de nobili genere, tctum a matre habente (habuit), ita quod esset ultimus rex, ultimus (>) dux (>), ultimus patriarcha totius populi hebraici. Quia igitur omnes praeclaritates, ingenuitates, praefecturas, dignitates, (+ et) nobilitates, quae possunt esse in aliquo individuo humano secundum originem sanguinis describunt evangelistae in hac puella, cum fuerunt (igitur) uberiores scriptores omnibus historiographicis huius mundi. Et (+ etiam) omnes prophetae veteris testamenti hoc idem studuerunt studiis (scripturis) relinquere. Oportet et nos filium eorum testimonio praeferre omnibus principibus, ducibus, regibus, tribubus, (+ et) linguis. Ideo cum Christus sederet super asinam, tam sequentes quam praecedentes ei honorem ut regi (+ et) non tantum, sed ut prophetae exhibebant, ex instinctu spiritus sancti dicentes et clamantes secundum textum: Benedictus, qui venit in nomine domini, rex Israel. Super (> Super - Haec Beda) quo Beda in originali dicit: Non reprimit voces eorum, qui regnum patris sui David in eo restaurandum et perfecte dona (?) recuperandum continet; ut quid ergo hoc, quod prius fugiendo declinavit modo libens amplectitur regnum, quia adhuc vicius in mundo recipere voluit, iamque exiturus per passionem crucis de mundo non negavit suscipere, ut aperte doceret, quod temporales et terreni, sed aeterni in caelis rex imperii. Ad hoc profecto regnum per conceptum mortis gloriamque resurrectionis perveniret. Haec Beda.

Quaestio: Sed dicis: Cur ipse (+ Christum) tam (et) mater (+ eius) benedicta (>) tam pauperes fuerunt (erant), ex quo tam nobiles fuerunt, vel cur ipsa (Maria) tunc fabro desponsata fuit.
(Ad quod) dicitur, quod tunc (>) omnis gens regalis exspirata fuit et humilitia nimis. Romani enim et (qui erant) gentiles dominabantur eis, et (+ ideo) tunc quasi omnes nobiles (+ Iudaeorum) aut mechanici fiebant aut spoliis se dederunt.

Quinto fuit fortissimus. Provenit enim debilitatio ex unius elementi praedominatio super alio. Sed in Christo elementorum fuit ordinatissimus ordo. Igitur etc. Secundo ostenditur, quod Christus similem (similitudinem) statum (status) innocentiae in multis habuit, quamvis ex se mortuus fuisset. Plus de statu tamen innocentiae, in quo nullus mortuus fuisset, plus participabat. Et ideo legitur, quod videns quidem (quidam philosophus) Iesum (eum) ait (dixit): Iste homo numquam morietur, nisi violenter interficiatur. Propter hoc ergo mirabatur Pilatus, quod iam tam cito mortuus fuit.

Sexto fuit delicatissimus (dulcissimus <u>corr.</u>), quod quidem ex tribus deducitur:
Primo ex corporis delectabilitate, quod fuit tam delectabile, quod omnibus inspicientibus dulcorem praestaret (praestabat). Ideo inquit Chrysostomus super Ioh. homilia 13: Ita enim verum circumamictabatur et communis omnibus (+ Christus) fuit, ut et Samaritanae mulieres et publicani cum multo otio (+ eum) audierunt (audirent) et ad eum desiderabant venire et sibi loqui. Quamvis enim Samaritani non conterentur

(concentur) Iudaeis, non (tamen) multum confabulabantur, tamen (>) videntes Christum sic mansuetum apparentem, accesserunt ad eum. Pietas enim sua bene apparuit vel (et) claruit, quando sic super fontem stetit cum Samaritana loquens. Dicit enim Iohannes, quod ex eius oculis fulgor egrediebatur, qui quidem fulgor electos mirabiliter demulcebat, sed reprobos cruciabat. Et legitur in annalibus libris, quod in admonitione erat blandus et admirabilis (amabilis), hilaris, servata gravitate; aliquando flevit, (+ sed) numquam risit.
Secundo declaratur ex verborum dulcore, quia in colloquio erat gratus. Ideo multotiens legimus, quod multus populus pro tanto eum sequebatur, ut eius dulces sermones audirent, quamvis eos servare nollent, nec credere vellent.
Tertio declaratur ex operibus, quia (quod) quilibet ad eum accessum habere poterat die nuctuque. Parvi enim ad eum portabantur, ut eis manus imponeret, quos cum discipuli impedire vellent, increpavit, discipulos (eos) dicens: Sinite parvulos transire (venire) ad me etc.

Nunc de privilegiis et etiam (>) nobilitatibus ipsius animae Christi (>) advertamus.

Est autem primum privilegium, quod anima Christi mundissima omnibus naturalibus ornata corpori absque omni inquinatione fuit coniuncta. Nam (deitas > lac. N) unica requirebat intellectum creatum nobilissimum, et iste intellectus requirebat corpus aptissimum. Sicut enim ipse (>) deus angelos in naturalibus pulcherrimis creavit et unum per (prae) alio et (in) natura praetulit, ut (unde) lucifer de superioribus et (>) supremus fuit, sic etiam adhuc inter malignos spiritus nobilitas et ignobilitas reperitur. Ista nobilissima Christi anima (animam) prae omnibus aliis in natura dotavit et tunc immediate corpori absque labe coniunxit. Satis enim (+ patet), quod (+ cum) anima corpori coniungitur, quia (quod) peccatum originale contrahitur ab omnibus animalibus (animabus), quod quidem habemus, quia ex Adam per (>) propagationem descendimus, et hoc omnibus fit et factum est excepta (+ sola) virgine superbenedicta. Quia nisi ipsa praeservata fuisset, illud peccatum ut ceteri incidisset.
(+ Sed) forte imaginaris, ex quo (+ Christus) deus fuit, tunc omnia illa possibilia fuerunt. Sed certe considerando puram humanitatem et (>) praecisam, adhuc facta (>) est (stant) privilegiata (privilegia). Nam et dicit venerabilis Anselmus in libro de peccato originali, quod si etiam Christus fuisset purus homo, adhuc (+ peccatum originale) non contraxisset, quia cum propagatio de sola virgine sit mirabilis et non sit naturalis nec volitaria, certum est, quod talis propagatio omnino (non) subiacet legibus propagationis, quia nullomodo nec voluntatem (voluntate) nec naturam (natura) nec potestatem (potestate) ipse Adam pro tali propagatione habuit (+ in) quocumque statu. Ideo (igitur) peccatum in ipsum transcedere potuit. Vult igitur Anselmus, quod conceptus de sola

virgine absque mare, sed sola virtute, peccatum non contrahit, quia sicut Adam propagando (propagandi) non accepit potestatem.

Quaestio: Sed dicis, cur peccatum originale transit in infantes. Respondet Anselmus, quod peccatum personale ipsius Adam naturam suam vitiavit. Quia igitur omnes in hac (+ natura) eramus, igitur omnes vitiati erimus. Sicut (sic) ergo omnes (+ originale) iustitiam ab eo accepissemus, si stetisset et pomum non gustasset (comedisset), quia (quod) ipse et omnes (+ eius) posteri velut angeli conservati (confirmati) fuissent.

Secundum privilegium, quod anima Christi sic in naturalibus decorata fuit, immediate cum fuit creata, fuit informata omnibus virtutibus et omni gratia et sapientia impleta. Dicit enim Aristoteles, quod anima est in primordio suae creationis tamquam tabula rasa et nuda, quae (+ non) est apta nata (>) depingi, sed non (nec dum) est depicta. Et hoc verum est de nobis. Sed hoc privilegium Christus habuit, quia in primordio suae creationis virtutes (+ et) gratiam et omnem sapientiam (+ habuit). Quamvis enim dicat Christus in infantia expers cognitionis fuit et patrem et matrem ignoravit, dicit tam magister, quod hoc verum est tantum secundum ostentatione, ita quod nullum (per nihil) postea dicit in tempore nec profecit, sed quantumcumque parvulus fuit, anima (>) scivit (>) et omnem gratiam habentem (habuit). Dicit tamen Franciscus de Maronis: Istud enim fuit novum, quod homo existens in matre esset vir et plenus virtute. Tunc enim Christus fuit ita virtuosus, sicut nunc est. Dicit etiam Bonaventura, quod (+ Christus) secundum notitiam experientiae sensuum profecerit, ita quod penes sensum aliquid expertus (>) fuit (pertransivit), quod ante non experiebatur; sed tamen secundum intellectum non perfecit (profecit), nec de (> nec de - profecit hom.) minus notum ad maius notum in quacumque experientia vel notitia profecit. Propterea adhuc parvulus (puerulus) existens in medio doctorum sedens (sedit et) cum ipsis disputavit. Immo nec sua sapientia latere potuit, quoniam fuit (fuerit) reputatus sapientissimus ab omnibus Iudaeis, ut (unde) etiam eum eligissent in templum. Sicut scribit de ipso Linconensis (Lycomensis): Cum 24 sapientissimi eligerunt (eligeruntur) ex Israel pro templo, ipse Christus electus fuit, sed acceptare noluit, et tamen eum elegerunt et (ac ideo) scribere (+ eos) oportebat: Iesum eligimus, Mariae filium, cuius pater dicitur esse deus in excelsis. - Abagarus rex ab auditu eum multum dilexit et sibi demandavit, ut veniret, ex quo a (>) Iudaeis tribularetur. Quod tamen facere noluit, quamvis iste (ille) rex multum eum (>) desideraret, ut bene patuit, cum pictorem transmisisset (transmisit), ut eius faciem et personam sibi (>) depingeret. Et (quod) cum iste (ille) propter fulgorem faciei (+ eius) facere non posset, Christus pannum recipiens et faciem suam imprimens sibi transmisit.

Quaestio: Sed quaeritur, ex quo (+ Christus) plenus sapientia fuit, an anima (+ eius) scivit omnia, quae deus scivit vel scire (scit).
Respondet magister quod sic. Inquit enim sic, quod quamvis anima Christi non possit omnia, quae potest deus, scit tamen omnia, quae scit deus, quamvis non omnia ita clare et perspicue (perspicaciter) capit (capiat) ut deus. Deus enim dignius et perfectius omnia capit, et ideo aequalis una alteri non fuit.

Quaestio: Quare autem non dedit omnipotentiam sicut omnium scientiam (omni scientiam)?
Dicit (respondet) magister, quod capax naturaliter fuit scientiae et ideo congrue ei data fuit sine mensura. Sed ne deus (+ ita) putaretur, omnipotentiam non dedit; et forte, quia hoc deus facere non potuit. Haec magister in littera.

Tertium privilegium est, quod anima Christi ad (+ eius) corpus sic fuit proportionata, quod in eo non foret rebellio carnis ad spiritum. Invenimus enim aliam legem in membris nostris, ut caro spiritum resistat et plerumque spiritum post se trahit. Itaque (ita quod) caro semper resistat spiritum. Hoc autem in Christo non fuit. Ideo dicit Bonaventura, quod conformitas in (>) ratione volendi fuit in omnibus voluntatibus Christi. Quia sicut volebat sensualiter (senualitas), sic volebat eam ratio velle, sicut eam voluit divina voluntas velle. Ideo concedendum est, quod in Christo fuit voluntatum concordia, quamvis experti (experte) voliti non esset identitas. Quia unaquaque voluntas, quod suum erat, volebat. Et (ut) etiam probat Augustinus dicens, nonnullum est vitium, cum caro concupiscit adversus spiritum. Et sequitur: Tales enim rixae, talis enim (>) contradictio in anima Christi nullatenus esse potuit, quia carnalis concupiscentia ibi non erat et in ipso semper fuit affectus ordinatus. In ipso siquidem non (nulla) fuit (+ affectionum) subreptio vel deordinatio, et ideo numquam in alio excedebat.

Quartum privilegium est, quod ab instanti (+ suae) conceptionis semper meruit, quod numquam ulli (ullae) creaturae concessum fuit. Aliqui tamen dicunt, quod ab instanti mereri incepit, ita quod non in primo instanti meruit. Sed primum verius videtur, et (unde) dicunt doctores hoc tenentes, quod Christus meruit a conceptionis suae primordio. Hoc enim datum est ei per gratiam perfectissimam, ut in primo instanti, in quo cepit esse, non tantum haberet habitus virtutum, sed etiam actum, ut (unde) simul incepit esse et usum comprehensionis habere. Et anima Christi in eodem instanti habuit creari et gratiam informari et exire (proxime) in actum meriti.

Quaestio: Sed quaeris, cum Christus dormivit, comedit et quievit, quomodo semper ab instanti et in tota (ipsa) vita mereri potuit.
Dicunt autem, quod nulla necessitas est, quin ex ea valeat ordinare

(ordinari) virtutum claritatem (claritas) per directionem in deum. Et (>) ideo dicit Alexander, quod Christus secundum rationem illam, qua erat viator, non poterat (non) mereri in vita sua. Virtutes enim in eo non poterant esse otiosae. (Et sic terminatur articulus et tractatus brevis de perfectione humanitatis Christi.)

Anhang II.

Zwei Quästionen Sintrams.

(Die beiden Quästionen stehen in der Handschrift N als Abschluß des Artikels 21. - dort Art. 22 - unter der Randbemerkung: Quaestiones hic nota, quas scriptor addidit et valet ad propositum.)

Utrum mendicare propter Christum sit christianae perfectionis
Respondeo secundum Bonaventuram: triplex est modus mendicandi:
Primus provenit ex necessitate, ut cum quis mendicat non tantum quia pauper, sed etiam quia debilis vel infirmus; et hic modus est tolerabilis et miserabilis. Sed per patientiam fit meritorius et laudabilis. Exemplum de Lazaro mendico, Lc 16.
Secundus provenit ex vitiositate culpae, ut cum quis mendicat pro otio fovendo vel pro lucro captando; et hic modus est vituperabilis in omnibus praecipue in illis, qui sanctitatis speciem habent. De quibus dicit Augustinus libro De opere monachorum: Nullatenus decet, ut in ea vita, ubi senatores fiunt laboriosi, fiant opifices otiosi. Unde contra hunc modum mendicandi est editus iste liber.
Tertius modus provenit ex supererogatione iustitiae, ut cum quis mendicat proximo (pro Christo?) imitando vel evangelizando vel pro utroque; et iste modus est valde laudabilis et talis mendicans seipsum vilificat pro Christo, ad bonum provocat, liberius deo vacat et efficatius, quia non tantum verbo, sed etiam facto mundi contemptum praedicat. - Hunc ergo modum approbat universalis ecclesia, approbant etiam sancti viri ut Franciscus, Dominicus, Benedictus, Alexius et alii, ut patet in eorum legendis, apostoli etiam et prophetae necnon et ipse Christus, in cuius persona dicit propheta in psalmo: Ego autem mendicus sum et pauper. Glossa: Pauper est, qui sibi non sufficit, mendicus, qui ab alio petit.
Nec obstat praedictis illud Deuteronomii 15: Omnino indigens et mendicus non erit inter vos, quia per hoc non prohibetur alicui mendicare, sed prohibetur divitibus, ne sint ita tenaces, ut propter hoc aliqui ex egestate mendicare cogantur.
Nec obstat etiam, quod lex canonica de validis mundi imponit poenam validis mendicantibus, quia imponit illis, qui propter necessitatem vel utilitatem mendicant.
Hanc quaestionem tractavit plenissime Bonaventura in quaestionibus disputatis de paupertate.

Quid est maioris perfectionis in religione, scilicet ut nihil habere in proprio nec in communi, vel nihil habere in proprio et aliud in communi habere?
Respondeo indubitanter: primum est maioris perfectionis. Si enim agitur de paupertate, constat, quod ista est maior paupertas. Si vero agitur

de poenitentia, constat, quod perfectior est poenitentia, ubi omnia relinquuntur in proprio et in communi, quam ubi sufficienter habentur necessaria in communi. Hic concludit Gregorius, homilia 12 super Ezechielem dicens: Qui totum dimisit, culpas suas iam liberius in fletibus conspicit. Si ergo paupertas et poenitentia quaedam sunt perfectiones, sequitur, quod habere sufficientiam in communi quantum diminuit de paupertate et poenitentia tantum diminuit de perfectione. Si autem agitur de caritate, occurrit illud Augustini De doctrina christiana, libro 3, cap. 3: Quanto magis regnum cupiditatis destruitur, tanto caritatis augetur. Haec Augustinus. Sed constat, quod cupiditas magis destruitur in religione, in qua est omnimoda expropriatio, quam in ea, in qua saltem communitas expropriatur. Ergo quantum est de conditione status, caritas est perfectior, ubi est religio pauperior.

Ad hoc etiam probandum facit hoc, quod dominus dicit apostolis Matth. 10: Nolite possidere neque aurum, neque argentum, neque pecuniam etc. Quia videtur dominus prohibere apostolos, quos voluit maioris esse perfectionis, ne aliquo modo possideant in communi vel in speciali hic temporalia. Et quidquid Christus praedicta verba dixerit praecipiendo, habetur expresse ex textu evangelii. Dicitur enim Matth. 10: Sic hos 12 misit dominus Iesus praecipiens eis dicens: In via gentium ne abieritis. Et post pauca: Nolite possidere etc. Et Matth. 6 praecepit, ne quid tollant in via etc. Hoc etiam vult Ambrosius, Super Lucam 6 et Gregorius in homilia quaedam: Ne peram inquit et sacculum portare prohibuit, sumptus et alimenta ex eadem praedicatione concessit. Nam sequitur: In eadem autem domo manete edentes et bibentes, quae apud illos sunt. Haec Gregorius. -

Sed obicitur contra praedicta, quia habere aliquid in communi est conforme paupertate Christi, quia Christus hoc exemplo suo docuit. Legitur enim Ioh. 12, quod Iudas habuit loculos, in quibus ea portabat, quae mittebantur. Ergo etc.

Dicendum, quod tribus de causis invenitur Christus loculos habuisse et necessaria emisse:

Primo ad subventionem pauperum, Ioh. 13, aut ut egenis aliquid daret.

Secundo ad usus suos et suorum propter necessitatem. Unde legitur Ioh. 4, quod discipuli eius intrabant civitatem Samariae, ut emerent necessaria. Samaritani enim erant inhospitales Iudaeis.

Tertio condescensive talia in ecclesia quaesituri, sicut dicit Glossa super illud psalmi: Producens fenum iumentis. -

Ex nullo praedictorum trium modorum potest argui, quod habere in communi aliquid sit perfectionis in viris religiosis: Non ex primo, quia habere aliquid in communi sicut habunt praelati, qui bonorum ecclesiae sunt dispensatores et praedicatores et non domini. Nec ex secundo modo. Illud enim, quod fit quandoque propter necessitatem, tamen simpliciter non est magis imperfectionis quam perfectionis, ut David et pueri eius necessitate famis compulsi comederunt panes propositionis, quos non

licebat edere nisi sacerdotibus. I Reg. 21. Simpliciter autem huiusmodi panes edere illicitum erat laicis ut perfectionis. - Nec ex tertio modo. Illud enim, quod totum fit propter infirmos, ut plurimum secundum se et simpliciter non est magis imperfectionis quam perfectionis, puta cum praelatus dispensa cum infirmo corporaliter vel spiritualiter in aliquo, quod est contra observantias communes in religione intus vel extra, ut edere carnes vel edere bis in die ieiunii. Providere tamen contra instantem necessitatem et habere quandoque propter infirmorum supportationem, fuit perfectionis in Christo. Hoc tamen facere absolute et simpliciter est imperfectionis.
Haec ad praesens sufficiant de hac materia gratia brevitatis. Tractat tamen eam diffuse et plene frater G. de Mara in quodam opusculo suo etc.

Textkritischer Apparat

Vorbemerkungen zur Gestaltung des textkritischen Apparates

Die Anlage des Variantenapparates entspricht im wesentlichen den Richtlinien des Albertus-Magnus-Instituts, Köln für die Albert-Edition. Er ist, von wenigen Ausnahmen abgesehen, rein negativ, d.h., nur die vom gewählten Text abweichenden Lesarten sind mit der tradierenden Handschrift vermerkt. Die Ausnahmen sind Lesartenbelege von Handschriften, die nicht zu den fortlaufend kollationierten gehören. In den meisten Fällen dürften sie als gelungene Konjekturen späterer Schreiber zu betrachten sein, nicht als Zeugen ursprünglicher Überlieferung.

Für den Text bis 5, 35 und 10f wurden zur Beurteilung des Handschriftenverhältnisses, und um die Nachprüfung unserer Bewertung der Handschriften zu ermöglichen, alle Varianten der gesamten vorliegenden Überlieferung aufgenommen.

Bei der Wahl von Großbuchstaben zur Bezeichnung der Handschriften wurde um der optischen Klarheit willen in Kauf genommen, daß sich die Zeichen nicht in allen Fällen aus dem Namen des Standorts (Stadt, Fonds, Bibliothek) herleiten.

Die Zahlenkombination, z.B. 12,4 oder (12,4), bezeichnet die betreffende Seite und Zeile. Die Seitenzahl wird nicht wiederholt, wenn mehrere Zeilen dieser Seite nacheinander vermerkt sind; einfache Zahlen beziehen sich also auf die Zeile der behandelten Seite.

Mehrere gleiche Worte einer Zeile werden im Variantenapparat durch hochgestellte Zahlen unterschieden, z.B.: in^3 = drittes "in" der Textzeile.

Spezielle Zeichen und Abkürzungen des Variantenapparates:

+	= Hinzufügung
>	= Auslassung
]	= Änderung

al. man.	= alia manus, doch sind verschiedene Schreiberhände gewöhnlich durch hochgestellte Zahlen an den Handschriften-Siglen wiedergegeben, z.B. S^1 = 1. Korrektor.
corr.	= correxit
del.	= delevit
hom.	= Homoioteleuton, Haplographie
in. marg.	= in margine
lac.	= lacuna
pag. u.p.	= pagina (des Editionstextes)
ras.	= rasura
superscr.	= superscripsit
vert.	= vertit (Nur in bestimmten Fällen ist die Veränderung der Wortstellung vermerkt).

3,1 Incipit tractatus fratris Marquardi de reparatione hominis lapsi vocatus. 1442 Johannis et Pauli. W / Incipit tractatus de reparatione hominis lapsi etc. L / Incipit tractatus de reparatione hominis venerabilis Marquardi. S / Tractatus Marquardi de Lindovio de reparatione lapsi generis humani. Faciamus hominem ad imaginem et similitudinem nostram. Gen. I B / Tractatus de reparatione generis humani. T / Tractatus bonus de reparatione primi hominis fratris Marquardi Ordinis Minorum. G / Incipit tractatus bonus de reparatione hominis. al. man.: Editus a quodam venerabili viro de ordine fratrum minorum. O / Optimus tractatus de reparatione humanae naturae. R / Magister Marquardus de Landawia de modo humanae salvationis. Modicum est hic; sed liber, ut aestimo, totus continet plus quam IX quaternos, quaeratur apud minores et compleatur, consulo. M / Tractatus super secundum et tertium Sententiarum, qui de reparatione humanae conditionis (... ?) K / Formavit igitur dominus hominem de limo terrae. H / > FAN, > vel del. E / usque ad pag. 5, 35 (bonum) = 1 fol. > C. 5 Postquam-lucem del. E / ea > F / in] de MF / ipsa] ipso NMFBRAO ipsum G / erat TB / vitam A / in > T 6 lucem] salutem M / temporalem > B / producerit G, producere H / et omnia > TGLS / omnia-plurali (9) > WE / numero + et KRAO, numero + in B / in > THMSBKRA 7 quinque] sex TH / disposuit in lac. T / volens] videns HBF 8 suum > M / quasi > H / quasi] et B / in unum + volens HB / quasi > TGLS / magisterium] mysterium K / mag.-finale] magistrum se finaliter esse B 9 finale] supernaturale L / inquit in marg. S^1, > GLR / prius + in creatione creaturarum fiat K 10 ad verbum] verbo G / verbum] ubi L / verbum + inquit TGLS / per > R / omnia + dicens HB + et sic inquit GLS + cuncta redegit inquirens WE / ad imaginem > B / imaginem-nostram] similitudinem meam et imaginem S / imaginem et > GL 11 et simil. nostram] etc NHMB > F / de limo quidem terrae in marg. S^1 / de limo-luto] et secundum Augustinum de luto fecit eum GL et sec. Aug. de luto fecit T / limo + limo F / quidem > R 12 sancti Aug. sent.] sanctum Augustinum N] Augustinum TS / sancti] beati BK > RWEAO / luto + fecit TS + fecit eum K / nam dicit] ut TS nam ita N inquit ita MFKWEAO / Nam-quod] qui GL / dicit] inquit R 13 XIV] XIII K XII R / quod > NFO / fuit] est TGLS / primus > R 14 pulvis GLS / idest > F / lutum + et HF + etiam B + in MGL / exinde] inde B 15 damascene NT / ipsum] ipsam WE / primo > WE] prima N 16 secundum + beatum B / Aug.-Genesi] Augustini sententiam Genesis G / Genesi + ad litteram R / et] ac THB ex F 17 sexu] sem (?) O / ac] et SHB sic M > G / inspiravit GLS / spiraculum NTSAE spiritum GL / vitae + et T / eum > WE 18 voluptatis > GLS / altissimus > TGLSHBWE / vocavit GLS vocatumque est WE 19 quia] quod GL eo quod K qui M / de] ex GL / mundi > MB mundis A / elementis] partibus GL / factus] factum H / fuit] est FB fuerit GL / prout + et NH 20 eaedem] eodem O > WE / litterae + huius B / nominis + nominis F / Graecum] Graecos S Graecum idioma K / nam > N 21 ut] prout B / inquit] ait GLSWEAKO ostendit B / Hugo + de Sancto Victore in libro

L / arca] arrha A / Noe + dicit L / singuli E 22 ab] de N / nam in gr.] in Gr. enim TMFHB / idest] idem est quod K + latine WE 23 oriens + et HK / idest] idem est quod K > G / occidens + et K / incipit[2] > GSHB / archos] arcos O artos K 24 idest] idem est quod K / septentrion GL septembro AE / sept. + et K / incipit > HLSAEO / incipit + iterum B / A > O + sed W + inde L / mesembria <u>editor</u> messembrio H messembrion M meffembrios B mistembrion F misibrion K mysikrion S misitrion RE misitrica A mystitrion W messikrion T misekyrion GL misticum N aurisicicia O / idest] idem est quod K / auster] meridies K incipit > GLSO 25 cuius] cui A / quidem O / tales T / tradunt > W / dicunt enim > THB / enim quod > G / enim > S 26 quod <u>in marg</u>. S[1] > L / recte-mundi] per omnes partes T / parens] homo seu primus parens W homo scilicet primus parens R 27 contraxit + et W / qui] quia H / mundi] sui LG / sua > LHB 28 diffundens A / diffudenda O / fuit] erat R 29 cur + deus K / ipsum] eum B hominem K / Damasceno > THBMNF 31 respondeo] unde dico W / quod > GLS / hoc > O / quod hoc ideo > F / hoc ideo] idcirco W / hoc ideo ut se] ex hoc T / ut > H] quod E / se] ipsum F / agricolatorem NWEK / agr. + idest L / iugo] agro O 32 ac] et W / se WEK / cognosceret GL 33 hoc > S / ideo] idem R / factum est] fecit L > GS / ut] quia WE / inquit] ait L / in Sent.] Sententiarum NLS > GF 34 ut] quod WEA / ut non] ne M / ascriberetur HSK / quod + homo K / erat + sed NK 35 tertio + hoc ideo GL / ut > E / inquit] dicit THBGS ait L / dominus > GLSK / in loco humiliori] in suo sermone ideo N B / humiliori] meliori FM 36 paradisum + homo B / formatus est > H / est > GR / est + et in loco humiliori B / ut + eo B / beneplacitum F / recogn.] cognosceret GL agnosceret THB 38 autem] ergo B igitur H / autem sic] inquit T / sic] hoc modo B scilicet S > GL / deus > GLSWEAFRO / textum > T 39 ei] sibi T 40 simile sibi > S

<u>4,1</u> vae namque soli HWTM] veriamque soli E materia namque soli A ut namque soli RO nec namque soli N ut namque K vere nolet soli F > GLSB / in solacium > W / igitur] ergo NB > FK / viro W 2 virtutum + creata est mulier L / nec] non GSBK nam non L > T / bonum + esse M / homini N 3 Nam + et N / sunt + homini K / ita > T / ita et] sic B 4 et] etiam W > L / multae + sunt HB + sunt virtutes K / quae] qui A / in usum B / fuissent] venissent B / vir] homo HBT 5 relictus + non E / relictus fuisset] mansisset F / fuisset] esset T / habere + potest seu F 6 dicitur + habere F / sed dilectionem > K / sed] bene A / dilectionem + ipsum in alterum tendit WE + in alterum se extendit L + in alterum tendit ut caritas esse possit H / iuxta] secundum LWE / iuxta + beatum THBMF / sed-bonum (10) > K / sed > HB / et > RE / ordinem + divinae THBMF 7 propagationis + igitur T / naturaliter-propagationis (8) > R / naturaliter] causantem L / nat. + propter T + causare <u>in marg</u>. G / que > GLST quae F / electorum] sanctorum W / per lin. ord. prop.] per propagationem B 8 lineam + quia NMF / fuisset + hoc H 9 bonum-

dormitio (12) del. E / hominem in marg. S^1 homini N > G / extitisse] esse W / tollerentur O / multiplicitas boni B 11 Ideo] item M > GLSWEARO / ideo secundo > K / secundo + inquit WEARO + inquit textus G / deus] dominus LSBWER / misit NTB / Adam + etc HB 12 forsitan] forsan TKM forte HBW / forsitan dicis] quaeris S quaeritur GL / dices WE diceres B > O / erat] fuit K / iste] ille TB > GLS / vel dormito > WE / dormitio + ista GL 13 dico + dico F / modo tali] talis WES talis qualis B / sicut > B / tali + fuit GLS / sicut al. man. superscr. S / ille raptus B / postea] post L > B / est] fuit GLS erat B / beatus Johannes GL / Johannis dormientis B 14 Christi al. man. superscr. S in marg. N] Jesu HT domini GL > AEFMRO / et + sicut K / beatus Paulus L Pauli B / Paulus + raptus K /caelum + raptus L / ubi arcana audi > WE / arcana dei K / arcana + vidit et L 15 etiam] sicut et F / sed tunc L / etiam in] et M / contemplationem serenissimam TMHBF 16 fuerit M / ut > M / ut-trinitatis] ut dicit A. d. H., ut THB 17 de Halis in marg. S^1 Halensis B > GLWEAKO / Halis + ut N / sanctae trinitatis H / temporis S / dei filium] dominum T 18 incarnatum A / et] etiam HB > GLFKRO / prophetia AT / spiritu > LM + sancto B / spiritu dixit > T 19 dixit] inquit HB / Hoc] hic B / nunc > THB / ex ossibus meis] etc AFMO / meis] etc R / meis + etc ESBN + et caro de carne mea K / Et + iterum H / Et-etc > GLSB / relinquet WEHKMRO relinquat T relinquitur A 20 patrem et matrem > HFM / etc > WE] et adhaerebit uxori AF et adh. u. suae K 21 Erat] est M / igitur] ergo N autem THBK / sopor et > THBK / dormitio ista HB / et^1 ista dormitio G ille L / et dormitio > S / dormitio + ista HB / et divinissima$_2$ > W / et div. quae > THBK / divinissima] divina R 22 ex^1 > FK / ex^2 > THBFK / missione THM / dei] divina K / et + ex THBK / et elev. virium in ras. M 23 immissa] immensa MF / fuit + et B / a deo > WE / deo + et THKRAO / ordinata] ordinatum M > GL al. man. superscr. S 24 Inquit ultra textus tertio MFRO Ultra inquit NA Et textus iterum inquit GLS Tertio inquit textus WE > K / et tulit-mulierem > A / eius > GS 25 eam in > GWE / eam > L al. man. superscr. S / in > R / ista] illa MFRAO / costa > N / de] ex H / corpore > S / Adam] Adae NB MF 26 proprie] per prius GLSRWEA prius M del., in marg. prius O / eo] Adam L / superflue M / ratione-superflua hom. > A / quamvis] quamquam W licet GLS 27 fuerit] fuit THBA > GLS / individuae T / sicut + per G / superfluum > HB del. O / alimenti TM 28 fit] sit NHB / superfluum > E / indiv.] in indiv. MBKRE individui LA / et tamen-speciei > K / se inten in ras. G 29 intentum a natura > WE / est] et TFA > WE / est necessarium in ras. M / ratione > GL in marg. S^1 30 Sed] quaestio. Sed K / deus > N / non > H / vel + de TMF 31 sed-costa > GLS 32 Respondeo + quod RH / primo] ideo O > GLSRWEA / est] fuit primo A / est + primo RO / ut + scilicet HB / et] a N 33 simplici et] simplice W simpliciter O / et-unitati > GL in marg. L / unitate O / eius > B / propagationi hominis GL / hominis S^1 hominum S^2 homini FEA 34 assimulatae O / ut] et N / primo > THBGLK superscr.

S^1 35 cuncta > W / posterioritas N / hominis GL > WE / homine] procederet K / ut > W 36 amplius > L / quaereret + et quaereret E / eo] ex eo GL / primo > HBE 37 desc.] processisset B / descendisset + Nam non benedixit deus diei MRAO + primae O + Nam non benedixit deus diei sedera (?) S + Nam benedixit deus diei F + Nam ideo benedixit deus diei primo GL 38 Secundo eo > S / Secundo + nam L / eo-Tertio > H / eo > B / quod + si T + sicut B / binarius] vinitrius (?) O + eius T / descendet B procedit L / Iuxta-Magistri > B 39 Magistri + et M / ideo] ita BE / in] ab W / delinquit GLMWA 40 Tertio] secundo S / ideo] idem B / factum est > GLS / est + quia T / ut - Quarto > K / hominum] homine T + et sua in marg. T 41 hospitalitatem TGLS / vita T 42 Quarto] tertio SH / ut] quod WE pot.] sententiam O 43 eo quod] ut TH ex hoc B / hominis > B / extraxerit B traxit W / exinde] inde BWEH ea F

5,1 perfectam > F / formavit] fecit S / formavit + ut simplici et - primo principio sic etcetera (vide supra 4,33ff) N 2 de > H / dormiente] dormientis latere GLS / et non-sacramenta (4) > T / non + de TBR / vigilantis GLS / vigilante + homine W 3 dico-est] Dico quod hoc ideo factum est E Dico quod hoc fuit HB Dico hoc factum esse K Hoc ideo GLS / quod > RW / de^1 > AO / homine > RO / sed de dorm. > W / de^2 > RAO 4 praefiguranda W / sancta E / sacramenta] sacramentum GLS corr. sacramenta S^1 5 quae] quia T / Christo FRA / benedicto al. man. in marg. G] beneticio O / dormiente W 6 debebat GL / Et] secundo THB / sic] sicut GLNA 7 in cruce > GLS / enim > T / quia] quod F / ipse > L 8 et animam - iam mortuus fuisset (10) > GLSK / et + ideo WE + ante NAO / suam + ipse A / in mortem NFWEA ad mortem B 9 esset WE / Et] ideo etiam TRMFAO ut scilicet HB > E 10 miraretur HBA / quod] quia T si B / iam] ideo R / mort. fuisset] obisset HB / fuisset] esset TWE 11 et > N / de^3 > TGLSNFBRW / pede] alio membro GLS / formata est mulier > F / formata] facta E 12 mulier > GLSHB 13 Dico-sed de latere] Ad quod dicendum secundum Magistrum L Dico secundum Magistrum Sententiarum S Ad illud secundum Magistrum G Respondeo K / Dico] dicendum T / notanter + quod RWEAO / iuxta] secundum T / Mag. in Sent.] sententiam Magistri F / in Sent.] Sententiarum B in libro II Sententiarum distinctione VIII H / non] nec WE / non de] vel TMFHBO 14 formata est mulier > HB / ut] quod GLS / ut unum - praeesset > H / unum] unus LS + unus coniugum K 15 ut] quasi H /et non-ancilla > GLS] et ut mulier non nec domina viri aut ancilla K / aut] nec HBF / ut^1] viri T / ancilla + viri MFB / sed ut del. N / sed-cohabitaret] sed ut socii essent GL sed ut socia esset S / ut^2] feci F / ipsa mulier > K 16 cum > B / co > NKWEAO / habitaret del N / tamen] iam N / paritatem] potestatem L 17 cum del. N / deus + ei NB / post] propter K / post + post H / inoboedientiae + mulieri HK / inob. dixit] eam maledixit G ei maledixit dicens L maledixit dicens S 18 eris > N erit W 19 Quarto inq. t. > K / sic > GLSNKA

20 quid + nam S / eam] nomen eius GLMBWE del. N / quia - sumpta est > TB / viro + suo L / sumpta] sumptum G assumpta RKO 21 ista del. N / est^2 > A / non del. N / non + sic NFWA / sign. + sic R 22 de viro - mulierem > T / assumptam G vel derivatam > GLSKWEAO / magis-mulierem > GLS / magis > F 23 significat-proprie hom > E / Et > S / Et-proprie] proprius GL 24 dicitur RO vira si] vira / latinus + hoc GLWE / Ista autem - virum significat (26) > GLH / derivatio] ennarratio N dormitio T 25 apparet] patet B > T / Issa] **Y**sis TSRKWEAO 26 quod nomen deriv.] et dicitur S / nomen] non T / derivatur] significatur K / Is] hiis O /ab Is-significat] quod his, qui significant virum A / quod^2] sed T / quod virum sign.] quod est vir S 27 Quinto loco - sic] postea dicit textus H / Quinto - Adam > K / loco > GLSRWEAO / sic quod > GLSB / quod] et TE > W / dixit + ad NK in ras. F 28 suae > W 29 non + autem relinquet K / quia filius - parentes > M / denegare] abnegare K negare THB 30 quantum] saltem B / quantum ad] propter TH quoad L / habitationem W / cum] quando MFTHB quia] quantum statim E / est > L 31 statum] tunc E /mancipatus GLWE / et habet - familiae] habere provisionem sui et uxoris et ac familiae obligatus B et habere - obligatus ut B H / habet] habere E / et familiae > GLS] suae F 33 Quapropter - sic] sexto inquit textus sic G sexto inquit textus LSWE > K / Quapropter] propter T / sexto sic] textus consequenter H > F / sic > TRMB / et > SWE / una] sua N 34 ad] in E / ad unam-procreandam] circa formationem viri et mulieris in procreando THB circa formationem viri et mulieris procreanda MF / carnem prolis] prolem GLS 36 modo spiritualiter S / autem > M / circa - mulieris > M 38 ei adi.] et cetere RHM / adi. + simile sibi S 40 dominatur + omni creaturae S / ipsa] propria R / significat > MRN

6,1 quam] tam R 2 quia - adiuvatur (5) in marg. S^1 3 sensibus H 6 inquit > MH / postea textus > S 7 scilicet + per H 9 illustrari + vult R 12 inquit > R 13 II > R / Dei > N / XVII] ultimo M 15 et tanto mundiorem > R 17 a > M 18 quod dicit] et deus H 19 et contemplari > H 20 affectus R 22 secundum + igitur R / Civ. dei] Trinitate R 24 sive portio in marg. S^1 / vero > HS] igitur R / sign. + ratio sive R 26 subherimus NHM / intelligibli R 27 et] aut H / accom. in marg. S^1 28 inde] in R 29 dominetur + inferiori idest H 30 idest inf. port. > H / portione RN 31 operationis] opinionis R / ab > R 32 sumit] habuit R / sumit + a superiori ratione N^1 35 reducendum - viri] quasi de viro, idest de ratione sumptum debet esse. Et ideo adduxit eam ad virum, idest ad rationis examen. H 37 quasi de viro in marg. S^1 39 viro + idest rationi H 40 homo - matrem] etc. usque suae H 41 matrem + etc R / loco > H / scilicet] sive R

7,1 directa] erectam R 2 Nullus - matrem] Nullus potest esse meus etc. in marg. S^1 / Nullus + enim RM 3 relinquet H / relinquat RM 4 X > H / Veni + enim H / patrem] matrem RN / Unde - crudelem (7) HRS > 6 siccis occulis MF / genus] egenus N 8 in carne una] etc. H / quidem > SR 9 reducta] redacta H redactam M 10 per subiectionem > N 11 quae] qui S 13 Richardus] Hugo HM / exponens - sic (14) > H 15 intelligere N 16 accipe] intelligere N / Duo - spiritus > H / Duo - essentiam > S 18 unit] vivit N 19 spiritum] affectio vel H 20 Primus A. form. est in marg. S^1 21 enim > NMS / prudenter] diligenter S 22 eligere] examinare S deinde > H / electionis] examinationis S / quod amandum est in marg. S^1 23 ardenter] ferventer H / veri] viri NS 24 subsequatur] subsequitur MS postea sequatur H 25 est] enim NH / Prima] Primo NHR / discretio] distinctio H 29 Videsne] Vide H / Adam > N / quasi + de N 30 eligatur H 31 Immo] Vero H 34 possumus H / quaedam + bona H 35 formatur HSR / Nam + et NH / contradicit] condicunt R 36 eum H / cognitione] iudicio H / valentiorem] rulentiorem H 37 perficit HRM / sicut] et H 38 Si - sublevat] Si vero amor veritatis iudicii rationem in inquisitione non sublevat H / inquisitione] cognitione M 39 oculus > R / si > H / eius] citius R 40 vertitur] utitur M 41 vero] ergo H 42 quotiens - deiectum] quotiens desiderium et H / deiectum] desiderium M 43 per totum > H 44 Ex quibus - indesinenter in marg. S^1 / Ex - natura (8,21) in marg. R^1

8,1 Ex sex - natura (8,21) > S/ creati] creationis R 3 primo > HMR / creatio] factio R / humilis H 6 semper + et HM 7 inquirentem N dicente H 8 et - cineri > R 9 loquente sibi deo] sibimet dicens M H / deo] domino R 10 Quid igitur] inquit igitur quid R / igitur + o homo H / pulvis et > H 11 et cinis > R 12 scilicet > R / agricolatorem N 13 fructibus R 14 cognosceret HM / nascitur > R / et] sicut H 15 volatum RM / Job > R / + III H 16 intellectualium RM 17 nobilior + est H / sua] sui NHMR 18 ex gratia donorum > R / transcendat H 20 qualiter] quare H / ad > NHM 21 debet esse] est R 22 Secunda H / hominis > R 23 et - enim > M / hominem] ipsum NH 24 Magister + Sententiarum libro II dicens H 25 ob] ad N / aliud + non N 26 utilitatem] humilitatem H 28 officio] obsequio, ut inquit Psalmus dicens: Donorum meorum non indiges H / ut] quod S 29 regere HM 30 hoc quidem] homo quidam R 31 dei cohaeredes in marg. S^1 32 autem > S / autem + Jesu H 33 mirabilis N 36 aliarum > H / declarat] dicit H 37 illo verbo] verbum S 39 vel] et N 40 inveniamur H / invenires S 41 largus - mus (9,2) in marg. S^1

9,1 vagabundus ut capra > HM 2 Haec ille > RSM 3 unum] homine H 4 sic > HS 5 Respondeo] hoc ideo S / qui omnia] quia omnes N 6 et - se > S 7 Secundo] respondeo S / Mag. + Sententiarum H / coniuncta - corpori > H 8 erit] ut R / coniungitur S coniungeritur R /

in] scilicet in aeterna H 10 est + cum eo S^1 11 separata + a corpore H / et > NM 12 ac] et H aut N ad S / quiescit H / consum. in lac. N 13 corpus R / Aug. + super Gen. H / quanta + ergo H 14 spiritu + increato et H 15 intimae > H / immensae + coniungitur H 16 ut] quod H / proprietas H 17 intra] in H 18 cuncta + cernere et H 19 terminata] creata S 20 participant SM quia] et NSR 22 beatum > H / fit] sit SM / universali S 25 divinis + est H / non + est H 26 autumant] dicunt S existimant R intenduntur H 27 aperte > S 28 Civ. Dei] Trinitate NS / quid > H 29 port.] participemus H 30 et] non HM / et + non SR iuxta - XV > S / XV] III H 32 collata N 33 Hoc] haec H 34 immunditiis > S / affectibus + existit H / non] et non H 35 Phil.] palesti H > R in marg. S^1 / in te] nunc H 36 terrae] terrenae H terreni RM / Haec ille > S 37 Est ulterius - praesens (10, 26) > RS / Est + enim H / creati] creatae N / est secundum] ad N 38 quia > N / secundum m.b.A.] sec. beatum Augustinum H 39 Civ. Dei] Trinitate N / locis] partibus HM / quadrupliciter M 41 tres] sicut tris H 42 personae] potentiae M

10, 2 ut] scilicet H / quidquid] inquit quid M 6 dividuntur] et distinguuntur M 7 divina supp.] divinae personae N / sicut] quemadmodum M 8 divisa] distincta M 9 quanto N / quia ex] quemadmodum N 11 intelligibili] intelligendi N 12 actu] ab actu H 13 Et] sed HM / sic^1] se H / sic^2] sicut H 15 opinio M / Aureoli + dicit NH / et de] ut N 16 clare > N / relucentiam] retinentiam M 17 suam - praesens (26)] opinionem, quae patet circa primum H / positionem] opinionem NM 18 imaginaria M 23 per vol.] pro voluntate M 26 ad] quoad M quod H 27 causa > RWEACKO tam HGLS / homini > SWEACO 28 mente + deleri T / rationabili RWC / deleri] videri RWEACKO 29 quaeritur HB / numquid] si WE / clarius + imago dei K / relucet] reluceat E lucet GL 30 quam in anima in marg. S^1 31 Ad - dicens] Respondeo ad primum: Origenes dicit sic K / respondet > B / sic dicens] sic dicendo RACO dicit sic G et dicit sic L et dicit sic quod HT dicens quod B > SWE 32 quia] qui B / est - huius GL / pictor + quod HBGLWK + ut E 33 obscurari] obstruari NH obstuari T obfustari WE / potest] non potest et GLS non potest nec BEW + nec H / deleri - potest] aut deleri B / vero > TGSFRACO / vero non potest > HLWE / manet + ergo L + igitur B] quia manet semper F 34 ipsi > RGLS / superducas] superducis T superadas GL semper inducas N / superducas - ipsi hom > CO 35 terreni] terrenam H terreri TM + sed L / Istam - depingis > K / ipsi > S / Et - depingis (37) > T / Et subdit] et fodis W 36 quasque > K 37 hanc - depingis > WE in marg. S^1 / hanc imaginem terreni > GL / terreni] terrenam HB terreri T / ipsi > L / depingis + sed L / Depr.] Unde depr. K / est + ergo WE 38 istos > GL / in te > T 39 in te > B / ista] illa SMFWACKRO dei B 40 Et + beatus O Ambrosius] Hieronymus HB Augustinus E / super Psalmum] super illud Psalmi HB / super -

immaculati > GLSWACKRO sic > W 41 damnet K / illam] istam NHR aliquid T / in > C 42 aeternum > HTBM / suam + et H > K / de eo] deo ACO / qui] quod T 43 suae] suo NRCE sui A / facit] fecit HTB / facit iniuriam] iniuriatur S / ut + quod B / quod] quid K / eras] erat LO / desieres] desieris ME / des. et fieres] desierit et fierit L / et fieres - homine in marg. S[1] > WEAK 44 igitur] ergo HM > GL / imago + dei GL / cum] unde F homo] hodie O

11,1 vindicatur + igitur imago dei K / vindicatur - condemnatur > R / non + autem K / condemnatur > HTBA] vindicatur R 2 rea] res MFB / quomodo] quoniam NMFAT quia non HB / enim] ergo GL / puniuntur O / in te[1] > HTBW / invenitur] reinvenitur A / in te[2] > WE 3 in te > HB / dei > E / incipis] incipit WE cognosceris K 4 haec iste > FSWEACKRO / ille LB 5 Cui - dicens > A / Cui] quoniam O / lev. + VIII K / dicens] dicendo RGO sic dicendo S sic inquirens B > K 6 in deo] video O in te F / quae-imitationem] quae video in te per unionem subsistunt HT / sunt per naturam > MFB / imitationem] unitatem F unionem B 7 subsistant E / dei > T / dei + necessario A / et > G / et deo] ideo O si ita L / integrum] integritatis T 8 depositum > K / serves GL / servas + sed HB / si - es > WE / si non] nisi ACK / es + quia L / imagine] imaginem A 9 et bonum - sumendo (21) > GL et[2] > HTBEW / div. commend.] divinum K 10 commendatum] datum mere N inspiratum HTB / abnegasti] negasti HB iugulasti T / haec ille > S] habuisse F 11 ad illud] addidit NR / illud autem] idem etiam H deletur + quidem HTBMF / quoad] quidem ad SRACKO 12 substantiam] subsistentiam A / vel] et K 14 intensius + et MF 15 splendidius > HTB / et clarius > S / relucet] lucet T / cum + angelus H 16 quoddam] quod E > B / tersum in ras. T > S] dorsum et E + et RACKO / politum et clarum] purum et bene politum HT purum, tersum et bene politum B / et[1] > F / et[2] in lac. S] in A / dei formae] deformae W deformem F difformatae T 17 -que > A / suscipiens] sustinens TB / sapiens O / congruum KRA 18 uniformis] boniformis NRSWECO deiformis K 19 bonitatem + scilicet F / qui] quae FSWEACK / abditis] absconditis W abdicatis E 20 autem > B / verum] vere NHGLFK verbum WEACR / intensive] intensivum A / int. sumendo in lac. H / summendo > ST sumendum W / sumendo - extensive > T extensive + esse W 21 divina imago HBRWE / tunc > HTB talis M / clarius] magis T / relucet] lucere videtur HB 22 in > WE / portione] pariete HTGL / nivis] nimis WE / modico B 23 muro + nimis E / magno] nigro H / dealbato] -ta T / Verum - sumendo > WEACK in marg. S[1] / tamen + albedo B / plus] magis TB / relucet + albedo SC + accipiendo N / extensive] intensive NMFRGL / accensive O 24 sumendo > B accipiendo MFRT accidendo O 32 Secundo] vero R 33 sive lumen] scilicet sui luminis NH 34 ac] ut R / non divina] indecentia H 36 domine] animae R 37 in > RS 38 vertex in ras.] vermis in marg. R[1] 39 exclusive -

homine in marg. S^1 41 tibi + Declares hoc sicut placet H / Tertio] ideo S 44 natura > H 45 ex nostra ingen.] genuitate N / spuamus N / et sordida > S

12,1 alt.] felicissimum H 2 ut dictum est supra > R 7 possunt H / sensibilibus H / capacitatis R 8 obiecto] alio S^1 creato nec del S^1 11 deo + enim NR 14 moribus oppos.] operibus et moribus H / oppositionibusque > R 16 innata] merata R 18 Et Seneca - possunt (28) > S / Et Seneca - agentes (40) in marg. R^1 22 seminasti + quam humus N / unde - zizania > H 24 sicut] scilicet H 27 nullam potest.] naturam seu potentiam H 28 eradicari + non H 30 vel affectans > S / affectans + viam malam H 31 Unde-agentes (40) > S in marg. C / Plato] Philosophus R 32 intuere R 33 indigne-opus] ut non faceret eam turpem R 35 conierare NR 38 soli R / creatori N 40 inique N / supervacue > H / agentes + Psalmus H / agentes + in marg. A: Si angelus non peccasset, an adhuc homo creatus fuisset? Respondeo secundum Anselmum, Cur deus homo, lib. I, cap. XVIII. Additio in N: Sed cum dicam consequenter, quod homo creatus sit ad restaurandum ruinam angelorum, quaeri potest: Si angelus non peccasset, an adhuc homo creatus fuisset. Respondet Anselmus, Cur Deus Homo, capitulo XIX quod sic. Non enim ista fuit praecisa ratio creationis hominis. Quod sic probat: Nam si sic, tunc sicut homo perveniens ad beatitudinem non potest non gaudere de sua beatitudine, sic non posset non gaudere de ruina angelorum. Et quomodo, inquit, cum tali gaudio posset homo beatus esse, cum scilicet gauderet de ruina nobilissimorum spirituum?

13,2 ergo secundo > S / de primis parentibus H / primo N / in paradisum - ornatus] primi igitur parentes in paradiso collocati secundum corpus sex habuerunt ornatus a deo H 3 a deo > S 6 et > S / humano corpore > S / corpori H 7 et - defectu > S 8 in^1 + quattuor scilicet in H / proceritate - iuncturae > R 9 proportione S / habilitate + in picturae vivacitate R + in colorum resplendentia S / Propter - cunctorum (17) > S / enim] in N 10 quattuor > HR / II Rhet.] in tertio suae rethoricae H 11 enim] in H / pulcherrimis > H 14 beati > H 15 coloris super] super col. H 16 praedictae N 18 est + homo scilicet H / in mensura - corporali in marg. S^1 / mensura + et SR / aetatis] aetate HSR / plenitudinis] pulchritudinis SR 20 tanta + corporis R 21 velocior - Idcirco] etc. S 22 in paradiso] ibi H / quia] sed N / claudus - fuisset > S 23 errasset + informando S / sed - regulata > S 25 viros] masculos H / secundum - habuissetque > S 26 et habuisset H / unaquaeque S / non - II] unusquisque vir mulierem unam S + habuisset et non plures in marg. S^1 27 Omnes - inhonestas > S 28 sterilitas + in homine H 29 et - bigamia > R / cum > S 30 mente S / ut - ille (39)] procreassent relasatione matricis non fractione S 32 procreasset] genuisset H / Nam] non N 33 quidam] inquam NH inquit R 35 XXVI] LVI N XXIX R 36 feminae H 37 genitum H /

semine N / virili R 40 Ex quo] sicut H / Ex quo - muliere (14, 3)] et omnes habuissent aureolam virginitatis S 41 inquam > H 43 etiam] igitur H

14, 4 Sed - Augustini (11)] et in omni gradu contraxisset praeter parentem videlicet prolis et genitorum S / quaeris NR 8 mirum de] mireris ex R 9 cuncta + creata H 10 digne > H 11 secunda + digne quidem H 12 Sed numquid - contra (25) > S in fine articuli R / Sed numquid] Sed quaeritur R 16 generasset H / idem] ideo NR / sentit] dicit R / De - vult > R XIV De civ. dei in marg. R 17 XIV] 41 R / ubi vult > H 18 fuissent - Iterum (22) + hom. > H 22 Item R 25 electi > H / additio in N: Sed numquid, si homo non peccasset, dei filius incarnatus fuisset ... tota quaestio repetitur infra: p. 92. / contra + Secundo quod fuissent alii parentes ... ut supra 18 H 27 illi - generantur] nunc S 28 non - fuissent > S 29 quoad - seniles] infantilem non senilem S 30 statim + et comedissent S / ut - ridendo] sicut pulli et columbae S 31 vel agnus > R / ludendo] bibendo R / ridendo] vel edendo etc. H 33 humiditatum vel > H 34 carnis > S 35 convertere - potuisset] appetisset H / conv. - corporis > S 36 ros et > S 37 moderata > S / sicca > S 39 necessaria > SR / febrium + vel quacumque alia advenisset H 40 debitas > HS 42 Nam - ille (15, 7) > SR

15, 1 inclinatione + naturae H 2 Inquit namque] ut inquit H 3 Cum - ille (7) > H / praefuerint N / valescente necessitate] ascendente nativitatis N, textus B 5 sopore N textus B 6 Haec ille B > N 8 secundum dom. Bon. > SR 10 aptum - muliere] concipiendi S / Quapropter - declinaret (13) > S 11 interim] iterum N 12 vixissent N 13 declinasset H + additio: Sed quaeris quam diu manissent in isto statu? - Dicitur, quod successive fuissent translati eo completa sufficienti generatione ad caelum vel omnes simul vixissent usque ad determinatum numerum electorum et tunc simul evolassent sicut fiet post diem iudicii. Et magis videtur esse verum. 14 ut] nec N 15 mori > H / mori + omnino N / non - comedisset (23) > S 17 derivatur] depuratur N 19 a paradiso R / paradisum + caelestem H 20 Nam] ut N 25 qua] quia R 26 ac - et > S araneas - gustu > R / in gustu > H 27 Idcirco - individuali (41) > S / omnia > NH / corpora et muros NHR, textus B 29 potuissent > R 30 animalibus] aliquibus N 31 odoratus a v.] auditus a lyncibus H 32 evenit] pervenit N est H 34 mobilissima R 35 magis - nobiliter] vivaciores et nobiliores H vivacitas et nobilitas R 37 XII - Trinit. > R 40 excellimus > R

16, 2 gravasset NS 3 Non - invenisset] nec homo aliam legem in membris habuisset contra legem mentis S 5 sine murmure > H / anima - voluntati (7)] et spiritus suo conditori S 8 ut] et R 10 fuitque] fuisset HS / ut - corpus (12)] corpus omnem volatum avium in celeritate excellens S 13 Sed - mea (19) > S in marg. R^1 / ad > H

14 readipisci] redire R 17 virtutum H 18 esse > N 19 quam - mea > R / tibi] ut N 22 operibus H / a substantia] substantiam H / subicientes S 23 corruptas S / namque + quod H / que] quoque H 25 laetitiam vanam] amorem S 26 ingerit > S / Quaequidem influentiae S / seu impr. incl. > S / impr. incl.] impressio H
27 fuissent + additio in H: Sed numquid, si homo non peccasset, filius dei incarnatus fuisset. Respondeo quod hoc videtur esse probabile ... vide infra p. 92; et. p. 18, 25 / Nulla - extitisset > S 28 extitisset B] fuisset H > NR 29 dominat R / astras H / astris + ut vult Salomon S / cum > H / multo amplius] quanto magis S 31 elementorum] electorum H 32 ibidem > S / nec - submersisset > R / nec aqua - munda sunt (37)] nec serpens nocuisset S 34 Nam - agit (36) > R
35 Inferius - Idcirco hom. ? > H 38 Quomodo] Quia et modo N Quoniam H / Quomodo - dei (44) > S 40 et] quod N / et - intulerunt > R 43 transgressus H 44 dei + additio in S: Sed quaeritur, si tanti fuissent homines nati sicut modo sunt? ... cf 14, 12-19 / additio in marg. R^1: Sed numquid, si homo non peccasset filius incarnatus fuisset? Respondeo quod hoc videtur probabile iuxta sententiam, decentiam et congruentiam rationis.

17,2 Nunc dic. est tertio] Tertio autem videndum est H Nunc tertio videndum est SR / de - innocentiae] de ornatu animae S 4 primus + animae H 5 recepit > H 6 gratum in marg. N 7 stare in marg. S^1 / quidam S 10 umquam > H 11 faciens S 12 Damascenum - beatum > SR 14 dicta] sententiam N / fuit > NH 16 latus] elevatus H 17 meruerit R 18 seu claritas > S 19 accepit H 21 parte - XXXIII > SR 22 XXXIII > H 23 ita - fuit (26)] triplici dimensione, sic in anima H / homo] parens R 24 triplici - fuit] habet triplicem notitiam S 25 Nam - ista (27)] Primo creatoris sui quem contemplabatur perfectius quam nunc et minus quam in patria S / est + non ex auditu sed H 27 in vita ista] hic in via sed medio modo H
28 quantum] quam N / de re] deberet NHS 29 $quantum^{1+2}$] quam N > S / esset + a deo H / et quid cavere > S 31 et - disponenda (32)] notitiam creaturarum, ideo et eis nomina imponit S 32 imponenda + et tantum non ad n. imponenda, sed etiam H / regendum et disponendum N / Quapropter et > S 33 et^1 - stetisset (35)] Omnes fuissemus medici, astronomi et vidisset qualiter cuncta in creaturis habent perfectiones S / nominum] notitia N / intrinsecaque et occulta H 34 occultaque] qua occulta N / natura N / naturae + ac proprietates artium seu scientiarum H 35 potuisset + fuisse NR 36 Et - naturae (41)] Perspicacitas Platonis qui 99 annis studuit stultitia fuisset. S 38 nisi] respectu N / nisi - sciret > R 40 ignoramus + ut dicit Themestius III de anima H 41 Non - valeo (12, 5) > S 42 relatio H relativo R

18,1 qualibet + vel quodlibet H / qualiter H 5 Salomoneque - praesciret (15)] Sapientia Salomonis disputantis a cedro usque ad ysopum nihil fuisset S / valde > HR 6 discernebat] asserebat N / cedron R 7 non > H 8 sed in adol. > H / sic enim habet textus hebraeus HR 9 fuit > N 10 existens > H / cum - vaticinium > R 16 perfecti > H / perfecti - usu in marg. S[1] 18 Respondeo in marg. S[1] / Rich. > S / quoad + usum vel H / quoad - sed in marg. S[1] 20 usus + ad actum perfectum deductus H 21 distincte + seu respondet propter aquae motionem H / Propter rationis] Propter mobilitatem sic in pueris non fuisset statim scientia rationalis usus S / magnam > H / fluxibilitatem R 28 in fide] fidem H 31 fuisset > N 33 aut creaturam > S 34 ipsum[1] > H / sed se ipsum > N / et[2] > R 35 sicut modo] sicut non SR sic non N / indiviso] diverso NHSR textus B 37 sic et - viatore (40) > S 38 creata N 40 clarissime > H / vas R / viatore] via NHR textus B 41 sed - potest (19,1) > H 42 libertatis > NSR

19,5 quaeso > S / inveniri potest > H 6 in > R / Habet - affuisset (36) > S 7 libertatis NH 8 incommutabilis aeternitatis NR 10 quod] quam H 11 denique R / decam N 15 dominum R diminui S 17 caelestis > R 19 quacumque H / invito HR / extorqueri H 20 est > N 22 passione + in marg. peccati R 25 anima corporis] corpus N 27 despotico] dispotico vel disposito H dispositio NR / vel murmuratio R 29 speciebus + sensibilibus H 30 sursum + in H / elev.] lata HR / nunc > H 32 et] ut N 34 impedivisset N / continue > HR / altitudine H 37 et] immo S 40 etiam > H / supernaturaliter N / cernimus > H 42 tacto R tactus S / tractus + vel raptus H 44 diff. aut vex. textus B] difficultatia aut vexatia H difficultatam aut annexam N difficultiva atque vexativa S difficultatam aut vexatam R

20,1 sapientia + dei H 2 disponens quae H / et regul. - omnibus (7) > S / regularissime R 3 traxitque - ordin. > HR / portionem + animae H 7 Christus] deus HR / omnibus] me qui est et omnia in omnibus NHR 9 ut aestimo S / cuiuslibet R cuiuslibet infantulo S 10 ita - sanctificati H / infantes > S 11 et repl. - extitissent (22)] quia nullam obstaculum habuissent S / fuissent > H 12 capac. mentium] mentibus H / ibi] ubi H 13 fallata R 16 fortes + et pii HR 20 theologiae et > R / et mitissimi > R / extitissent + additio in N: Et non tantum donis spiritus sancti, immo cunctis virtutibus decorati fuissent. Unde beatus Bernardus in sermone De annuntiatione (sermo I, PL 183, 385) sic inquit: Misericordia et veritate, iustitia et pace "amictus homo primus ab ipso suae creationis exordio (...). Est enim in his quattuor salutis integritas nec sine his omnibus potest constare sanctus (PL: salus), cum nec possent esse virtutes (PL + si) ab invicem separentur. Accepit igitur misericordiam, custodem (PL + scilicet) atque pedisequam (...), ut ipsa (PL: pro) tegeret et conservaret ubique (...). Erat illi eruditor." - Ideo veritatem accepit, quae eum in agritione summae perduceret veritatis in scientiam regentem. - "Accepit adhuc autem et pacem, qua frueretur (PL: foveretur) et delectaretur. Addidit manus benignissima

creatoris: pacem utique duplicem, ut nec intus pugnae, nec foris timores, idest nec caro concupisceret adversus spiritum, nec esset ei universalis (PL: -) creatura formidini. Quid huic deerat, quem misericordia custodiebat, docebat veritas, regebat iustitia, pax fovebat?" Haec ille.
22 Sed + dicis H / Sed - collaudabunt (25)] et omnes hebraica usi fuissent, quae in beatis post finale iudicium sola erit et in illa lingua deum collaudamus S 25 secundum A. hebr. > R / hebraice H / deum > R 27 Sed - praecurrenti (76) > S in marg. R / puritatem NH 29 infecta + est H 30 ligari + et N / et^2 > N / exterminari + rebuseus N jebusemus R 32 animae > H 35 paritate] pietate N puritate R / aequalitate] qualitate H

21,2 terrestris > HS 3 Circa - Augustinus (24) > S 4 Gen. + libro III H / Gen. VI, cap. III in marg. R^1 5 litteram + et N 6 de] in N / quae R 7 intelligere R / alia] secunda H / quae R / tantum + volunt fore paradisum H 8 quae R / paradisum > H 9 ut > H / ut dicam > R 10 scil. B.A.] inquit beatus Augustinus NR / Origenes - Isidori (17) in marg. R^1 / tenuit N tenet R 12 Videtur H 13 probari + vel praedicari R 14 homini > N 16 firmiter tenenda est > R 23 realiter S 24 beatus Aug. HR 25 Habet - nobilissimas > S 26 Prima est] Quarum prima conditio seu proprietas est S / Nam > HS 27 attingens HS / usque ad globum S / Et - probabile] quod tamen videtur improbabile H > S / mihi B > NR 28 Unde > S 29 nec rores > SR / rores] huiusmodi N > H / pluviae + nec huiusmodi H / ut videtur > S 30 sed - dividitur (32)] sed ibi est fons totam terram irrigans S 33 conditio] proprietas H / paradisi > NHS / quod est > S 34 tantus] tantum SR > H 35 ut > N 36 isto verso] illo verbo S / constituit S / terminos] filios H 37 Damasc. + et Thomam H 38 numerum + omnium R / ipsorum] ipse 41 electorum > H

22,1 aliquali NR 2 Nam - sentire (7) > S 4 Sentit - successive > H / Landolfus > R 5 idem + videtur sentire H / in III, dist. 19, cap. 21 H / dist. 19 R 6 et - sentire > HR / XI] XXI N 9 sua] sui / munditia + quod est locus mundissimus R / Nam + est locus mundissimus quia H / brutum animal] animal venenosum S / sec. Damasc. > SR 10 Idcirco - miraculosa (12) > S 11 brutis] breviter R / vidit + cuncta H / aut] ut H / pro tunc] procurrit N 12 eius amoenitas > S 14 Nam - pulchri (18)] ibi minera lapidum preciosorum, ibi herbae flores salutiferi S 16 in venis] invenis arenam NH 18 pulcherrimi H / Sed et > S / minimus] unus H 19 nunc > S / Sed et > S 20 causatur] cantatur N / orbium > S / iuxta - theologos > S 21 sec. Macr. > S 22 facit > S 23 quem - oppositum > S 25 quod est > S 26 aere depur.] est aer depuratus S 27 autem > HS / si] nam si H 28 tanta - minorata (31)] maiorem habet claritatem quam nunc in meridie S 29 eluxisset + vel elucet H 30 peccatum hominis R 33 unde - vixisset (39)] nec intus nec extra diabolus numquam intrasset, si a primo parente victus fuisset S 34 est > N 36 nec] ita nec H sic nec R / enim > N 37 alium] aliquem H 40 paradisi > NHS / est] quod est H / et naturae > S 41 aequinoctiali + cyclo S 42 Nam > N / Nam - nocte (23,2) > S

23,1 quanto R / calefacit R frigebat S 2 ut - declaratur > S / Ideo - sustineri (4)] fructus suaves et dulces, dicit magister, quod fructus extra paradisum translati sunt multarum infirmitatum curativae S 5 lacrimarum] miseriae S / Ideo - Jer. III > S 6 vinum + propter hoc H 7 ut - III in marg. R[1] / habetur] ponitur H 9 profic. + homines H / ibidem continuo > S / ibidem > R 11 nec inanis > S 12 Spiritualiter - paradisus (24,4) > S in marg.: Deductio spiritualis sequatur S[1] / punctum] textum R 13 nobis + spiritualiter NH 17 quia > NHR 18 est[1] > N 20 solo NS / increato + immenso H 21 bonum + et R 22 satiabitur H 23 tertius N / in nobis > R 24 castitatis + candidae H / violae + blancae H 26 voluntatis N 27 in fine > R 29 veritas H / in ea > R 31 huius > H 32 recte > HR / -que] quocumque H / Haec ille > R 33 in nobis > NR / habemus locum luminosum H 34 alleg.] dictum H 35 super nos in marg. N 36 domine + etc. H 37 habemus in nobis locum securum H 39 etc. > R

24,2 percurrit R 4 igitur + et considera H / paradisus + voluptatis HR

25,2 Nunc > HS / quinto] ergo hic N / dicendum] videndum H / terrestri > S 3 qui R 4 Fuit] fuisset S / et fuisset omnium > S 5 Nam - iustissima (8) hom. > HS 6 a temptatione N / posteriores R / conserv.] confirmati R 7 de + aeterna R 8 nam - potentiam (10)] habuisset enim homo iustitiam monasticam penes quam regitur corpus proprium per animam S / iustitia] vita R 11 secundo > HS / quod] quam HS 12 iuste > S / regit + domum S / progeniem et > S 13 fuisset + quoque HR / ibi] in eo S 14 et - singuli] omnes S 15 quaesiv.] que fuisset N 16 distrib. - exhib. in marg. S[1] 17 cuiuslibet > HR / reverentialis non servilis R / non - supernaturalibus (19)] superiorum; ibi omnes suo superiori servissent non timore servili sed amore filiali S 20 Tenet - Subtilis] dico S / sic + additio in N: et patet etiam ratione. Nam perfectius communiter fini per gratiam potest venialiter peccare. Ergo et primus homo. Patet consequentia et antecedens claret. Nam gratia maxime confirmans est perfectior iustitia originali maxime in ordine ad finem. Et hanc apostoli post spiritus sancti missionem habebant, et tamen venialiter peccabant iuxta illud in canonica Ioannis: Si dixerimus, quia peccatum non habemus, nosmetipsos seducimus et veritas in nobis non est. Tamen credo, quod homo in statu innocentiae aliquem dolorem vel contritionem de peccato veniali habuisset otiosum verbum dicendo vel aliquid bonum, ad quod non tenebatur, obtinendo. Sed sufficiebat unus ferventior actus caritatis, quia et modo sufficit ad delendum venialia.

Ideo dico, quod   23 Ideo + ipsi HS   24 dei - dilexisset (26, 27) > S / extitissent > NHR textus B   25 mitissima - unius] mitissimi fuissent unus R / caritas] conversatio H   26 matris ad pr.] prolis ad matrem R   28 iuxta - deo in marg. R[1]   29 deum NH   31 seipsum + propter seipsum R / posse > H   38 cantando > HR   40 gustando H / quam] quod R   41 sed + se N   42 et] quod H / ad] ut R

26,4   sit] sanctus NHR   5 qua[r]tus + gradus R   6 comprehenditur N 9 In quarto - iste (24) in marg. R[1] / currit] sunt R / domini > H 11 quia - cupiditas (12) > R / est > N   14 convertens R   15 lex domini > NHR textus B   17 quid] sed quantum H   18 Lex - pacis (24) > H   19 vivit R   21 alia quam car.] aliam nisi caritatem R   24 cohibet et > R / colligit R   25 generatis N   26 quilibet] dili[p]gat R 28 Sed + dicis H   30 vel ubi - inclinati (33) > S   33 plus[1] > HR / plus[2] > R   34 sibi - amplius > S / per > H   25 amica N   36 aut - terrena > S   37 approp. + nec domum HS   38 iuxta - fuisset (27,1)] non carnalibus dedici S / qua] qui H   39 indixit] sibi induxit N dixit H / Sed - declaravit in marg. R[1] / Sed - hoc Arist.] quamvis hoc Arist. H   43 unanime] minime NHR textus B

27,1   fuisset > N   3 honorem intendissent] amorem incendissent S / se + vel suum honorem H   4 in omnibus semper S   5 ut - mensuram > S / eiusque - transisset (9)] divinae voluntati se cotidie obtulissent S / cognovissent H   8 instanti > H   9 transisent   11 altissimas - consol. > S / altissimas - dulcissimas > H   12 comedissent + altissimas quoque revelationes et consolationes dulcissimas recepissent H / laudemque] cantus S   13 et - aestimo > S / et Isaias > R   14 Fuissentque - sabaoth (16) > S   18 enim] que N   21 Tractum] sicut in tractu S + vel raptum H / et > S   22 altissimas - et > S   23 reperc. - mundissima > H   25 ut > H / ut - sonum (27) > S   26 puraque H   27 auditus + quoque R   28 ab ore] a deo R > S / sonasset omni] fuisset contra omnis S   29 et similiter - caelestium > R   30 gustum N / quia > R / comedisset R   32 Sed - locuti] sed quale idioma habuissent? Hebraeum ut Augustinus in De civ. testatur S / quid + vel de quo H 33 Item - habuissent] Sed quale vestem? Nudi incessissent sine rubore, quia ibi nullus motus turpis S   34 Item - dotati] Sed numquid omnes aequaliter fuissent dotati? S   35 Ad primum - membro fuisset (41) > S cf. supra!   37 enim] autem H   38 remanserit NH   39 de hoc > R / IX - Gen > HR

28,1   Ad tertium - et (3)] dico secundum S / quod > R   3 sicut > R / Chrys. et > R / nullus - et (6)] sicut in gloria non omnes electi aequales sunt, sic in statu innocentiae fuisset S   4 donorum gratia] dono gratiarum H   5 Et] est R   8 aut subi. servilibus > S   10 Ecce - praeclara > S

29,2 sexto] ergo H / qualia] quae 4 sciendum + est primo H / beati + Augustini et H 5 Morum - LII > SR XXX] XIII H / LII] 27 H 8 oboediens] oboedientiam H 9 Hinc - virtute (39) > S / Hinc] habere R 11 iure > R 14 Hinc] huic R 16 alieni voti N alieni voto R 22 iocali R / hominum N 24 potestate N / traditur] redditur seu trad. H 28 magis] maius bonum H maius R 33 quam - vovente > R / et ratio - vovente > H 36 deo R 37 ut] cum R / peccare + vero H 42 in quacumque - interrogent (30,4) > S

30,1 ordinatissime + virum H 2 VII > HR / litt. + tertio cap. in marg. R / inquit] in ecclesiam S 3 quis R 4 volunt] voluerit R / mulieres > HR 5 Secundum + praeceptum dedit H 6 multitudinem NHS / sive procreationem > S 7 Nam - capitulo > R / Nam - imperfectione (20) > S / VIII > H 10 dicit > N 13 ut] nec NR 14 aliud H / sacramentum > H / illo] innocentiae R 18 tertio + quod H 19 iterum] ideo N matrimonium R 21 Tertium + praeceptum erat ei datum H / Tertium + praeceptum R / decendo R 22 comedas S comeditis R 23 Sed - praecepto (24) > S 25 Iterum] secundo H sed S / quaeris > H 27 Iterum] tertio / quaeris > H / Item - mala > S 29 Ad primum - servaturos (31,17) > S / VII] primo HR 31 minuit] dirimit HR / est + coacta N 32 auget] aggravat N / subicit + tali H / satisfacienti H 36 quod > R / quae > R / ubi + homo H 39 praecedente + fiunt H 40 Sed - sententia (31, 14) in marg. R[1]

31,5 iniunctum] in incertum N 7 oboediens > R 8 et maxime] nec maxima H / intimo] intimi H immo N 9 quodam] omni H / quibus] qui cum N 10 respondeat > NHRS coni. sec. PL 12 observanda N 13 Haec - sent.] Haec Bernardus H 15 cur - servaturos (16) > HR 17 quia] quod H 18 si] verus H sicut SR / dominus > R 20 differet S 21 eum - imperium] oboedientiam et inoboedientiam S 24 incom.] modum H 25 sequente] secuto S 26 multo magis boni] multum bonum S / maius bonum H / Ideo - prohibuit > R / Ideo - monstraretur (28)] secundum Augustinum super Gen. S 27 VIII > H 28 monstraretur + additio in R: Quarto praeceptum deus dedit, quod non servaturum Adam praescivit, ut homo non esset aequalis libertatis cum eo. Item ut in aliquo modo subiectum, quanto tunc in hoc praecepto dei misericordia augetur, quod in melius commutaret oboedientiam, scilicet per passionem sui. Item quare permittit homini libertatem, qua scit peccaturum? Respondeo, quod si tolleret libertatem, tolleret rationem misericordiae. Item si tolleret libertatem, deus deberet cuilibet summam beatitudinem, quod talis habuit voluntatem summi boni faciendi, sed non poterat, quare scilicet homo haberet? Novit perfectissimum ... (?) et voluntatem dandi ... (?) si ... (?) et non habet, deus privaret hominem, ac si de regno eum expelleret. Quare si iste dat quod habet? Si vero retinet eum dare, non vult aut debet. 29 Ad tertium - gallinam etc. (34,18 = finis artic.) > S / dubium - mala (30) > H 30 non + fuit mala H / 35] 37 H 31 contingeret] caderet H 32 ut + hunc NR 33 a bono > N 36 esum] usum NHR textus B 37 cum] tamen / cum ab] et H / ut] ac N 39 cuncta H / Haec ille > R 43 oboedientia N / bona N

32,1 VIII > R 4 dando N 6 deducendum 12 arbores H 13 erat] significat H / arborem H 14 secundum] ad H 16 consecutus] securus N 17 decidit R 18 inferiora + sive imperfectiora H / et - ferrei (24) in marg. R^1 20 Idcirco - est > H 28 inferioribus + et turpioribus H 29 ad dextra N 33 reficiaris + nec delectaris H 34 et] quia H 35 In - Haec ille (33,3) in marg. R^1 36 contrarium] communiter R 37 intellectu > NH 41 ut] et R > H 44 Aug.] Anselmus R

33,1 IV] 27 H 7 matrimonium + non cum coniuge sarascibili sed cum coniuge sapientia in marg. R 8 operibus + carnalibus et H 9 igitur] inquam N inquit HR textus B / sterilis - non > R / paris + filios scilicet carnis seu iniquitatis. Nam H 10 subest R / enim + filios esse genitos per H / filios reliquisse > H 11 inquit > R / Ad Gal. - Cor. IV > R 13 ut - VII > R / De civ. dei HR 15 quia + sicut H / sic spiritualiter H / spirit. + in anima HR 17 senectutem] se H 20 desinit R perficit HR 22 anima] cum H 23 Sed quid - sumus (39) > H 27 sec. Aug. > R 29 XIII] II R / vitae N 30 in + modo R 32 corpore > NR 36 et cetera > R 41 verum R 42 pasci] parasti H / iubetur] meretur N

34,1 obiectis] bonis et N 2 sec. Aug. > R 7 sec. Damasc. > R 9 minimisque + bonis H / Et - est (18) > R 11 Determin. vel Declamat.] Clamationum HR 12 tot > H 15 Quaere] quare NH / nunc + vel R / subito > N 16 possunt H 18 vivum] unum R / etc. > R

35,3 dicendum est > S 5 Moralium R 6 assumit] sibi assunt N / quia] quasi N / quia - suggerit] planda suggerens S 7 pertrahit HN / Tertio] Ad extremum sive tertio NR postremo S 8 per > S 9 constringit + additio in H: Illi tres modi debent sic vulgariter exprimi: Primo dat he etwas, daz den zinen lustich is, vorevord; secundo daz her dar ynne leret eyne bose lust zochen; tertio so leret he den willen dartzu gheben und byndet den mynschen van langher wonheit zunden. / hinc est - impediret (20)] Sed tali modo processit S / nonnulla R 10 usu] tempore S / et hoc - possunt > H 12 anhelans + qui cum vidit H 13 summum H 15 taceret N 16 stetit + ideo H 20 sibi > N 21 mulierem aggreditur S 22 viri S / non - decipi > S / virum > N 24 et ne - deprehendi > S / in - venit] in specie serpentis venit et etiam ideo venit in tali specie H 26 carius] libertius H libentius S / deus permisisset S 27 nec - fuit (28)] sed praeservavit spiritu sancto, qui mittendus fuit in specie columbae S 29 quia] et H / et curva > S 30 ut forma - voluit (34) > S 31 dicente R 35 persuadet S 36 ut] et N 37 ut non - paradisi] etc S / non > R 39 beatum Aug. H 41 excusabiles essent N / culpa] eius malitia R/ quamquam - fuit (44) > S / quamquam] quam R 44 evid. et maior] et ex hac culpa esset evidentior et maior S

36,1 autem N / de fructibus ... qui H 2 De fructu - moriamur (5) > N 5 quamvis - determinate (7) > S 6 die] hora H / comederis NR / morieris NR 9 die] hora H / ex eo > S 10 et - malum] etc. S 11 diabolus > HR 12 quam - malum (14) > S 14 et scitis] scientes HR 17 reordinandam] suprimendam S 21 Sic igitur - palliebat (39, 28 = finis articuli) > S / pulchrum + visu H 23 qualiter > H 24 Recitando H 25 Gen. > R / dominus > R 27 igitur beatus > R / in - fuit in marg. N 29 liberum > NR 30 etc. > R 31 scilicet] suis H 33 Sed quaeris - rationem (39) in marg. R^1 34 in - 14] ubi supra H 36 manus] manibus N + tangit R

37,2 tantum > R / tantum hominis] in homine H 3 nobilior N 4 Molles - complexionis > N / carne H / mentes + esse R 6 delectatio + secundum omnem sensum H 10 perfectius NH 13 Quod - est (14) > R / hominis tactum > N 15 pervenit H 16 omnes] et aliae R 20 puta + per N 21 et similia > R 23 correspondenti NH 27 et perfectio > R 28 Ad visum - complexionis > N 30 invidia H / qua - invidentia > R 31 invidia H / XV > R 32 cap V > R 33 solum HR 34 nulli] in nullo HR 36 mali + bonis et H / virtuosis] bonis R 40 occuperat] acceptat NH 44 XII - XII (hom. ?) > R / Civitate H

38,2 prohibito > R / inquam H 3 contentus > H 4 ita] ista R 5 velut + si H 6 sensu R 7 ait > H del. R 8 eius] beati Augustini H / quondam si] qui si R > H 9 sensus R 11 illecebra H 12 interpr. - consentit > R / in] et H 13 et sic] etiam NR 14 sola > R 17 et tunc - superiori (18) > R 18 pomum > NH / idest + spiritualitas H 20 et suave ad gust.] et cetera HR 22 scriptorum] sanctorum NR 24 mulierem + scilicet Bersabee H / nudam + se lavantem vel H / vidisset + Simile patet de Dina, filia Jacob H 26 anima] res NH 27 esse] omne N / totam H / ad] ab H / intra + se H 29 novit] sciret H / diligeret aut timeret H 33 inquit + textus H / post - praeceptum] Violatio vel transgresso praecepto H 35 ut puta H 38 carnem] errorem et legem H

39,1 conturbatis R / comperta] comparata H / pudenda] se H 5 ante] antequam H 6 aliqua + parte R 8 eos - intelligere > NR 9 temporis] ipsis R 10 VIII] IX R / litteram + respondendo ad II H 11 deus > R 12 paradiso + deus R 21 supplevit H 23 perizoma R 24 crudelitas] crudelitatis R credulitas H 26 Adam > H 27 Et ipse - palliabat in marg. R^1 28 palliebat N

40,2 qualiter - fuit] de loco voluptatis S / expulsi fuerunt H 4 Gen. III > S 5 domini > S / in - recita] etc H / Et textum - deambulantis (41, 40) > S 6 usque + dum R 7 etc. - capituli] suam R 9 ut] unde R 10 super - litt. > R 11 ibidem sic dicens > R 13 firmaretur H 14 sicut - habet in marg. R / visitatus N 15 collyrida NH 16 homines R 17 Et - praeservavit (19) hom. > H 19 panis > R 20 patet + etiam R 21 spirit.] supernaturaliter R 23 aliqua H / videtur] est R 25 praesumptionem H 27 Sed - peccavit (41, 38): 2 quaestiones sunt in alio loco, scilicet 48, 33. NR (vide ibi!) 28 animal + illud H 30 quaeri potest > H 31 iuxta Apost. > R 32 quia - Ideo hom. > R 36 praeceptum] peccatum H 38 in dei oculis del. et corr. in marg.] vidit, quia ad imaginem dei factus fuisset R 40 Quarto - amoena (41, 2) in marg. R / ideo - crederet > H / quamvis] quia R 41 non > N / quia] sed quia R / quia + ex HR

41,2 stare + et H 3 Ad + in marg.: Scribenda responsio ad nonum N 5 per sumptionem] praesumptione R / credidit] fuit H 6 venturum R 7 credidit] cogitans H / de > R 8 cogitavit] cogitans H 12 secundum - Sed (14) > HR 15 XLI] 10 H 9 R / nullo] in illo R 16 Homo] vir corr. in marg. N Adam H 21 fuit] fit N / secundum haec] secundo NR 22 ex - peccavit hom. > H / credensque] et prudens N / Quapropter - Haec ille (30) > R 24 concessit H 25 errore > H 29 aut] ait N quadam H 30 mihi > N 31 vivacitatem] vanitatem R 34 et procacitatem > R / animi R 35 dei] ipse H 38 idcirco] et ideo H 40 deambulantis + etc. R 41 peccavit H / deus] deum N 42 suae menti > S / exhib.] tenebat S 43 ab immobili] amobili S / mutabiliter S

42,1 per ambul. > S 3 Respondeo - deficit (5)] Sol enim post meridiem ferventior est et clarius lucet et post meridiem sol a sua altitudine descendit. S 5 ideo > R / a vera] prima S 8 se sibi R / apparuerat R 9 spiritualiter > R / spir. - textum > S / ad > N 10 quia - es > S / numquam H / nusquam[2]] aut H 11 qui] quia NH / mecum + in stabilitate S / cum ergo - coronatus (22) > S / ubi[2] - es[2] (13) hom. > H 12 inquit R 15 Quare] credo NR crede H textus WEAK 16 inquit > H 19 servit] fuit HR 23 considera] nota S 24 ipsi serpenti] viro S 26 sese excusando S 27 et + peccatum H 28 mihi] in R / dedit - comedi] etc. H 30 et] ut S / alii] alteri HS / quam - subdit (32) > S 31 ut - subdit] Aug., De civ. dei libro 12 in marg. R[1] 32 XV] III H 33 incongrua + sequuntur hic 2 quaestiones de 40, 27 - 41, 38 NR 34 idest - nostrae > S 35 nostrae > H 36 cunctis - tuae] etc. H / Nam nostra - hominum (43, 10) > S 40 idest] et R 42 mala > HR / varia] vana N / qui in se incipit H

43,1 vel obtinentur > HR 2 dum] cum N quae R 3 tamen N / sola > R 6 conceptuum] contemptuum 9 sic] si N / filiorum > H

13 sub ped. R 14 propter] per N quod propter R / esset R 16 indigentiam R / amiunculo N 19 quod - deus > S 20 et comedat > S 22 postquam > S 23 deus] dominus NH 24 dies > H / maeroris > S 25 suas + Illud scribendum est ad articulum decimum et per totum sequens folium usque ad quaestio (!) et usque ad signum tale oo (= 45, 38) N. 26 Sic igitur > N / miser > N / valle] valde H 27 et ornatibus > S 28 penetralia S 29 cernitur > S / tantum + vulneratus et H / vulneribus > S 30 planta - verdicem] vertice usque ad plantam S / sit] est SR / nam - Haec ille (45, 38) > S 31 omne[2] > R 33 Isaias > R / Isaias + dicit N 40 et - minime in marg. R[1] 42 dei > H

44, 2 Profecto - laborem (5) in marg. R[1] 3 proficit] perficit NH 6 infirmitate HR 7 Non est] nec R 8 pax + in HR 14 cui] qui R 15 Unusquisque - terram (17) in marg. R / propria > H / conscientia NR / concup. + sua H 16 Templatio - terram > H 17 in paradiso R 19 Job - peccavi et Et - etc. (21) vert. H 20 salivam + meam R 21 Ubi > R 22 tantum > H 23 pulsanti R 24 Non] Cum HR 27 plenus + est R 28 tempus] Christus N 29 nunc oro] ergo nunc H 30 simplicitatis H 31 suique] suis H / maceratione N in actione R 32 Ubi - anima (34) > R 36 nullus - substantiam (39) > R / a deo H 39 ut verit.] et virtutem sive et nunc vitam H 40 reperitur] invenitur H 43 erant] erunt H

45, 1 XXXV] XXVII NH 5 invenit NH / et propter - feno hom. in marg. R 7 alligatam H / causa] ratio H 8 inquis > HR / perfecto H 12 super - XXXV] ubi supra H sermone XXXV in marg. R 15 fulcibus H 16 insigniae R 18 cum[2] > N / domini] divino H / militiae N 19 Sed - iumentis (21) in marg. R 20 Inde - fenum hom. > H 21 Cibus - pecus (22) > R 26 praesepium] in praesepio vel praesepium H 27 fenum + iumentorum H / quaenam - deiect.] quare sic deiectus est homo H 28 Profecto] certe H 29 quid - intellexit > NR 31 amixta R / similitudini NH 32 consortio] societate H 33 et fug.] cavendum R 34 cavendum - Haec ille (38) in marg. R 35 si] sic H 39 Sed - inquit] Sequatur quid textus R / Sed - Quod (43)] Et sequitur secundum textum: Collocavit ... Cherubim et gladium versatilem secundum Magistrum Sententiarum dicens 29, quod S 40 et > HR 43 iuxta litt. sunt] illa littera patet H / sunt] potest R / sunt accipi] accipitur S 44 ignea] igitur N

46, 2 minist.] mysterium S 3 sed - ille (11) > S 5 caritatis H 6 poenae] pene N / quae - sunt in marg. R / quae - sunt (7) hom. > H 9 scilicet] idest H / caritatem - idest > R 12 an - vitae] si de ligno vitae comedisset homo S 14 Et - Mag.] Respondeo secundum Magistrum S 15 nisi de] excepto H 16 ante casum > S 18 forte] solum > S 19 Sed - potest] Item quaeris H / Sed - imposuit (37) > S /

potest > R 21 multum + vel diu H 23 XLI] XIV R / diablolus] duplex R 25 quod + homo temptatus H / sicut - cito hom. > R 28 hora + Adam HR 29 tenent + de NR / hora nona > H 33 ref. in melius] formanda in manus H 35 dicit N 37 qui N 40 Secundo - translati hom. > H / Secundo - reversi > SR

47,1 Ad primum > SR 2 quia] qui H / quia - Sed (3) > S / mart.] mysterio N / consummabunt H 3 litteras sive > S 5 XXI] II H corr. XII R 6 in[1] + exitu R / Ablatae N 10 ablatae N 11 quo] qua translatione H / II] XI S > N 12 et - dictum > S / rationabile H / quod] quia N 13 fiebat] videbat facta fuisse S / occasione H 15 II Par. XXI > S / I I] et R / XXI] XII in marg. R[1] 18 remanserat HS / in > S 19 Iosaphat + ac N 21 Ad secundum - reverentiam (48, 22) in marg. R[1] > S / secundum + dubium H + dicendum, cum quaeritur an aliqui ibidem translati postmodum sunt reversi ad nostrum habitabile R / historicos H 23 sub domino Gregorio H 25 convenire R 26 in navi > H / super N 30 ordinabit N / isto] illo fratre H 31 puero parvo] pueritia R 32 eum + solum H 34 ne + forte HR / occultum > H 35 ne > R / moriemini R 40 montis + ubi H 41 et cum] ut autem H 42 percussit hunc] duxit huc H 43 exspectas N / exspecta + hic H 44 pulcherrimum et H

48,1 de statu mundi R 4 dei[1] > R / filii > R 7 dominus] deus H > N 8 implebit HR 9 ordinem - veniret] de fundatorem unius ordinis, qui cum veniret esset R 14 transmittit R 15 illi resp.] dixerunt illi respondendo H 17 Riminenso H 18 nautae] nocte R 20 discal. + et H 21 venerunt H 22 Minorum > R

49,2 nono > S 6 ut - patebit > SR 7 primorum - gravissimae] sex erant S 8 ex se N 9 circumst. aggravans > S 10 vigebant] urgebant N fiebant R 11 quod > N 13 permaximis NS / erant H 14 quod[2] - potuissent > S 16 ad praev. praecepti > S 19 Nam - violare (50, 20) > S 20 quasi] quod R / est > H 24 voluntarie perm. et HR 26 demumque HR 27 Sed - supra > R / supra + in praecedenti articulo H 28 dehonorari R 31 dehonoratur HR 32 ordinationi + non HR 33 resistit HR 35 miser] unus H / baculo > R 36 protectione R 37 derogaretur H denegare R 39 per hoc > R / quamvis + enim H / et debilis > R

50,1 imperatorem > R 2 similiter] sic H 3 ipso] homine R 4 quamvis > N / peccans > H / tamen N > 5 propter peccando N / si] scilicet N 7 quod > R 9 qui fugit] fugient H / et ordin. > R 11 bene] is non N 12 pulcherrimum H 13 dei > N 16 Jonas > H / in eundo R 17 tanto > N 18 potenti manu] potentem manum H potentiam R 19 dei + minimam R

51,2 decimo > S / homo] ipse primus homo H / perpetr.] pro S 3 et - fuit > S 6 deordinaretur S / ut] et S 9 peccanti > S / aliquid R 10 idem sanctus] ipse beatus Augustinus S 11 sui] sua N > H 12 LXI] **LX** H / inquit] enim S 14 Peccatum prorsus > N 15 enim ut > R / ut non > N 16 potest H / Exigitur igitur H 18 in] et S / regeretur] reordinaretur H 21 debet] decet R / vel] ullo H 22 vindictae + Haec ille N 26 sunt S 27 componitur] constat H / vera et naturali > N 29 minorata - corporis > H / praed. - subsecuta] praedominantem complexionem S 30 compos.] complexionis H 31 immortalis R 32 hebes > S 33 mentis > N / sensit] suae S > R 34 substractus H / -que] quoque N / vanas R 35 Quapropter - Adam (36) > SR / VIII + sic inquit H 36 Adam + completio vel additio in H: a die exitus matris corporis usque ad diem sepulturae in matrem omnium (Eccli. XL, 1, cf. Greg., Mor. lib. 8, cap. 32, 269: PL 75, 835: - Pro sequente: Greg., ibidem cap. 32, 52: PL 75, 834 BC). Omnis quippe homo in Adam, primo parente, "persuassionibus serpentis captus", dum domini praecepta contemnens, cum peccando deliquit "humilitatis arcem deserens, ad infirmitatis iugum superbiendo pervenit", quando "subesse divinis iussionibus noluit" et "sub suis necessitatibus se stravit. Quod melius intendimus (PL: ostendimus), si ea quae deiectus sustinet et prius carnis", postea "pondera mentis exprimamus. (...) Nec (PL: ut) enim taceamus hoc, quod dolores tolerat, quod febribus anhelat, sua quadam aegritudine concernitur (PL: constringitur) ipsa haec nostri corporis, quae salus vocatur. Nam otio tabescit, ipere deficit, mediis (PL: inedia) deficiens, cibo reficitur ut subsistat; refectione lassescens, abstinentia relevatur." Sed et ipse Innocens de miseria conditionis humanae humilitatem multam, quae exprimitur cotidie, in medium adducit, ut patet libro suo. / Nota in marg.: Quaere ultimo folio signo 333 N 40 obumbrantis N subumbratus H / obtenebratus > S / in] ut in HR 41 animae + scilicet R

52,1 nondum] dum R / cum] omni SR / in gener.] ignoratione S / ut + patet N 3 lacrimatus dicendo R / Erubescam H / Erubesco - satiari (5)] magis debere cibum angelicum sumere quam cibum iumentorum, sed perdidisse in primis parentibus propter gulam S 5 voluptatis > R 9 subsecutae > S 10 fuit] est N / posteri > S 11 damnationi NS 13 Coll.] Thess. S / et - vaga > S 15 et] etiam N omnia S 16 puritate] nobilitate R / et[2] - subnixa (25) astra caeli lumen suum perdiderunt, et digne quidem, ut creatura comparetur creatore offenso S 18 Quapropter - terrarum > R 20 offenditur H 22 ordinem > R 24 sicut - subnixa H / subiecta R 26 et desid. > S 27 fuit - via (28)] et vulneratus iuxta S / scel.] expoliatus HR 28 taliter] localiter N lethaliter H / usque Samaritanum vidit venientem, qui oleum cum vino vulneribus infundit S 30 acriter] atrociter H / praec. divini > S 31 homo miser > S / voluptatis + dimissus et H / fuit] quare in (-) folio N / fuit] trusus in valle miseriae ibique multis aerumnis cruciatus S 32 Sed quia - requiritur (53, 31) > S 35 quod hoc] quodlibet H 36 quatenus est] quam eius H / quam - culpa] nec poena plus quam eius culpa H

53,2 ipsa] ipsius H / essentialem R 3 intelligo N 4 et sic - animus (5)] etc. H / sui] sua N / Et] similiter H 6 arbitrio + prius allegatum H / ista - ille (9)] etc. H 7 non > N / faciat R / quod debet > R / quod - dedecus (9) > N / vel puncto] nulla punitio R textus B 8 sit] sic R 10 XXIV] XIV HR 13 actus mittitur R 15 Sed contra - requiritur (31)] Dico igitur, quod ad sufficientiam utraque poena in delinquente requiritur. R / Dato quod > H / inquantum] quod N / inquantum - peccatum (17) > H 16 inquantum] quod N 21 puniatur H 22 sufficienter - innata] sufficit innata H / ipsa] ista H 29 Sed - poenam > H 30 Ergo] Dico igitur quod H 32 Secundo - an] Sed quaeritur circa istum articulum utrum S 33 et pietatis > S / ipsa > S / in - punire > S 35 Resp. + breviter H / Et respondetur S / simpliciter > NS 36 punire] ulcisci S / ipsa - tempus > S / intrinsecas HR 37 et - a te (39)] ut frequenter est signum divini odii S 40 sermone S / CXX] 12 H 41 psalmistae R 42 irritavit S 43 exquirit - si (54,1) hom > H / exquirit - non > S 44 correptionem N correctionem SR

54,1 non exquirens > S / exquiret NR / flag. et] et flag. S 2 Modo - dissimulando (18) > S 3 in felicibus R / tamen] cum H / flagellat + quia qui tollit tortionem, parat damnationem H 4 infel. felices] infelices HR 6 ille] Augustinus H 7 deus] dominus N / occupat] corrigit H 8 Nam - punitos (16) > H 10 Stoicorum] Textoris N / est > R 13 infeliciores + forent R 15 esse + in iusto R / in iusta + iniusta N

55,2 Nunc - est] Nunc dicendum est S / consequenter > R 4 ob] ab N / non > H 5 et - frueretur (6)] etc. prout supra primo articulo usque ibi frueretur H 6 ut - dicens > H 7 dicens > S 8 proficeret N / in finem] et ad finem reduceret H 10 sex] VII R / viis] hiis H / potest S 12 perducit H 13 quod > N 14 ita] tam H / bonum et magnum H / magnum > S 16 iuvabit + et reducet H / ad hominem insipientem NSR 18 quod] et HS / poterat H 20 valde + a H + et R / ratione] argumentatione N 22 assumptum patet > SR 23 XXI] XII H 24 Cum] Nam R / Cum ... sint] Nam ... sunt S 25 propter hominem] semper R / hominem] ipsum S 29 malo > S 31 aliquid H / inde] ex illo malo S / eliceret S 33 quem > R / sunt > R 34 perpetuo N aeterna H / carere debuisset HSR 36 eligere S 38 quod + vel qui actus H / tamen > N 39 bonum] gaudium H

56,1 tam - transgressionis] transgressionem S / magnum R 2 nisi > R / Quod - profluxit (6) > S 4 fuisse > R 6 amorosissime H amorissimus R 10 extiti N / sapiens SR 11 per aurifabrum S / aurifabrum + cum auro et argento HR / Igitur nec] Et igitur nec convenit nec H / Igitur - intendisset (16)] Sicut parabolice loquitur Jeremias S 13 extiti N 15 in] ut H 18 de > R 20 Ezech. XVIII > SR 22 auferri H / 26 honoris proprii > S / deordinasset R 27 Nam - obviaret > SR 28 omnimodo N 29 violentus + cum et natura violentum perpetuum esse non sinat H / ergo decuit] igitur multo magis decuit H 30 perpetuus > H / cum - sinat > H 31 sinat] finitum N / ergo et multo > H / potentiae - infinitae > S 35 grava H 37 inquit b.A. > NSR 38 te + inquit beatus Augustinus et alibi dicit ipse locus tunc N 39 deum > SR 41 quod et > S / rationes + ita bene H / et - reparat. > S

57,1 fuerunt - reformatione] de ruina hominis S 3 Resp. sec. Greg. S / libro] et IX H / IV - dicens > SR / concludendo > H 4 dicit N / ruinam reparare HS 6 resurgere HR resurgent S 7 Unde - sic > S 8 quia - fuit (29) > S / de sui malitia H 11 conversione R 13 Haec ille > R 14 rationem] responsionem R 15 recepit H invenit R 18 redimeret + vel reduceret illum H / istam > H / decuit HR 21 fortitudine] formidine R 22 ex] in HR > N textus B / memoratur H 23 sunt] est H / Haec ille > R 24 Tertio] secundo N / secum > R 25 in felicitate > H 26 ex toto] tota R 27 creata R 28 fuit R / Idcirco] ut R / non > R

58,5 declaratur R ostendam H 6 potuit + probo HS + probatio R 7 Nam > S 8 de datis] de latis corr.: delectationis S / ultra id quod debuit] illud quod non debuit H / ultra - voluit > S 10 et] ut N / et - dei] cum concupivit similitudinem divinam S 12 delect. + gulae H / mulier - esset > S 13 pulchrum + visu H + oculis S 14 fit] facit R 16 inordin. > S / satis fit > S / fit] facit R / per cruciatum et > S 18 et - moritur > S 19 potest S 20 valet + nec deus amaritudinis potest esse capax N / sapientia - et > S 21 amaritudinis - capax > N (vide supra!) 22 potest esse] non est S 23 facere R 25 ira + ut N / damnatione aeterna HR 26 deput.] damnatus R 28 poterat S 29 XVII > N 30 nos + primi HR + primae S 31 tenuit H 32 namque] utique H 33 sua + desinens H 34 erit S 35 non > RS / quaerendum > H / quale + quaerendum H 36 pro abs.] absolvendum NR 37 fuit > H / homine + aliquid H / caederent N 38 victimae > H / rationabile R 40 rationabili R 41 rationabilis R / hostia > N / quid > H / quoniam > N / homo + quomodo NR 42 non > S / quae] quomodo NS / quae nos] quoniam non R

59,1 si ipsa] suprema NR / peccati contagio] peccato S 2 omnino] non H / quiddem N / possunt H 3 rationabilis N / offerendus] redimendus NR redeundus S 5 erat NSR / si] sed R 6 inimica] in unica NH / persuasione H 9 patris - unigenitus (10) hom. > S 10 propter nos > S / assumens H / nobis + humanam H 11 culpam + Et hanc rationem etiam accipit Anselmus a beato Gregorio, ut aestimo. H 13 et > S 14 magis R 17 ostenditur S 19 bonitatis SR / deum + est S 20 I] libro HSR 21 cap. XXII > HSR / dicens > S / Si videres - peccare (38) > S 25 est] esset H 26 in infinitum > HR 28 solemus N 30 postea + tamen H 31 quod] quam N / sibi - quod > H 32 postea > R 33 summae sapientiae N / et optimus > R 34 nulla - recreare > H 39 idem sic > H 41 deum] hominem SR 42 suadentem H / excusandum RHS / deum H / confessionem R 44 Et cum - efficere] qui fortior peccavit in caelo nullo suadente R / Et cum - dei (60, 2)] qui fortior peccavit in caelo nullo suadente, nulla vi cogente, sed sponte contra voluntatem et honorem dei S

60, 1 suasio N suadente H 3 reconcilietur N ≯ 4 calumnia > N / irrigante S 6 talis > H / decet R 7 immortalitatis SR 8 immortalis SR 10 quamdiu > SR 12 sic] sicut N > R / restituatur H / indebite] iniuste S 13 oblati N / retentum > NHSR textus BW / deo SR 14 immo > S / rapuerit N 15 voluntas > SR / creaturae] naturae R 16 voluntati > SR 17 solvendus SR / peccat] poterat S / et - peccat hom. > R 19 oblatum N 20 sed - illata > R / abstulerit H 21 sicut enim] sed vero illud H / sufficit] solvit H / si] in H 22 illato dolore iniuriae S / recompensabit H 23 deo H 25 tamen > S / quarta] tertia H / nisi > SR 26 sic] deo S 28 tantum N 31 ipse deo > S / Ergo - valuisset > SR 32 potuisset H 37 qui] propter quid H 38 solvet N solum H / suo + dabit H 39 et + quod esse H / peccasset > H 40 deo > S 41 per^2 > S 42 aeterno patri] deo HS

61, 1 ad - confoederationem > H 4 altera] una H / ab alia parte > S / alia] altera H 3 participet N 5 Et ideo quia] sed S / ideo quia] ideo est quod R 6 secundum - genere] et S / similiter R 7 secundum inf. nat > NSR / conventissimus - hominum] idoneus legatus pacem faciens S 8 Quapropter - portans (17) > SR 10 pro nobis > H / suscepit H 11 non - redeundi (10) hom > H 14 iustus + additio in H: qui et mortem haberet cum hominibus et iustitiam cum deo, ut quia per ima nostra longe distabamus a summis, in se ipso autem nunc iungeret ima cum summis atque ex eo via nobis redeundi fieret, quo summis suis ima nostra copularet. Haec ille. 15 unum] bonum H 16 ramum + nostrae H 19 verumtamen - et > S 20 hominem + per deum S 21 Sed - ostendi (63, 28)] Sed venerabilis Anselmus in libro Cur deus homo, cap. II dicit, quod non tantum congruum fuit, immo necesse. Et assumit aliquas rationes supradictas. Sed beatus Augustinus hoc idem intendit XIII De civitate dei, XVII cap. S / II] I NR 22 V] II NR 24 reparandus H 25 arguit + enim HR 26 redderet

HR 27 non > R / non + debuit vel non H / Sed] si R 30 sumptum H 33 Item - creatione (40) hom. ? > R / XXIV] XII H 35 redemisset H 38 qui tantum] quantum H 39 et - creatione (19) hom > H 40 purus + homo H 41 facere R / suum H 42 nemo] non H 44 sancti + et venerabilis Anselmi H

62,1 ex operatione N 4 liberalitate H / enim] non N / deletionem] delectionem N 5 beatus Aug. > H 7 tali homini > N / ei H 8 conclusio] immo H 11 tamen - obligamur hom. > R / tamen multum] tantum H / sicut + vel quantum H / glor.] beatae H 12 tamen + et R / et summe] summo H 13 Sed est sciendum - ex formali ratione (63,14) > R 15 XX] II H 18 dat + deus H 19 beatitudinem > N / delectionem H 24 Cum - satisfacere > N 25 quod nullus] quia H 26 qui + non H 27 homo > H 33 quando] inde N / ut] et H 34 nisi - deo hom. > H 42 deum propter] propter deum H / ex > N 43 conatus > H 45 esset + vel fuisset H / falsa + videtur H / omni] ex H 46 debuit N / creaturae + ut enti diligibili N

63,2 obiective] obsedientione N > H / scil.] hoc est quod H 3 amoris N / trinit.] caritatis H 5 ita - infinitum hom. > H 7 fecisset satis] fuissit satis factum H 8 debet[2] > NR 9 satisfaciendo + plus H / dilexit + obiectum ignobilius H 10 convertitur H 14 ubi] vere N / est + infirmitas H 15 et hominem > R 16 amarissima R / unde - subiacent (22) > NR 26 est + videlicet per mortem Christi H / Non tamen per hoc vel propter hoc evidenter demonstratur H 27 quia - ostendi > N 29 debitum - excusare (31)] quare deus non habuit eum excusatum? S / debitum + tam magnum H 30 debuisset H 32 hominis peccatum > S 33 sola] sua S / absque - praevis > R 35 dubium > HSR 36 in nullo] non S / sed - habet (64,2) > S 38 ad - potest > R 43 Nam] anima N 44 missionem] iussionem NH

64,1 nostra - natura H / esse > H 3 Ad - inventa (30)] Ad secundum dico, quod deus est misericors et cum hoc sapientissimus, et in regno sapientis nihil inordinatum remanere debet. Plena autem est inordinatio peccati. Constat ex praedictis, ex quo reparari debuit, quod esset similis angelis, qui ceciderunt de caelo, et ex quo homo cecidit, in lutum, lavari debuit, antequam similis esset angelis dei S / dubium + dico N 4 non > R / praevia > H 5 facere] deus R / nec + hoc facere H 7 autem] etiam N / poenam + nullum enim malum impunitum etc. H 8 summe R 9 et iustum > R 11 angelos] angelorum ruinam H 13 debeant R debebant H 15 sequitur > N / opportet > N / esse > N 19 bonorum + ac beatorum H 20 si + quis R / tenens N 21 in + theatro suo N / thesauro H thrusaro R / cogitavit + studiose H 22 de manu H / quod + talis margarita H 23 quam - sord.] quod fiat sordida H / dives + illam margaritam pretiosam H / levaret N / non immundam] mundam R 34 immundam + vel maculatam H 25 diabolus > N 26 Nonne -

paradisum] Et ideo ne ipsum immundum et non lotum in paradisum reduceret, prius lavit H / quod - fecit > H 27 nostris - suo] etc. H 29 aeterna - inventa > NR

65,2 puncto > HSR / decl.] declarandum est H / dei et hominis > S 3 satisf. + deo H / deo > S 4 quamvis > S / Istud - declarabitur > S / autem sic > R 6 se subiciendo - asperitatem (9) hom. > R 8 autem] etiam N / aut^1 > H / aut^2] nisi H sub deo > S 8 Christi > S / Congruum - Ergo (10) > S / igitur - sic (9) > H 9 quae] quod H 10 Christi > R / Ergo + etc. N 11 idem + per sanctum Gregorium, libr. Mor. XXIX N / Nam + sicut S 12 reciprocum - amorem hom. > R 13 nihil + aliud S tantum > S / amorem] mortem N / incitare et ligare] trahere S / sicut - vitae] nisi morte S 14 potuit > R 15 ut - suis > S / pro am. suis] etc. H 18 ipsam] ipse R / fiat N 19 morsus - inferne] etc. HS / ero inf.] inferno R 20 deo > S 21 Sed - fuit (22) hom. > R / Sed - fuit (23) hom. > S 23 fuit + Nam iniustum foret H / ut ibi] quod isto H 25 XXIX] XXIV S XXVIII R 27 coinguinatus H 28 Commissa HS 32 Haec ille > SR 35 peccatis > N 36 de omni off.] deo inoffensa SR / omni] minima H / patri HS 37 esse N / esse - quam > S 38 vita] mors H / Ergo - illud] Ideo S 40 etc.] Ad Hebr. H

66,1 Sexto + ostenditur H / ovem] omnem N / reduceret > SR 2 venatur H / ut > SR / semitam] se vitam N 3 exemplaret N / est autem > H 4 pietatis ... iustitiae N 6 pro > S / ab > S 7 XXIX] XXVIII R 9 pro nobis > S / passionis H 10 imitemur > H / dedit + imitemur H / ut - liberemus (11) > SR 12 occurrere HS 18 hominibus omnibus N 14 nec > S / ostendisset H 15 quippe + et H 17 a passione > S 18 passionis S / fieri] filius R 19 non voluit] nos voluit SR nos noluit H 20 effugaret N 21 dictis] denique H / via > SR 22 ad - Gregorii (24)] et quod aliter nos redimere potuit, ut Gregorius in iam dictis declarat S / necess. quia] videtur quod H 23 liberare H 24 adducti R 25 Sed contra - Christi (38)] Sed contradicit beatus Anselmus, Cur deus homo, et ibi expresse dicit, quod mors Christi fuit necessaria ad salvandum S 26 cap. II > R / II] VII H 30 omni] hominum H 32 XV] II R 33 exiit R 34 fieri] Christus N 36 idem] quidem HR / peccatores + deo HR 37 reconciliaret H / reconciliat R / inducere] dicere H 39 sufficiens - actus (41) > H 40 fuisset S / per hominem N / redimi - Christi] passio S 41 actus] actio S 42 quia - actu > S / ista] ita H / passio] pagatio H 43 meritoria R

67,1 Quapropter] propterea R > S 4 malus S 5 Propterea] quapropter N 8 ordinaverit S 10 et s. conseq. > H 11 Similiter - consummare (68, 7)] Dico igitur omnia huiusmodi, quae facta a Christo circa redemptione non fuerunt necessaria, nisi praesupposita divina ordinatione, quae sic ex summo amore et congruentia ordinavit fieri, et hoc praesupposito necessarium tunc fuit Christum pati: oportebat enim Christum pati, ut dicit Apostolus. S / mortem > H 12 praevidere R 14 patietur > H 15 Quapropter] propterea HR 16 dist. II > R 17 de se patet] est bona H 18 hoc] homo R / esset H / quia] ut H 20 quod > R 21 non > N 23 ad extra N 24 ista > H / potuisset H 25 praesupp.] propter supp. R 27 sic - ille (32) > R 29 succurrere H / omnibus] hominibus H 33 III] XIII H > R / IV] X vel I H 39 fuit > H / Christum[1]] ipsum R / oportet - pati hom. > R 40 tam anteced. quam conseq. H 44 filii + dei H / procedunt > HR 45 satisfieri et > HR

68,1 praeordinatione R 3 copiosa] dicitur R / deum] eum H 4 Et - consummare (7)] Et patet iste articulus H > R 4 Decebat enim eum] de cela meum N

69,3 aeternum] sanctum H 4 praestolabant NSR 5 et desiderabant > S / adventum + quod sex viis ostendam H 6 desiderabant S / quaerebant] quaerentes aut H / valido > NSR 7 VI > N 8 redemptoris > H 9 ex electis > HSR / gentibus S / Hebraeis N 10 exspectabant > N 11 quoniam] qui H 12 tenebant S 14 vita] quod in vita H vitas S / ut > H / redemptorem NR redemptor S / redemptor + dicens: In carne mea videbo deum salvatorem meum. Similiter S / adventum > NR 15 etiam] enim R / credimus HR 18 Haec ille > SR / Similiter - affectabant (70, 42) > S / Similiter - inquit (24) > R 19 XXI] 33 H / quid] ibi H / nocte + custos qui (!) de nocte H 20 enim - Seir > H / est qui] aestus N 22 caecos] ceteri H 23 praenominant H > N 26 Ecce - gentibus] ecce dies veniunt cum gentibus R / desideratus] de H 28 intelligat N / aliquos > H 29 a - ardenter] multis gentibus R / gentilibus H 31 et quibusdam - mundum (70, 25) > R / quibusdam + quasi H / profectum N 32 et omnibus] gradibus H 34 nisi intensa] non incessa H 35 quid] qui H 36 custos - nocte > H 37 ei] enim H 38 eum] unum deum H 39 commune - erat] quem eis cum omnibus erat H 40 communiter > H 41 custodia] tota H / Gratiae - receperunt > H 42 quid] qui H 43 custos - es > H / nos > N

70,2 sucis] futis N 4 speramus - inchoatam (8) > H 5 perficias] perfutas N 17 ab > H 19 revertendi] redeundi H / patriam > N / patriam + seu H 10 veri] verbum N / veri diei] filium dei H 11 qui] quia H 12 suum] eorum H 13 dicitur] respondetur H / quaedam H 14 domini] nostri H 15 namque + salvatore scilicet H 16 de hoc mane] de quo H / Exortum H 17 rectis + corde H / miserator + et iustus H 18 habetis H / itaque] utique H 20 testamur N 21 ni] nisi H 24 an] aut H 26 intelligere + quod H 27 praenosse] est cognitus H promissa R 28 et] vel N / idest > H 29 facit > H / ingerit > R 30 caligo + quod H 31 si - ille > R / etiam electi H

33 prophetae > R 34 Quid - alto (35) > R 35 alto + eripe me et libera me H 36 per > H 37 dicit H / Utinam] ut H vere R / caelos HR + et descendes R 38 manifeste > H 39 ipsa NH / et - ille > R 43 Secundo] primo S / dei filium incarn.] ipsum S

<u>71,1</u> consentitque - posset (12) > S / mandiageris R 4 fuisse H 5 etiam] esse R 6 dictu R H 7 Lia + etiam NH 9 deum dominum NR 12 secundum - Lyra > R 13 Jacob a deo electum] quod electus erat a Deo S / electum + et dilectum a deo H / electum] oculum R / ex patet R / surgerent - nasciturus] surgeret redempturus Israel S / surgerent - filiis (16) <u>hom.</u> > R / capita + filiorum H 14 eius filiis] eis H / erat nasc.] nasceretur H 15 Et - si] Ideo S / ab ipso - cupiebant (19)] et Rachel plus cognovit hoc. Igitur per madragoras eruit concubitum sperans nasciturum Christum. S 17 Patet - cupiebant (19) > R 18 ita > N 20 incarnari > S / unde - cupiebant > S 21 cupiebant + a deo HR 23 offerebat] faciebat oblationem H obtulit S / recipiendo] referendo R 24 manus + in modum crucis S / sinistram - dextram > H 25 Et - solebat > S / perficiebat SR 26 Unde - remissio (35) > S 27 solus > HR 29 Mose + coram H / populo > N 32 vos] nos H / dominus H 33 mysterii R / sanguine R / pene] bene H 34 sine > R 37 et ut > R / et ut m.] messiae H > S 38 et[2] + sic S / sepelirique + in sepulchris patrum S 39 Nam - quaerebant (72,16)] ut legimus Gen. 24 de Abraham, quia Christus in terra promissionis conversatus est S 43 credidit - Matth. > R

<u>72,2</u> ostendebant - sepulturam > HR 3 promissionis + forte sciebant oriri habere H 4 XLVII] XLIV R IX N / inquit + textus vel deus quod H / condensque > H 6 sepultura H 9 sepultus H 10 caelos H / fidem et > HR 11 Christo > N 12 sancti > R 17 quaerebant et > SR / et cupiebant > H / profundissima] pro peccato S 18 Quapr. - devota] sic clamabant. Cant. VIII S 20 ut inveniam - homo (33) > S / deosculor N 22 et meus semper] supple H / semper] supple R / matris meae > NR 27 ad te trahentem] attrahentem H 29 inquiunt H 30 intelligi N 32 et] ut H 34 cum + omni S / hominum omnium HR / taedium N 35 incarnari > S 36 qui S 37 Tob IV > SR 38 Super Cant. > SR 40 videri S 41 desiderat H / ost. dicens] dicendo H 43 spiritualia] sponsalia R / differentes R

<u>73,1</u> servos] suos R / sed + ipsum HS / praecipere N recipere H / quaerebant S 2 osculo + <u>additio in H:</u> oris sui. Ac si aperte dicet sponsus meus, qui me de paradiso propter amissum ornatus offensus expulsit et gratiam suam mihi interdixit, ipse mihi nunc per assumptam carnem iungatur et per ipsum mihi ornatus et pacis osculum reddat. In osculo caro carnis iungitur et spiritus spiritum sociatur. Ita Christus per carnem ecclesiae est coniunctus. Aliter humana natura sponsa designata pro angelica natura deserens beatificari dicit: Osculetur me etc.,

quasi dicens: Dei filius mihi sponsus veniat et me humanam naturam osculando coniungat sibi et viam salutis proprio ore doceat prae nimio desiderio quasi absente alloquitur etc. / Bene igitur] unde autem N 3 sign.] figuratur R / incarnationis > S 4 dimmissio superior > R 5 inferioris + ad superiorem vel H / ad > N 6 cum - perficitur (8)] etc. S 7 alteriora] superiora HR 8 osculo R / Felix - ac] Unde Bernardus inquit S 9 beatus] devotus H / dignatio S / mirabile > S 10 qua S / ipse > N 11 complexum sign.] amplexum et H 12 Haec - ille (16) > S / consideratio R / naturam + scilicet H / in divinis R / divinae et humanae H 14 oris - ille > H 15 Spiritualiter - desiderandus (75, 25 = finis articuli)] Spiritualiter autem deducendo: primo adventum domini desiderare debemus clamore valido intrinseco et extrinseco; secundo per carnalem concubitum et mentalem conceptum, sicut beata virgo prius concepit mente quam corpore; tertio per munerum oblationem: more pauperis viduae offeramus duo minutae, videlicet corpus et animam; quarto quaeramus eius adventum fide firmissima; quanto summa humilitate; sexto spretu omnium mundanorum. S / deducenda H / spirituales HR 16 habemus] debemus HR 17 hab.] debemus HR 18 cesses H 19 tuam + Is. 78 H 20 ubi - meridie > R / cubes H 21 de] in H / et > H / tenebra et > HR / umbratur et figuratur H 22 aeternae] verae tamen N veri tamen dei H / aeternae + cum R 26 generatur] glorietur HR 32 patris idem] oris inde H 33 veritas > R / percipitur R 35 utrum] unum H 36 uterque] utrumque NH 37 dono + in N 38 vel - facis > R 40 consenti] consumendo H / pater > N 41 consensis R 42 potestate] portante H

74,1 paris H 2 pro voto] per voluntatem H / non voluit] noluit H / maledictus > H 4 quaeras N / munerum] amarium R 5 ad > N / deus - sumus hom. > R 6 more] morte H 7 devotus > R / Quid - nobis (9) > R 8 aut + quid H 9 pretiosam NR > H textus B 12 ut > H 13 habeam H 14 perfecte > H 16 exarcatur R / si] sed H 17 Tali - Beneficiis (21) > R / Estmes > H 18 plura > H 20 minus et max.] munus in eximium H 23 nostri] in N / aperta] aptata N optata R 24 IX > H / ubi] ideo H 25 vivit] venit R / et] ut H 26 consepulti > HR 29 cum - concupiscentiis > R 31 Ad Rom > HR / Unde - praedixit > R 33 docemur > RH / quaerere] quaeramus H > R 34 ad] ab H / inclinavit] humiliavit R 35 erga N / flectatur vel > R / vel curvatur > R 36 libro IX > H / IX > R / stultitia] iustitia R 37 confutaret] confunderet NHR textus BK 40 quod] qui H 41 excelso HR 42 sitivit H situs R

75,5 contemptione R 7 amore R 10 etiam + bene HR / legitur > R 12 mundanorum + Unde psalmus R 13 ipse devotus > R 14 Super - II > H 15 oro] ero R / semi] sunt H / audio] video H 17 elingues H 18 e te] cito H 20 species] sensus H 24 similiter] singulis H / a nobis > N / est + requirendus et R

76,4 ex - acceperunt (5)] sex sunt promissiones S / et oraculis HR 5 messia > R 7 XXII] XX H 8 et - caeli (11) hom. > HR 9 Et sequitur > S 10 terrae > S / quod - benedictionem (19) > S 12 a > H 13 arenam + maris HR 14 et terrenos > R 18 nullus > R / consequitur NR 19 Quapropter inq.] Ideo S 21 ex] igitur H > R / sed - Christus > S / sed quasi] vel R 22 erat] est H 23 missus R / et - illustrans > S 25 gentilibus HR / Nam] Unde Jeremias S / sis > N / usque ad extr.] ab extremis H 26 Nam - voluit (9) > S / per prius] proprius R 27 et] in N 28 voluit N 32 Ecce - Melchisedech (33) hom. > HS 33 alieni] semine R 34 Hebr. VII] Thess IV RS / VII] IV H 35 in > NS / regresso S / a caede] accede N a sede H in lac. R textus K 36 omnium] et omnia N 37 Primum - perpetuum (40)] Iste Melchisedech sine patre sine matre sine genealogia, rex salem, idest pacis. S / quidem + scilicet Abraham N 38 qui] quod H

77,1 Apostolus > R / consequenter > HS 2 dedit] dimisit H / de - patriarcha > S 3 Apostolus > S / in Abraham] in lumbis Abrahae, quia fuit in eo per seminis descisione, non autem Christus S 5 summus N 6 qui] quia R 9 fiat > R / perfectius N / quapropter lex > N 10 introducenda SR 11 XXXI > HSR / novum] meum HSR 15 meo] me N 16 quod] quia R 17 dicit dominus > S 18 corde HS / scribo S / et + ego H 19 eis in d.] eorum deus SR / erunt > H / non > H / non - quia (22) > S 20 dicens > R 21 quoniam - me > H 23 et - eorum > N / rememorabor H recordabor S / Ex quibus - est (25) > SR 24 VIII] IV H / dicendo] quod dicendo sufficit H / Novum + testamentum NH textus K 26 quod] quomodo S / summus - qui > S 27 perfecerat H 28 quae] hic H > S / non + in HR / danda erat pop. > S 29 sed + ad HR / corda] in cordibus S / impressa S / dei vivi] divino S / per illum - inventa (33) > S 30 voluit] debuit H 31 pontifex > R / per amplius > HR 32 sed - inventa] usque inventa R 33 aeterna + in H 34 casus + per ordinem sapientiae HSR 36 IX + suo capitulo N / filia > S 37 veniet H / sanctus et salvator > S / et asc. - Sed (38) > S 38 sequitur > HR / Sed - satis] sicut H / satis > S 39 expresse > S 40 ductus est] ducetur S / et-suum > S / Immo > S 41 habitavit H / et - induti (43) > S 41 inquit - induti (43) > HR

78,1 fuerat H / dator] doctor HSR / ac aet. hereditatis > S 2 Gen XIV] XV NR XII H 3 Et - cap. > SR / XVI] VI H 4 capitulo] libro N 4 tuae - aeternam > HSR 6 per hoc - caeli] multiplicationem seminis Abrahae S / signif.] singularem N 8 ei > NR 9 Unde d. Ap. > S 10 Apost. > HR / V - mortuorum] XV patet in eo, quod dicit: suspice caelum et numera stellas, in vita beata stella differt a stella, idest sanctus a sancto in patria S 12 bona > S 13 principalis[1]] patet H 14 his] quam ea S > R 15 principaliter > S 16 promittitur > S / promitt. + et H / etiam quaecumque > S 17 bona > R /

sunt simpliciter > S / simpliciter + minora bona H / quam > R / iustitiae] virtutum S 18 Et ideo - aliqua (19)] Et ideo utrumque promittuntur S 19 vere et > R 21 quae - gratiae (24) > S 24 in - intellexit > H 25 terrena] aeterna NS 26 quae - adimpleta > S 27 dicitur > N / dicitur + ad H 28 vidit - est > S / ut tempus > HSR 29 eius - Christi (38) > S 30 passione R / tempore > HR 31 adducti H / sunt] sancti HR 32 Et - mortuis > H 33 eas - accipitur (34)] etc. N 34 promisit R / Accipitur - loco > H / excipitur R 36 terra > R 37 merita N / passionis] panis R 39 non > S / sed - homo > S 40 in - Hebr. > S 41 et - homo (79, 10) > S 43 deus] dominus R / pater] deus R 44 princ. pacis] etc. R

79,1 Christi > R 2 admirabilis - fortis] etc. H 4 Chald.] Judaica H / habet] inquit / datus corr. natus H / et - nobis hom. > R 5 conservandam HR 6 consilio] consiliarius H consilius R / deus > H 7 pax > N 11 receptis > N 12 promissum > S 13 Secundo - vetus (18) > S 15 Quaeritur ergo > R 17 non > NR 18 per] quod N 19 Ad primum dubium] Ad quod S / respondet + magister NH / Nam - probari (21) > S 20 patet > R 25 a libris hom. > R 28 nec > S 30 saltem > S 31 illud in Ps.] dicitur in 18 H dicitur in psalmo R 32 tibi + dentur S / deus] dominus HR > S / Et ubi - suo (36) hom. ? > SR 33 sitivit + in te H / vivum + in Hebraeo habetur: Sitivit anima mea etc. H 34[. . .] hom. > Codd., coni. secundum Nic. de Lyra 37 satis - scripturis > SR / probare H 38 Jer. XXIII] I Jer. in III H I Jer. SR 39 ubi > S / dicitur] dicit H > S / dicit dominus > HSR 41 Haec - natus (80, 21) > S 43 dicit NH

80,1 dicit NH 2 ipsius] Christi HR 4 deo N 6 secundo - est natus (21) > R 8 ex te enim mihi] ecce enim inde H 10 Christo + ad litteram H 12 mihi] enim H 13 mihi] enim H 14 exitum] textum H 21 Tertio] secundo SR 22 regem - diademate > R 24 in libro Cant. > S / Cant. > HR / ponitur] invenitur S 25 sub - est] subintelligitur S 26 magnus > HR / magnus Salomon] pax S / pacificus] pontificus N / et] idest R 27 partium] principium S 28 Unde - suae (29)] qui fecit utramque unum S 9 Hoc - humanam (35)] et si sub Salomone subintelligitur ipse deus, sub matre Salomonis non intelligitur mater dei secundum divinam naturam, quia hoc est impossibile; igitur intelligitur secundum humanam naturam. S 32 sensum + secundum H / igitur > H 33 habuit H 35 Quarto] tertio S / per illud > S 36 IX] III H > SR / satis > R / filia > S 37 sanctus - asinam] ipse pauper S / ipse > H / ipse pauper > N 39 ad litt. > S 40 etiam] enim H / in auctoritate > S / dicitur] dominus R 41 ostendit SR / humanitatem SR / sicut > S 42 convers. est] fuit S / autem] etiam N 44 quia - humana > S 45 fuit + in unum HR 46 tam > S

81,1 quam - scriptura > S / possent R / in scripturis H 2 promissus + verus S / inter alia] aliud S 3 Matth. > R + III (?) S + lac. N / adducens - Ps. > S 4 Psalmum > NHR textus B / sede - ponam] etc. H 5 donec - articulus (39)] etc. S / purum + esse H 6 arguit > N 7 si > N 9 distinguo] dico HR 11 priusquam] postquam H / fuerunt N 13 et gen. - matrem (17) > H 14 poni > R 17 sed quia] quia autem H / non > H 18 argumentum + eius R 19 et matre eius > R 20 igitur] est H 23 fit] fuit H 24 nec - suae > R 26 oporteat H 27 figura] significatio H 32 hominum] omnium H 33 quia vitam > N 34 sed] et NH 35 XXXI] III R / dicit R / dixit enim > R 36 dabo + vobis H 37 eram N 38 Sic - articulus > H

82,2 filii > HS / dei > S 3 variis > S / figuris + et aenigmatibus NR / in lege > NR / veteri > NRS / praeostensa est] praefiguratur N / est] fuit HR 4 Circa - praeostensa hom. > N / sex - praeostensa] sex tripliciter (?) fuit figuris et aenigmatibus, ubi sui gratia R / praeostensa] praefigurata S 6 ex - formata (8) > S / ex] et de H / virtute - latere > N 8 Et de suo] Ubi de viri HR 9 aut - coniugali > S / naturali] viri H virili R / coniungali] communi HR 10 obumbrantis - fuit > S 11 in cruce] virtute H 12 in - sanguine > S 13 sancta mater] mulier H sponsa S / ex - renata > S / est + et R 14 renovata H / Quapropter - Adam > H / ipsum + Christum R / primum N 16 columba] figura H / Noe + per HS / apportantis H > S 17 figurans] figurat, quae dum S 19 Maria] mater S / sancto + Matth. N 20 reconciliationis > HSR / virginali > S 21 cernitur] trinitatis N 22 veteris + testamenti R / per ipsam R ipsa S / vocabant N 26 sicut - XVII > SR / sicut + ipse H / Joh. XVII > H 28 Unde] quia H / graece > S 29 X] I H / et - mensuram > S / virtute] veritate NS 31 divina > S / Exod. L > SR 32 instanti > S 33 ideo > S / fig. per > S / quia] et H / isto + figurali HR / sanctus ... collocatus S 34 Christi > HSR 36 Unde - II > R / Unde - inhabitat hom. > S / Coll.] Gal H 38 quia - sustentatum (25) > S 39 reconciliatio] reprobatio N 40 Psalmus] suum R / in] a R

83,1 Christi] filii H > S 2 Nam - ita > S / suo > S 3 viam] vitam R 4 dixit > N 5 transibat H transiet N pertransierat R / quia - eam hom. > SR 6 egressus N / principii - aptissima] in aeternum et vir omnino non transibit per eam S 8 et] nunc H / figuratur N / per incarnationem H / dei] benedicta R / apt.] assumpta R 9 Quinto fig.] Haec figura R / in - capit. > S / excissum H excisum R praescissum S 10 sine > H / qui percussit > N / qui - infernorum (18)] sicut Daniel vidit S / percussit HR 14 et sine > NHR textus B 20 fronduit et floruit H / Ipse - iste (34)] Et multiplicis aliis figuris figurata est incarnatio Christi S 21 exortum N 23 accepit HR 24 figurata] generata R 26 quid^{1} > HR / quid^{2} > HR / cum] quid N / quid^{3} > HR 27 prae- > H / dei filium] deum H 30 flore H / Gedeoni

- rore > R 32 vero Jsaias] Jeremias R 33 tandem] eandem H 34 Haec iste > HR

84, 3 praecesserunt H transierunt S 5 Nam - trinitate - > SR / civitate H 6 illuminantibus R 7 dev.] illuminatissimus SR 9 omnem carnem] terram S / archam + Noe S / eodem - fabricatam > S 11 ad David > N 13 ad - desertam > S / deserto HR 17 ductus R 19 fuit inchoata] 20 Joh.] beatus R 21 horam + sive H 22 inquit > R 23 Nos + omnes R 24 scilicet - terris > S / scilicet > R 26 textum > S 27 dei > S / exiguntur] praeexigunt N 28 anima + primo sic S / lumine - purgante > S 29 ut] et S 30 seipsum mundum et immaculatum N / mundam et > S / offerre S / in - obtulit (33)] ut Abel S 31 munus] minus R > H / sec. Aug. > R 32 ut Abel > H 34 Secundo > S / impleri - mente > S 35 verae - quod > S / verae poenitentiae] vero potente R

85, 1 supprimat et subm.] dissipet S 2 mentis + habere S / spirituale - Joh. (4) > S / spiritualiter HR / cor] corpus H 4 Joh. > HR 5 Tertio > S / impleri in hom.] habere S 6 pede > N 7 exterioribus > S 8 ut > R / ut - tendat] ad terram promissionis anhelet S / deo] lumine H 10 in > H 11 et^{1}] sed R / orientem] originem H 12 erigatur] se oriat R > S 13 Quarto > S / impleri] habere S 14 retrocedat > N / alteriora H / aut gloriae > S 15 dicente - te (16) > S / VI] XVI HR 17 viventium > S / dirigi + ac N / ad] ut S / auream > N 18 et > R / et desuper] desuper et HS / statuam omnis > S 20 conterri et > SR / redigi] dirigi N confregi H 21 beato > SR 22 et cineri > S 23 senario] senarii R seu alio N seu in H 24 numero - perfecto > S / perfectio H facto N 26 consensu] a sensu H / Si - Manuali (28) > S 27 eundem] eum R 28 in Manuali > R

86, 2 declarandum] dicendum SR 3 et quam > NH / quam^{2} > R 4 ut ... succederet S / successit HR 5 tempore] in lege H 8 Horum - numerus (9) > S / ignoremus + tamen magnus numerus praecessit S 10 A bened. - est (13) > S 12 pie > R / silentium] si licitum N 13 est + quod N 14 per > H / varia + multiplicia S 15 quam caerimonialia > HSR 16 et - ostendit > S 17 generales > S 18 sub - existentes > S / praecepta caerimonialia et > HS 19 iudicia S / multiplicia] et praecepta S 20 inq. Jan.] Januarium S 21 XII] XIII H / omnia - dicendo > S 23 illi quorum] illorum SR / puta quod] ut S / omnem > R 24 praesentent H / praesentarent - venire (26)] ter apparere in Jerusalem, quentumcumque distaret S / quantumcumque - Jerusalem (26) hom. > N / distarent - dispensabatur textus corruptus in H: distant et septem anni collectionem quo anno oportebat ut ad minus tollent dispensabatur ... textus 24 - 26 de Mss: WEACTG 25 ter et ad minus] tenetur et adominus (?) R 26 Et - beatus > S 28 nos] vos NR 29 propter - fructuum (20) > S 32 et populus - erat > S / erat] excitari N existerat R / in ea H 33 erant] et NSR / magis > S /

mala > R / carnalia et] et carnalia N > S 34 et magis vind. > R / magis > N / vindicabatur] vindicati H deus vindicat S / vindic. + quam darent caerimonialia H / Unde + iudicialia praecepta S 35 habere - occidit (39) > S 36 miles > N 37 occisione R 38 duos > N / de caelo] qui de caelo descendit H

87,2 milia > SR / viri S 3 a Dan - quoque (5)] et S / tantum] non N 4 II > R 5 Osam quoque in lac. H / manibus > R 6 volebant S / cum - viderat > S 7 illico > S / Plagae - percussio] Pharaonis submersio S 11 quoque - vivos] Dathan, Abiron S / et - ignem > S / ac civit. aliarum > R 12 diluvium generale > H / ultionem - diceretur (14) > S / horrendam > H 13 declarans + aut horrendam H / tempus > H / non] omnino R 15 diaboli] divina H 16 laquei] lapsi R / et - erant > S 17 tantum] unde R 18 devenerunt S / Omnes - quoque (19) > S 19 utero + matris R / Psalmus > R 20 solet loqui > H / solet - suum] amico S / loqui > R / deficit HR / defecit - extincti] et Aaron mortui sunt propter delicta sua S 2 et extincti > R 23 in] sub N / Erantque - mortis > S 24 omnes > H / sedentes + et ambulantes HR 25 et[2] - omnia > S 26 grassa R / promissa] praecepta S / omniaque] namque H 27 et umbra > S / Quapropter - lex (31) > S 28 X] II N IV H 29 Et] sed et N / Non] sed H sed non R / beneplacito R 31 quamvis > H 32 per > R / aquam lustr.] aliquas lustrationes N lustrationes R / vaccae rufae] sanctae in se H / irregularitates H 33 minime] non S 34 per > N / per talia > S 35 iuste N 38 tantum > H / animorum S 39 Necessarium - perficientem (41) > S 40 supervenire > HR / hanc > HR / sed etiam > H 41 caerimonialibus > H

88,1 et] ut H 2 pro aminiculo] pro aministrando R pro ministrativa H proficua S / ut - valerent] ad vitam aeternam merendam S / cernere > H 3 et fideles > S 4 qui - etc.] inferni claustra fregit S

89,3 abeunta] ambiente HR / imbre > SR / nova H 4 deus del. R[1] 8 Qui + inquit N / firmiter] firmatus N / septem > N 9 sapientia - divina hom. > R 10 gratia + clarissime NR 11 et - macula > S 13 Mariae - gratiae] etc. S / vero se totam] cero tamen vel cerotum (?) H / infudit R 14 non tantum > S / mundata H 15 praeventa H 18 cui] cum HSR / quindecim R 19 Regum + hoc S / Quapropter - conclusionem (26) > S 20 sic] IX H 21 poterem R 22 Item - inquit > R 27 pura H / immutans N 29 redemptorem et > S / in > H 32 carnis > H 33 gloriosior - decor] decentior decor mentis S / decor + ornatus N 34 oro] quaero H > N / sine vae dicendo > S 35 si] sine N / fuisse > N / et - culpae > S 36 laudem + gloriosae H 37 fecit - filium eius (90, 13) > S 37 minus] eo minus N minus eo R 38 beati angeli > N / redempti > N 40 XXII] XXIII H 42 sic - redemptio hom. > HR 44 numquam - vitio] qui numquam peccaverunt R

90,2 istum] iustum R / capite N 3 proprie vocatur] nominatur H 5 ubi vult > H 6 infuit] inficit R 7 mirum] minimum R / cum] quod H 8 Alkiron H / vel - Albokon > HR 10 ipsos + vel inter ipsos N 12 tangat R / praeter - eius > H 14 Alkarano S Alcarno H 15 omnes > HS / angelorum > NS 16 summum] suum S 17 inhonorabitur S 18 iste + haereticus S / Hoc - subticerem (20) > S 19 gloriosae > R / subt.] subicerem R + vel tacerem N 21 filii - dierum > S 22 antiqui NH / quae - congruent > S 23 et procaciter vitiata > S 25 copula] copia N 26 Et - reformata (27)] et inter deum et hominem reformata est S 27 Ecce - tuum (30) > NS 31 Secundo hic] In hac cognationis copula est S / tam - pauper > S 33 Tertio] secundo S / copula] coniunctio S / simul S 34 sec. Damasc. > S 35 puertilis] principalis S / inter - capitulo] numquam fuit similis illi S 37 et - unitur (41)] etc. S 42 his nuptiis] ista unione amorosa S / nuptiis > H

91,1 XIII > S / creavit] faciet S 2 mulier - veritate (4) > S / circumdedit H 3 homo > N 5 formata NH / Christo H 7 sicut > S ≯ 9 et - caro > N / caro > S 11 tertio H / divinitate H / ratione - Sentet. (13) > S 12 per Magistrum > HR 15 quia - coniuncta > H / et > S 18 deitatis SR 19 corporalis HSR / Ad Col. II > SR / dei + nullum N 20 quod > S 21 est Luc II > S 22 ipse devotus > SR / ipse S 23 quae - unionem > R 25 humanae + ad divinam H / quattuor] 9 H 26 primo R / unio] benedicta assumptio H / sermone + dicente beato Jacobe (?): Cum mansionem suscipite in situm unitur H 27 ibi] ipsi H / arboris H / incurrunt R 28 et idem > S / individuum] indistinctum H 30 sunt unum] unus est homo H / sunt - divinam (34) > S 31 ita - Christus] etc. R / anima + in H 32 quod > NH / est] sic N / natura NH / rationalis H 33 quae est] et hoc enim R / suppositalis NH / hic] hoc R / a > H 35 unioni > S / unioni + quae fit HR / adhaesione + dicente apostolo: Semetipsum exinanivit formam servi accipiens et habitum inventus ut homo. Verum sicut habere potuit ferminos exrimeos adveniens ita unio ista H 36 informatione - accidentis hom. > R 37 manet N / indimiavit R 39 divinae naturae] divina R 40 actus > R

92,2 modo > SR 5 dilexerit N 6 corde + benedicto S 7 sed - efficientiam > N 8 hanc] hoc SR / solum H / et salvandi > N / per ipsum > H 11 suis + exercitiis et H 12 in propriis > S 13 senserunt H 14 a patre insp.] habeatur R / aspicitur S / in se] a se R / nec - exercitiis] et de aliis virtutibus S 16 Et sic - exercitiis] etc. H 18 Sed - peccatore (93, 31) tota quaestio deest in hoc loco in H, sed stat in fine art. II, unde et collatio huius textus. / Sed - articulum] Sed numquid H / circa hunc art. > S 20 hoc - summam > R / fuit] videtur esse H / possibile] rationabile S probabile H / dei > S / rationis > S 21 Sic] et S / Subtilis + dominus Bonaventura H / Richardus + quod sic S 22 et hanc - Ergo (94, 27 = finis art.) > S 23 Quae > N / propter] per N / retroducta N 28 si] similiter NR / ratio + est R 29 non > R / non - potest (30) hom. > H / non gaudere] non tristari seu delere H 32 modum] rationem H / arguit + vel modum H 33 Solum H / nunc > R 34 per beatum Greg. H 36 Rom + II H 38 et int. > NR 29 ut] et R 40 haberet N > R

93, 8 filii + dei H 10 homini > H / hoc^{2}] modo N ex hoc R ideo H / incitavit H 11 illum assumi] illa assumptio H 12 quod] adhuc H / fuisset + a verbo H 13 Item - peccatum (19) hom. (?) > H 14 apprehenderet N 15 persona] natura R 18 mores R 20 VI] VII R 23 a sensu H / a sensu H 25 ingred. sive > N / egred. + semper H 26 Modo planum] planum autem H 29 scholarum] sanctorum NH 30 quae] qui H / oppositum] oculum N 32 Item - potest] Sed quaeri potest circa hunc articulum H / fecerit N 38 Christum] ipsum H 39 imaginabile] virginabile R 40 suppositalem + ut sic N 42 ergo - suppositalem hom. > R

94, 2 suppositalium NH 3 ita] sicut N 4 Propterea - absurdum (10) > R 5 formalis perfectio N 11 natura] gratia H 13 vi > R 18 apta] aperta H nata R 20 propterea R / et] ut H 22 stat] constat HR / sicut - uniri > H 23 Item - Ergo (27) > R 24 patet] et nota H 25 Nam] quia naturaliter H 27 Ergo] sicut prius potest stare cum posteriori H

95, 2 agendum] attendum N / huius > H 3 haec > H / sanctissima] benedicta H 4 habuit H 5 primo quidem N / grat.] gloriosissima H 7 gratia > N 9 fuit] est H / gratiosa N 10 caritate] gratia H / claritas] et H 12 terminantur] terminaverit S trinitatis H / in qua - antiquorum > S / consecuntur H 13 serenissimus] antiquissimus H / patris S 16 caerimonialem > S / contul.] obtulisset H 18 redemptoris] et mira salvatoris pietas H / quia - nos > SR 22 nativitatem > H 23 Albunasar S / Moribus N / Isagogis] Synagogis R / VIII, I S / VIII + directa N > R / I + gradu H > R 28 ei ad com.] comedere S 29 Alciba H Altibrida S Alcibatae R / vocant] notavit HSR / gens HSR corr.: gentes R^{1} 30 ea] eo H 32 sub] de R / caelum S 33 dominus noster > S / Christus > S / determinat] detiantis (?) H 35 ex coni.] coniunctionem HR 37 adoravit H / Nam] clam H / enarraverunt SR 38 carit. - altissimi > S 39 amoris mutui] amorosa S / mutui > R / supremi] summi NS / permutata] permutativa S permutatio H per vocatam N 40 cum] omni N / angelorum H

96, 1 pontifex + ad dominum H ad deum SR 2 Ad Hebr. - apprehendit (4) > S / Ad - cap. > R 4 sed - apprehendit hom. > HR 5 procul dubio > S 6 ut - repararet > S 7 reprehendendo R 8 XVII] XIIII R 12 extollent S 13 ne - pro diis] ut sic se non suaderent coli

S 14 Tertio N / aliquis] alias H 16 reconderetur] recaderetur R retardaretur S / cum > N / sic] si N > S 17 humiliaret S 18 quam] qui N / recesserat H /disceret > S / quod] qui H 21 diabolus R 22 victus R 24 enim] creaturam H / et] angelorum S 25 immo - transcendebat] transcendens R 26 secundum + beatum R / papam > S 28 fuit + et ignotum HSR 29 dei nomine HN / I] VII N / Compositio - Eph III (36) > S 30 in] est R / rationi] rei N / omni verbo > HR 31 ipso + primo HR / dignissimo > R 34 principibus N 35 per ecclesiam > NS / multiformis + ut H 36 Eph] Hebr H / et - dicentes (37)] ubi minores angeli a maioribus quaerunt de resurrectione Christi et eius ascensione S 37 qui - iste hom. > HS 38 gloriae + Et maiores respondent: Ipse est dominus fortis et potens etc. S / Quod > H / Quod - spiritibus (40) > S 39 Christi > R / celata] relata a H + a R 41 fuit + ideo N 42 ipsi] Christo S 43 quia - gaudiosa hom. > N 45 ipsorum] ipseque S / numerus + angelorum in marg. S^1

97,1 restaurandus + appropinquare coepit locis angelorum in marg. S^1 2 etc. usque] et in terra pax hominibus bonae R / usque - II > S / Luc. II > R 4 regem - Cant. III (6) > S / eam R 6 III] II H / verbum + exponens seu H / exclarat S / Expos. > H / sic inquit > S 8 gigas > N 9 temporis > N / eum -coronavit hom. > R 11 deitatis] divinitatis HR 13 deo] dei HSR / regem - coaequalem] de semine regio secundum carnem concepit sibi aequalem N 14 insuper > S 15 regali] regio SR / sec. carnem conc.] generavit S 16 intelligitur > S / virgini - angelicis > S 17 Luc. I > S / et post hoc > S 18 vocabitur - altissimi (20) hom. > R / et dabit - etc. (19)] etc. S / dominus - eius > H 20 vocabitur NS 22 Porro - nuncupat > SR / ex] in NH / nominat vel nuncupat] vocat H 23 significatur R 25 Haec ille > S 26 haec - genitricis (33) > S / Quapropter - ista (34) hom. > R 27 cap. IV > H 28 Cant. IV H 29 beata > H 33 Digne - genitricis > H 34 Quinta - perfectissima] Quinta haec nativitas fuit perfectissima in marg. S^1 / et hominis > H 36 deus > S / nihil - opera] ipsa natura completa fuisset S / imperfectum > H 38 consummatio tamen perf.] perfectio tamen S 40 dilata S / et - reservata > S / soli H / disposui volunt R 41 noluit H / et entia app.] quia omne ens appetit S / entia > H / ens > S / spiritualia > R / spirituum R 42 rationalia nob. rat. > S / rationale - nobilissimum hom. > R 43 nativitates - puer. et > S 44 puer. et. iuv.] pueritiae iuventus H / pulchritudinis R / virtutes > S

98,1 et breviter > S / optimum] omnem perfectionem H 5 ulterius] utilius H / ulteriori] uberiori + in marg. vel alteriori N alteriori S 6 potuit S > HR 8 corporaliter > S 9 Quid - posset (10) > S / perfectio N / nativ. + dato H 11 et - est > S 13 virgo + vel regina in marg. N / generat H 14 digne - quod > S / dei - orbi] est S 17 Inquam - fuit] Unde inquit H / fuit naturalis > R 18 in voluntate H / divinae + naturae H 19 et sensu] et cursu N consimili H 20 divinae + voluntati H 21 XXVI] 263 N 22 mirabiliter R / fecit H 23 est > S / Nobis] non H 25 deus H 26 fecerat S / Item$_2$ - ille (30) > S / XIX] IX H 27 draconem] serpentem H 28 fiunt^2 > R 31 quidquid + deus H / de re] deus N corr. in ras. deus R / et] ut H 32 ipsius] corporis S 35 naturae ut] ut naturae H / frigesceret R 36 quod > H / de - naturae (38) > S / cui] cum R 39 communem] omnem H 40 secundum > H 41 summe] sentire HSR + quod S / naturae R 42 stet] sit H / fuit H 43 seu incarn. superben. > S / in se > SR 44 quasi > H

99,1 est] esse NSR et H textus K 2 in- > S 3 Prima - effectus (4) > S 4 visibilis > H / est effectus > R 5 beatus Cyprianus > H 6 dicens + in marg. Attende diligenter de nativitate domini S^2 9 in puncto H / clauditur S 14 invisibilis HS 23 diameter - stellae (25) > SR 24 piellae N 26 tacet] caret R 29 simile] tales S 30 X] IX H IV S / Ego > SR / inquit - beatus > S / Nazarenus NR Nazazenus H > S 31 acclamans ait S / veritatem - ignorat (6) > S 32 usus] cursus H 33 tacet] caret H / ebet] tabescet H / caelum] templum HS 34 creatura - homo (37) > SR 36 sermo] unio H 37 incorporetus H 38 inquisita R 39 immixta commiscentur R 41 Cum - deleret (100,1) > S / communi] quam H 42 sic] fecit H / notandum + quod R 43 mulierem > N

100,1 XXIX] II H 5 copulae > S 6 Sed - viro (19) > S 7 generare H 8 nec] ut H 13 quia] quod H 14 decuit > N / tamen ipsum] enim H / munda] linida N pura H 16 suae potestati] suo peccati N 17 de] et HR 19 de femina > R 20 Secundo] Item S / inquit] respondet S / Anselmus] Augustinus SR 21 ut] et S 22 auctor] exordium S > NR / causa > S / ne - malum (24) > S 23 quas] quod H 27 facta - virgine > S / viro + uno R 28 fiat de virg. > S Et - sufficiant (101,6) > S 31 sanctarum a mulierum HR 35 valde etiam > H 38 sed - meretrix hom. > N 40 matrimonium H / Saloni H 41 scil. tribus > H 43 in > H / fuisset] esset H

101,1 quod + sic H 4 Nic. + de Lyra H / nomine vel > HR 5 coacta > R / etiam] sibi HR 6 Et haec suff.] Et hoc de causa sufficiat. R > H

102,1 art. 21 additio in N: "De perfectione humanitatis Christi", vide appendicem! 2 primo] secundo N / patris] dei H 3 nitebatur et > S 4 debuit > N / altissimam H 5 contraria + enim R 6 ista > H / tantum > N 7 multiplex] quadruplex H 9 et haec] ut S 10 cruciatim R 11 sit] fit H 12 ulcerosi > H / fit H 13 interpretabatur H / interpr. et > S / Sapiens] Salomon S 17 quo] qua H / dissuadet] discutiet H 18 aliquid] aliud NS / desiderii N + gloriam ne dum rogetis vel tollatis HR gloriam ne dum regetis N nec dum gloriam rogetis vel tollatis S 20 honorosis S / cruciati R 21 Sapientiae S 22 pigrum > H 23 frigus] figros H / piger > R 24 Mendicabit > H / Mendicabit - prohibetur (25) > S 25 solum > N 26 paupertas] mendicitas SR 27 peroccupatis H 29 quia] qui R / a deo H a deo S 30 prae] in HS 31 mendicare H 34 immunibus] immundis R in mente H / et - quietis > N / et + corpore R 35 corporalis] naturalis H 41 castificentur SR

103,1 sanus R / dubitet H / paupertas R 2 humiliat R 3 castiget H / accipiet HS accipiat R / benef.] perfectori H benefactor R / reconciliet > R 5 et pauper > R / quin > HSR 8 expergentiam H 9 incommodorum] est comm. R / quae] quo H / committantur > H 10 Mala - inquit (14) > S 11 avarum N avaritiae H 12 pauperibus + et H / est > H / penuribus H / humilibus] hominibus H > N / credentibus > H 13 despici > N / Christo + configurari R Christum configurari H / coniungi H 15 honoribus] gloriantur H 16 sentiunt: deest 1 fol de ms. H. Collatio usque ad 107,11 de ms. B. 17 quod² > R 18 Quia igitur B / Quoniam - meruerunt (22) > S 19 in cruciatu (20) > N / veris > B 22 adorent R / irrogari B 23 digne] dignitas S 24 est¹ + paupertas S / si + non S / Qui - est (25) > S 25 convenit] confluevit R 26 Ideo et > S / et idem dicit] ut idem dicitur B 27 Quapropter - videtur (34) > S 31 ut acciperes] accipe NR / raperes] acciperes et haberes B 33 speciosae] sponsae R 34 hac + paupertate S / beata ista rapina > S 35 Johannes - omnibus] apostoli omnes RS (et Bonav. - Quar. VII /302) Johannes, cum hac apostoli omnes splenduerunt H 36 Sed - insipientes (44) > S / omnes > RS / intueantur RB 39 odio RB / illius B 41 vis - autem (43) hom. > R 44 insipienter NH 45 declarat] apparet S / Os aureum] Johannes Os aurei B > SR

104,1 magnae] maximae S / sed - pulchr. > S 2 et honoris > SRB/ immensae R 3 Habemus - involveretur (10) > SR / spirituale > B 4 - cum - del. B 5 iuxta quod] nam B 6 sacer N / de ipsa hoc > B / 8 morietur N 9 nummum] minime N 11 ostendit + exemplo S 12 et - virtutem (13) > S 13 virtutem > R / humilis S / noster + sanctus B 14 esse] omnium S 15 regum] Christo S / praestanter SRB 16 Et ideo - spiritu (30) > S 17 Christum R > B 18 respondebat] dixit B / fratres > B 21 absconditus B > 22 istius comparatione > B 24 mundanae] humanae RB 25 ut - domini (26) > N 28 spiritu + quia ipsorum etc B 29 ubi - spiritu > B 31 Qualiter] Quare RB / Qualiter - declarari] Hanc paupertatem Christus sex viis ostendit S 33 dei filius > B 34 eius intell.] esset S / spiritu sapientiae] sapientia et intellectus SB 36 omnia - Apostoli] Sed S 37 dist. XIV > R 39 Prout - quaesivit (43)] et tamen scire non ostendit nec quaesivit S 40 de hoc > RB 41 paupertatem + tamen R 42 eandem] tandem R /

ut] et R 43 evang. > S

105,2 super terram fecit > S / vitia et virt. > S 3 poenam et gloriam > B / cum - serm. > S / nec - enarravit (5)] nec inseruit subtilia physicae S 4 aut verba desuper vacua B / inflati - enarravit] inflatur produxit vel enarravit B 6 eius > N 7 et - scientia > S 8 et humiles > S 9 dicit > N / dicit + perdam B 10 reprobando R 11 Tertio + ut B / eius - claret > S 12 cum - dixit] quando sedens docebat S 13 idest - quaesita] etc. hoc multipliciter intelligitur primo, ut quis pauper sit mente B / idest - crucifixum (16) > S / multipliciter R 16 Christum > B 18 in voluntate B / aeterni > R 19 ut > B / ut - mensuram S 20 de caelo > B 21 eius - me] patris S / Joh. > R / Et - fiat (23) > S / agonia orando] oratione B 23 paupertatem > S / instanti - est > S 24 crucem] mortem B / patri > SRB 25 mortem[2] - II > S 27 naturale S 29 In - redigitur (32)] in uno vitulo sagmato occiditur et cineres sanctae obvedientiae reconduntur S / omnia quae velle possunt B 30 accenduntur B 31 per ignem > RB 32 sanctae RB / redigitur] reconditur S 33 pauper > B 35 corpori SB 36 paupercula + nutritus et B 38 pandochium - ille (41)] Christum in stabulo iacentem et auro indigentem S 40 quidem > B / vix + tantum unicam B / unam > B 40 ornamentum R 42 reperiamus] legimus B 43 legimus] legitur B > S / in agno S

106,1 reperimus > S / Et - manducare (4) > S 2 infirmis] aliis B / nullam + tamen NR 3 quae ipsis] quantumcumque B 4 creditur ut > S / magister > B 5 propter - Christiana (8) > S 8 IV > R / Quapropter] et quamvis B / sua > B / facie B 9 speciosissimus erat B / et - tantum > S 10 multa R / immutata NB + facies eius B / aliquorum et > B / ut - Joh.] quasi quinquagenarius reputatur, unde quinquaginta annos nondum habes S 13 Joh. > R 14 fuit[1] > R / fuit[2] - naturalis] ad inclinationem naturalem B 16 per - dei] pro eo mater B / domini N deo R 18 simul B / in eo N / consubstantialitatem S 21 quia] et B 22 quis - attinentem] alius ad omnes sibi ex parte patris et matris attinentes B 23 Verumtamen RB / Verum - fuit (24) > S 25 fratres et sorores > S / Et - Matth.] Et in Matth. dicunt Judaei S 26 operis - ipso] iustissimus hoc opere B / facto > R / diceret R 27 quaerentes te > S / Ac - ait] ipse respondet S 28 dicenti sibi > B / et qui - mei (30)] etc. quicumque fecerit voluntatem patris mei ipse est meus pater et frater S / mei - mei (30) hom. > B 29 suos dixit > R 30 mulcentia S 31 ad matrem prot.] matri locutus fuisset S / magis] semper S 32 Joh. > R 33 decuit - ipsum (35) > S / exemplaret facto] exemplo faceret B 36 filius + pauper fuit quod B / sed > S 37 et proprio > S 38 iuveni] in natura B 39 et da - Matth.] etc. S 41 Et - tenuit (43)] et cum interdum legimus eum loculos habuisse, sed communia habet S

43 tenuit - communi (107, 2) hom. > R

107, 2 pauper fuit S / pauperimus + fuit et B / Immo > RB / Decr. - sign.] Decretalem SR / extra > B 3 verbo R viri N / seminare - possedit (4) > S 4 Unde > RB / in proprio nec hom. > B / quidquam nihil R / quidquam + habuit nec B 5 proprietatis > B 6 speciali] spirituali N 7 perfectionis] veritatis B 9 militantis > B 10 per - derivarunt] et vitae eorum per doctrinae alienos derivarunt B / ad eos] alveos SR 11 derivavit N 12 beatum > B / beatum - Christo] psalmum S 13 expectavi dom.] exspectavit me S 14 ipso psalmo R > B 15 Et^2 - invenisset (32) > S / ait > H 16 ne] non R / ad litteram > H / in - inquit] dicens R 17 psalmus > H / inquit] continetur H / hominem] dominus R 18 quapropter] et R 19 ut te inquit > R 20 omnia] tuam R / paupertatem R 21 quasi] quia N 22 stipem > H / hostias H / mendicans R 23 quapropter] Et te igitur R / ad Nep. - Hieronymus (26) hom. > R 24 domini] deum H / pauperes H 25 consulti H / excitare N 27 alieno] aliae non R / XI > R 28 vesperasset H 30 nulla H 31 Glossa > H / quod si] sicut R 32 quod > H 34 exemplo > R / tum > R / cum > N / misit] missos NR 35 prohibuit + nec possidere aurum nec argentum nec in zonis pecuniam. Mt. et Lc. X: Nolite portare sacculum neque peram neque calciamenta S / Unde - iste (108, 18) > S 36 dominus > N / prohibuit HR 38 in via > R 39 virgam + VIII, X H 40 eam] tam R 41 a verbis] auribus NS / quia] quomodo R

108, 2 quod HR / primus > H 3 sententiae] finem R / vacuum] vanum NH 4 posceretur H / ait > N 5 habeo] est mihi H / non tam > R / tam] tantum H 6 Petrus] apostolus R / quam] quantum H 7 servat H 10 Unde] super H 11 istis] meis H / frigidae + super quo H 16 sine saec. compede] summe HR / expenditi N 17 habere + quasi HR / humores H 18 igitur ex his > S 21 Sed] licet N si R / Sed + in marg. Nota de his, qui loquuntur contra paupertatem S 23 et - sic > HS 24 videtur > H / esse > N 25 quos Judae commendavit > S 27 est] existit H 28 et - repertus > S / reparatus H 31 exerc. - opera] imperfectus est S / opera > N 32 Quarto - apostolorum (40) > S 33 ducit] dicunt HR 34 sua] sera R 38 multi R 41 sexto] quarto S / determinationes H / det. - decretum (42)] decretalem extravagantem domini S 44 et erroneum > S

109, 1 amplius] magis H / elucessit H 4 est > N / paterni N 5 patris > S 6 maiestatis dei] magestabo R > S 8 ad perfectionem > H 10 ut > S 11 exemplum R 12 conversione HS 13 gratiam R 14 imitationem] communicationem R > H 15 quod - est > S 18 tum NR / manent SR 26 distrib. + et R / donorum

+ et gratiarum H   27 et] secundum R   28 multimoda perfectio] multitudo S / perfectio > R   31 quilibet] secundum HSR   33 acceditur S   35 ipso] Christo H   36 aquas > R   37 lucem] lumen S   38 et fut. praed. > S / serenitatem R   39 de templo] et ementes S   40 sacr. conficere > S / re relaxare] dimittere S   41 timere - morte > S / contr. in morte] tristari H   42 in morte > R
44 et - offerre > S

110,1   singulis] omnibus S   2 Christum - perfectum > S
4 impossibile] impium SR in marg. N / hoc dicere > S / aquas + siccis pedibus N   7 si > S   8 loquimur H > S   9 non + tantum S
10 virtus et vitium > S   13 se] sic H   17 actus - possunt > S / Christi - possunt > H   18 secundo + modo R   19 elicitur S / actus sui > S   20 sumendum S   21 summe perfectus H / inimicos fugere] et huiusmodi S   22 sunt + ita H / sunt - genere (24) > S   25 condensivi S condescensuum N   27 Quarto - beatitudinis (38) > S / perfectionis > R / differentia + quod H   28 descripta] reparitur H   29 quaedam HR   30 mala[1]] macula H / mala[2]] macula H   33 quae habes > R   37 divinae] diem NS
39 Quinto] quarto S   41 desperent S

111,2   suae] seu S / more] mere NR   2 possint S   3 ministrari S / pecunia > H   4 loculos > H   5 improbos N   6 loculos + habere H / seu detestantur S   7 48] 18 S / cui] cum ei H
11 terrendum - ad (14) hom. > R / deterrendum H / avaros] avaritiam HS + eorum H   15 quemadmodum NS   16 coenobii S / ut + ad exemplum coenobitis ut R   18 XL] VI H   19 denarios] dona N
20 aliis indig.] aliorum indigentium necessitatibus H   21 pecuniae > SR / pec. forma] formae H / instituta] iustitra R   22 quod praecepit H   23 nihil + pecuniae S / servaretur] pecuniae frueretur H
25 Item] in S / quoad] hoc ad H quarto ad SR   28 revelandas N / Prosper] Gregor HSR   29 viri + et H   30 et[1] > S / pretio S / pauperum] patrum NR pauperum in marg. N   31 eas] eos S ea H / usus] mensus H / ut > H / proprios H   32 ideo - XL (34) > S
34 XL] IX H LX R / Quem] quod H   36 huiusmodi > S
37 necessitas R   38 loculos ferant] viget S / Ipse] ipsem H
39 vel a mulieribus > HSR   42 Cum tamen] Modo cum H / in - civit. > S / ut - evang.] ut idem Lucas narrat S   44 sicut] et R
45 Quando] cum H

112,2   plura] plus HS / causa licet] cuiuslibet H   4 ubi - determinata] domi S   5 tempore > N   6 Beda super > H / dicens > H
9 pacis] paucis R / informat] servanda est S / obnixeque] ob maxime N
10 pro > N   11 mutandae] tempore mutanda S   13 intercapedine textus corruptus, interpol. edit.] in terra impedire N in ras. R in terra impedimento H in terra S   15 operandi - silentium] etc. S

16 putaverit] peccaverit N / se] sed HR 17 privabitur HS / notam] votam N / indiscretae obst.] indiscretionis H 18 ut] et S 20 praecepit S 21 annuntians S enuntiant N 22 et] ut NHR / totam H / simulque gentem S 23 decrevit S 25 permittenda S 27 sex rationes] servationes S 28 senarium > HSR 29 in - modo hom. > HSR 30 consolator HR / et > H 31 informat] confortat H 33 Christus] strictus R / paupertatem > R 34 habentibus pecunias] hominibus S / pecunias > HR 36 dicens] dominus R 37 ut > H 38 in] mere H 39 duxit] dixit S / dans + in R / in exemplum S 42 nam - articulo (114, 17 = finis articuli) > S / dicitur > N 43 falsum + est H 44 si - culpa] Christum loculos habere etc. HR

113, 2 bonae H 3 ipsa - ergo (5) hom. > H 7 respectu] nullo H 8 personam] perfectionem H / summe > H 10 divitiis] vitiis R 12 habentur + talia H 15 habuisse + loculos H / quinto] hoc HR 20 refertur] reperitur H 22 multi N 24 Quia] quod H 26 repugnat] huic repugnantia H / sequitur] legitur H 27 Hieron.] Chrysostomus H 28 fiebat] sciebat H 31 Quantum] quam H 33 in terris > N / ut] et H 34 autem[1]] dei H 35 non solum > R / non solum ea quae] ea habent H 38 dispositum R 40 Petrus > H / ad se resp.] asseruit H 41 etc.] quod autem habeo, hoc tibi do HR / argentum + nec NRH 44 recondebat] retinebat H

114, 3 illi NH 4 haberent H / circumdarent H 6 de decr.] decretale H / tenendo N 7 nonnulla R / pecuniam et] quod H sic R 9 ipsos] eis H 10 utendi] dotandi H 11 scriptura + sacra NH 14 verborum] votorum N 15 seminare] semen suum H 17 de isto] pro XXI R / articulo + additio in N: Utrum mendicare propter Christum sit Christianae perfectionis. vide in appendice II!

115, 2 secundo] tertio N 3 in aequal.] ad inaequalitatem S / dei + scientes bonum et malum S 5 humilitatem + Christus NH / resarcivit + restituit in marg. N] restituit SR resistit H / propter fundissimam H 7 poterat N / studens inspector > HSR 8 qua NH 9 ab > H 11 aegritudines + et huiusmodi H 12 naturaliter > S 14 in III > S / XIII] III S > R 18 specialiter] propria H 20 nobis S / XI > HS 21 Haec ille > S 22 et humiliavit > S / vestitu N 25 vult] dicit H 27 cilicii S 29 de - inquit > S 32 dividunt S / habebant] habebat R inveniunt S / quos tollerent] super quibus sortem mittant S 33 Haec ille > S 36 maioreni R / caelestis] caecitatis H 38 incompositis] incomptis R incompeis S incorruptis H 39 accensis] actonsis R tonsis S / nudi + ac H 40 apostolicas H volutas N 41 patet > N

116,1 cruce + et HR 2 Quapropter + et N 5 testamentum H 9 magnitudinis R magnitudine N 10 vili] ubi R / amittebatur H / forma > HSR 11 cum > S 12 audirent] adventum H 14 verbulo R 15 funiculis + dicit S 16 successit H incesserit S / seu fune > S 17 proprio R / quasi > S / expellens - templo > S 18 de] in R / de templo > H 20 ministrare sed ministrari R 21 rogo] oro R oro est H est S / humilibus R 22 manducare] conversari S 23 rudis et despectibus H / despectibus S / conversari] associari S 24 unum] vel HR / habuit + unum R / sibi familiarem S 27 quidem H 28 nec - audienda > S 29 piscatoros H / vilium > S 30 quando R / eos > N / se > S / se flecteret] flecteretur H 31 tergerens R / ori HSR 32 aut - humiliet > S 33 deum] dominum SR 34 nobis miseris > S / ostendere S 37 quinque] 11 H 38 regem + Joh. VI S / noluit - fugiendo] fugit ab ipsis S 39 in templo et > S 43 inter bruta animalia > S / et - acceptavit (117, 2)] et in templo cum muneribus pauperum est praesentatus S 44 modum] munerum HR + vel munerum in marg. N

117,2 asini R / Quapropter - auctoritas (15) > S 4 magistrorum] magis NR 5 quo + omnia H / electorum > H / ponebantur + saltem electorum H 6 Fudat N Sudat HR 8 in Theb. > HR / Tusberiade N Tyberus R textus K / honorem + filius dei H 9 spreverat + ac filius dei et hunc honorem sprevit R 11 viam] fiam R / mei > N / sequens > HR / decreverim NH 12 plebis > NR 18 destruendam S 19 ipse] enim H 21 cum > H / zelus + domus S / commendando H comedit S 23 Psalmus > HSR / peccata] suas passiones S / passiones > S 24 in suis passionibus > S 25 pater R / patri + pro nobis S / et procuravit > S 27 ut - est > S 28 ductus H 30 eligendo - liberrime > S 32 hominum > R 33 auditate] mediante R 34 videntes] amici H virtutes R 35 me] mei H meae R 37 crucis - illatae] per passionem crucis illatam S 38 sed - mortuus > S 39 III > S / ubi dicit > H 41 conformat H / quando R 42 dixit S / et - eam] etc. S 43 tollit R / pono + tunc H / maxime > S

118,1 praesentes > R 2 cum] dum cum S 3 prope morti S / possent H / clamare] loqui S 4 ex hoc sequitur quod] quod secundum hoc R ergo S 5 occiderunt S / si - facere (6)] si voluntarie mortuus est S 6 miracula H 7 iuxta - quia] ipsi S 8 tanta R / faciatus R / alioquin - exspiraret (9)] et quantum in ipsis fuit ipsum occiderunt S 10 quod > H / secundum - voluntariam (13)] Unde Isaias S 13 voluntatam 17 voluit - cruce > S 19 in - occidit (20)] suo peccato omnes homines occidit S / praeceptum H peccata R 20 perdidit et > H / ita - morituri > S / perpetue H / ideo - supplicium (22)] ideo Christus mortem latronum elegit, qui homines occidunt S 21 dignum Christum] dignus N digne H / Christum > R 24 in > H

25 et - ligni > S 27 et nudus > S / mori voluit] fuit S 28 cum - suo > S 30 esse - iste (33)] se manifestare S 31 congruebatur H / saucietati] sanctitati N sane R / in mundum > H 34 praedictis - hum.] per humilitates praedictas S 36 propter - passionis > S 37 quae + propter dicta S / etiam bene > S 40 multorum H 42 Item sec. NH / meruit > NHR

119, 1 et - naturalis (4)] etc. S / dedit] dicens N 2 scil.] sibi H / post] prius H 3 manifestatum N 5 est] esset H 6 humilitatem R 7 facere - humilitate (10) > S 11 nunc > N / meruit > H / pater > H 12 audiamus > S 14 deum N > H / deus - accedentem > S / Jesu] illo R 15 Ans.] Augustinus H / II > S / deus + et H / super > HR / serm.] sensum HR 16 esset H 17 pater > HSR / retribuat H 18 filius S 19 aliquid debuit] adducit H decuit R / quam NH / igitur + nec HR 21 videatur N / ideo] et HR 22 et > N / vol. + et N 23 retribueretur H retribuet S 25 quare] quia H / quia + pro uno R 26 et - omnibus > S / pro uno^{2} > HR / Ideo - dedit (29) > S 27 fuisset + pro illo passus fuisset R / ratio veritatis] veritas H 28 fecit HR 29 iustitia et pietate NH > S 30 Ex - repercussa (38) > S 31 quidem] quod H 33 divina H / quae peccatorem damnatum non habentem H / peccatore damata N 34 redimat] redeat H 36 Jesu] ista HR 38 elatio] clamatio H 39 Claret - fecit (40)] Igitur per almam et profundissimam humilitatem superbia primi parentis est extorta et extincta S / alma dei sapientia] divina superbia H / parentis + est H 40 scilicet > HR / omnimode N / fecit + Et haec dicta sufficiant pro 22 articulo. HR

120, 2 tertio] quarto N 3 in] ex H / habitam > S 6 extrinsecus S / intrinsecus S / obiecta] oboedientiam H 8 inclinaverat S inclinaverit R 10 quoad] ad H / inter. - exter.] interiorum quam exteriorum S 12 tantum + quantum HR 13 ex^{2} > HR / passio H / nobis > H 14 maius S 16 seu - intellectiva > S 18 similiter > H / eiusdem N 19 fuit H / nec] ut H 20 diversorum > H / obiectorum > S 21 Ex] et R 23 quod - fuisset (24) hom. > H / persona] potentia R 28 animae > H / ipsius H 29 quoad - potentiis hom. > N 33 scribae et > S 34 accus.] deriserunt S / turbae condemnaverunt > S 36 compugnitur S / facies - ille (121, 2) > S 37 condemn.] maculatur H 39 Judaeorum] peccatorum H / decet N 41 pedes - affigitur hom. > HR 43 plus + nihil HR / non > HR

121, 2 revera] bene S / digne > HS 3 passiones > N 4 hominum > HSR / futuras] futurorum S + novit H / omniumque nostra] et martyrum S / tormenta + martyrum R / et afflict. > S 5 eiusque + ad nos H / eiusque - corporalis] ipse ex compassione portavit S 6 propriam] suam H / propriam vitam] se S 7 et - fuit > S 8 quorum unum est > S 9 separare S / meneremus > S 10 signum est > H

11 et non - ille (20) > S 13 homo > N 15 quibus + ego H 18 interior > HR 19 tam > H 21 Sed quaeri - fuisse (122, 9 = tota quaestio) > H 23 ait > R / quidam S 24 sermonibus + asserit R 25 unces R 26 et - peccatores (22) > S 29 caeditur coni secundum Bonav.] pro dolor HS prochdolor T prochdoler N deus prochdolor R procul dolor A 30 repentinis] rapentibus S / crudelis R / crudeli verbere S 31 terga SR / scindentur SR 33 potuit] poterat S 35 tenentes N 37 ceteris - dat] nobilius S / motum N 40 quia] quod quia R quod + in marg. quia N 41 dicere volunt] dicunt S / exeutione R 42 in loco Calv. > S 43 deum > S 44 exuebant] exuerunt S corr. N

122, 1 ictibus - inflictis > S 2 violenter - exspoliatus] exuta S 3 tunc - congelata] omnia vulnera rupta sunt S 4 quae - afflixit > S 5 Illud - imaginanti] sicut cuilibet intuenti rationabiliter videtur S 6 rationi] recte R / Si - fuisse (9) > S / modica > R 11 intemeritate H 12 passiones + Christi HR / et - posui] nam H 14 Neque] namque R 15 pares] partes NR / intensivae H 15 aequaliter N 16 a > R 17 et quia - fuit > S 18 prout > H 19 sive - intimius] et magis et intimius S 20 ideo > H 21 Christi > R 23 fuit > H 24 destandum N 26 eius + etiam N 27 retinendum + ista dicet suam passibilem impotentiam R 30 revocare - exteriora hom. > R / non - diffundere > S 31 et[2] - calefacere > S 33 effluxerit S / dolor] de NR > S 34 fecit > S / totum calorem] fimorem S / colorem N 35 et sic - calefacere > S / consequens + et R 36 habet + calefacere N / fortissime] ferocissime R / dissolvere] constringere H 38 sang. sudoris] sanguinis S 39 naturalis > R / fervori] fluore H fervore R / urgenti] ornatus R ornatus causa (?) H arantis S 40 occasionem R / autem] aut R / accensio HR 41 intimius R / rationis + oppositae H / quo Chr. > H 42 eviscerabat et > HSR 43 timori + vero H 44 eminebat S

123, 2 causata] tanta vel canta N 4 Sed - infuisse (11) > H 6 velint S / quod - eo > S 7 sudabat N 10 caeci SR 11 Ex quo - infuisse] ideo habuit aliam superfluitatem S / superfl. + corpori R 11 claret] declaro S + primo HR 16 spiritus - fuit > S 18 iuxta - sententiam] Unde Augustinus S 19 et e contra > S 20 Christus > HR / ita sens.] insensibilis H / planta + pedis H / alter homo] alius H 21 pupilla] pupillo S + aculi H 22 ubi - vitalis] sensibilibus S 23 operatio + sensibilis et HR / in - animae (25)] perforatio manum et pedum S 24 confossio] ac confossione H 27 summo gaudio] et iam comprehensor fuit S / ista delect. animae] tale gaudium S 28 diminuebat seu > S 29 ad] aliquid S redundans S 30 ut] et H 33 Gand. + et H 34 dico] dicentes H / participiebatur R 38 quam > N 40 com - > N 41 vult + dominus H / in + suo N

124,1 Judae > S / quoad] ad N 2 benedictam > S / quae] qua S / adeptus R 3 maior - se] quam fuit propria passio H / de ea] divinae R > S / Quapropter - ille (8) > H / Alexander + nequaquam NS ne quem R 4 IV] X SR 5 ideo - genitrici > S 6 sustinuit] suscepit S / vulnera + pertulit R / materna pietas] protulit mater S 7 mente + Haec ille N / Crucifixus - ille (8) > S 10 instanti] initio S / intentissimo dolore SR 11 mortis amar. > S 12 instanti > H / in - passionem > R / passionum H 15 instanti > H 18 propter] cognovit S > R 19 venerat H 20 quia - conceptionis > S / ab instanti] os H 21 confutationes N / futuras - futuri > S 22 tormenta sibi futura H / tormenta - tormenta (25)] cognovit matris suae passionem et tristitiam et omnium electorum temptationes et passiones, quas S 26 instanti > H / et - intensa (28) > S 27 portari] portare R sentiri H / vel sentiri > H / sentire R 28 et quam int. > HR 29 omnium illorum > S / et suis futuris > S / futuris > H 30 omnes] cognovit S > NH 34 instanti > H / usque ad mortem crucis > S 36 quod + vel quale H / inter ista > H 37 Dico] respondeo H / Plus > HR / Plus - convincitur (40) > S 38 summa rectitudine R 40 Quinto] ideo N immo HR textus R 41 qui - et[1] (125, 2)] homines S

125,3 et loquendo] vel dormiendo S > H / continue - auxiliator (7)] habere interpolationem, sed Christus non, quia omnia sua coniuncta deitati S 4 vidit] inspexit H 5 aspicite - meus] etc. H 6 circumspexisti R 8 sed - divina (12)] nec eius intellectus numquam cesserit, quoniam semper obiecta praedicta habuit S / suarum passionum H 13 cunctas - terminante > S 14 sibi > H / interminatem R / cuiuslibet] naturalis S / animae - cuiuclibet > H / sicut - feratur (15) ita quod anima in beatitudine non habet plenum gaudium usque resumptio corpore S 16 quod > NR 17 complete + nec H 18 foratur H / Si - infectum] et si anima habet naturalem inclinationem ad corpus foetidum S 19 tam - corpus > H / inclinatur - coinquinatum] anima Christi habet inclinationem ad tale corpus tam nobile S 20 Quapropter - fuit (22) > S 22 mors - extitit] passio fuit dolorosa ex separatione tam nobilium coniunctorum S 23 eiusque amaritudo - attestatur (27)] Secundo eius passio fuit dolorosa ex tempore et loco et societate, quia tempore pascali, loco Calvariae, societate latronum S / etiam temporis] probat tempus R / quam - attestatur (27)] ex loco crucifixionis, quia erat locus damnatorum, ex genere mortis, quia fuit mors latronum secum crucifixorum, ex acerbitate etiam poenarum, ut dictum est H 27 acerbitatio R 28 Sed - Phil. II (40) > S / quaeris + primo H 31 instanti > H 32 conceptionis > R / Quomodo - peteretur (34)] iuxta illud H 33 pater + aliquid NR 34 illius R / prius > R / dixit NR 36 XVII > R / quod + per passionem et mortem HR 39 illi - nomen (40)] etc N 40 quid - Phil. II] etc. intelligendo tamen de humanitate non de divinitate, in qua semper aequalis est patri H > R 41 omnibus >

NR / claret] convincitur S / passionem et] passionis H > S 42 delectationum S / inordinatae > S / parentis + inordinatam delectationem S / satis fecit] extinxit S

126,1 talis > H / immo - fuit > S 2 et] plena H / passione + plena R 3 quam] quod H / sapienter > S / sapientia et > R / et - amaritudinem] per suam paupertatem, humilitatem, passionem satisfecit pro primi parentis transgressione et pro omnium peccatorum reconciliatione S 7 Decens - posset (9) > S 9 Sed - factus (13)] Sed quaeris, numquid Christus sibi aliquid meruit. Dico quod non essentiali praemio, nec potuit mereri nec quemcumque gradum virtutis vel gloriae, quia: Omnia mihi tradita sunt a patre meo, inquit ante passionem Matth XI. Sed Magister Sententiarum vult libro III, dist. XVIII, quod meruit sibi accelerationem resurrectionis, impassibilitatem animae, immortalitatem corporis et exaltationem sui corporis. S 9 erant > R 10 ista > R / debuit + qui in omnibus patri oboediens fuit H quod - dimitteret] nec aliquid quod pati debuit dimisit. H 11 propter] pater ob N patet ob R 12 redderetur H / et sic factus] quod non est dicendum H + Et haec dicta pro 22 articulo sufficiant. R

127,2 quarto] quinto N 3 primo > NS 4 ista mors > R / ista] Christi S 5 mors + ex intentissima caritate S / innocentissima - patri > S 6 inaequalis R / inaequale - pondus (7) S / operis] corporis NR 9 amore > N 10 poenam S / praecessit] fuit S 11 quia - oblata > S 13 haec - evidenter > S / ostenditur] fuit HS 15 levissimum] gravissimum H / unus] unius N > H 16 sit] et est H / si essent > H 17 plenis H plene S / cum mors eius pro cunctis pecc. H 19 destractio R 22 omne - et > H / seu] et H 23 istius - hoc] huius exemplo ponatur S 24 iste] aliquis H 26 mundum > N 27 nisi] non N 28 venient N / non > H 29 occideres R 31 vel laedere > S 34 si + dicis si HR 37 dicendo] sic inquiens H 39 vel occidissent > HSR / aut] et R 41 peccatum incidissent] cecidissent H

128,2 propter ignor. > S 4 advertimus S 5 cum + esse S 6 adhuc - fuisset > NHSR textus WEAK 7 istam - acceptando > S 9 tam def.] deiformem SR difformam H 11 volitiva] voluntaria S 12 ex] in H 15 dominum] deum R 16 non] enim R 17 deum et > SR 18 instig. + homines SR 19 bonum - quoniam > H 21 mortem + Christi S / propterea del. S / non > S 23 dicendo > S / multa > S / passa - potuisset (25)] hoc enim ex suggestione diabolica, ut dicitur creditur fuisse S > H 24 nocte + in visu R / humani - potuisset > R 26 eius + fuit N 27 etiam S / infinita + Nam secundum Anselmum R / Quapropter] nam secundum Anselmum et S 28 gutta > R / Jesu Christi > S 29 beneficiis S 30 innot.] excresceret S / diligenter > S 31 patri S / pro] propter S / hom. peccato] hominem S 34 unde] et R 36 in inf.] infinitam H / obligentur HSR 38 fuisset H 39 neque angelus > H 40 est] fuisset H / vel + ad H / adeptus] acceptatus H 41 Quapropter - mundi (43) > HR

129,1 pretios. + fore H / convincitur] fuit S / conseq.] communionem HS 3 radiorum > S 6 ipsum N 7 homo > S / prae - et > S / vadit et > H / et vendit > R 8 ad - illum] etc. S 9 pretiosissima HR / ostend.] dicitur S / libertate N 10 diffisum R / et - communicatum > S 11 tanto NH 12 taliter] talibus N 13 ut quantum] et quam N / desiderat + unusquique fidelium H 14 in nom. - vobis (15) > S / petite - vobis] etc. usque aperietur vobis H 18 removeatur - vendimus > H / remov. + nos SR / aquam S / vendimus] vidimus R 19 solis H / uberimus S 20 Haec ille > S

130,2 quinto] sexto N 3 quod^2 > H / fructus + passionis Christi H / sit] fuit R 4 inter - principales] principaliores S 5 enim fructus > H 6 cum - etc. (8)] Unde lux in tenebris lucet etc. S / tenebris et in] regione H / umbrae H 7 eis del. N > HR / Quapropter + inquit R 8 etc. > H 10 attrahentem^1] detrahentem S 12 fortissimum R / manum > NSR 13 paucissime S / poterant H / et - violentas > S 14 violentias R 16 vincendo] evitando H / tamen] cum R / debilitate R / ut] et H 17 de > S 20 potentia] patientia S 22 iste] isto SR / est coni. de aliis ms.] pars N pera - incompletum HR > S 23 redemptione H / nostro > H / dum] modum H demum N 25 eius] Christi H / quia - amisit (27) > S / interiit] inciit R 26 iniuste] in iustitiae R / nos coni.] nisi NR in se H 28 tertius] secundus H 30 immensa - deum (31) > S / flammans R 32 reddit S / calix + passionis H 33 pretiositatem mortis] mortem S / mortis + vel corporis N 34 mali > S 35 Nam > N / XIV] IX HR X N 36 XXIII] XIV NH XVIII R / credendum + enim R / numerus + quantus NSR 37 beat. civitati] beatissimi trinitati S sanctissimae trinitati R / existeret S 38 fuissent > S 39 verum > H

131,1 praedestinati] damnati S 3 fuissent > HSR / nascuntur] modo generantur H 7 constituit S 9 sic dicit > S / per mortem Christi > S 10 tunc > H 11 in cruce > H / Hoc - quartum (12) > S 12 24] 2 H / quartum] quintum N 13 Christi > S / est^2 + nobis H 15 et > NR / et - condonata > H 16 eam] eis S 17 quamvis - voluntatis (18) hom. > HS / ratione utentibus > R 18 liberi] fieri H / potissimum H 19 scilicet] si S / sibi > S 21 omnium > H 22 post] prius R plus H 23 patribus] praeexistentibus H 24 quae] qui HS / mortis H 25 eius + nostrae quamvis implicite circumcisionem NHSR textus B corruptio non sanata 27 in > H 28 dormientis] domini S dominici R 29 traxerunt H 30 cum - aqua > S / Christi > HR 32 Christi > R 33 mortale + peccatum B 35 attritio vel compunctio]

contritio S / aliqua de pecc. > S / et] sive H 36 ut > S
37 finalem] suam H / unde - electorum > H 40 propter] per HR
42 dum > H

132,2 milium > S 3 ingressi + item H 4 murmur.] numerationem HS 6 mutata H 8 protulit R 9 dum > R / dum - decora (13) > S 11 ad me > H 12 turturis + audita HR + est R
13 Nam] non R / ficasque R 14 Alexander + Nekam H 15 primitivi HS 16 fructuos. constell.] gratiarum H / uberius > H
17 etc. - est (19) > S / et est] id est H / est del. N / gratiae N
20 quaeris S 21 originali + peccato S / et - fuerant (24) hom. > N / participes + fructus S 22 et non aperta > S 23 post] per H
patet SR 25 Ans. + libro II H 26 sit] si S / cuius] cui H
27 sic > S / uno + solo HR 29 evadat] tradat S 30 tantam > N / ut possit > HS / dilect. + ut possit S 31 ut + possit et H / ut velit > S 33 quoniam] quia S qui H 35 magnitudinem + amoris H
38 ab omni] ad bonum R / contingeret S contingerit R 39 veniam] diem H 42 culpae > R 43 potuerunt] habuerunt R

133,1 absentia HR 2 procelatur H 4 fuit + veraciter R

134,2 sexto] septimo N / dicendum S 3 nunc] non R > H
5 quintodecimo] nono NR 9 omnes > R / gratiam - veritatis (10) > S 10 plenum gratiae N 11 illustrantis] ministrantis R / in Christo] iuxta Christum H 12 Qui] quia H / quae] qui R / quae - mundum > S 13 mundum + venientem R 14 directiva] diuturna H / verbum - Joh. VI > S 16 stella > R / apparuit] visa est S 17 ceteris sid. illustrior > S / post - semper > S 18 caput Chr.] Christum S
19 ambulavit HR / et - fuit > S 20 Num.] Initiorum NR 22 quae venit et > S / super eum > HR 23 sit] fuit H 25 et - Christum > S 26 ipsam] ipse N 27 induit] superaddens H / quae] qui S
28 cohibebit N / animum S / viderit HR 29 iam - Matth. > H
30 in - Matth. > S / Matth. > R / bene - inquit (31) > S / amoris > HR
31 benefacite - odent > S 32 oderunt R / cussit N / praebe ei alteram] etc. H 33 novum + inquit R / invicem - Joh.] etc. H / sicut - Joh. > S 34 cognoscent SR / homines] omnes SR 35 si - invicem > S / ad invicem NR 38 in illum] sic nullum HS / non > H
39 sanguinem > SR 40 in redemptione] etc. usque H / sanctorum > SR

135,1 reparatore R reparatione H 2 et casus > S 3 verisimile H 4 prius] proprius H / patienter R 5 avaritiam NR
6 cibi vetiti > S 7 acerbissimam > S 9 oblati coni.] oblatae N ablatae R ablatis allatae H 10 dicente] duncetur R dictum H / et racemum] ratio sequitur R > H / racemum] reconrem N
11 scilicet > R / ficus] fucui N / botri - ficus (12) hom. > S / in > NR

12 nobis fiunt donata > NHR textus B / divinitatis R 13 in] et H 14 don.] bonorum HS 15 omnium] beneficium H / se + habentem vel H / per] propter H 17 dei > R 19 cum] dum SR / suum - muliere] etc. H 20 natum > R / in - homo] et post haec S 23 completa H / mirabilia H 24 mirabilia H 25 poterant N potuissent S 27 nostro errore] modo erroris S 28 mirabilia H 29 et] ut S 31 pro] et H 32 pagani > H / et > NH / securitate] puritate H 36 nisi a] sine R 37 Haec ille > S / Et - ille (136, 11) > S 38 verit.] virtute H 39 Magni - persistas (42) > H 41 tam] ea N / manifeste N / duces > N 42 perfidia persistas] errore permaneas NR textus B 43 ipsis > H

136, 2 cernuntur H / Iam - ille (11) > H 3 redigerunt N 4 posteriora R 5 dormitis R / modios R / sortes R 6 pennae] pelle R / dorsae R 10 ferrea] fera N 13 iam advenisse] impositum esse NR / esse S 14 sententiam] motivam H opinionem alium S > R / aspectando R 16 script.] scripturae vel ex scriptura H / authentica H authenticos S 17 48] 28 R / de Juda - gentium] etc. usque mittendum est H 18 et^{1} - gentium (19) > S 19 haec auctoritas] hoc S / intelligitur R / ad litt. > S 20 authent. - ipsos > S 23 de] a H / de Judaeis > R 24 aliemana R 25 fretus > H / debellantes NS debellantis R textus K / Antig. + ultimum H 26 a] de H 27 liberos S 28 populo + patet N / XVII] VII S X R 30 auferret S / omnem viam S 32 per illud > H / angelus S 33 instruxit H 34 tuum] istum S 35 ut - et^{3} (37)] etc. usque H 36 accipiet S 39 septem > R 40 secundum - annorum > H 43 per totum > H / totum] locum NR / accipitur] arguitur S / sec. modo] per locum S

137, 1 faciunt > N / 490 in lac. H 3 divinae sent. ab] die et NR dixit et S / anno + illo H / in quo] quando H immo SR 4 hebdomadis S 7 Tertio - dicitur > H / illud] aliud S 9 porro > H 13 sibi] suo N / succedentia H 16 regnum - regna] omnia regna totius S 17 omnia + metalla S 19 hebraeicos N 20 ut praedicitur > H / fuerat R / Constantini + imperatoris S 22 per v. fidem > S / veram fidem] fidem vanum H 24 auctorum > HS / dicta + sanctorum tam catholicorum et HS 25 scribitur > H / parturiit H parturiet S 27 redigit NS / ultimatus R 28 Ergo - Hugo (31) > H / ante > N 29 ita et > S 30 Judaei > R / uno > NS 32 Quinto] item SR / patet] post R / traditionem] translationem S 34 domino N 36 dierum > HSR 37 Hebr.] Judaei S 38 dictum > N / mulieris + cuiusdam S 40 prima > HR / tempus > N 41 quasi] quanta H > S 42 vitam H 43 diei R 44 et quinque > H 45 a deo > HR

138, 2 distinguitur H 3 populus > H / ab aliis gent. > H 5 deficiunt HS / 29] 28 HR N corr. 29 N 6 29] 23 HSR 7 habemus S 10 propter - Aegypto (11) > H 13 isto] a H alio S 14 annorum - scilicet > S 15 scilicet - legis > H 16 praedictam > HSR 17 annorum + spatio H 19 tempus > S 20 praeteritus S / ex quo - ordinavi (23) > H 21 computant > SR 23 1379 SR / ordinatum SR 25 quia > S 26 eorum] Judaeorum H / sint R 28 adventu + scilicet R / Christi scilicet > S / scilicet ad iudicium > R / locutionis S 29 intellig.] sunt HS > R 30 quo] qua auctoritate H + dicto S / gentiles SR 31 auctores N 32 quin] quoniam R / dudum] diu H 33 tempus > S / sui > S / dum R / praeteriit H 35 ostendit H 37 ad se ostend. > S / est R 39 vadat R 40 propter - populi > H / secundum - dicit] sive secundum illud H / LIII in lac. R 41 reputamus H / leprosum + etc. NS / quousque - sunt (43) > H 42 filiorum] populi S 43 et - in > S / nunc > NR 44 autem > R 45 quantum - est^{1} > S / est^{2} > N / ad - quod > S 46 adventus Christi] messiae S / est - praeteritum] dudum periit S

139, 2 septimo] octavo N / hominis N 3 est - vulnera > NSR 4 animorum] ac H 5 sunt] vel N / per istam quae N 6 vulnerat] vulnera N 7 si > R 8 sicut N 9 gratiam + et NR + gratiam et S 10 gratiam] gradum NSR 11 tertio H / dotatus] devotus N / intell. et sap.] et sapientia intellectus HSR 13 via > N 14 unctio] notitia S / donet R 15 sed - feci] etc. usque H 18 libro + IX H 20 accendetur R 21 oculus > H / noctua H 22 nec- hominis > HSR 23 homini > S 24 VI] LX SR 25 Quarto + ut N / reparatus] liberatus S 27 vere S 32 etiam] est R 33 potentiis] praeconibus NSR 35 omnia - disponens > S / disponendo H 37 ut Jephte] inepte NSR 38 unum] vitam H / div. spiritu] ipso S 39 quia - est > HSR

140, 1 reformatus H / quod fuit > SR / quod fuit capax] capacitatem H 2 et effectus > H 3 gratia N 4 his - Joh. > S / Joh. + I H 5 Quia - Christi (6) > H 6 dei > R / dei - Christi] etc. S 7 innocentiae > S 8 oro > S 10 nunc + oro SR 11 non - oleo > S 12 sanata + nec H 13 inviscerata] inveterata et immiserata H / ut] et N 14 possit NH 15 quae - scilicet] qui radicatus surgant R / interio ex > H / interio - vitis > S / surgunt] sunt H / scilicet > H 17 etiam] est R / invitus] in vitiis H / alium] alii H aut R 18 quaerentem] consequentem (?) HR 19 evadit S / quaer.] consequentem (?) HR / et > N 20 quae > S / consensum + non S 21 admittat S 23 ista - toleramus (24) > H 24 inviti NS / et] in R 25 valeamus] possumus et S / naturae sunt] natura S 28 neque - medicamine] etc. H > S 29 fota > H 30 nunc per errorem > HSR 35 curata S 39 trahimur + vinculis HR / retrahimur > S / astringimur NS 40 vincula^{1} - prohibitiones hom.>

R / retinentia S 41 restringentia R 42 dilige N / ex - tuo] etc. H / ex - vos (44) > S 44 ut - vos] etc. H

141,1 restringentia R 2 vade et > S / vade - pauperibus > H 3 quae habes > R / et[1] + illud S 4 consilium - do] etc. H / do + et S 6 et - medicamine] etc. H 7 Vis - oleo > H / inquam - oleo (8) hom. > N 9 ipse + deus S 12 onus > S 14 Si] sed R / igitur] itaque N 15 promittentis vel poenitentis H 16 Si - gloria (17) > R 18 accipe] per S /divinae veritatis > N / sic H 19 sed - vivat > H / magis > S 20 sua + mala N / et vivat > S 21 precibus] praecedentibus H 22 quaerit invenit] etc. HSN 23 nostis + ut S 24 quanto - se (25) > S / pater - se] etc. H / dabit] patet R 26 olei > SR / linire S luere R 28 passiones - nobis] etc. H 29 quae - nobis > S / cum - Apost.] Et idem inquit H 32 potuerunt H 33 adhuc R / ne > SR / oleum SR 34 si - accipiamus > S 38 se + dare vel N / daturum + dicens H 39 Satis - apparebit (142, 6) > S / integer] negare H 40 Ecce igitur] Igitur patet H 42 Et quid - condonata (142, 4) > H 43 victurum R

142,4 nobis > N 5 reddita H

143,2 octavo] nono N 4 vel + saltem HS 5 prout - articulo > S 9 fulgebunt > R 10 in > H / in - pulcherrimi > S 11 clarificati HR 12 homini > N / recondonata S / et > S 13 honorque] homoque HS 14 idcirco - redonata > S 17 nec] sed S 18 ut > SR 19 signa R 22 abrasae] abrasio H Abraham Abrahae N Abraham Abraho R 23 significabant H significant S 24 quidem > H 25 reformato S reformatas R 26 reperire] invenire S 28 primo > NH 29 de qua - pulchritudo (31) > H 30 mea + vel anima mea R / et - te > S 33 meum + unquam S / qui nihil - dixit hom. > H 34 invenit dicens S 35 ego - sum] etc. H 36 immunditiam H

144,2 vivit - Christus] etc. H 3 ultra > N 5 constans > N 6 est] sit H / mori[2] + non N 7 Apostolus > NHR 8 neque vita - quae est (9)] etc. H / neque[4] - immortalitas (10) > S 12 potest S 16 quasi enim] qui non R / passibilis R 20 Adio H 21 eo - penuriam] etc. H 23 caritas > S / omnia sperat - ambitiosa (25)] etc. H / sperat] superat HR 28 etiam] tibi S / dicta R 30 erectum + metricum et S + et interitum R 31 instabilem S 32 turpitudo scil.] scilicet turpit et HS / scilicet] et R / cetera - ille (37)] etc. H 33 ut] nec S 34 ut] nec SR 37 amplius] prius R Hieronymus in marg. S[1] 38 Quapropter] et H 39 II] XX HR XXVII S / sapientis HR 42 illa S / exiret + et S / animo S 43 comparat R / comp. + ibidem H / animum S

145,3 aliquo modo] aliquando N > S 4 virtus - moralis hom. > R / virtus - dominium (29) > H 9 vis] debet S / per + exemplum N 10 putent divites] potentes N 13 enim] etiam S / hominum S / divitiarum > R 14 plene totus S / tantum R / prospera] aspera S / quantum R 16 libertas > SR / tam] tantum R 17 verum] rex S / quidquid - obtineat > S / contemplatur - quidquid hom. > R 18 consid.] desiderat SR / ut > SR 19 hoc] hunc modum SR / mirabilia S 20 venerabilis] moralis SR / qui + patet S 27 imperium > R / tibi - tibi] imperium tibi ipsi S 29 rerum > S 33 hoc ideo] iam S / exercitandam H 34 emendandum R 35 quarto - patriam > H / desiderandam R 37 propter] per S / etiam] quamvis sit H / culpam deletam R 38 defecerat S / et spes > S / quibus] quia NR 40 prae] praeter H propter S / omnes visu] omnis visio HR 41 crederent H / ac] hac R 42 patet > R / exemplo] ex hoc N / Sit] sicut H 43 quam S

146,1 verberat S verberet R 2 affectus] afflictis H / sibi > S 3 aliquem H reconciliatus fuerit H / torment.] recordatur H 4 non + ex R 5 intrusus H retrusus R 6 auferuntur H / quoque quos] quos quoque S 7 mutabuntur - non (9) hom. > H 9 subveniet R 10 ideo - solvit (12) > H 12 correctionem > R 15 ex praedictis > HSR / omnes - mutatae] etc. N 16 mutatae + Et haec sufficiant pro isto articulo SR

147,2 tricesimo N vicesimo nono R / et qualiter > S 5 Istum - declarabo. Quod sex viis ostendam H 6 sit haec > H / fieri > H 8 malis > S 10 aut - et (12)] etc. ut patet supra XI articulo et articulo IV usque ibi H / multum > S 11 complaceret R / excutere S 12 reparari + vellet et SR 13 finis] filius H 15 modo + scilicet H 17 descendit H / et ecce - XVIII] etc. usque Jer. 18 cap. H 20 Ez.] Jer. SR / XVIII] VII R / Homo - excelsi (21) > S 22 propositio] via H 25 acceptatus HR 27 merito HS 30 in NHR / infinite N / inf. + sunt N 31 fuit] fit N 34 in sua patientia > S / et + omnis NR / enim] unde R 35 deo > N 36 pannus N 37 Tertia + via vel H 38 statum] cursum NS 39 statum] cursum R / seu + statum N / seu innocentiae > S 40 Probatur > S / maius > SR / signo S

148,1 quam + quod H / filium + unigenitum H / poterit comparari > H 2 Quem + quidem H 4 verbi sui > S / benedicta > S 5 extiterit H extitit SR 6 misericors + nisi H / illa dignitate H indignitatem SR / et] ad HSR / ipsam S 7 elevavit H revelavit N / enim] etiam R 8 irrisiones HS 10 ideo + Is. S / non sibi > HS / et - nobis > S 11 oro] enim SR / cibum + et sanguinem suum in potum nos H 13 tantum] ita S / longanimis et > HSR / modo] nunc H 16 Quarta + via vel H / virtutum > N 17 Patet > H 20 exemplantes H

21 faciunt oblivisci H / ipsum H 24 in] ac NSR 27 hospitatur - similibus > S / visitatur - similibus] etc. H 28 de > S 30 persequendum HR 31 contrarium + laudatur H / ex difficilitate S 32 medium > H 33 modo] et NSR 35 quam - solum] quia oppositio iuxta se etc. H / quibus + nunc R

149,2 ibi > R 3 cupiebat S / penderet N / omnem + alium R 4 facie + ad faciem H / gloriam dom. corr. in marg. alium domini N] deum et gloriam eius R / domini] dei HS / ideo > H 6 ergo etc. > HR 7 sit haec] est HR / nunc] ante R / superatus R 9 tunc > H / perstitisset H / patet hoc] ut patet S 11 dicens H 13 dicendo > H / nobiliori + et mirabiliori S 14 Ecce - est (16) > H / secundum] servi R 15 eum poena] tantam poenam SR / amore] maiore SR 16 Augustinus > S / XII] XXI S / XII - I] I De trinitate cap. X R 17 per] propter H 18 maiore S / ut] quod H et S 22 innocentiae + haec dicta pro 29 articulo sufficiant R

150,2 Tricesimo + primo N / quod + etiam HR 3 non > R 5 incarnatum > H / opinantur] dicunt S 7 tam] iam HR 10 coniunctus HR 11 incorporeum H 12 nobilissimo - genus hom. > HR 13 corpori nobilissimo] corpus nobilissimum + in marg. vel corpori nobilissimo N 14 nobilissimum S / optimum > S / nascibile] irascibile H / ut - fuit > HSR 15 patriae + perfecta seu H / perfectio] perfectis H / quae > H 17 delectabilibus H delectis R > S 18 quod] quam N 22 scilicet quod] si R 23 si] et si R 24 baptismo - noster] tactu corpori sancto Christi sicut baptisma S / quia] in quo N 26 patet > NSR 27 et] si HSR 29 tunc H / terra - baptismo (30) > S / in grano] magno H / frumenti HR 30 filii dei] Christi S / dei > HR 31 ignis - fuisset (35)] terra, quia ipsam calcavit granum frumenti, quia ex eius substantia fit corpus Christi nobile etc., nec in statu opus fuisset corpus Christi mysticum et baptisma etc. S 32 facta] sanctificata H 34 fuisset > R 36 Nam > R 38 mala N

151,3 in bono > S / esset + non R 4 scilicet + respectiva vel H / a > HS / vero] autem H 5 bona N bono SR / comparata > H / ut + in H 6 mali] oppositum H / elucessit R 7 scilicet utilitatem > HSR / unde > R 9 deo N > R 10 hominem NH 11 noscet SR / quibus] nisi H 13 etiam] ipse R + ipse N 14 in suo loco > HSR 15 posita[1]] posito S / univ.] in universitate H / rerum + mala H 16 est] sunt H 17 Simile - honorabilem (18) > H 19 patet ostendendo] ostendo HS > R / aequalitas N / facit > H 21 et inordinatio > HSR / aequalitas N 23 in - in ras. N / exiit R 24 et > S / loco SR 25 dispositione H / nunc] non R 26 aequalitas N / non > R 27 bene] satis H 28 puta - simili (29) > H /

alter carnifex > S / alter piscator > NS 29 piscator] scriptor R / et - simili > S / simili] singulis R 30 fidelibus + ut in marg. N 32 unus - eget > S / eget] penuriam patitur HR 34 tamquam] sicut H 35 aurea > S 36 hoc[1] > R / propositum > N 37 currente H 39 non > S 40 proport. et > R / et particip. > HS 41 operationes et > HSR / elucescit] operatur HR 42 Multo > HSR / plus] multum H multo SR 43 elucescit > H

152,1 plura] pulchra S 2 funeturam] cermituram R cementuram S / idest per carpenturam > HSR 3 cum] si R / si fraguntur S frangantur + reparare R / reducere] reparare S 5 quam - potentiam hom. > H 6 sapientiae + peragere vel N 8 meritis + non tantum S 11 illaqueat] illa queat R 12 saepius] superius R / dictum S 16 quaerulari H quaeritare SR / cur] cui ut R / universa H / mala fieri S 18 intimus] internus R / non > N 19 tot + tam multa S 23 tam[1] > S / tam - tam > H 24 praeveniat S perveniat R 28 tantum - filium (30)] etc. usque H 29 indignatio S 30 tradidisti] dedisti R / quid S 31 ipse devotus] ipse beatus R > H 32 domino] ei HSR 38 quam - potuit] quid pretiosius esse potuit S 35 ut > NRS / dignetur > S / maiestati NRS 37 possim S 40 dulcibus] multis S 41 latronum viam] latrones H / decidit SR 42 oleum] cum R 43 recreatus] curatus HS / Cuius - Amen Cui inquam Samaritano Jesu Christo aeterni patris filio cum eodem patre et spiritu sancto sit honor, benedictio et gratiarum actio. Amen. H / recreationis] Creationis R curationis H 44 efficiat R

153,2 Amen + Orate pro me misero peccatore. Deo gratias. R + Incipit tabula articulorum huius tractatus ... N + Explicit tractatus de reparatione bonus et notabilis scriptus pro maiori parte per fratrem Thomam Nasserowen, lectorem principalem Luneburgensem, sub anno domini MCCCCXXV sequenti die post festum circumcisionis seu in die octava sancti Stephani protomartyris. H + Index alphabeticus rerum: Adam, quare sic vocatur. Actus Christi duplex consideratur ... - Christus verus messias..... - Explicit tractaus de reparatione hominis anno domini 1386 in Stans secunda die Maii. S

Quellen und Parallelen

1,5 vgl. Jo I,4

6 vgl. Weish XI,21: Sed omnia in mensura et numero et pondere disposuisti; vgl. August., De Gen. ad litt. IV, c. 3, n.7 (PL 34,299; CSEL 28/1, 99)

10 vgl. Jo I,3: Omnia per ipsum facta sunt.
Gn I,26

11 Gn II,7

13 vgl. August., De civ. dei XIII, c.24,1 (PL 41,399; CChr 48, 409; CSEL 40,654): umectus

15 ager Damascenus: vgl. Petrus Comestor, Historia scholastica, liber Gen., c.13 (PL 198,1067); dazu Summa Hal. II/I, n.461 (II,602): Adam = terra rubra; Damascus = sanguinis potus: vgl. Hieron., De nom. Hebr. (PL 23,773 u. 777)

16 vgl. August. De Gen. ad litt. V, c.13, n.23 (PL 34, 348; CSEL 28/1,187)

17 vgl. Gn II,7: et inspiravit in faciem eius spiraculum vitae.
vgl. Gn II,15: Tulit ergo dominus deus hominem et posuit eum in paradiso voluptatis.

22-28 vgl. Hugo de S.V., De archa Noe mystica, c.4 (PL 176,686), dazu Slav. Henoch 30,13; vgl. auch Marq., De archa Noe B, II (Clm 18729, fol 184)

33 vgl. Petr. Lomb., Sent. II, d.17, c.5 (PL 192,686; Q I,385): ut non naturae, sed gratiae hoc assignaretur.

35 Bonav., Sent. II, d.17, dub. 2 (Op. II,427): Extra autem hunc locum debuit homo produci, ut melius cognosceret Dei beneficium, dum se videret quasi aliunde adductum.

39 Gn II,18

40 Seneca, Epist. 6, n.6

2,1 Prd IV, 10

9 Nic. de Lyra, Postilla ad Gen II,18 (Ven I,77)

11 Gn II,21

13 vgl. Jo XIII,25 und XXI,20: Johannes

14 vgl. 2 Kor XII,4: Paulus

15 vgl. August., De Gen. ad litt. IX, c.19 (PL 34,408; CSEL 28/1, 294): Ac per hoc etiam illa extasis, quam deus inmisit in Adam, ut soporatus obdormiret, recte intellegitur ad hoc inmissa, ut et ipsius mens per extasim particeps fieret tamquam anglicae curiae et intrans in sanctuarium dei intellegeret in novissima. Denique evigilans tamquam prophetia plenus, cum ad se adductam mulierem suam videret, eructavit continuo, quod magnum sacramentum commendat apostolus: hoc nunc ...

19 Gn II,23.24

24 Gn II,21

25 vgl. Gn II,22: Et aedificavit dominus deus costam, quam tulerat de Adam, in mulierem: et adduxit eam ad Adam.

27 Nic. de Lyra, Postilla ad Gen II, 21 (Ven I, 81)

34 vgl. August., De civ. dei XII, c. 28, 1 (PL 41, 376; CChr 48, 384; CSEL 40/1, 614)

42 vgl. Hugo de S.V., De sacram. I, p. 6, c. 26 (PL 176, 284): ut ... divinae simul potentiae opus mirabile ostenderetur, quae hominis dormientis latus aperuit, nec eum tamen a quiete soporis excitavit. - zitiert bei Petr. Lomb., Sent. II, d. 18, c. 3 (PL 192, 687f; Q I, 388)

5, 3 vgl. Ps. Rufinus, Comment. in Ps XL, 9 (PL 21, 802): Dum dormisset Christus in cruce, de latere eius sacramenta Ecclesiae fluxerunt. - auch August., De Gen. contra Manich. II, c. 24 (PL 34, 216); De civ. dei XXII, c. 17 (PL 41, 778f; CChr 48, 835; CSEL 40/2, 625); vgl. Nic. de Lyra, Postilla ad Gen II, 21 (Ven I, 80f): Hic describitur formatio mulieris de latere hominis dormientis in figura, quod ecclesia erat formanda in futuro de latere Christi dormientis in cruce.

7 Is LIII, 7;

8 vgl. Is LIII, 12: pro eo quod tradidit in mortem animam suam.

10 vgl. Mk XV, 44: Pilatus autem mirabatur si iam obiisset.

13 vgl. Petr. Lomb., Sent. II, d. 18, c. 3 (PL 192, 687f; Q I, 388); dazu August., De Gen. ad litt. IX, c. 13, n. 23 (PL 34, 402; CSEL 28/1, 284)

17 Gn III, 16

19 Gn II, 22

20 vgl. Gn II, 23: haec vocabitur virago, quoniam de viro sumpta est.

21 Nic. de Lyra, Postilla ad Gen. II, 23 (Ven I, 83); vgl. dazu Beda, In Gen I, II, 23 (Hexaemeron) (PL 91, 52; CChr 118, 57)

27 Gn II, 24

29 Nic. de Lyra, Postilla ad Gen. II, 24 (Ven I, 83)

32 Gn II, 24
Nic. de Lyra, a. a. O.

37 Gn II, 18

38-6, 5 vgl. Eckhart, Lib. par. Gen., c. 2, 18b (LW I, 579)

6, 6 Gn II, 21

7 Gn II, 24

8-17 Eckhart, Lib. par. Gen., c. 2, 21 (LW I, 597)

10]mundanis et terrenis affectionibus
Job XXXIII, 15f: Eckhart zitiert vollständig.

12 August., De trinit. II, c. 17, n. 28 (PL 42, 864; CChr 50, 119)

18 Gn II, 21

18-27 Eckhart, Lib. par. Gen., c. 2, 22 (LW I, 593f)

22 1 Kor XI, 7

23 vgl. August., De trinit. XII, c.7, n.10 (PL 42,1003f; CChr 50, 364f)

34 Gn II,22

35 vgl. Eckhart, Lib. par. Gen., c.2,21 (LW I,597)

40 Gn II,24

41-7,7 vgl. Eckhart, Lib. par. Gen. c,2,24 (LW I,598)

7,2 vgl. Lk XIV,26: Si quis venit ad me, et non odit patrem suum et matrem et uxorem ..., non potest esse meus discipulus.

4 Mt X,35

5 vgl. Hieron., Epist. 14, c.2 (PL 22,348, CSEL 54,47): per calcatum perge patrem, siccis oculis ad vexillum crucis vola! pietatis genus est, in hac re esse crudelem. Eckhart a.a.O. zitiert genau.

8 Gn II,24

9 vgl. Eckhart, Lib. par. Gen., c.2,24 (LW I,600)

13 vgl. Rich. de S.V., Adnotatio in Ps. CXXI (PL 196,263)

14 Ps CXXI,1

18]efficientiam / disponit] discernit

28 Hieron., Epist. 52 (PL 22,535; CSEL 54,431)

34] excipitur

41] dicitur

42] deiectam affectio rationem

8,5 vgl. 1,14 und 16

7 Job XXX,19

9 Gn XVIII,27

14 Job V,7: volatum

24 vgl. Petr. Lomb., Sent. II, d.1, c.4 (PL 192,653; Q I,309f)

25 ebd.: propter dei bonitatem et suam utilitatem. vgl. dazu Ps. August., De diligendo Deo, c.2 (PL 40,850

26 vgl. Hugo de S.V., Summa Sent., tr.2, c.1 (PL 176,79) und: De diligendo Deo, c.2 (PL 40,850): fecit deus rationalem creaturam, quae summum bonum intelligeret, intelligendo amaret, amando possideret, et possidendo frueretur.

28 vgl. De diligendo Deo, c.3 (PL 40,850): non quia deus creator et summe beatus alterutrius indigeret officio, quia bonorum nostrorum non eget; sed ut serviret et frueretur eo, cui servire regnare est.

31 Röm VIII,17

37 vgl. Greg.M., In Evang. II, hom. 29, c.2 (PL 76,1214): Omnis autem creaturae aliquid habet homo. Habet namque commune esse cum lapidibus, vivere cum arboribus, sentire cum animalibus, intelligere cum angelis. Si ergo commune habet aliquid cum omni creatura homo, juxta aliquid omnis creatura est homo.

Mk XVI, 15

38 Den gleichen Text zitiert Marq., De quadruplici homine, I, 2 (Berlin, Cod theol. F 157, fol 260^{v}) und in De archa Noe c. IX (Clm 18729, ohne fol.) Jedesmal im gleichen Umfang, so daß er ihn wohl einem Florilegium entnommen hat. Der "Philosophus" ist im Münchener wie im Berliner Text ausdrücklich Aristoteles. In den echten Schriften des Aristoteles konnte ich jedoch das Zitat nicht nachweisen, es findet sich auch nicht in Ps.-Aristoteles, Rhetorica ad Alexandrum (Ausg.: Venetiis apud Junctas 1562-74, Neudruck Minerva 1962, II, 158-183)

9, 10 1 Kor VI, 17

13 vgl. August., De Gen. ad litt. XII, c. 35, n.68 (PL 34, 483f; CSEL 28/1, 432: über die getrennte Seele): inest ei naturalis quidam adpetitus corpus administrandi, quo adpetitus retardatur quodammodo, ne tota intentione pergat in illud summum caelum, quamdiu non subest corpus, cuius administratione adpetitus ille conquiescat.

23 vgl. Petr. Lomb., Sent. II, d. 16, c. 4 (PL 192, 684; Q I, 381f.); August., De trinit. VII, C. 6, n. 12 (PL 42, 946; CChr 50, 266): Sed quia non omnimodo aequalis fiebat illa imago dei tamquam non ab eo creata, huius rei significandae causa ita imago est ut ad imaginem sit, id est non aequatur parilitate sed quadam similitudine accedit.

28 vgl. August., De trinit. IX, c. 4 (PL 42, 963ff; CChr 50, 297-300)

30 vgl. 1 Kor XV, 49: Sicut portavimus imaginem terreni, portemus et imaginem caelestis.

31 vgl. Origenes, In Gen. hom 13, c. 4 (PG 12, 234; GCS 6, 119): Intra te namque collocata est imago regis coelestis ... et hanc imaginem non intrinsecus, sed intra eum collocavit. Haec in te videri non poterat, donec domus tua sordida erat immunditiis et ruderibus repleta. Iste fons scientiae intra te erat situs, sed non poterat fluere, quia Philistini repleverant eum terra et fecerant in te "imaginem terreni".

38 vgl. August., De trinit. X, c. 12 (PL 42, 984; CChr 50, 332)

10, 6 vgl. August., De trinit. IX, c. 4, n. 5f (PL 42, 963ff; CChr 50, 297f)

10 vgl. Joh. Duns Scotus, Lect. I, d. 3, q. 4 u. q. 9 (Viv IX, 232-335, 403-417) und Rep. I, d. 3, q. 4-7 (Viv XXII, 100-120)

15 Petr. Aureolus, Sent. I, d. 27, a. 2 u. 3

31 vgl. Origenes, In Gen. hom. 13, c. 4 (PG 12, 234f; GCS 6, 119): Filius Dei est pictor huius imaginis. Et quia talis et tantus est pictor, imago eius obscurari per incuriam potest, deleri per malitiam non potest. Manet enim semper imago Dei, licet tu tibi ipse superducas 'imaginem terreni'. Istam picturam tu

tibi ipse depingis.

35 vgl. Origenes, a.a.O (PG 12,235; GCS 6,120): Et sic per singulas quasque malitiae species, velut diversis coloribus congregatis, hanc 'imaginem terreni', quam Deus in te fecit, tu tibi ipse depingis. Propterea ergo deprecandus est nobis ille, qui dicit per prophetam: 'ecce ego deleo sicut nubem iniquitates tuas, et sicut caliginem peccata tua'. Et cum deleverit omnes istos in te colores, qui ex fucis malitiae sumpti sunt, tunc resplendet in te imago illa, quae a Deo creata est.

40 Ambros., Expos. Ps CXVIII, serm. 10, c.11 (PL 15,1333f; CSEL 62,210): fast wörtlich; Ps CXVIII, 1

44 cum homo] non

11,5 Origenes, In Lev. hom. 4 (PG 12,436): Similiter et caetera omnia, si pius, si iustus es, si sanctus, si mundus corde; et omnia quae in Deo praesto sunt per naturam, si tibi per imitationem subsistant, depositum apud te divinae imaginis salvum est. Si vero econtrario agas, et pro misericorde crudelis, pro pio impius, pro benigno violentus, pro quieto turbulentus, pro liberali raptus existas, abjecta imagine Dei, diaboli in te imaginem suscepisti, et bonum depositum tibi divinitus commendatus abnegasti.

17 vgl. Ps.Dionys., De div. nom. c.4, § 2 (PG 3,695 B)

26 Gn II, 7

27 August., De Gen. ad litt. VII, c.2 (PL 34,356f; CSEL 28/1,201): Nam cum quidem ex hoc verbo crediderint aliquid esse animam de ipsa substantia dei, id est eiusdem naturae, cuius ille est, hoc ideo putantes, quia cum homo sufflat, aliquid de se ipso eicit in flatu, hinc potius admonendi sumus hanc inimicam fidei catholicae reprobare sententiam.

29 August., De Gen. ad litt. VII, c.17 (PL 34,364; CSEL 28/1,214), dazu Eckhart, Expos. lib. Gen. II,8 (LW I,328): quia operationes animae et vitae manifestantur praecipue in facie hominis propter omnes sensus ibidem occurrentes.

32-41 vgl. Eckhart, Predigt 20a "Homo quidam fecit cenam magnam" (DW I,332ff): Ze dem dritten mâle sô ist, als mich bedünket, dirre kneht daz vünkelîn der sêle, daz dâ ist geschaffen von gote und ist ein lieht, oben îngedrücket, und ist ein bilde göttlîcher natûre, daz dâ ist kriegende alwege wider allem dem, daz göttlich niht enist, und enist niht ein kraft der sêle, als etlîche meister wolten, und ist alwege geneiget ze guote; nochdenne in der helle dâ ist ez geneiget ze guote. Die meister sprechent: daz lieht ist sô natiurlich, daz ez iemerê ein kriegen hât, und heizet sinderesis und lûtet als vil als ein zuobinden und ein abekêren. - dazu auch die Anm. a.a.O: weitere Parallelen bei Eckhart, Hermann von Fritslar, Thomas Aq., Bonaventura.

35 Ps IV, 7
37 vgl. Is LXVI, 24; Mk IX, 43. 45. 47
49 Is I, 6
40 Job I, 15
41 vgl. August., De civ. dei XIII, c. 24, 4 (PL 41, 401; CChr 48, 411; CSEL 40/1, 657)

12, 9 Prd I, 8
12 Cicero, Tusculanarum disputationum libri V, 13, I, 2: Nunc parvulos nobis dedit igniculos, quos celeriter malis moribus opinionibusque depravati (conj. Lambini) sic restringimus, ut nusquam naturae lumen appareat. Sunt enim ingeniis nostris semina innata virtutum, quae si adolescere liceret, ipse nos ad beatam vitam natura perduceret.
18 Seneca, Epist. 73, 15
divina + dispersa
20 surgunt
21 palustris + necat ac deinde creat purgamenta pro frugibus
22 Mt XIII, 27
36 Ps-Bernhard, De interiori domo (PL 184, 547ff)
40 Ps XXIV, 4

13, 10 vgl. Cicero, De inventione rhetorica seu rhetoricorum II, c. 1
18 Eph IV, 13: in mensuram
21 vgl. 2 Sam XIV, 25: Absalom
vgl. Ri XIV-XVI: Samson;
vgl. 2 Sam II, 19: Asael "cursor velocissimus fuit, quasi unus de capreis, quae morantur in silvis."
25 vgl. Rich. de Med., Sent II, d. 20, a. 2, q. 1 concl. (Br II, 254f): Respondeo, quod in statu innocentiae fuisset aequalis multiplicatio virorum et mulierum ...
30 vgl. August., De civ. dei XIV, c. 26 (PL 41, 434; CChr 48, 449f; CSEL 40/2, 53f)
32 ebd.: ut enim ad pariendum non doloris gemitus, sed maturitatis impulsus feminea viscera relaxaret.
35 ebd.

14, 11 vgl. August., De civ. dei XIV, c. 24, 2 (PL 41, 432; CChr 48, 447; CSEL 40/2, 51)
16 vgl. August., De civ. dei XIV, c. 23, 1 (PL 41, 430; CChr 48, 444f; CSEL 40/2, 47) ... est credendum, quod sanctorum numerus quantus conplendae illi sufficit beatissimae civitati, tantus existeret, etsi nemo peccasset, quantus nunc per Dei gratiam de multitudine colligitur peccatorum, quo usque filii saeculi huius generant et generantur.

42 humidum radicale: vgl. Bonav., Sent. I, d.17, p.2, a. unic., q.4 (Op. I,316, nota 12)

15,8 Bonav., Sent. II, d.20, a.1, q.5, concl. ad 1 (Op. II,484): quod superfluitas tertiae digestionis, quae quidem dicitur semen, non esset sufficienter coadunata, quousque veniret hora generandi.

10 ebd.

20 Petr. Lomb., Sent. II, d.17, c.6 (PL 192,687; Q I,386): Lignum autem vitae dictum est, sicut docet Beda et Strabo, 'quia divinitus accepit hanc vim, ut qui ex eius fructu comederet, corpus eius stabili sanitate vel perpetua soliditate firmaretur, nec ulla infirmitate vel aetatis imbecilliate in deterius vel in occasum laberetur'. - vgl. dazu die Anm. der Q.Ausg.

16,18 Ps LXII,2

29 vgl. Albertus M., Sent. II, d.15, a.4 (Borgnet 27,276): dicit Ptolemaeus in Centum verbis, quod sapiens dominatur astris ...; auch bei Bonav., Sent. II, d.14, p.2, a.2.q.3 (Op II,362b) als Ptolemaeus-Zitat: sapiens homo dominabitur astris.

32 vgl. Isidor, De ordine creaturarum c.10, n.8 (PL 83,940) ... qui in creaturis nocere sibi aliquid non timeret, dum ignis non ureret, non aqua mergeret, non bestiarum fortitudo mactaret, non spinarum vel cuiuscumque rei aculei vulnerarent ...

34 Ps VIII,8

37 Tit I,15

17,12 Joh. Damasc., De fide orth. II, c.12 (PG 94, 922f)

21 Hugo de S.V., De sacr. I, p.6, c.23 (PL 176,284)

25-35 cf. Hugo de S.V., De sacr. I, p.6, c.12-15 (PL 176, 170f)

18,5 vgl. 1 Kg IV,33: Et disputavit super lignis, a cedro quae est in Libano, usque ad hyssopum quae egreditur de pariete.

7 vgl. Spr XXX,18f: Tria sunt difficilia mihi et quartum penitus ignoro: Viam aquilae in caelo, viam colubri super petram, viam navis in medio mari, et viam viri in adolescentia.

10 Jr XXXI,22

12 vgl. August., De Gen ad litt. IX, c.19, n.36 (PL 34,408; CSEL 28/1,294) : Ac per hoc etiam illa extasis, quam deus inmisit in Adam, ut soporatus obdormiret, recte intellegitur ad hoc inmissa, ut et ipsius mens per extasin particeps fieret tamquam angelicae curiae ...

18 Rich. de Med., Sent. II, d.20, a.2, q.4 (Br II,257f): concl.: Parvuli in statu innocentiae nati fuissent perfecti in scientia rerum naturalium, quo ad habitum, non quo ad usum: quem tamen postea per processum temporis obtinuissent.

19,5-12 Rich. de S.V., De exterminatione mali, Tr.1, c.3 (PL 196, 1118)

14 vgl. Bonav., Sent. II, d.25, p.2, a.1, q.4 (Op II, 616)
vgl. Bonav., Sent. II, d.25, p.2, a.7 (Op II, 589): triplex libertas; dazu Bern. Cl., De grat. et lib. arb. c.3 (PL 182, 1005; Op III, 171): triplex sit proposita libertas, a peccato, a miseria, a necessitate; ebd. c.7 (PL 182, 1013; Op III, 181ff): Utrum Adam in paradiso trinam hanc libertatem habuerit.

32 cognitio matutina - vespertina: vgl. Bonav., Sent. II, d.4, a.3 (Op II, 138ff)

40 vgl. Is XXXVIII, 8

41 vgl. Jos X, 12f

20,5 Gal II, 2

6 1 Kor XII, 6

11 vgl. Jr I, 5; vgl. Lk I, 41

15 Apg II, 4

18 vgl. Gal V, 22

25 vgl. August., De civ. dei XVI, c.11, 1(PL 41, 490; CChr 48, 513; CSEL 40/2, 146f): ... quae lingua prius humano generi non inmerito creditur fuisse communis, ideo deinceps Hebraea est nuncupata.
vgl. Glossa ord. ad Gen II, 20 (Ven I, 79): Hieronymus: Videtur primam linguam humano generi fuisse Hebraeam, quia nomina quae usque ad divisionem linguarum in Genesi legimus constat esse illius.

21,3 August., De Gen. ad litt. VIII, c.1 (PL 34, 371ff; CSEL 28/1, 229); ebenfalls August., De Gen. contra Manich. II, c.9, n.12 (PL 34, 202); De civ. dei XIII, c.21 (PL 41, 394; CChr 48, 404; CSEL 40/1, 645); vgl. auch Eckhart, Lib. par. Gen. c.2, 3 a (LW I, 322)

5 August., De Gen ad litt. VIII, c.3 (PL 34, 375; CSEL 28/1, 235): cuius futuri causales rationes in creatura condens, tamquam iam extitisset, loquebatur interna atque intima veribate, quam nec oculus vidit nec auris audivit, sed spiritus ius scribenti utique revelavit.

10 Origenes, Peri archon IV, 16 (PG 2, 378): Quis vero ita idiotes invenietur, ut putet velut hominem quamdam agricolam Deum plantasse arbores in paradiso, in Eden contra orientem, et arborem vitae plantasse in eo, id est lignum visibile et palpabile, ita ut corporalibus dentibus manducans quis ex ea arbore, vitam percipiat, et rursus ex alia manducans arbore, boni et mali scientiam capiat? ... nullum arbitor dubitare quod figurali tropo haec a Scriptura proferantur, quo per haec quaedam mystica indicentur.

17 August. wie oben; Joh. Damasc., De fide orth. II, C.11 (**PG** 94, 915): mea quidem sententia est, quod sicut homo sensibili et spirituali natura constans conditus erat, sic et ejus sacratissimum templum sensibile simul et spirituale erat, duplicemque exhibebat speciem.
Beda, De Gen (Hexaemeron) I, II, 9 (**PL** 91, 43; CChr 118, 46): Neque ullatenus dubitandum est paradisum in quo positus est homo primus. Etsi vel Ecclesiae praesentis, vel futurae patriae typum tenet, ad proprietatem tamen litterae intelligendum esse ...;
Isidor, Etymol. XIV, c.3, 2 (**PL** 82, 496): Paradisus est locus in Orientis partibus constitutus ...

18 vgl. Albertus M., De vegetalibus VI, tract. 1, c.2 § 11 (Borgnet X, 161): Aloe experimento visus scitur lignum esse, cuius originem nullus hominum apud nos habitantium sufficienter usque hodie cognovit. Dicunt quidam, quod fertur a quibusdam in magno flumine superioris Babyloniae ... et ex illa regione dicunt impulsu suo lignum adduci aloes ... Modus autem inveniendi est, quod habitantes iuxta fluvium, immissis retibus extrahunt lignum ...

20 Petr. Lomb., Sent. II, d.17, c.5 (**PL** 192, 686; **Q** I, 385)

24 Aug., a.a.O.

27 Petr. Lomb., Sent. II, d.17, c.5 (**PL** 192, 686; **Q** I, 385f): usque ad lunarem circulum pertingentem. vgl. Beda, De Gen (Hexaem.) I, II, 8 (**PL** 91, 44)

31 Gn II, 10

36 vgl. Greg. M., In I Reg. expos. III, c.5, 24 (**PL** 79, 214): Tunc vero angelorum damna reparantur, cum quidquid de ordine conditorum spirituum, eorum superbia sublatum beatitudini fuerat, de electis hominibus adimpletur. - Vgl. Dt XXXII, 8: Constituit terminos populorum secundum numerum angelorum dei.

22, 4 vgl. Bonav., Sent. II, d.20, a. unic., dub. 4 (Op II, 488f): Et dicendum est breviter, quod ista secunda opinio (- der sukzessiven Verklärung -) probabilior est ...

5 Rich. d. Med., Sent. II, d.19, a.3, **Q.** 2 concl. (Br II, 248f): Utrum autem deus homines in statu innocentiae transtulisset successive ad immortalitatem gloriae, aut expectasset quo usque esset impletus numerus electorum, et tunc omnes simul transtulisset, dubium est, videtur tamen probabilius, quod translati fuissent successive, quia simul omnes in terrestri paradiso manere non potuissent. - Augustinus entscheidet die Frage nicht. Vgl. dazu Petr. Lomb., Sent. II, d.19, c.4f (**PL** 192, 691; **Q** I, 395)

22,10 Joh. Damasc., De fide orth. II, c. 11 (PG 94, 914): in quo nullum rationis expers animal versabatur; sed solus homo, opus manuum dei.
vgl. Gn II, 19
30 vgl. Bonav., Sent. IV, d. 48, a. 2, q. 1 (Op IV, 989): corporum supercaelestium, homine peccante, lux est diminuta; vgl. auch die Anm. dort.

23,6 vgl. Jr XXV, 6-10
18 vgl. August., In Joh. Evang., tr. 23, c. 6 (PL 35, 1585): Nihil potentius ista creatura, quae mens dicitur rationalis, nihil hac creatura sublimius: quidquid supra istam est, jam creator est.
22 Prd I, 8
27 August., De lib. arbit. III, c. 25, 77 (PL 32, 1308f; CSEL 74, 153)
35 Ps IV, 7

25,21 vgl. Joh. Duns Scotus, Lect. II, d. 21, q. 1 (Viv XII, 132-139)
29-26,8 Bern. Cl., De dil. deo, c. 15, n. 39 (PL 182, 998; Op III, 152f)
31 seipsum + propter se
36 At vero cum ipsum coeperit occasione propriae necessitatis colere et frequentare, cogitando, legendo, orando, oboediendo, quadam huiuscemodi familiaritate paulatim sensimque Deus innotescit, consequenter et dulcescit.
40 Der Text weicht ein wenig vom Original ab.

26,4 vgl. 1 Kor VI, 17
6 apprehenditur
7 hi scilicet] hoc si
9 Ps XVIII, 8; vgl. Bern. Cl., De dil. deo, c. 12, n. 34s (PL 182, 995f; Op III, 149f)
28 vgl. Marq., De decem praeceptis, 4. Gebot (Hasak 52f): Der Jůnger: Mich wundert zwey ding in deiner rede; du sprichst, es sei natůrliche neigung zwischen etlichen lůten; was ist die sach, das wůßt ich gern ... Der Meister saget: Du solt wissen zu der ersten frag, wa zwey menschen unter Einem sterne seind geboren, oder gleich vermischung der elementen in der natur haben, oder die seelen, die gleich seind in der leblichkeit und wesen, oder zu Einem lon hŏren (gehŏren) in ewiger seligkeit, - die menschen můssen von natur zu einander geneigt sein, ob joch sie einander nimmer gesehen, und eins Jenseits des meeres wăr, und dies hie von im horten sagen, und wa der vier sachen ein mer oder minder ist, da ist auch mer oder minder die natůrliche neigung zwischen den zweien menschen.

27,15 Is VI,3; Apk IV,8
20 vgl. 2 Chr III,13
21 vgl. 2 Kor XII,2
39 vgl. August., De Gen ad litt. IX, c.12, n.20 (PL 34,401; CSEL 28/1,282): Unam sane linguam primitus fuisse didicimus, antequam superbia turris illius post diluvium fabricatae in diversis signorum sonos humanam divideret societatem, quaecumque autem illa lingua fuerit, quid adtinet quaerere?

28,3 vgl. Joh. Chrysost., In epist. ad Rom., hom. 31, n.3, et 4 (PG 60,672): Etiamsi enim omnes fideles essent; at non omnes similes, sed pretio dispares. Ideo omnes ad majora ducens, nullius laudes occultat. Si enim ii, qui plura fecerunt, non majorem mercedem accepturi essent, multi segniores evaderent. - Ideo in regno non par erit honor ...
Keine ausdrückliche Lehre von Ps. Dionys., vgl. De caelest. hier. c.10 (PG 3,271-274). Wahrscheinlich bezieht sich Marq. auf Bonav., Sent. II, d.9, a. unic., q.8 (Op II,255), wo er von den Rangstufen der Heiligen spricht: in his ordinibus est gradatio quaedam, nec potest omnimoda reperiri aequalitas ... Probabile est, inter Angelos eiusdem ordinis quandam reperiri gradationem ... Hoc enim videtur sentire Dionysius in libro de Angelica Hierarchia.

29,5 Greg. M., Moral. XXXV, c.14 (PL 76,765)
7 vgl. Gn II,1
9 1 Sam XV,22
15 Spr XXI,28
26 vgl. Ri XVI,30
27 vgl. Hebr XI,22f
30 vgl. Eadmer Cant., De Anselmi similitudinibus, c.82 (PL 159,653f): Quam magna sit spes monachi professi.
41 vgl. Gn II,17
42 vgl. August., De Gen ad litt. VIII, c.17,36 (PL 34,387; CSEL 28/1,257): ... ita praecepit ordinatissime, ut per virum praeceptum domini ad feminam perveniret.

30,3 1 Kor XIV,35
5 Gn I,28
7 vgl. August., De Gen ad litt. VIII, c.5,10 (PL 34,376; CSEL 28/1,238): Potuisse autem per lignum ... tanquam sacramento quodam significari sapientiam in paradiso corporali, ille credendum non existimat, qui ... hominem primum cum eiusmodi aliquo sacramento vivere non debuisse contendit ...
10 Eph V,32

21 Gn II, 16

29-39 vgl. Anselm. Cant., Cur deus homo II, c. 5 (PL 158, 402f; Op II, 99f): Quod quamvis hoc necesse sit fieri tamen hoc non faciet cogente necessitate; et quod sit necessitas quae aufert gratiam aut minuit, et sit necessitas quae auget.

40 Bern. Cl., De praecepto et disp., c. 7, n. 16 (PL 182, 870; Op III, 264f)

31, 1 si + sit iuxta magistri nostri sententiam - vgl. dazu: Benedicti Regula V. (CSEL 75, 35-38)

7-11 Der Abschnitt steht bei Bern. nach 46, 5

11 cum enim ex volunate iubentis pendet intentio exsequentis (= 45, 28), fit ut nec maius minoribus, nec minus maioribus confuse, ut assolet ad implendum quod iniungitur, subiecti studium impendatur; sed moderante animo ...

12 sciens] sciat

15 vgl. Gn II, 16

17 vgl. Bonav., Sent. II, d. 17, dub. 5 (Op II, 428b): quamvis et alia possit reddi ratio, quod datum sit illud mandatum divinum, ut per hoc disceret, de quo Deo deberet esse subiectus, et quantum etiam differret inter eum qui Deo obedit, et eum qui contemnit eius imperium.

21 a. a. O. (Op II, 429a): Propter istius tamen eventus praevisionem non debuit Deus dimittere dare talem mandatum, quia ordo et decor ...

25 a. a. O. (Op II, 429f): Praeterea, ex illo malo inde sequente poterat Deus et sciebat multo maius bonum elicere.

27 vgl. August., De Gen. ad litt. VIII, c. 6, n. 12 (PL 34, 377; CSEL 28/1, 240): ... in qua homo per experimentum poenae disceret, quid interesset inter oboedientiae bonum et inoboedientiae malum.

30 Greg. M., Moral. XXV, c. 14, n. 29 (PL 76, 766): Neque enim mala in paradiso arbor exstitit ...

33 prohiberetur

35 humilius

40 vgl. August., De civ. dei XIII, c. 20 (PL 41, 394; CChr 48, 403; CSEL 40/1, 644): lignum vitae, quod in medio paradiso cum arbore vetita simul erat, mirabili Dei gratia praestabatur.

41 vgl. August., a. a. O.: (una arbor), quae fuerat interdicta, non quia ipsa erat malum, sed propter commendandum purae et simplicis obedientiae bonum.

32, 1 vgl. August., De Gen ad litt. VIII, c. 6, n. 12 (PL 34, 377; CSEL 28/1, 240): Arbor ... appellata est scientiae dignoscendi bonum et malum, quia si post prohibitionem ex illa homo ederet, in illa erat praecepti futura transgressio, in qua homo per experimentum disceret, quid interesset inter oboedientiae bonum, et inoboedientiae malum.

17 zum Folgenden vgl. Eckhart, Lib. par. Gen. c. 2, 16f, n. 94 (LW I, 559ff)

20 Jak I, 17

21 vgl. August., De sermone domini in monte II, c. 13 n. 44 (PL 34, 1289): Sordescit enim aliquid, cum inferi miscetur naturae, quamvis in suo genere non sordidae; quia etiam de puro argento sordidatur aurum, si misceatur. - Hier von Eckhart, a.a.O. (LW I, 560)

22 degenerat

25 Eckhart, a.a.O. n. 95; Kol III, 1

26 Phil III, 13

27 Gn II, 16

29 vgl. Eckhart, a.a.O., n. 98 (LW I, 563f): Posset etiam dici quod hic non prohibetur homo ab esu ligni scientiae boni per se, sed ligni scientiae boni et mali, id est boni cui coniunctum est malum ... Prohibetur ergo homo in his verbis, ne comedat, reficiatur, delectetur et quiescat in bono creato citra deum. - vgl. auch die Anm. dazu.

35 vgl. Eckhart, a.a.O. n. 99 (LW I, 564f): Rursus bonum et malum obiectum est proprie appetitus sensualis; in entellectu enim malum non est proprie nec contrarium. 'Rationes contrariorum in ipso non sunt contrariae' (Anm. dazu: Thomas, S. theol. I. 9, q. 75 a. 6), quin immo ratio mali bona est et ipsa ratio boni eadem est et mali. Propter quod malorum scientia bona est, ut ait Boethius (Anm. dazu: Thomas Sent. II d. 39 q. 1 a. 2):
ratio autem et malorum et bonorum in anima bonum est, et ideo cognoscere malum et bonum in se bonum est. Unde Boethius (- De diff. top. II, PL 64, 1184B) dicit quod 'notitiae mali bono deesse non potest'; ..., vel potius una est. Prohibetur igitur homo parabolice in verbis praemissis non affici delectatione sensibilium, sed appetere bona intellectualia, nec vivere secundum sensitivum irrationale, sed secundum rationem et intellectum. Et hoc est quo Dionysius (Anm. dazu: Cf. De div. nom. c. 4 § 32, PG 3, 733 ...) dicit quod bonum hominis est secundum rationem vivere, malum vero praeter rationem ... Augustinus De vera religione c. 55 (Anm. dazu: c. 34, n. 63, PL 34, 150) dicit: 'non summa quaeramus in infimis, nec ipsis...'

33, 4 Gn I, 28

8 Gal IV, 27: Laetare sterilis, quae non paris (Vulg.); vgl. Is LIV, 1: Lauda sterilis, quae non paris.

11 Gal IV, 19

12 1 Kor IV, 15

13 August., De trinit. XII, c. 7, n. 11 (PL 42, 1004; CChr 50, 365); vgl. Eckhart, Lib. par. Gen. c. 25, v. 23 (LW I, 663) und August., Enarr. in Ps. XVI, c. 14 (PL 36, 148; CChr 37, 94): Filios autem opera intellegimus; et sicut bona opera bonos filios, ita malos mala.

18 Avicenna, De animalibus IX, c. 5, vgl. Eckhart, a. a. O. (LW I, 663f): Unde secundum Avicennam mas communiter non generat post septuaginta annos neque mulier post quinquaginta fecundatur. Tunc enim desinunt muliebria ...

20 Eckhart, a. a. O. (LW I, 664)

22 vgl. Eckhart, a. a. O.; Origenes, In Gen. hom. 11, n. 2 (PG 12, 222; GCS 6, 102): Quanto enim quis carne fessus est, tanto erit animi virtute robustior et sapientiae complexibus aptior.

24 Gn II, 17; vgl. Eckhart, Expos. lib. Gen., c. 2, v. 17 (LW I, 333): ... Notandum, quod peccator mox, ut peccat, moritur, quamvis vivere videatur, secundum illud Apoc. 3 ...

26 Apk III, 1

27 Vielleicht liegt ein Verständnisfehler Marq. vor aus: Eckhart, Expos. lib. Gen. c. 2, v. 17 (LW I, 334): 'Statim (scelera) puniuntur dum facta sunt, immo dum fiunt' Sap. 16: 'homo per malitiam occidit animam suam'. Augustinus Super Psalmo ...

29 vgl. August., De civ. dei XIII, c. 10 (PL 41, 383; CChr 48, 492; CSEL 40/1, 626): ... ut omnino nihil sit aliud tempus vitae huius, quam cursus ad mortem.

31 August., a. a. O.

35 Eckhart, Lib. par. Gen., c. 2, v. 17b (LW I, 572); vgl. auch die Anm. dort.

40 Gn II, 16

34, 2 vgl. August., De lib. arbit. II, c. 12, n. 33 (PL 32, 1259; CSEL 74, 69, n. 130 u. 71, n. 135): Quapropter nullo modo negaveris esse incommutabilem veritatem, haec omnia quae incommutabiliter vera sunt continentem ... - Tantum autem mens debet intellegere, quantum proprius admoveri atque inhaerere poterit incommutabili veritati.

4 Gn I, 29

vgl. Eckhart, Expos. lib. Gen., c. 1, v. 29 (LW I, 280): nondum ipsis carnibus uti mandatum est; vgl. die Anm. dort.

7 vgl. Joh. Damasc., De fide orth. II, c. 11 (PG 94, 914): in quo nullum rationis expers animal versabatur, sed solus homo, opus manuum Dei.

8 vgl. Eckhart, a. a. O. (LW I, 281): Nam sicut Boethius II De consolatione (Anm.: pr. 5, 33, 16) ait, 'paucis minimisque

natura contenta est', et 1.III (Anm.: pr. 3, 52,14) dicit: -
'naturae ...'

11 Eckhart, a.a.O. (LW I,281f): Determ vel. > Anm. zu Declamationum: Id est Contr. X praef. n. 9; sunt verba MUSAE rhetoris, quae SENECA MUSAM reprehendendus profert.

18] quis enim unquam gallinam comedit vivam aut ovem vivam aut piscem vivum? Et sic de aliis.

35,5 Greg. M., Hom in Evang. I, hom. 16 (PL 76,1135): Sed sciendum nobis est, quia tribus modis tentatio agitur, suggestione, delectatione et consensu.

11 Vgl. Hugo de S.V., De sacr. I, p.7, c.1 (PL 176,278): vidit diabolus et invidit quod homo illuc per obedientiam ascenderet, unde ipse per superbiam corruisset.

19 vgl. Rich. de Med., Sent. II, d.21, a.1, q.1 (Br II,261): ... ut eos a superna felicitate impediret.

21 Rich. a. Med., a.a.O. q.3 (Br II,263): ... quia sciebat mulierem non esse tantae sapientiae, nec tantae constantiae, sicut virum: et ideo facilius eam superare sperabat.

23 vgl. Hugo de S.V., De sacr. I, p.7, c.1 (PL 176,278): in aliena quidem forma venire permissus est; sed tali in qua ejus malitia prorsus non celaretur. Ut igitur in propria forma non veniret sua voluntate factum est, ut autem aliam formam nisi talem quae malitiae suae conveniret habere non posset, divina ordinatione dispositum. Venit ergo ad hominem in serpente callidus hosti, qui fortassis si permissus fuisset in forma columbae venire maluisset. Sed hoc vas Spiritus sanctus sibi reservavit, quia profecto dignum non erat ut spiritus malignus illam formam homini odiosam faceret, in qua postmodum eidem Spiritus sanctus apparere debuisset.

31 vgl. Nic. de Lyra, Postilla ad Gen. III,1 (Ven I,88): Aliqui tamen dicunt, quod ille serpens habebat faciem gratiosam et virgineam, sed hoc de scriptura nullam habet autoritatem.

34 vgl. Hugo de S.V., a.a.O. c.4 (PL 176,288): Stans coram et coram femina hostis superbus ex sola malitia cogitata nondum dicta confunditur; et quasi se jam prius quam etiam loqueretur deprehensum metuens, non audet exire in verba persuasionis, donec animum tentendae interrogatione praesentiat.

39 vgl. August., De Gen ad litt. XI, c.30, n.38 (PL 34,445; CSEL 28/1,362f): ideo prius interrogavit serpens et respondit hoc mulier, ut praevaricatio esset inexcusabilis neque nullo modo dici possit id, quod praeceperat deus, oblitam fuisse mulierem, quamquam et oblivio, maxime unius et tam necessarii, ad maximam culpam damnabilis neglegentiae pertineret. Verum tamen evidentior eius transgressio est, cum memoria retinetur et tamquam in illo deus adsistens praesensque contemnitur.

36,1 Gn III, 2f
5 Gn III, 3
8 Gn III, 4f
13 Gn III, 5
15 Gn III, 5
21 Gn III, 6
23 Gn III, 6
24 Gn III, 7
25 Gn III, 8
27 vgl. August., De civ. dei XIV, c. 17 (PL 41, 425; CChr 48, 439; CSEL 40/2, 39): ... non quod eis sua nuditas esset incognita, sed turpis nuditas nondum erat; quia nondum libido membra illa praeter arbitrium commovebat.
34 vgl. August., De civ. dei XIV, c. 23, n. 3 (PL 41, 431; CChr 48, 446; CSEL 40/2, 49): Ita genitale arvum vas in hoc opus creatum seminaret, ut nunc terram manus.
37 vgl. Rich. de Med., Sent. II, d. 22, a. 1, q. 3 (Br II, 252); dagegen Bonav. an gleicher Stelle (Op II, 481): in statu innocentiae non fuisset tanta in actu generationis delectationis intensio, quanta nunc est.

37,1 Gen III, 1
4-9 vgl. Eckhart, Lib. par. Gen, c. 1, v. 26 (LW I, 623f): praesit piscibus et bestiis omnique reptili quantum ad rationem inferiorem et quantum ad sensitivum, quod est in homine praestantius quam in ceteris animalibus. - dazu: c. 3, v. 1 (LW I, 625f): Manifestum est enim quod sensitivum in homine per serpentem significatum praestantius est quam in aliquo animali producto super terram. Corpus siquidem sensitivum hominis inter omnia corpora aliorum animalium tenerioris complexionis est. Molles enim carne aptiores sunt mente, et quanto ... Vgl. dazu die Anm. dort: sumptum est ex Thomae S. theol. I q 98, a. 2 ad 3
9-24 Der Text entstammt fast wörtlich Eckhart, a. a. O. (LW I, 626f). Die Anmerkungen dort führen die Gedanken auf Thomas, S. theol. I. q. 91, a. 3 ad 1 zurück.
12 vgl. Aristoteles, De an. II t. 94
24-29 vgl. Eckhart, a. a. O. (LW I, 628f)
31 vgl. August., De civ. dei XV, c. 5 (PL 41, 441; CChr 48, 458; CSEL 40/2, 65): sed invidentia illa diabolica, qua invident bonis mali, nulla alia causa, nisi quia boni sunt, illi mali.
44 August., De trinit. XII, c. 12, 17 (PL 42, 1007:, CChr 50, 371f)

38,5 iniq. + peccato
6 consensione; utendi + rebus quae per sensuum corporis sentiuntur; decernitur + quodcumque peccatum

8 suo + secum simul edendum inlicitum cibum. - zum Folgenden vgl. August., a.a.O. 18 (PL 42,1008; CChr 50,372f)

19 Gn III, 6
vgl. Glossa ordin. ad Gen III, 6 (Gregor) (Ven I, 93): non Eva lignum tetigisset, nisi prius incaute respexisset.

23 vgl. 2 Sam XI, 2; auch Nic. de Lyra, Postilla (Ven II, 574)

25 Gn II, 25

34 vgl. Gn III, 7
vgl. Eckhart, Expos. lib. Gen., c.3, v.7 (LW I, 353): notandum, quod naturale est homini erubescere de peccato, utpote contra rationem, quo homo est animal rationale. Rursus etiam, quia defectum detestatur omnis natura ...

37 s.o.

40 vgl. August., De civ. dei XIII, c.13 (PL 41,386; CChr 48,395; CSEL 40/1, 631): Nam postea quam praecepti facta transgressio est, confestim gratia deserente divina de corporum suorum nuditate confusi sunt. Unde etiam foliis ficulneis, quae forte a perturbatis prima conperta sunt, pudenda texerunt; quae prius eadem membra erant, sed pudenda non erant. Sensuerunt ergo novum motum inobedientis carnis suae, tanquam reciprocam poenam inoboedientiae suae.

39,10 vgl. August., De Gen ad litt. VIII, c.18, n.37 (PL 34,387; CSEL 28/1, 257f): Talia quippe scriptura narrat, ut potius credamus sic esse deum locutum homini in paradiso, sicut etiam postea locutus est patribus, sicut Abrahae, sicut Moysi, id est in aliqua specie corporali.

13 vgl. August., a.a.O., c.16, n.35 (PL 34,386; CSEL 28/1, 256): et videant nos omnium inexpertorum nomina nonnisi ... agnoscere

22 Gn III, 7

23 vgl. Eckhart, Expos. lib. Gen., c.3, v.7 (LW I, 353): Aut perizioma est, dum crudelitas sub specie iustitiae se excusat. Aut iterum tertio perizoma est, dum peccans in alterum culpam sive peccatum refert, ut infra sequitur de Adam retorquente culpam in Evam et illa retorquente in serpentem.

27 vgl. 1 Sam XV

40,4 Gn III, 8

6 Gn IV, 1

10 vgl. August., De Gen. ad litt. VIII, c.5, n.9 (PL 34,376f; CSEL 28/1, 237ff)

11 a.a.O. (PL 34,377; CSEL 28/1, 238f): Illud quoque addo quamquam corporalem cibum, talem tamen illam arborem praestitisse, quo corpus hominis sanitate stabili firmaretur, non sicut ex alio cibo, sed nonulla inspiratione salubritatis occulta. Pro-

fecto enim licet usitatus panis aliquid tamen amplius habuit, cuius una collyride hominem deus ab indigentia famis dierum quadraginta spatio vindicavit.

17 vgl. 1 Kg XIX, 8

31 vgl. 1 Tim II, 14

33 vgl. August., De Gen. ad litt. XI, c. 42 (PL 34, 452f; CSEL 28/1, 378): ita et Adam, posteaquam de ligno prohibito seducta mulier manducavit eique dedit, ut simul ederent, noluit eam contristare, quam credebat posse sine suo solacio contabescere ...;
vgl. Petr. Lomb., Sent. II, d. 22, c. 4 (PL 192, 697f; Q I, 412)

41, 3 vgl. Petr. Lomb. Sent. II, d. 22, a. 5-8 (PL 192, 697f; Q I, 412ff)

10 1 Tim II, 14: Et Adam non est seductus, mulier autem seducta in praevaricatione fuit.

40 Gn III, 8

42, 10 Gn 3, 9; Eckhart, Expos. lib. Gen., c. 3, v. 9 (LW I, 357)
a. a. O. (LW I, 358)

16 Prd I, 14

27 Gn III, 12

28 vgl. August., De civ. dei XV, c. 7, 2 (PL 41, 444; CChr 48, 461; CSEL 40/2, 70): Potest quidem ita intellegi ad ipsum hominem conversionem esse debere peccati, ut nulli alii quam sibi sciat tribuere debere quod peccat. Haec est enim salubris paenitentiae medicina et veniae petitio non incongrua.

35 Gn III, 14

36 vgl. Eckhart, Lib. par. Gen. C. 3, v. 1 (LW I, 629): omnia (= Gn III, 1-24) plena sunt doctrina naturalium proprietatum dei, rationis superioris et inferioris et sensitivi hominis, item mores custodiendos instruunt et peccatorum gradus praeferunt.

39 Prd I, 8

43, 11 Gn III, 21

13 Ps VIII, 8

14 vgl. Ps XLVIII, 13. 21: comparatus est iumentis insipientibus.

16 amminiculum = amiculum: vgl. Mittellat. Wörterbuch I, 563

19 Gn III, 22

21 Eckhart, Expos. lib. Gen. c. 3, v. 22 (LW I, 360)

23 misericorditer + homini peccatori

29 vgl. Lk X, 30

30 Is I, 6

31 Is I, 5
Is I, 6

34 Rich. a S. V., De statu int. hom., tr. 1, c. 2 (PL 196, 1118) > est

35 a. a. O., c. 11 (PL 196, 1124)

36 quia - valet] quia malum quod patitur, consilium sicut nec ignorare, sic nec dissimulare valet.

39 Jo XV, 5

44, 2] quanto

5 laborem] dolorem
a. a. O. (PL 196, 1124f)

6 a. a. O. (PL 196, 1125)

7] undique; Ps XXXVII, 4

9 meis + a facie peccatorum meorum

10 Job II, 7

13] prophetarum

19 Job VII, 19f

21 1 Jo I, 8

25 Lk XVII, 10

29 vgl. Phil II, 21: Omnes enim quae sua sunt quaerunt, non quae sunt Iesu Christi.

35 vgl. Ps. Dionys., De div. nom. c. 1, § 5 (PG 3, 594): Illam igitur divinam supraquam substantiam quodcunque est illa supraquam essentia bonitatis, quae supra bonitatem est, neque tanquam rationem aut potentiam, neque tanquam mentem, aut substantiam, aut vitam laudibus celebrare fas est ulli qui veritatis, qua supra omnem veritatem est, sit studiosus.

44 Job VII, 18

45 Bern. Cl., Super Cant., serm. 35, c. 5 (PL 183, 964f; Op I, 252)

45, 7 a. a. O., c. 6 (PL 183, 965; Op I, 252f)

8 Ps XLVIII, 13. 21

10 Ps XLVIII, 13

12 a. a. O. c. 3 (PL 183, 964; Op I, 251)

18 domini] omni

19 a. a. O., c. 4 (PL 183, 964 ; Op I, 251)

21 a. a. O., c. 4 (PL 183, 964f; Op I, 251f)

23 > igitur quam

24 a. a. O. (PL 183, 965; Op I, 252)

25 si] quem

27 angelorum] et angelicum
a. a. O., c. 6 (PL 183, 965; Op I, 252f)

28 Ps XLVIII, 13. 21

29 intellexit + Non dicit: Nos dicamus. Positus in honore non intellexit (<u>hom.</u>)

3 a. a. O.

32 angelorum + inita est; Unde et] Vides quam sit

34 Cavenda proinde omnimodis ignorantia, ne forte ...

37 a. a. O.; > dicimus

39 Gn III, 24

42 Petr. Lomb., Sent. II, d. 29, c. 5 (PL 192, 720; Q I, 459): sunt] potest

44 August., De Gen. ad litt., XI, c. 40, n. 55 (PL 34, 452; CSEL 28/1, 375)

46, 4 August., De Gen. contra Manich. II, c. 23, n. 35 et 36 (PL 24, 214f)

5 Röm XIII, 10

14 vgl. Petr. Lomb., a. a. O., c. 6 (PL 192, 720; Q I, 459f)

16 vgl. a. a. O. c. 7 (PL 192, 720; Q I, 460)

23 vgl. August., De Gen. ad litt., XI. c. 16, n. 21 (PL 34, 438; CSEL 28/1, 349): et homicida quidem ab illo initio, ex quo homo potuit occidi; non autem potuit occidi, antequam esset qui occideretur. ab initio ergo homicida diabolus, quia ipse occidit hominem primum, ante quem nullus hominum fuit.

31 vgl. Mt XXVII, 45f

35 vgl. Petr. Lomb., Sent. II, d. 29, c. 7 (PL 192, 720; Q I, 460): ... qui per aliquam moram in paradiso fuisse intelligitur, cum Scriptura dicat eum ibi soporatum fuisse, quando costa de latere eius assumpta est, et inde formata mulier, et animalia ante eum ducta, quibus nomina imposuit.

47, 1 vgl. Gn V, 22: Enoch; Sir XLIV, 16: Enoch; Hebr XI, 5: Fide Henoch translatus est ne videret mortem. - vgl. 2 Kg II: Elias

6 2 Chr XXI, 12

9 Nic. de Lyra, Postilla ad 2 Chr XXI, 12(Ven II, 1210)

11 2 Kg II, 11

12 Nic. de Lyra, a. a. O.

14 eiusdem - XXI] huius capituli; vgl. 2 Chr XXXI, 1-4

16 bonus + ut patet ex supradictis

20 vgl. 2 Kg III, 1

23 Diese Datierung stimmt nicht zusammen; vielleicht richtig 1274: unter Gregor X. (1271-1276) das II. Konzil von Lyon und ebenfalls in Lyon das 22. Generalkapitel; vgl. Wadding, Annales IV, 466: Celebrata sunt hoc anno Lugduni XX Maii in festo Pentecostes Comitia Generalia per sanctum Bonaventuram ...

27 vgl. Jon I, 7

32 vgl. Jo XI, 50

37 vgl. I Kor IV, 4

38 vgl. Jon I, 15

39 vgl. Mt XVII, 5: nubes lucida; Apk XIV, 14: nubem condidam

48,14 vgl. Mt XVII, 4: bonum est nos hic esse.

49,4 vgl. Anselm Cant., Cur deus homo I, c.21 (PL 158,394; Op II, 89): Fateri me necesse est quia pro conservanda tota creatura nihil deberem facere contra voluntatem dei

19 Anselm. Cant., a.a.O. c.22 (PL 158,395; OP II, 90)

21 suadentem] non consentiendo suadenti

22 ut homo] cum ille

23 diabolo, qui fortior peccavit in caelo, nullo suadente. Et cum hoc facile posset efficere, nulla vi coactus, sola se suasione sponte vinci permisit ad voluntatem diaboli et contra voluntatem et honorem dei.

28 vgl. Anselm. Cant., Cur deus homo I, c.15 (PL 158,380f; Op II, 72f): Si deus vel ad modicum patiatur honorem suum violari.

30 a.a.O.: Dei honori nequit aliquid, quantum ad illum pertinet, addi vel minui. Idem namque ipse sibi est honor incorruptibilis et nullo modo mutabilis.

50,5 vgl. a.a.O. (PL 158,380f; Op II, 73): Si enim ea quae caeli ambitu continentur, vellent non esse sub caelo aut elongari a caelo, nullatenus possent nisi sub caelo esse nec fugere caelum nisi appropinquando caelo. Nam et unde et quo et qua irent, sub caelo essent; et quanto magis a qualibet caeli parte elongarentur, tanto magis oppositae parti appropinquarent. Ita quamvis homo vel malus angelus divinae voluntati et ordinationi subiacere nolit, non tamen eam fugere valet, quia si vult fugere de sub voluntate iubente, currit ad voluntatem punientem; et si quaeris qua transit: non nisi sub voluntate permittente; et hoc ipsum, quod perverse vult aut agit, in universitatis praefatae ordinem et pulchritudinem summa sapientia convertit. - Dieses und die beiden folgenden Exempla bringt Marq. in der gleichen Reihenfolge in De decem praeceptis, 8. Gebot (Hasak 103f).

13 vgl. Gn XXXVII - L

16 vgl. Jon If

51,10 August., Confess. I, c.12, n.19 (PL 32,670; CSEL 33,17): Jussisti enim et sic est, ut poena sua sibi sit omnis inordinatus animus.

12 vgl. August., Enarr. in Ps LVIII, c.13 (PL 36,701; CChr 39, 739): Iniquitas omnis, parva magnave sit, puniatur necesse est, aut ab ipso homine paenitente, aut a Deo vindicante.

15 a.a.O. Prorsus aut punis, aut punit. Vis non puniat? Puni tu...

19 August., De lib. arb. III, c.15, n.43 (PL 32,1295; CSEL 74, 127 n.152): ut + quasi

20 ➤ quis
35 Greg. M., Moral. VIII, c. 32, n. 269 (PL 75, 835); Sir XL, 1

52, 11 vgl. Kol II, 14: Delens quod adversus nos erat chirographum decreti, quod erat contrarium nobis ...
17 vgl. Bonav., Sent. IV, d. 48, a. 2, q. 1 (Op IV, 989): corporum supercaelestium, homine peccante, lux est diminuta. vgl. auch die Anm. dort.
27 vgl. Lk X, 29-37

53, 4 August., Confess. I, c. 12, n. 19 (PL 32, 670; CSEL 33, 17) - vgl. S. 83, 12.
6 August., De lib. arb. III, c. 15, n. 43 (PL 32, 1295; CSEL 74, 127 n. 152) - vgl. S. 51, 19
39 vgl. Ez XVI, 42: ... et auferetur zelus meus a te, et quiescam, nec irascar amplius
41 vgl. Ps X, 13 (Hebr.): Propter quid irritavit impius deum?

54, 7 Hebr XII, 6: Quem enim diligit Dominus, castigat.
11 vgl. August., De civ. dei IX, c. 5 (PL 41, 260; CChr 47, 254; CSEL 40/1, 415): Nam et misericordiam Stoicorum est solere culpare.
15 vgl. Boethius, De cons. phil. IV, pr. 4 (PL 63, 806; CChr 44, 75): Multo igitur infeliciores improbi sunt iniusta impunitate donati quam iusta ultione puniti.

55, 1 vgl. Anselm Cant., Cur deus homo II, c. 4 (PL 158, 402; Op II, 99): Necesse est ergo, ut de humana natura quod incepit perficiat.
4 vgl. Petr. Lomb., Sent. II, d. 1, c. 4 (PL 192, 653; Q I, 309): Cum ergo quaeritur, quare vel ad quid facta sit rationalis creatura, brevissime responderi potest: propter Dei bonitatem, et suam utilitatem; vgl. Ps. August., De dil. deo, c. 2 (PL 40, 859) und Hugo de S. V., De sacr., =p. 2, c. 1 (PL 176, 205)
7 Petr. Lomb., Sent. II, d. 1, c. 4 (PL 192, 653; Q I, 309); vgl. Ps. August., De dil. deo, c. 2 (PL 40, 850) und Hugo de S. V., Sum. sent., tr. 2, c. 1 (PL 176, 79)
12 vgl. Ps CXVI, 5: ... et sapientiae eius non est numerus.
17 Lk XIV, 30
19 Anselm. Cant., Cur deus homo II, c. 4 (PL 158, 402; Op II, 99): At si nihil pretiosius ... valde alienum est ab eo, ut ullam rationalem naturam penitus perire sinat.
23 vgl. August., De lib. arb. I, c. 10, n. 21 (PL 32, 1233; CSEL 74, 22 n. 74): utrum tibi videatur rationali et sapienti mente quicquam esse praestantius. E. Nihil praeter deum arbitror. dazu

auch August., De trinit. XV, c.1, n.1 (PL 42,1057; CChr 50, 460): Supra hanc ergo naturam si quaerimus aliquid et verum quaerimus, deus est, natura scilicet non creata, sed creatrix.

56,7 Das Exempel wird in Art. 29, S. 157 mit kleinen Abweichungen wörtlich wiederholt.

16 Jr XVIII,3f

36 August., Confess. I, c.1 (PL 32,661; CSEL 33,1): > domine

57,3 vgl. Greg.M., Moral. IV, c.3, n.8 (PL 75,641f): cur humana natura reparata, non angelica ...

7 a.a.O. (PL 75,642 B) Est adhuc aliud, quo et perditus homo reparari debuit, et superbiens spiritus reparari non possit, quia nimirum angelus sua malitia cecidit, hominem vero aliena prostavit. Quia ergo humanum genus ad lucem poenitentiae Redemptoris adventu reducitur, apostata vero angelus ad restaurationis lucem nulla spe veniae, nulla conversationis emendatione revocatur ...; nec umquam lumen pristini status recipiat, quia hoc etiam non suasus amisit.

14 vgl. Anselm. Cant., Cur deus homo I, c.17 (PL 158,382; Op II,75f)

16 vgl. Greg.M., a.a.O. (PL 75,642 A): Angelus nemque solummodo spiritus, homo vero et spiritus est et caro. Misertus ergo creator ...

19 > creaturam

22 ... gestavit. Unde recte Psalmista, cum misertum Redemptorem hominibus diceret, ipsam quoque causam misericordiae expressit, dicens: Et memoratus ...
Ps LXXVII,39

58,10 Gn III,5

12 vgl. Gn III,6

19 Ps CXII,5

20 Weish VIII,1

21 Sir XXIV,27

29 Greg.M., Moral. XVII, c.30 (PL 76,32f)

34 sed] quia

42 quae] quando

59,8 a.a.O. (PL 76,33): Proinde venit propter nos in uterum virginis Filius Dei, ibi pro nobis factus est homo. Sumpta est ab illo natura, non culpa.

20 Anselm.Cant., Cur deus homo I, c.21 (PL 158,393f; Op II,88f): aspice illuc; et deus econtra: nullatenus volo ut aspicias; quaere tu ipse in corde tuo quid sit in omnibus quae sunt, pro quo contra voluntatem dei deberes illum aspectum facere ... -

Fateri me necesse est quia pro conservanda tota creatura nihil deberem facere contra voluntatem dei. - A. Quid si plures essent mundi pleni creaturis, sicut iste est? - B. Si infinito numero multiplicarentur et similiter mihi obtenderentur, id ipsum responderem.

28 vgl. Anselm. Cant., a.a.O. (PL 158, 394; Op II, 89): Sed solemus aliquando facere contra voluntatem alicuius non reprehensibiliter, ut res eius serventur, quod postea illi placet contra cuius voluntatem facimus. - A. Hoc fit homini qui aliquando intelligit quid sibi sit utile, aut non potest quod perdit restaurare; sed deus nullo indiget et omnia si perirent posset, sicut ea fecit, restituere.

40 Anselm. Cant., Cur deus homo I, c. 22 (PL 158, 395; Op II, 90)

41 diabolum + non consentiendo

42 excus. + et honorem

44 suadente + qui fortior peccavit in caelo nullo suadente (hom.)

60, 1 > et

3 a.a.O.: A. Iudica tu ipse, si non est contra honorem dei ...

9 parentis] peccati

15 a.a.O. c. 11 (PL 158, 376; Op II, 68): Omnis voluntas rationalis creaturae subiecta debet esse voluntati dei.

16 a.a.O.: > inquam

19 a.a.O.

22] recompenset

33 Anselm. Cant., a.a.O. (PL 158, 376; Op II, 86): cum reddis aliquid quod debes deo, etiam si non peccasti, non debes hoc computare pro debito quod debes pro peccato ...

61, 9 Greg. M., Moral. XXII, c. 17, 42 (PL 76, 237): Et quem nimirum nisi unigenitum Dei Filium contemplatur, qui humanam naturam in hac mortalitate laborantem dum suscepit adjuvit? Ipse quippe adjuvit hominem factus homo, ut quia puro ...

14 1 Tim II, 5

Eph II, 14; vgl. Eph II, 20: lapis angularis

16 Gn VIII, 11: columba Noe

22 vgl. Anselm. Cant., Cur deus homo II, c. 5 (PL 158, 402f; Op II, 99f)

25 vgl. a.a.O., c. 6 (PL 158, 403f; Op II, 101)

3 vgl. Joh. Duns Scotus, Lect. III, d. 20, q. unic., n. 5 (Viv XIV, 734f): Praeterea, cap. 23 et 24 lib. 1 arguit (Anselmus) ad idem sic: Homo non potest satisfacere Deo pro peccato, nisi reddat Deo totum, quod abstulit ... sed nullatenus potuit hoc reddere homo peccator, quia peccator peccatorem iustificare nequit. Nec decuit, quod aliquis innocens non descendens ex Adam redi-

meret nos per mortem nisi Deus: quia tunc non fuisset homo restitutus ad pristinam dignitatem, ut soli Deo serviret, sed fuisset obligatus illi homini, quasi tantum pro redemptione, quantum Deo pro creatione: et ita posset reputare ipsum Deum pro reparatione, sicut verum Deum pro creatione: et praeter hoc ille purus homo quantumcumcunque innocens, non potuit satisfecisse, sicut probant argumenta in tertio articulo: igitur oportuit esse Deum hominem, quia nullus potuit nisi Deus, nec debuit nisi homo.

40-43 vgl. a.a.O. n.9 (Viv XIV, 747): Praeterea, unus purus homo potuisset satisvadere pro omnibus, si fuisset conceptus sine peccato, sicut potuisset fieri de possibili, operatione Spiritus sancti, et matris, sicut fuit Christus, et Deus dedisset sibi summam gratiam, quam potuisset recipere, sicut dedit Christo sine meritis praecedentibus ex liberalitate sua: talis enim potuisset mereri deletionem peccati, sicut et beatitudinem. Et cum dicit, quod tunc obligaremur ei tantum, quantum Deo; falsum est: imo simpliciter Deo, quia totum quod ille haberet, esset a Deo; obligaremur tamen multum sibi, sicut obligaremur Beatae Virgini, et aliis Sanctis, qui meruerunt pro nobis, semper tamen finaliter, et summe Deo tanquam ei a quo aliorum bona procedunt.

62,5 vgl. August. De trinit. XIII, c.18 (PL 42,1032f; CChr 50,414): Oportebat itaque ut ista carnalis concupiscentia nulla ibi esset omnino quando concipiatur virginis partus in quo nihil morte dignum fuerat inventurus, et eum tamen occisurus auctor mortis vitae morte vincendus. Victor primi Adam et tenens genus humanum victus a secundo Adam et amittens genus christianorum liberatum ex humano genere ab humano crimine per eum qui non erat in crimine, quamvis esset ex genere ... vgl. August., a.a.O. c.10 (PL 42,1024; CChr 50,399): verum etiam,ut ostendamus non alium modum possibile deum defuisse cuius potestati cuncta aequaliter subiacent.

7 vgl. Anselm Cant., Cur deus homo I, c.5 (PL 158,365; Op II,52)

14 Joh. Duns Scotus, Lect. III, d.20, q. unic., n.9 (Viv XIV,737): Praeterea, videtur (de possibili dico) quod quilibet potest satisfacere pro se ... igitur potuit etiam meruisse deletionem culpae.

24-32 vgl. Joh. Duns Scotus, a.a.O. (Viv XIV,737): Contra illud, quod dicit in quarto articulo, quod nullus nisi homo debuit satisfacere; hoc non videtur absolute necessarium, quia unus, qui non est debitor, potest satisfacere pro alio, sicut pro alio orare ...

28] potuit unus bonus Angelus
vgl. Anselm Cant., Cur deus homo I, c.21 (PL 158,394; Op II, 89): Non ergo satisfacis, si non reddis aliquid maius, quam sit id pro quo peccatum facere non debueras.

33-63,14 vgl. Joh. Duns Scotus, a.a.O. n.8 (Viv XIV, 736): Et quando in tertio articulo dicitur, quod non satisfecit quis Deo, nisi offerat Deo aliquid majus.

38 parentis] hominis

39] suffecisset

40] fuerit

42 ex + maiori

43] fuit

45 esset] est

46] debuerat

63,1 ut + obiecti diligibilis / debet] debuit

3 amor d. att.] amorem attingentem / et - trinitatis] et ille amor obiective, ut terminatur in Deum

7] suffecisset saltem /] offerre

9 creaturae + quod verum est diligere + magis / dilexit] dilexerit ignobilius

13 ven. Ans. in suo proc.] ipse; vgl. Anselm. Cant., Cur deus homo II, c.6 (PL 158,403f; Op II,101): Hoc autem fieri nequit, nisi sit qui solvat deo pro peccato hominis aliquid maius quam omne quod praeter deum est.

17 August., De trinit. XIII, c.10 (PL 42,1024; CChr 50,399): Eos itaque qui dicunt: 'Itane defuit deo modus alius quo liberaret homines ...?', parum est sic refellere ut istum modum quo nos per mediatorem dei et hominum hominem Christum Iesum deus liberare dignatur asseramus bonum et divinae congruum dignitati; verum etiam ...

24 vgl. 1 Kor XV, 27f

25 s.o.

35 vgl. Anselm. Cant., Cur deus homo I, c.24 (PL 158,396f; Op II, 92): Sed si in ipsa impotentia culpa est: sicut non levigat peccatum, ita non excusat non redentem debitum

39 a.a.O. Nam si quis iniungat opus aliquod servo suo, et praecipiat illi ne se deiciat in foveam quam illi monstrat, unde nullatenus exire possit, et servus ille contemnens mandatum et monitionem domini sui sponte se in monstratam mittat foveam, ut nullatenus possit opus iniunctum efficere: putasne illi aliquatenus impotentiam istam ad excusationem valere, cur opus iniunctum non faciat? - B. Nullo modo, sed potius ad augmentum culpae, quoniam ipse impotentiam illam sibi fecit, et quod praeceptum est ne faceret fecit.

64,6 vgl. Anselm. Cant., Cur deus homo I, c.12 (PL 158,377; Op II, 69): Deum vero non decet aliquid inordinatum in suo regno dimittere.

8 vgl. ebd.: ... quia similiter erit apud deum peccanti et non peccanti; quod deo non convenit.

9 ebd.: Si autem peccatum nec solvitur nec punitur, nulli legi subiacet ... Liberior igitur est iniustitia, si sola misericordia dimittitur, quam iustitia.

11 vgl. ebd. c.19 (PL 158,389f; Op II,84):Constat deum proposuisse, ut de hominibus angelos qui ceciderant restauraret ... Tales ergo oportet esse homines in illa civitate superna, qui qui pro angelis ibidem erunt, id est quales nunc sunt boni angeli. Alioquin non erunt restaurati qui ceciderunt ...

16 ebd.: Potesne cogitare quod homo, qui aliquando peccavit nec umquam deo pro peccato satisfecit, sed tantum impunitus dimittitur, aequalis sit angelo qui numquam peccavit?

20 vgl. Anselm. Cant., Cur deus homo I, c.19 (PL 158,390; Op II,85): das ganze Exempel stammt von dort.

27 Apk I,5

28 Hebr IX,12

65,14 Jo XV,13

19 Os XIII,14

20 vgl. Greg. M., Moral. III, c.14,27 (PL 75,615 B u. C)

25 ebd., III, c.14,26 (PL 75,615): Frustra quippe afflictus est, qui et culpae ultione pressus est, et culpae contagio inquinatus non est. Frustra afflictus est, qui incarnatus, propria admissa non habuit, et tamen poenam sine culpa suscepit ... Mediator etenim noster puniri pro semetipso non debuit, quia nullum culpae contagium perpetravit. Sed si ipse indebitam non susciperet, nunquam nos a debita morte liberaret ...

39 Hebr X,5

66,4 vgl. Greg. M., Moral. XX, c.36,68 (PL 76,179 B): Et tunc plena est cordis nostri compassio, cum malum inopiae pro proximo suscipere non metuimus, ut illum a passione liberemus.

7 ebd.

26 vgl. Anselm. Cant., Cur deus homo II, c.11 (PL 158,410f; Op II,109-112)

28 vgl. ebd. (PL 158,411; Op II,110): Ratio quoque nos docuit quia oportet eum maius aliquid habere, quam quidquid sub deo est, quod sponte det et non ex debeto deo.

32 vgl. a.a.O. c.6 (PL 158,404; Op II,101): Si ergo, sicut constat, necesse est ut de hominibus perficiatur illa superna civitas, nec hoc esse valet, nisi fiat praedicta satisfactio, quam nec potest facere nisi deus nec debet nisi homo: necesse est ut eam faciat deus-homo.

39 Joh. Duns Scotus, Lect. III, d.20, q.un., n.2 (Viv XIV,732)

41 > Christi

67, 2 vgl. Joh. Duns Scotus, a. a. O. (Viv XIV, 732): Praeterea, Anselm. 2 Cur Deus homo, cap. 14 approbat dictum discipuli sui, quod minima laesio illius personae fuit pejor, quam peccatum omnium hominum sit malum: sed quanto poena satisfactoria, dummodo esset sufficiens, posset esse minor laesio illius personae, tanto convenientior esset: igitur non necesse, nec decens fuit hominem redimi morte Christi, cum minor poena suffecisset.

5 Joh. Duns Scotus, Lect. III, d. 20, q. un., n. 7 (Viv XIV, 735f)

7 conven.] consequentiae

6 > deus;] ordinaverit

9] consequentiae

13] consequentiae

16 Joh. Duns Scotus, a. a. O. (Viv XIV, 736)

26 fuit + absolute

27 sicut

28 Greg. M., Moral. XX, c. 36 (PL 76, 179)

30 Greg. M., ebd.: a passione

33 vgl. August., De trinit. XIII, c. 10 (PL 42, 1024, CChr 50, 399)

35 Joh. Duns Scotus, a. a. O., n. 10 (Viv XIV, 737):] Tunc ad quaestionem dico

37 > ex summo amore et congruentia

38 hoc praesupp.] tunc tamen necessitate consequentiae

39 Lk XXIV, 26: nicht bei Duns Scotus

40 Joh. Duns Scotus, a. a. O. (Viv XIV, 738) / contingens + simpliciter et

41 vgl. Joh. Duns Scotus, a. a. O. (Viv XIV, 738): Si autem volumus salvare Anselmum, dicamus quod omnes rationes suae procedunt praesupposita ordinatione divina, quae sic ordinavit hominem redimi: et sic videtur procedere, ita quod Deus ex praeordinatione, non voluit acceptare pro redemptione hominum, nisi mortem Filii sui, nulla tamen necessitas absoluta fuit. Unde in Psal. 129. Copiosa apud eum redemptio.

68, 3 Ps CXXIX, 7

4 Hebr. II, 10

69, 8 vgl. Greg. M., Moral. VII, c. 7 (PL 75, 771): Sed quia diu et electorum gentilium vota dilata sunt, et ex Hebraico populo sancti quique longo tempore redemptionem suam exspectando gemuerunt ... Idcirco Gentilitas gemuit, quia eum necdum Redemptoris sui gratia reficit; atque ideo Judaea mugitus dilatat, quia, legem tenens, sed legis auctorem non videns, stans ante praesepe jejunat.

13 Greg. M., ebd. (PL 75, 770 C)

19 Is XXI, 11f

20 Rich. de S.V., De verbo inc., c.1 (PL 196,995)
24 Rich. de S.V., ebd., c.8 (PL 196,1002 A)
26 Agg II,8
31 > perfecerant - omnibus
33 Rich. de S.V., ebd. c.1 (PL 196,996)
35 Is XXI,11
Rich. de S.V., ebd. C.12 (PL 196,1006); /] dicit
39] cum omnibus
43 > Quasi dixerunt

70,2 sucis] frigus
7 Rich. de S.V., ebd. c.13 (PL 196,1006f): Et dixit custos: Veni mane, et nox. Ab ipsa primae praevaricationis ...
12 > is
14 divinae] diurnae
16 Ps CXI,4
20 vgl. Nm XXIV
22 vgl. Apg XVII
27 Rich. de S.V., ebd. c.14 (PL 196,1008)
32 Rich. a S.V., ebd. c.15 (PL 196,1007)
33 Is XVI,1
35 Ps CXLIII,7
36 nimis] nec minus
37 Is LXIV,1
39] ipsi
Ps LXXIX,3
44 vgl. Gn XXX.14ff

71,2 vgl. Nic. de Lyra, Postilla ad Gen XXX (Ven I,336)
3 Nic. de Lyra, ebd. (Ven I,337, irrt. 341)
5 Nic. de Lyra, ebd. (Ven I,142)
6 vgl. Nic. de Lyra, ebd.: Ex quibus patet, quod duabus sororibus usus est temperanter, ancillas obtemperanter, nec ulla intemperanter.
9 > in textu
10 vgl. Nic. de Lyra, ebd. (Ven I,337): Ex quo patet, quod ad concubitum Jacob non movebatur libidine, sed amore prolis habendae ad cultum Dei.
12 Nic. de Lyra, ebd. (Ven I,338): Sciebat enim Jacob a Deo electum, ut ex eius filiis nominarentur capita tribuum Israel ...
26 Hebr IX,7
28 Hebr IX,19-22
40 Gn XXIV,2
42 Nic. de Lyra, Postilla ad Gen XXIV (Ven I,276)
43 Jak II,23; vgl. Gn XV,6; Röm IV,3; Gal II,6
44 Jo VIII,56

72,4 Gn XLVIII, 30

5 Nic. de Lyra, Postilla ad Gen XLVII (Ven I, 441): sepulchra] sepulti

13 vgl. Mt XXVII, 52

19 Hl VIII, 1

25 Röm VIII, 29

19 Beda, In Cant. alleg. expos. VI, c. 8 (PL 91, 1206): Sed matrem suam dicit Synagoga humanae naturae substantiam.

35 Ps LXXVI, 3; Tob V, 12

37 Hl I, 1

38 Greg. M., Super Cant. expos., prooemium und c. 1, 1 (PL 79, 478)

73,8 Bern. Cl., Super Cant. serm. 2, c. 3 (PL 183, 791; Op I, 10)

18 Is LVIII, 1

19 vgl. Hab II, 3: quia veniens veniet, et non tardabit; Hl I, 6

23 Bar III, 27

26 August., De s. virginitate, c. 3 (PL 40, 398)

30 vgl. Rich. de S. V., Adnot. myst. in Ps. XXVIII (PL 196, 297): Quid est Filius Patris nisi virtus et sapientia Patris? Verbum Patris Filius Patris, voluntas Patris. Item voluntas hominis quid aliud est quam quaedam proles mentis? Si igitur eadem est voluntas tua et voluntas Patris, idem est filius tuus et Filius Patris.

40] consensisti

42 Vide quod in potestate cuiusque relinquitur, utrumnam tantae prolis mater efficiatur. Merito ergo maledicta sterilis, et quae non parit, quae talem filium pro voto habere potuit. Cur, putas, similiter maledictus qui non gignit ...

74,6 vgl. Mk XII, 42 par.
Ps X, 17 (Hebr)

8 Bern. Cl. In purif. B. Mariae, serm. III, 3 (PL 183, 370f; Op IV, 343)

13] utinam haec tibi possim / tibi + magis

17 vgl. Seneca, De benef. I., c. 8: Socrati cum multa multi pro suis quisque facultatibus offerrent Aschimes pauper auditor, Nihil, inquit, dignum te quod dare tibi possim invenio: et hoc uno modo pauperem me esse sentio. Itaque dono tibi quod unum habeo, Meipsum. Hoc mundus rogo qualecumque est, boni consulas, cogitesque, alios cum multum tibi darent, plus sibi reliquisse. Cui Socrates: Quod ni tu, inquit, mihi magnum munus dederis, nisi forte parvo te aestimas? Habebo itaque curae, ut te meliorem tibi reddam quam accepi.
vgl. dazu Marq., De paupertate (Hartinger 73): Narrat enim Seneca libro de Beneficiis, quod Socratim cum ceteri discipuli

sui plura offerrent, Oschimes, suus discipulus, cum pauper esset, seipsum obtulit dicens, quod alii cariora retinuerunt, sed ipse obtulit melius et carius, et ideo alios sibi pauca dedisse. Et iterum inquit: Obsecro, ut hoc munusculum paupertatis excolas. Cui respondet Socrates se ab eo munus maximum accepisse.

23 Hebr. XI, 3
25 Röm I, 17
28 vgl. Röm VI, 4
29 Gal V, 24
30 Röm VIII, 13
35 Phil II, 10
38 Phil II, 6f
40 2 Kor VIII, 9

75, 8 Lk IX, 58
13 Ps LXXVI, 3
14 Bern. Cl., Super Cant. serm. 2, c. 2 (PL 183, 790; Op I, 9) Quo mihi, oro, haec semiverbia Prophetarum? ... Non audio iam Moisen: impeditioris siquidem linguae factus est mihi. Isaiae labia immunda sunt, Jeremias nescit loqui, quia puer est ...
22 Jo XIX, 12

76, 7 Gn XXII, 17
9 Gn XXII, 8
20 Gal III, 16
25 Is XLIX, 7
26 1 Kor X, 11
27 vgl. Ex XXXIV, 33
30 Ps CIX, 4
34 Hebr. VII, 1-3
40 Hebr VII, 4

77, 3 vgl. Hebr VII, 11
7 Hebr VII, 12
11 Jr XXXI 31-34; dazu vgl. Nic. de Lyra, Quaestiones, II (N rr 3^r): quod messias promissus in lege et prophetis sit verus deus et verus homo.
24 Hebr VIII, 13
30 Hebr IX, 5
31 Hebr IX, 11f (Vulg.): per amplius et perfectius tabernaculum non manufactum, id est, non huius creationis: neque per sanguinem hircorum, aut vitulorum, sed per proprium sanguinem introivit semel in Sancta, aeterna redemptione inventa.

34 vgl. Nic. de Lyra, Quaestiones, II (N rr 4^{r}): Item probatur divinitas et humanitas Christi per auctoritatem Zach IX: Exulta ... tibi iustus et salvator ...

36 Zach IX, 9

38 Zach IX, 10

39 Is LIII, 7

41 Is XI, 6

78,3 Gn XV, 5

4 Gn XVII, 8

10 1 Kor XV, 41f

27 Jo VIII, 56

30 Mt XXVI, 18

33 Missale Romanum, Missa defunctorum (Requiem): Offertorium

35 Gn XV, 7

38 Röm VIII, 17

39 vgl. Nic. de Lyra, Quaestiones, II (N rr 4^{r}): Item ad probandum Christum esse verum deum et hominem adducatur illa auctoritas Isa IX, ubi de Christo sic dicitur: Parvulus natus est ... pacis. Et per hoc quod dicitur: Parvulus natus etc. ostenditur ipsius Christi vera humanitas, per hoc autem, quod sequitur: Et vocabitur nomen eius admirabilis etc. apparet eius divinitas ...

41 Is IX, 6

79,3 vgl. Nic. de Lyra, Quaestiones, ebd.: Item praedicta responsio Judaeorum patet falsa per translationem caldaicam, quae sic habet: Infans ... et vocabitur nomen eis de ante admirabilis consilio deus fortis: permanens in saecula saeculorum messias in cuius diebus multiplicabitur pax.

19 vgl. Nic. de Lyra, Quaestiones, I (N rr 2^{r}): Utrum ex scripturis receptis a Judaeis possit efficaciter probari salvatorem nostrum fuisse deum et hominem.

21 vgl. Nic. de Lyra, ebd.: quae sunt scripturae a Judaeis receptae? ... sciendum quod libri canonici veteris testamenti sunt ab eis recepti, tamquam deo inspirante scripti: et sunt in universo 22 secundum antiquam computationem: et 24 secundum modernam.

25 Nic. de Lyra, ebd.: separatim a libris Jeremiae et Judicum.

31 Ps LXIV, 2; vgl. Nic. de Lyra, Postilla (Ven III, 886): in Hebr. habetur: Tibi silentium laudis Deus in Sion.

34 Ps XLI, 3; vgl. Nic. de Lyra, Postilla (Ven III, 724)

35 Ps CIX, 1; vgl. Nic. de Lyra, Postilla (Ven III, 1288): ubi nos habemus: dixit dominus domino meo etc. transtulit (= translatio Chaldaica) sic: Dixit dominus verbo suo, sede etc.

36 vgl. Nic. de Lyra, Quaestiones, II (N rr 4^{r}): ... probandum est...quod messias promissus in lege et prophetis sit verus deus homo. Et ad hoc probandum

adduco auctoritatem Jeremiae XXII: Ecce dies ... iustum. Per hoc patet et apparet Christi humanitas, quia haec auctoritas secundum omnes expositores hebraeorum intelligitur de Christo ad litteram: sequitur in eadem serie textus et in eadem persona: Hoc est nomen, quod vocabunt eum dominus iustus noster: et per hoc exprimitur Christi divinitas vera ...

39 Jr XXIII, 5

40 Jr XXIII, 6

80, 6 vgl. Nic. de Lyra, ebd. (rr 4^{V}): Item probatur tertio incarnatio divinae personae per auctoritatem Michaeae V: Et tu Bethlehem, ephrata, parvulus es in milibus Juda ... aeternitatis. Quod autem haec auctoritas ad litteram intelligatur de Christo, patet per translationem Chaldaicam, quae sic habet: Ex te enim egredietur messias, ubi enim nos habemus: Ex te enim egredietur qui sit dominator. Per hunc autem exitum de Bethlehem ostendit ipsius Christi vera humanitas, et etiam secundum carnem natus est de semine David, qui fuit de Bethlehem, ut habetur I Reg XVI; propter quod scribae Judaeorum et periti in lege interrogati ab Herode de loco nativitatis Christi responderunt, quod nasceretur in Bethlehem, et confirmaverunt dictum suum per hanc auctoritatem Michaeae, ut patet Matth II. Sed per exitum eius a diebus aeternitatis exprimitur nativitas eius aeterna, qua semper nascitur a patre et semper natus est.

7 Mich V, 2

16 vgl. 1 Sam XVI, 18

18 vgl. Mt II, 5f

22 Hl III, 11; vgl. Nic. de Lyra, ebd. (rr 4^{V}): Item incarnatio dei probatur per auctoritatem Cant. III: Egrediemini ... mater sua. Secundum omnes doctores Hebraeorum ...

27 partium universi + secundum illud Job XXIV: Qui facit concordiam in sublimibus suis. - Für das Folgende a. a. O.: Unde dicunt, quod in toto illo libro agitur de deo et synagoga sub nomine Salomonis et sponsae suae seu amicae, sicut doctores catholici dicunt, quod in eodem libro sub praedictis nominibus agitur de coniunctione Christi et ecclesiae ...

35 vgl. Nic. de Lyra, ebd. (rr 4^{V}): Item probatur divinitas et humanitas Christi per auctoritatem Zachariae IX: Exulta ... asinam. Secundum doctores Hebraeorum illa auctoritas non potest exponi ad litteram nisi de messia. Per hoc, quod dicitur hic: pauper et ascendens super asinam ostenditur eius humanitas, in qua sicut pauper cum hominibus conversatus est. Per hoc autem, quod dicitur: Rex tuus et salvator ostenditur in eo natura excellentior, per quam potest salvare et regnare, quia pauper inquantum huiusmodi est impotens ad talia, et ideo fuit in unum simul dives et pauper, dives in natura divina, pauper in natura

humana ...

36 Zach IX, 9

81, 3 vgl. Mt XXII, 44

4 Ps CIX, 1

7 Mt XXII, 45f

9 vgl. Nic. de Lyra, Postilla ad Gen XIV (Ven I, 204f): Melchisedec erat Sem, primogenitus filius Noe, qui adhuc vivebat, quod patet si caperentur anni eius supraposititi, immo vixit postultra nativitatem Jacob et Esau, ut probatur infra 29 c. Sed contra hoc arguitur, quia ad Hebrae. 7. c. dicitur de Melchisedec: Sine patre sine matre (corr. de: patre) sine genealogia, neque initium dierum, neque finem vitae habens, quod non potest dici de ipso Sem, ergo non est idem homo. Sed ad hoc respondetur a doctoribus nostris, quod hoc dicit apostolus non, quod Melchisedec non habuerit patrem et matrem etc., sed quia scriptura non fecit mentionem de patre eius etc. Sed adhuc videtur argumentum remanere, quia scriptura facit mentionem de patre Sem et matre eius et genalogia, et de principio vitae eius et fine. Dicendum quod verum est. Sed hoc non est sub nomine Melchisedec, sed solum sub nomine Sem, et sic intelligit apostolus et doctores sancti, quod sub nomine Melchisedec non sit mentio in scriptura de patre et matre eius, nec determinat etiam de genealogia, nec de principio et fine vitae suae.

36 Jr XXXI, 33

82, 6 vgl. Gn II, 21

11 vgl. August., De Gen. contra Manich. II, c-24 (PL 34, 216): Formata est ergo ei coniux Ecclesia de latere eius, id est de fide passionis et Baptismi. Nam percussum latus eius lancea, sanguinem et aquam profudit. - Vgl. auch S. 5, 3!

14 vgl. 1 Kor XV, 45. 47

18 Gal IV, 4

19 Mt I, 18

23] tabernaculum foederis

24 vgl. Ex XXXIII, 7. 9

26 Jo XVIII, 37

27 vgl. Ex XL, 9

29 Apg X, 38

31 vgl. Ex XL, 32

33 vgl. Ex XL, 19

36 Kol II, 9

39 Ps XVIII, 6

83, 2 Ez XLIV, 1-3
10 Dn II, 34
13 vgl. Eph II, 20; 1 Petr II, 6
15 vgl. Dn II, 44f
16 Dn II, 35
17 Phil II, 10
19 vgl. Nm XVII, 8
20 Hl II, 1
21 vgl. Is XI, 1; Röm XV, 12
Hl III, 6
25 Hl IV, 4
26 vgl. 1 Kg I, 47: thronus Salomonis
vgl. Hebr IX, 4: archa cum manna
vgl. Sir XXIV, 18: rosa Jericho
29 Bern. Cl., De laudibus virginis matris, Super Missus est, hom. 2, 11 (PL 183, 66 CD; Op IV, 28f)
30 ... Aaroni in virga et flore ...
31 muliere + et eius pretio apertius Jeremias praecinuit de femina et viro
33 de Virgine et Deo; Gebriel ...

84, 5 vgl. August., De trinit. IV, c. 4, 7 (PL 42, 892; CChr 50, 169f): Et sexta aetate generis humani filius dei venit et factus est filius hominis ut nos reformaret ad imaginem dei. Ea quippe nunc aetas agitur sive milleni anni singulis distribuantur aetatibus, sive in divinis litteris memorabiles atque insignes quasi articulos temporum vestigemus ut prima aetas inveniatur ab Adam usque ad Noe, inde secunda usque ad Abraham, et deinceps sicut Matthaeus evangelista distinxit ab Abraham usque ad David, a David usque ad transmigrationem in Bayloniam, atque inde usque ad virginis partum. Quae tres aetates coniunctae illis duabus quinque faciunt. Proinde sextam inchoavit nativitas domini, quae nunc agitur usque ad occultum temporis finem.
8 vgl. Gn VII
12 vgl. Ex XIII
15 vgl. Is XXXVIII, 8
18 vgl. Dn II, 31-35
21 1 Jo II, 18
23 1 Kor X, 11
24 Gal IV, 14
31 vgl. August., De civ. dei XV, c. 7, 1 (PL 41, 444; CChr 48, 460; CSEL 40/2, 69): datur intellegi propterea Deum non respexisse in munus eius, quia hoc ipso male dividebat, dans Deo aliquid suum, sibi autem se ipsum

85,4 Jo X, 9

15 Is LX, 19

21 Job XXX, 19

24 Gal IV, 14

25 Rich. de S. V., Adnot. myst. in Ps. XXVIII (PL 196, 297): Si igitur idem vis, idem sapis quod Pater; eundem Filium habes quem Pater ... Intellectu gignitur, consensu concipitur, affectu nascitur, effectu nutritur. - Dazu: vgl. Innocentius III, De Nat. Dom., serm. 3 (PL 217, 461 B): Christus enim per affectum concipitur, per effectum nascitur, per profectum nutritur.

86,10 vgl. August., De civ. dei XVI, c. 2, n. 3 (PL 41, 479; CChr 48, 500; CSEL 40/2, 127): Benedictis igitur duobus filiis Noe, atque uno in medio eorum maledicto, deinceps usque ad Abraham de iustorum aliquorum, qui pie Deum colerunt, commemoratione silentium est per annos amlius quam mille. Nec eos defuisse crediderim.

20 August., Ad inquis. Jan. II (seu epist. 55), c. 19 (PL 33, 221) und dazu: Corp. Juris Can., Decr. pars I, d. 12, c. 12, unter dem Titel: Resecanda sunt, quae neque auctoritate, neque moribus universitatis comprobantur

18 vgl. Lk II, 23; Ex XIII, 2: primogenitum

25 vgl. Lv XXV, 2-7; 4: Septimo autem anno sabbatum erit terrae, requietionis Domini.

vgl. Dt XVI, 16: Tribus vicibus per annum apparebit omne masculinum tuum in conspectu Domini Dei tui ...

26 vgl. Dt XVI, 5f

28 Apg XV, 10

30 vgl. Lv XXV, 2-7: annus sabbaticus; Lv XXV, 8-12: annus iubilaeus

31 vgl. Ez XI, 19: corda lapidea

32 Ex XXXII, 9; XXXIII, 3. 5; Dt VII, 13

34 Lv XXIV, 20

35 vgl. 1 Kg II, 6. 8

37 vgl. 2 Kg I, 9-12

87,2 2 Sam XXIV, 15

5 vgl. 2 Sam VI, 6

7 vgl. Ex VII-XI

9 vgl. Nm XVI, 31f; Dt XI, 6

10 vgl. Gn XIX, 24f

12 vgl. Gn VII

18 vgl. Nm XIV, 30

Ps LVII, 4

20 Ex XXXIII, 11

24 Ps CVI, 10
26 1 Kor X, 11
28 1 Kor X, 1
29 1 Kor X, 5f

88, 5 Ps XXIII, 7. 9

89, 2 Hl II, 11f
7 Ps XVIII, 6
16 vgl. 2 Kg XX, 1-11
19 vgl. Ps. August., Adv. quinque haereses, c. 5, n. 7 (PL 42, 1107): Si potui inquinari cum eam facerem, potui inquinari cum ex ea nascerer.
23 vgl. Ps. August., De assumptione BMV (PL 40, 1145): Potuit enim eam a putredine et pulvere alienam facere, qui ex ea nascens potuit virginem relinquere. Putredo namque et vermis humanae est opprobrium conditionis, a quo opproprio cum Jesus sit alienus, natura Mariae excipitur, quam Jesus de ea suscepisse probatur.
33 vgl. Marq., De decem praeceptis, 6. Gebot (Hasak 81): Darumb, die da sprechen, daz die edel jungfraw Maria in erbsünd sei gefallen, die sprechen ir die gantze ware mägdlichkeit ab, und fälschen das wort des englischen grusses, der da sprach: ave, das ist one wee, wan sie war nicht one wee gesein, wär sie in das wee aller menschen gefallen.
36 Anselm. Cant., De conc. virginali (PL 158, 451; Op II, 137-173); eher aber: Eadmer Cant., De excellentia virginis Mariae (PL 159, 557-580); vgl. Marq., De decem praeceptis, 6. Gebot (Hasak 81): Auch hat sanct Anshelm ein ganz buch gemacht wider die, die da der edlen jungfrawen Maria dise würdigkeit absprechen.
40 vgl. Bern. Cl., Super Cant., serm. 22, c. 5 (PL 183, 880; Op I, 132): Quomodo ergo in principio erat verbum, sed verbum erat apud Deum, factum est autem quatenus esse inciperet et apud homines, sic nihilominus in principio sapientia erat, erat iustitia, erat sanctificatio, et redemptio, sed angelis; ut esset et hominibus, fecit eum Pater haec omnia, et fecit quod Pater, Denique 'qui factus est', inquit, 'nobis sapientia a Deo'.
41 1 Kor I, 30
45 Bern. Cl., ebd. c. 6 (PL 183, 880; Op I, 132): eruit] erexit

90, 5 vgl. Ps. Dionys., De caelest. hier., c. 7, § 2 (PG 3, 207): Purae siquidem censendae, non quasi a maculis (duntaxat) impuris colluvionibusque sint liberae, vel quod in eas materialia visa non cadant; sed quod omnino imminutione omni, omnique re sacra subdita celsiores.

14 Koran, Sura 3,43: Und (denke daran) wie die Engel sprachen: 'O Maria, Allah hat dich erwählt und dich gereinigt und dich erkoren aus den Weibern aller Völker.'

15 Koran, Sura 3,46f: Wie die Engel sprachen: 'O Maria, Allah gibt dir frohe Kunde eines Wortes von Ihm; sein Name soll der Messias, Jesus, Sohn Marias, geehrt in dieser und in jener Welt, und derer einer, denen (Gottes) Nähe gewährt ward. - Und er wird zu den Menschen in der Wiege reden ...' - vgl. dazu: Marq., De decem praeceptis, 6. Gebot (Hasak 82): O Maria, Gott hat dir verkündet sein wort und seinen namen - Messias - der wird in diser Welt geert (und in der künftigen welt)

29 Lk I, 38

36 Gn II, 24

38 Ps LXXXIV, 11

39 vgl. Marq., De archa Noe H, III (Clm 18729, fol 261): Felix igitur osculum et omni diligentia amicabile, in quo non os ori imprimitur, sed deus hominum unitur, inquit ipse devotus Bernardus.

91,1 Jr XXXI, 22

8 vgl. Joh. Damsc., De haeres. LXIX (PG 94, 719): Ariani ... Christum carnem solam ex Maria assumpsisse affirmant, non item animam. - vgl. ders., De fide orth. III, c. 2, 305 (PG 94, 987): Quamobrem simul atque caro exstitit, simul quoque Dei Verbi exstitit caro, simul caro animata, rationis particeps et intelligentiae.

vgl. Petr. Lomb., Sent. III, d. 3, c. 1 (PL 192, 759; Q II, 558 u. die Anm. dort)

12 vgl. Petr. Lomb., Sent. III, d. 2, c. 3 (PL 192, 760; Q II, 556f)

18 Kol II, 9

21 Lk II, 15

92,21 vgl. Joh. Duns Scotus, Rep. III, d. 7, q. 4 (Viv XXIII, 301-304); ders. Lect. III, d. 7, q. 3 (Viv XIV, 348-360) - vgl. Rich. a Med., Sent. III, d. 1, a. 2, q. 4 (Br III, 12f)

23-27 vgl. Joh. Duns Scotus, Rep. III, ebd., n. 4 (Viv XXIII, 303): ... Illud probo, quia omnis ordinate volens, primo vult finem, deinde immediatius illa, quae sunt fini immediatur a; sed Deus est ordinatissime volens ... immediatius quantum ad extrinseca est anima Christi; igitur ...

28-31 vgl. Joh. Duns Scotus, Rep. III, ebd.: Item, si lapsus esset causa praedestinationis Christi, sequeretur quod summum opus Dei esset occasionatum tantum ..., et quod tantum opus dimisisset Deus propter bonum factum Adae, puta, si non peccasset; videtur valde irrationabile.

34 vgl. Greg. M., Mor. III, c.31, n.62 (PL 75, 671): Quia enim si parentem primum nullo peccati putredo corrumperet, nequaquam ex se filios gehennae generaret; sed hi qui nunc per redemptionem salvandi sunt, soli ab illo electi nascerentur...

36 Röm VIII, 28ff

38-93,3 vgl. Summa Hal. III, n.23 (IV,41): Non est beatitudo nisi in Deo ... creatura rationalis ... habet duplicem cognitionem, scilicet sensitivam et intellectivam, et habet delectationem in utraque ... ergo oportet quod in Deo beatificetur quantum ad utrumque. Sed in Deo ... non potest beatificari sensus ... si ergo totus homo debet beatificari in Deo, oportet Deo esse corporalem et sensibilem ...

42 vgl. August., Epist. 147 (= De videndo deo liber) (PL 33, 596-622; CSEL 44,274-331)

93,7 vgl. Bern. Cl., In adventu, serm. 1,4 (PL 183,37; Op IV,164) und In Cant., serm. 17, n.5 (PL 183,857; Op I,100); vgl. dazu Summa Hal. III, n.23 (Q IV,42)

Jon I,12

13 Hebr II,16: Nusquam

14 Glossa ordin.: hier wie Bonav., Sent. III, d.1, a.2, q.2 (Op III,22b)

20 vgl. August., De anima et spir. c.9 (PL 40,785); vgl. dazu: Summa Hal. III, n.23 (IV,41f): De convenientia incarnationis si non fuisset natura lapsa (42): Praeterea, ad hoc idem est quod dicit B. Augustinus, in libro De anima et spiritu: 'Propterea Deus factus est homo, ut totum hominem in se beatificaret, ut sive homo ingrederetur intus per intellectum, sive egrederetur extra per sensum, in creatore suo pascua inveniret, pascua intus in cognitione deitatis, pascua foris in carne Salvatoris'. Haec autem ratio manet etiam circumscripto lapsu humanae naturae.

94,26 Joh. Duns Scotus, Rep. III, d.2, q.2 (Viv XXIII,256): Utrum possibile sit aliquam naturam personari Verbo, et non frui Deo? - ders., Lect. III, d.2, q.1 (Viv XIV,106): Utrum naturam humanam uniri Deo hypostatice, non tamen frui, includit contradictionem? vgl. Heinr. v. Gent, Quodl. VI,6: Utrum suppositum divinum posset assumere naturam humanam absque eo quod fruatur. (P. Glorieux, La Litterature Quodlibêtique de 1260 a 1320, Le Saulchoir 1925, S. 185)

95,6 August., De trinit. XIII, c.19, n.24 (PL 42,1033, CChr 50, 416): in unitatem

13 vgl. Gal IV,4: factum sub lege

23 vgl. Ps. Albertus M., Speculum astronomicum (Ed. Borgnet

X, 644): Inveniens quoque apud Albumasar elegantius testimonium fidei et vitae aeternae ... In tractatu namque sexto, differentia prima, in capitulo de ascensionibus imaginum: 'Quae ascendunt cum Virgine, invenitur quod ascendit in prima facie illius, scilicet Virginis puellae quam vocant celchius dorastal: et est Virgo pulchra atque honesta et munda prolixi capilli, et pulchra facie habens in manu sua duas spicas: et ipsa sedet super sedem stratam, et nutrit puerum, dans ei ad comedendum jus in loco qui vocatur Abrie: Et vocant Christum puerum quaedam gens Jesum, cujus interpretatio est Arabice eice: et ascendit cum ea vir sedens super ipsam sedem, et ascendit cum ea stella Virginis, etc.' - zum "Speculum" vgl. B. Geyer, Das Speculum astronomiae kein Werk des Albertus Magnus, in: MThZ 4 (1953) 95-101; zu dieser Stelle vgl. Alb. Fries, Die unter dem Namen des Albertus Magnus überlieferten mariologischen Schriften. Literarkritische Untersuchung, in: BGPhMA 37,4. Münster 1954, S. 133.

30 a.a.O.: Et iam scimus quod

33 > noster

34 vgl. Ps.Ovid, De vetula III, 36: hora, qua cum Saturno Jovis est conjunctio facta, nuper significans sectam ...

37 Ps XVIII, 2

41 Hebr II, 16f

42 fratribus

96,3 Greg. M., Moral. IV, c.7, n.12 (PL 75, 645)

8 vgl. August., De trinit. XIII, c.17, n.22 (PL 42,1031, CChr 50,412): (Alia incarnationis commoda:) Sunt et alia multa quae in Christi incarnatione, quae superbis displicet, salubriter intuenda atque cogitanda sunt ...

11 vgl. August., ebd.,: ut superbi illi maligni spiritus ... non ideo se audeant homini praeponere quia non habent carnem ...

13 vgl. August., ebd.: ne ideo illi tanquam deos se coli persuadeant quia videntur esse immortales.

14 vgl. August., ebd.: Deinde, ut gratia Dei nobis sine ullis praecedentibus meritis in homine Christo commendaretur ...

16 vgl. August., ebd.: Est etiam illud ut superbia hominis quae maximo impedimento est ne inhaereatur deo, per tantam dei humilitatem redargui posset atque sanari.

17 vgl. August., ebd. (PL 42,1031f; CChr 50,413): Discit quoque homo quam longe recesserit a deo, quod illi valeat ad medicinalem dolorem, quando per talem mediatorem redit...

20 vgl. August., ebd.: Quod autem maius obedientiae nobis praeberetur exemplum, qui per inobedientiam perieramus quam deo patri deus filius obediens usque ad mortem crucis

(Phil II, 8)?

21 vgl. August., ebd.: ... ut per eandem rationalem creaturam superaretur diabolus quam ne superasse gaudebat.

26 Leo M., Sermo 29, c. 1 (PL 54, 226): Utramque enim substantiam in unam convenisse personam ...

29 vgl. Ps.Dionys., De div. nom., c. 2, § 9 (PG 3, 671): Quin etiam quod est universae theologiae manifestissimum Jesu humanitatis mysterium (quoniam etiam manifeste ac vere nobiscum communicavit), tamen id ipsum etiam ineffabile est sermoni omni, et omni menti inconceptibile, etiam primo et antiquissimo angelo.

32 vgl. Hieron., Comm. in epist. ad Eph. II, c. 3 (PL 26, 483): ... Crux itaque Christi non solum nobis, sed et angelis cunctisque in caelo virtutibus profuit, et aperuit sacramentum, quod antea nesciebant. Denique ad coelum cum corpore revertentem mirantur, et dicunt: Quis est iste ...

34 Eph III, 10

37 Is LXIII, 1

38 Ps XXIII, 8

97, 2 Lk II, 14

3 Hl III, 11

17 Lk I, 31f

21 Apk XIX, 16

24 Jo XIX, 19

28 Hl I, 15

98, 8 Kol II, 9

21 vgl. August., Contra Faust. Manich. XXVI, c. 3 (PL 42, 480; CSEL 25/1, 731): Deus autem creator et conditor omnium naturarum nihil contra naturam facit; id enim erit cuique rei naturali, quod ille fecerit, a quo est omnis modus, numerus, ordo naturae. - vgl. ebd. (PL 42, 481; CSEL 25/1, 731): Hanc enim etiam appellamus naturam, cognitum nobis cursum solitumque naturae, contra quem deus cum aliquid facit, magnalia vel mirabilia nominantur.

26 vgl. Ex VII, 10

44 Hebr I, 3 ... portansque omnia verbo v. s.

99, 1 vgl. Jo I, 3

29 I Kg X, 20

30 vgl. Greg. Naz, Oratio 38, n. 13 (PG 36, 326): O novam mistionem! o admirandam temperationem. und: Oratio 45, n. 9 (PG 36, 635): o novam et inauditam mistionem! O admirandam temperationem!

41 Hieron., Comm. in evang. Matth., I, c. 1 (PL 26, 21; CChr

77, 8): peccatricibus peccatoribus (PL)

100, 2 Greg. M., Moral. XXIX, c. 1, n. 1 (PL 76, 477): Natus igitur ex Patre sine tempore, ex matre nasci est dignatus in tempore, ut per hoc quod ortum suum inter initium finemque concluderet, humanae mentis oculis ortum, qui nec initio sumitur, nec sine fine angustatur, aperiret.

6 vgl. Anselm. Cant., De conc. virg., c. 7 u. 8 (PL 158, 440ff; Op II, 147-150): Quomodo semen hominis dicatur immundum et concipi in peccatis, quamvis in eo non sit peccatum. - Quod in semine sumpto de virgine non sit peccatum nec necessitas futuri peccati.

vgl. ebd. c. 3 (PL 158, 435; Op II, 142f): Quod non sit peccatum nisi in voluntate rationali.

10 vgl. Anselm. Cant., ebd., c. 12 (PL 158, 446; Op II, 154f): Quomodo autem filius virginis non subiaceat peccato aut debito Adae, sic quoque non est difficile intelligere ... - a. a. O. c. 13: Si diligenter puro rationis intuitu sapientem dei speculamur iustitiam, nimis absurdum intelligitur, ut per illud semen quod non creata natura, non voluntas creaturae, non ulli data potestas producit aut seminat, sed solius dei propria voluntas ad procreandum hominem nova virtute, munda a peccato, de virgine segregat: alieni peccati seu debiti sive poenae ad eundem hominem necessitas ulla pertranseat, etiam si non assumatur in personam dei, sed ut purus homo fiat.

12 vgl. Anselm. Cant., ebd., c. 18 (PL 158, 451; Op II, 159): Quod de Virgine iusta deus conceptus sit non necessitate, quasi de peccatrice non posset, sed quia sic decebat.

16 vgl. Anselm. Cant., Cur deus homo II, c. 8 (PL 158, 406; Op II, 104) Quatuor modis potest deus hominem facere. Videlicet aut de viro et femina ... aut de femina sine viro, quod nondum fecit. Ut igitur hunc quoque modum probet suae subiacere potestati et ad hoc ipsum opus dilatum esse nil conventius, quam ut de femina sine viro assumat illum hominem quem quaerimus.

20 vgl. Anselm. Dant., ebd.: valde convenit ut, quemadmodum hominis peccatum et causa nostrae damnationis principium sumpsit a femina ita medicina peccati et causa nostrae salvationis nascatur de femina. Ac ne mulieres desperent se pertinere ad sortem beatorum, quoniam de femina tantum malum processit, oportet ut ad reformandam spem earum de muliere tantum bonum procedat.

25 vgl. Anselm. Cant., ebd. (PL 158, 407; Op II, 104): Si mulier, quam fecit deus de viro sine femina, facta est de virgine, convenit valde ut vir quoque, qui fiet de femina sine viro, fiat de virgine.

31 Hieron., Comm. in evang. Matth. I, c.1 (PL 26,21; CChr 77,8), s.o. S. 99,41

38 vgl. Jos II,1; vgl. Nic. de Lyra, Postilla ad Matth I (Ven V,35): Hebraei etiam dicunt hospitatricem, ubi nos habemus meretricem, ut dixi plenius Jos. 2 ca.; dazu: ders. Postilla ad Jos II (Ven II,18)

40 vgl. Mt I,5

44 Ven II,18: > Ingressi s. dom.; > Jos. II

101,1 Hebraicum + 'Zonah'

6 vgl. ders., Postilla ad Matth. I (Ven V,35): Similiter quod dicitur de Ruth Moabitide, quod eam scriptura reprehendit non videtur verum, immo magis eam commendat. Tum quia socrui suae fideliter adhaeserat, tum quia eiecta gentilitate fidem unius dei suscepit, ut habetur Ruth 1.c... - eine Rechtfertigung Bethsabees steht in der Postille weder bei Mt I noch bei 2 Sam XI; doch Postilla ad Matth I,6 (Ven V, 36f): Tacetur nomen Bethsabee, et exprimitur vir eius qui fuit iustus et bonus, ut patet 2. Reg, 11. Et ut ostendatur, quod Bethsabee de qua fit aliqualiter mentio, accidentaliter coniuncta est ipsi David, scilicet per mortem Uriae.

102,13 Spr XXX,8: Mendicitatem et divitias

18 1 Thess IV,11

22 Spr XXI,25

24 Spr XX,4

103,5 vgl. 2 Kor VIII,9

14 Greg. M., Dialogorum I, c.5, n.176 (PL 77,180): ... cumque se in alienis oculis viles aspiciunt, idcirco gaudent, quia hoc judicium confirmari intelligunt, quod de se et ipsi apud semetipsos habuerunt.

20 vgl. Joh. Chrysost., Interpret. in Dan. proph., c.3 (PL 56, 211): Caminus factus est ecclesia: ipsi caelo erat similis ...

29 Joh. Chrysost., In Matth. hom. 90, n.3 (PG 57/58, 791f) - Marq. entnimmt die Übers. von Bonav., Apologia pauperum, c.9, n.24 (Op VIII,302)

34 vgl. 2 Kg II,11ff: Elias

35 vgl. 1 Kg XIX,20f: Elisaeus
vgl. Mt III,4: Johannes Bapt.

44 Bonav., Apol.paup., c.9, n.24 (Op VII,302)

104,2 Bonav., ebd. n.25

6 vgl. Hieron., Epist. 108, c.15 (PL 22,891; CSEL 55,327): ... et hoc habere voti, ut mendicans ipsa moreretur, ut unum nummum filiae non dimitteret et in funere suo aliena sindone

involveretur. - dazu vgl. ebd. c. 30 (PL 22, 905; CSEL 55, 348): Testis est Jesus ne unum quidem nummum ab ea filiae derelictum, sed, ut ante iam dixi, derelictum magnum aes alienum.

14 vgl. Bonav., Legenda s. Franc. (maior), c. 7, n. 1 (Op VIII, 523): ... inde hanc virtutem asserens esse reginam, quia in Rege regum et in regina Matre ipsius tam praestanter effulsit.

15 vgl. 1 Tim VI, 15: Rex regum et Dominus dominantium

16 Bonav., ebd., c. 7, n. 1 u. 2 (Op VIII, 523); dazu auch Marq., De paupertate (Hartinger 40f, auch die Anm.)

18 nominaliter] noveritis

21 vgl. Mt XIII, 44

25 taliter] tali

26 vgl. Ps LXX, 15f: Quoniam non cognovi litteraturam, introibo in potentias Domini.

27 Mt V, 3

29 Joh. Chrysost., In Matth hom. 15, n. 1 (PG 57, 225): makaroi hoi ptochtoi; aber ebd. (PG 57, 226): makaroi hoi ptochtoi to pneumati (= Mt V, 3)

33 vgl. Marq., De anima I, 1 (Hartinger 181): Das erste fundamente ist armudt der bekentenisse, die von yrem naturlichen adel begeret vil zu wissen vnd mer dann sie mag zu begriffen. - Die Argumentation und Zitation stimmen dort mit unserem Text überein.

34 vgl. Sir XV, 5: et adimplebit illum spiritu sapientiae

35 vgl. Jo III, 34: non enim ad mensuram dat Deus Spiritum.

37 Petr. Lomb., Sent. III, d. 14, c. 2 (PL 192, 784: Q II, 609): scit igitur anima Christi omnia ...
Fulgentius, Epist. 14 ad Ferrandum, q. 3 n. 29 (PL 65, 418; CChr 91, 421)

38 Kol II, 3

40 wahrscheinlich: De perfectione humanitatis Christi. Inc.: Gavisi sunt discipuli (cf. Bonmann 330 und Anm. 62) - In der Anlage und weitgehend im Wortlaut besteht Übereinstimmung zwischen diesem Traktat und dem in Appendix I beigefügten Plusstück nach Art. 20. Sowohl im Traktat wie in dem Plusstück lautet Abschnitt II, 2: omni gratia et sapienta impleta.

105, 9 1 Kor I, 19; vgl. Is XXIX, 14; Ps XXXII, 10

12 vgl. Marq., De paupertate (Hartinger 38f): Et ideo etiam tamquam de clenodio suo specialissimo primum sermonem de paupertate inchoavit, dicens: Beati pauperes spiritu, quoniam etc.
Mt V, 3

15 1 Kor II, 2

17 vgl. Marq., De anima I, 2 (Hartinger 182): das ander ist armudt des willen ...: auch hier inhaltliche Übereinstimmung

19 Jo VI, 38

22 Lk XXII, 42

24 Phil II, 8

31 vgl. Ps XXVIII, 6: vitulus Libani

33 vgl. Marq., De anima I, 3 (Hartinger 183f): Die dritte armudt ist vnderzog der lyplichen geluste und kreffte, die dem lybe geneyget syn ...: auch dort mit dem "Hieronymus" - und Ps. Chrysostomus-Zitat

38 Ps. Chrysost., In Matth. (op. imp.) hom. 2, n. 10 (PG 56, 642): Pandochium tenebrosum et sordidum, et magis animalibus quam hominibus aptum... Matrem eius vix tunicam unam habentem, non ad ornamentum corporis, sed ad tegumentum nuditatis proficientem ...; vgl. dazu: Bonav., Apol. paup., c. 7, n. 7 u. Anm. (Op VIII, 274) und Marq., De paupertate (Hartinger 39, 5): Nam de matre benedicta inquit Chrysostomus: Viderunt magi, quod contra dochium (!)

42 vgl. Marq., De anima III, 5 (Hartinger 208): Herumb wie man lese, das Cristus weynete, doch so lieset man niet, das er ye gelachte.

106 August., De docr. christ. IV, c. 21 (PL 34, 111; CChr 32, 151): Beatus Cyprianus submisso dicendi genere utitur in eo libro, ubi de sacramento calicis disputat. Solvitur quippe ibi quaestio, in qua quaeritur, utrum calix dominicus aquam solam, an eam vino mixtam debeat habere ...: 'Admonitos autem nos scias, inquit, ut in calice offerendo dominica traditio servetur, neque aliud fiat a nobis, quam quod pro nobis Dominus prior fecit, ut calix, qui in commemoratione eius offertur, mixtus vino offeratur'.

12 Jo VIII, 57

14 vgl. Marq., De anima I, 4 (Hartinger 186f): Die vierde armudt ist entbloßen naturlicher neygunge ...: der Abschnitt stimmt inhaltlich genau überein.

25 vgl. Mt XIX, 29

27 Mt XII, 47

28 Mt XII, 48f

32 Jo II, 4

33 Jo XIX, 26

36 vgl. Marq., De anima I, 5 (Hartinger 187f): Die funffte armut ist ledickeit huse vnd hofe vnd aller dinge, yn sunderlichem besitzen vnd yn personlicher eygenschafft...: Die Begründung lautet ähnlich wie hier.

38 Mt XIX, 21

40 Mt VIII, 20 = Lk IX, 58

107,1 vgl. Marq., De anima I, 6 (Hartinger 188): Die sehiste armut ist ein willig vorgesatzt bloß stan aller eygentschafft, der zytliche dinge nit alley, in sunderliche personelichen besitzen, mer auch in allem gemeyne eygene zu haben ...: eine kurze Begründung der Mendikantenarmut

3 Mt XIII, 3

5 Corp. Juris Can., Sexti Decr. V, tit. 12, c. 3

6] non tam in speciali quam etiam in communi

13 Ps XXXIX, 1

14 Ps XXXIX, 18

15 Ps CVIII, 2

17 Ps CVIII, 17

19 Lk II, 42
vgl. Aelred Riev., De Jesu puero I, c. 6 (PL 184, 853; CChr, Cont. med. 1, 254): an ut te per omnia nostrae conformares paupertati, et omnes in te humanae naturae calamitates susciperes, quasi unus e turba pauperum, stipem per ostia mendicabas? - vgl. Bonav., Apol. paup. c. 7, n. 6 (Op VIII, 274 und Anm.)

23 Hieron., Epist. 52, n. 11 (ad Nepotianum) (PL 22, 536; CSEL 54, 433); vgl. dazu Bonav. Apol. paup., c. 7 (Op VIII, 274)

24 domini] Christi

27 Mk XI, 11

29 Glossa interl. ad Marc. XI, 11 (Ven V, 599)

35 Hieron., Epist. 22, n. 19 (ad Eustochium) (PL 22, 406; CSEL 54, 170), dazu Bonav., Apol. paup. c. 7, n. 8 (Op VIII, 275)

37 Mt X, 9f

40 vgl. Joh. Chrysost., In Matth. hom. 22, c. 4 (PG 57, 304), dazu Bonav., Apol. paup., c. 7, n. 6 (Op VIII, 273): Quia enim per opera ostendit ea, tunc iam et legislationem, quae est a verbis, validiorem inducit, quando et facile suceptibilis sermo factus est, operibus suis prius certificatus. Ubi igitur ostendit per opera? ...

43 Mt VIII, 20

44 Lk X, 4

108,1 vgl. Ambros., Expos. evang. sec. Luc. VII, n. 54f (PL 15, 1712f): Si prohibemur aurum posidere, quid eripere, quid auferre? ... Non sic Apostolus Petrus, qui primus Dominicae exsecutor sententiae, ut ostenderet non in vacuum Domini effusa mandata; cum posceretur a paupere, ut ei aliquid pecuniae largiretur ait: Argentum atque aurum non habeo ...; dazu: Bonav., Apol. paup. c. 7, n. 11 (Op VIII, 175f), zitiert bis: donavit

4 Apg III, 6; Der Ambrosiustext ist fast wörtlich.

10 Mt X, 42

12 Glossa ordin. ad Matth. X,42 (PL 114,120; Ven V,204)

14 August., Serm. 113, c.1 (PL 38,648)

17 hominibus] oneribus / habere] tollerent

19 Röm X,12

34 Gn XVII,1

38 vgl. Apg IV,32

40 vgl. Apg IV,35

42 vgl. Corp. Iur. Can., Extravag. Joann. XXII, tit. 14: De verborum significatione, c.4: ... assertionem ipsam pertinacem de fratrum nostrorum consilio deinceps erroneam fore consendam merito ac haereticam declaramus.

109,2 Bonav., Apol. paup., c.2, n.12 u. 13 (Op VIII, 242ff)

4 Hebr I,3

5 Weish VII,26

16 Ex XXV,40; vgl. Hebr VIII,5

20 quae perf.] quod perfecte

23 Jo I,16

25 sapientiae + plenitudo et

31 totalitatem + refulgeat

37 ambulare + elementa convertere ... quidam sapientiae lucem, ut arcana caelestia referre, secreta cordium ...; vgl. Mt XIV,25; Mk VI,48; Jo VI,19

vgl. z.B. Jo XIII,21

39 vgl. Mt XXI,12ff

templo + cathedras vendentium columbas evertere et dura increpatione ferire pontifices; vgl. Mt XXVI,26ff

40 conficere + sacratissimi corporis sui, manus imponere et; vgl. Mt IX,2

41 timere] trepidare et; vgl. Jo VIII,59; Mk XIV,33

42 morte + et por calicis amotione Patrem orare

43 custodire + Deo et hominibus se ipsum obiicere ...; cf. Lk XXIII,34

45 vgl. Bonav., Apol. paup., c.2, n.13 (Op VIII,243): Cum igitur sex sint huiusmodi actuum varietates, ultimis his dumtaxat est ipsum imitari perfectum.

110,3 vgl. a.a.O.: Nam in his quae sunt excellentiae singularis, est impium et luciferianum, nisi fuerit alicui privilegii specialis dono consessum.

5 a.a.O.: fast wörtlich

9 vgl. ebd. n.14: ... quod perfectio et imperfectio non differunt sicut duo contraria, sed sicut maius bonum et minus bonum ...

16 vgl. Bonav., Apol. paup., c.2, n.10 (Op VIII,242): Actus autem Christi sunt multiformes et varii, et quamvis in

comparatione ad Christi personam omnes sunt perfecti, tamen secundum naturam proprii generis quidam sunt excellentes, quidam mediocres, quidam condescensivi, sicut in praecedentibus aliqualiter patuit et subsequenter magis patebit.

27 Bonav., Apol. paup., c.3, n.2 (Op VIII, 244f); ebd. auch zum Folgenden.

29 Dt XVIII, 13

30 vgl. Glossa interl. ad Deut XVIII, 13 (Ven I, 1563): macula criminali

32 Bonav., a.a.O.
Mt XIX, 21

35 Bonav., ebd.

36 Spr IV, 18

39 vgl. zum Folgenden: Bonav., Apol. paup. c. 7, n. 35 (Op VIII, 284): Habuit enim Christus loculos ad consolandum infirmos, ad refellendum improbos et ad informandum perfectos.

111, 1 August., De op. monach., c. 5, n. 6 (PL 40, 552), hier nach Bonaventura

7 August., In Joh. Evang., tract. 50, c. 11 (PL 35, 1762), zitiert nach Bonav., Apol. paup., c. 7, n. 35 (Op VIII, 284)

9 Bonav., ebd.

11 Bonav., ebd.

14 Bonav., ebd. n. 37f (Op VIII, 284)

19 August., In Joh. Evang., tract 62, c. 5 (PL 35, 1803): denarios] oblata (PL u. Bonav.)

23 nihil + pecuniae

26 Bonav., a.a.O. n. 38 (Op VIII, 284)

28 Ps. Prosper (Julianus Pomerius), De vita contempl. II, c. 9, n. 2 (PL 59, 454), hier nach Bonav., a.a.O. n. 38 (Op VIII, 285)

33 vgl. August., De op. monach. c. 21, n. 24 (PL 40, 567), hier nach Bonav., De perf. evang. q. 2, a. 2, resp. 9 (Op V, 144) und a. 3, ctr. 9 (Op V, 159) und ebd. concl. (Op V, 161).

34 vgl. Joh. Chrysost., In Joh. hom. 72, c. 2 (PG 59, 392): hier nach Bonav., a.a.O. (Op VIII, 284)

34-112, 40 bis: "Haec Glossa" stammt der Text aus Bonav., Apol. paup., c. 7, n. 39f (Op VIII, 285)

40 Lk VII, 3

43 vgl. Lk IX, 53: ... et non r[illegible]er

44 Jo IV, 8

45 Lk XXII, 35

112,1 Glossa ordin. (Ps. Strabo) ad Luc. XXII, 36 (PL 114, 340; Ven V, 976)
7 Lk XXII, 36
8 Beda, In Luc. Evang. expos. VI, c. 22 (PL 92, 601): Bonav. (Op VIII) und PL stimmen überein: eadem ... regula ... qua
13 intercap. + fidelibus (nur PL)
14 locutiones] lectionem
16 silentium + et cetera huiusmodi
17 obstin. + imo stultitiae pervicacis (nur PL)
22 gente + pastorem
32 > semper
36 Mt XVII, 27
37 Glossa ordin. ad Matth. XVII, 27 (Ven V, 298)
39 se] in (nur Bon.)

113,16 Apg IV, 32
19 Bonav., Apol. paup., c. 7, n. 22 (Op VIII, 283)
21 Glossa ordin. in Act. IV, 33 (PL 114, 437), hier nach Bonaventura
24-45 Bonav., a. a. O.
27 vgl. Apg IV, 34f
28 Hieron., Epist. 130 (ad Demetriadem), n. 14 (PL 22, 1118): ut ostenderent
31 Ps. Ambr. (Hilarius Diac.), Comment. in epist. ad Cor. II, c. 6, n. 10 (PL 17, 301)
33] egeni; 2 Kor VI, 10
39 suberat + hanc tamen rerum dispositionem maluerunt committere aliis ...
potius] Petrus
40 > Petrus; a se
42 Glossa ordin. ad Act. III, 6 (PL 114, 434)
45 reliquerant + servabant (nur PL)
Joh. Chrysost., De laudibus Pauli, hom. 4 (PG 49/50, 491), hier nach Bonav., Apol. paup., c. 7, n. 12 (Op VIII, 276)

114,2 1 Kor IV, 11
6 Corp. Iur. Can., Extravag. Joann. XXII, tit. 14, c. 4: Cum inter nonnullos, vgl. 108, 42
11 vgl. a. a. O.: Rursus in posterum pertinaciter affirmare, quod Redemptori nostro praedicto eiusque Apostolis iis, quae ipsos habuisse scriptura sacra testatur, nequaquam ius ipsis utendi competierit, nec illa vendendi seu donandi ius habuerint, aut ex ipsis alia acquirendi, quae tamen ipsos de praemissis fecisse scriptura sacra testatur, seu ipsos potuisse facere supponit expresse ...
15 Mt XIII, 3; vgl. Corp. Iur. Can., Sexti Decret. V, tit. 12, c. 3, vgl. 107, 5

115,4 Gn III, 5

8 vgl. Marq., De anima II, 1 (Hartinger 193): Zum ersten Yn dem komende in diesen dieffen dail dieser armen wernt.: wird als eigener Punkt ausgeführt.
Phil II, 7

9 vgl. Hebr II, 7
Phil II, 7

10 vgl. Marq., De anima II, 2 (Hartinger 194): Zu dem andern verdruckete vnd vernichtiget sich der hohe got in dem, das er dem ersten in syner gescheppede synen heilgen rucke bog in der wirdigen mutter lybe, vnd er alle vnser gbreche vnd blodickeit name ...: Die Unterscheidung der blodickeit wird im Einwurf behandelt.

14 vgl. Petr. Lomb., Sent. III, d. 15, c. 1 (PL 192, 785: Q II, 611): Suscepit autem Christus sicut veram naturam hominis, ita et veros defectus hominis, sed non omnes ... Sicut enim propter hominem homo factus est, ita et propter eum, hominis defectus suscepit: suscepit enim de nostro, ut de suo nobis tribueret, ut nostrum tolleret.

17 Bonav., Sent. III, d. 15, a. 1, q. 1 (Op III, 331)

20 Mt XI, 29

22 vgl. Marq., De anima III, 3 (Hartinger 195): Zu dem dritten vernichtiget sich Cristus selber an schyne syner cleyder vnd synes eynfeltigen wandels ...: eine kürzere Fassung.

25 vgl. Joh. Chrysost., In Joh. hom. 85, n. 2 (PG 59, 461): Alii dicunt illud vestis genus describere evangelistam. Quia enim in Palaestina duos consuentes pannos, sic vestimenta texunt, ut significet Joannes, talem fuisse tunicam, dicit, Desuper contexta. Id vero dicere mihi videtur, ut vestium vilitatem subindicet: et sicut in aliis omnibus, sic in veste eum vilitati studuisse. - vgl. dazu Bonav., Expos. super reg. fratr. min., c. 2, n. 24 (Op VIII, 405f): Unde Chrysostomus super Joannem, exponens quod dicitur de tunica Christi inconsutuli, Joannis decimo nono dicit, quod illa tunica fuit de viliori genere vestium Palestinae. -
vgl. Jo XIX, 23

27 vgl. Bonav., Apol. paup., c. 7, n. 8 (Op VIII, 275): Hieronymus; ders., Epist. de sandaliis apost., n. 3 (Op VIII, 386): Martialis; ders., Expos. super reg. fratr. min., c. 2, n. 17 (Op VIII, 403): Ecce, quod Christus docuit sine calceamentis incedere, et quod ipse etiam hoc observavit.

29 Hieron., Epist. 22 (ad Eustochium), n. 19 (PL 22, 406; CSEL 54, 170), dazu: Bonav., Apol. paup. c. 7, n. 8 (Op VIII, 275); ebd., c. 10, n. 6 (Op VIII, 306); ders., Epist. de sandaliis apost., n. 1 (Op VIII, 386); - vgl. Mt X, 10: sine calceamentis; vgl. Jo XIX, 23f: acceperunt vestimenta

35 vgl. Greg. Naz., Oratio 6, n. 2 (PG 35, 722f); Marquards Version aus Bonav., Apol. paup., c. 10, n. 8 (Op VIII, 307): Desiderabam, inquit, et intentis et pendentibus oculis requirebam, videre cupiens sanctum illum psallentem chorum laudem et gloriam offerentium Deo, ... qui ad exemplum et commonitionem melioris vitae omnibus vivunt, legis Dei atque Evangelii Christi taciti praedicatores; in quibus ipse quoque habitus praefert virtutis insignia, hirsutum caput incultis et horrentibus comis, pedes nudi et apostolicis similes, indumenti vilitas arrogantiam saeculi superbiamque condemnans, Zona ipso suo neglectu preciosior, parum quid cohibens vestimenti. - vgl. dazu: Bonav., Expos. super reg. frat. min., c. 2, n. 17 (Op VIII, 403)

116, 3 vgl. Joh. Chrysost., In Joh. hom. 13, n. 2 (PG 59, 88): Vide quam prudenter testimonium proferat. Non praesentem modo ostendit, sed antequam appareat praedicat ... Cur ergo antequam appareret, ita loquutus est? Ut acceptum esset apparentis testimonium, jam auditorum animis ad hoc apparentis per Joannis sermonem; neve Christi vile indumentum officeret ipsi. Nam nisi aliquid de Christo audissent antequam illum viderent, nisi testimonium illud magnum et mirabile de illo accepissent, habitus humilitas statim dictorum magnitudini obstitisset. Christus enim tam trivio et vulgari habitu incedebat, ut et Samaritanae mulieres, et meretrices, et publicani cum magna libertate ac fiducia ad illum accederent ipsumque alloquerentur. - Marquards Zitat schließt sich an Bonav. an, Expos. super reg. frat. min., c. 2, n. 24 (Op VIII, 405)

13 Speculo postillari: vgl. dazu Marq., De anima II, 3 (Hartinger 195): Doch enkan ich das yn keyner bewerter lere der heilgen schrifft gelesen.

14 vgl. Jo II, 14-17

19 vgl. Marq., De anima II, 4 (Hartinger 196): Zu dem vierden neygete Cristus sich in alle demudige wercke zu vbende, als er auch selber sprach: Ich bin nit kommen ...: zwei Berufungen auf sant Bernart.

20 Mt XX, 28
Mt XI, 29

22 vgl. Jo XIII: Fußwaschung
vgl. Mt IX, 10f par.

24 vgl. Lk XIX, 2-10: Zachäus

25 vgl. Mt VIII, 5-13 par.: Hauptmann

26 vgl. Jo III, 1-21: Nikodemus

36 vgl. Marq., De anima II, 5 (Hartinger 197): Zu dem funfften druckete sich Cristus in dem, das er alle ere vnd erhohunge dieser wernde fliehende was ...: andere Stoffanordnung.

38 vgl. Jo VI, 15
39 vgl. Mt II, 11
vgl. Lk II, 25-32
40 vgl. Mt XXI, 8f par.
44 Lk II, 24

117, 1 vgl. Mt XXI, 7 par.
3 Manuale: vgl. Marq., De anima II, 5 (Hartinger 197): Dartzu also Lycomensis schribet vnd etzliche meister mee. Do Cristus von den Judden erwelte wart, das er der wysten eyner solde syn, die do uber alles das volck von Ysrahel gesatzte vnd geert waren, do flog Cristus vnd wolde das enphaen nit ...
10 Greg. M., Epist. IX, epist. 121 (ad Leandrum Hispalensem episc.) (PL 77, 1051 B): Ego enim vias mei capitis sequens ...; dazu Bonav., Apol. paup. c. 9, n. 11 (Op VIII, 297) und ebd., c. 3, n. 25 (Op VIII, 251)
12 Ps XXI, 7
16 vgl. Marq., De anima II, 6 (Hartinger 198f): Zu dem sehisten druckete Jhesus sich in das dieffenste verworffenste scheyden von dieser wernde, do iß gesyn mochte, als er auch uff dem nyedersten in diese wernt kommen was ...: kürzere Ausführungen zu den Punkten 5. und 6.
19 Jo I, 29
20 Is LIII, 9
21 vgl. Jo II, 17: Zelus domus tuae comedit me. und Ps LXVIII, 10
22 Ps LXVIII, 5
23 vgl. Röm VIII, 18: Existimo enim, quod non sunt condignae passiones huius temporis ad futurae gloriam, quae revelabitur in nobis.
25 Hebr IV, 15: ante] autem per
27 Mt IV, 1
28 vgl. Mt XII, 24
31 Ps XXI, 7
33 vgl. Mt XXVII, 38 par.: Räuber
34 Ps XXI, 9
39 vgl. August., De trinit. IV, c. 13, n. 16 (PL 42, 899; CChr 50, 182): Ille autem quia mortuus inventus est miraculo fuit.
42 Jo X, 18
43 Jo X, 18

118, 1 vgl. August., a. a. O.: Et hoc maxime mirati sunt sicut evangelium loquitur, qui praesentes erant, cum post illam vocem, in qua figuram peccati nostri edidit, continuo tradidit spiritum
2 Jo XIX, 30 par.
4 vgl. Mk XV, 44

11 vgl. August., De trinit. IV, c.13, n.6 (PL 42,898; CChr 50,181f): ... demonstravit spiritus mediatoris, quam nulla poena peccati usque ad mortem carnis accesserit, quia non eam deseruit invitus, sed quia voluit, quando voluit, quomodo voluit.

13 Is LIII, 7

25 vgl. Gn II, 25

29 vgl. Gn III, 8

32 vgl. Missale Romanum: Praefatio de sancta cruce.

34 vgl. S. 125; vgl. Marq., De anima II, 6 (Hartinger, 199): Die frage: Was entphing Cristus enthohunge von dem vatter von der verworffener demůd wegen? ...: die Antwort wie S. 125

40 vgl. Mt XXVII, 72

42 Phil II, 8f

119, 5 2 Tim IV, 1

7 Jo V, 27

15-24 vgl. Anselm. Cant., Cur deus homo II, c.19 (PL 158,428f; OpII, 130): Immo necesse esse video, ut pater filio retribuat. Alioquin aut iniustus videretur esse si nollet, aut impotens si non posset; quae a deo aliena sunt. - Qui retribuit alicui: aut dat quod ille non habet, aut dimittit quod ab ille potest exigi. Prius autem quam tantam rem filius faceret, omnia quae patris erant sua erant; nec umquam debuit quod illi dimitti possit. Quid ergo retribuetur nullius rei egenti, et cui non est quod dari aut dimitti possit? ... Si tanta et tam debita merces nec illi nec alii redditur, in vanum filius tantam rem fecisse videbitur ... Quibus convenientius fructum et retributionem suae mortis attribuet quam illis, propter quos salvandos ... hominem se fecit ...

27 vgl. Anselm. Cant., ebd., (PL 158,429; Op II, 130) ... sicut ratio veritatis nos docuit, hominem se fecit, et quibus, ut diximus, moriendo exemplum moriendi propter iustitiam dedit?

31 vgl. Anselm. Cant., ebd. (PL 158,429; Op II, 131): Videtur enim mihi quod nullum hominem reiciat deus ad se sub hoc nomine accedentem.

120, 9 vgl. Marq., De anima III (Hartinger 200): Die bitterkeit und großheit synes wirdigen lydens vber alle lyden man in sehß wegen prufen mag. - zum ersten do by, das syn lyden so manigfeldig was, als ich beweyse mit zweyen wegen ...: Nur das Bernardzitat ist auch dort herangezogen.

29 vgl. Marq., De anima III, 1 (Hartinger 201): Von diesem manigfeldigen lyden redet sant Bernhart, spricht eynen suberlichen spruch vnd ludet also: Vnser herre vnd vnser erloser wirt durch

lieden mit allerley pyne in allen deylen der synne vnd von allen menschen: Die konige, die spotten. Die richter vurteylten ... Das sint die spruche sant Bernharts von den manigfeldigen lyden Jhesu Cristi ...: Das Zitat hat dort denselben Umfang wie hier.

121, 7 vgl. Bonav., Sent. III, d. 16, a. 2, q. 3 (Op III, 359): Et quod ille dolor, intensior fuerit, colligitur ex duplici signo. Unum est, quod maluit animam suam a corpore separari, quam quod nos essemus a Deo separati. Aliud vero signum est, quod flevit pro peccatis nostris, sed non flevit pro poenis corporis sui.

12 vgl. Bonav., ebd.: Das Gedicht hat Marq. mit unbedeutenden Abweichungen von Bonav. übernommen. Zu cancellarius Philippus vgl. die Anm. a. a. O.

21 vgl. Marq., De anima III, 1 (Hartinger 202f): Sint sin lyden so manigfeldig was in den zweyen gesprachen wegen in sele vnd in lybe, welches was dann vnder yne allen das groste liplich lyden, das er enphing in zyt? - Die antwort ist mysselich. Doch zum ersten mogte geantwort werden, das er das groste lyden enphing, do er gegeysselt wart ...: Es folgt das cancellarius-Zitat. - Die Frage ist auf die gleiche Art beantwortet.

27 Ps CXXVIII, 3

28 vgl. Bonav., Sermo in dom. Quinquagesima (Op IX, 203): Unde Bernardus: 'Heu me miserum. Deus mens adaptatur ad verbera; ecce, iam caeditur, rumpit sanctam carnem violentia flagellorum, et crudelia vulnera scapularum totam carnem conscindunt'. - Dazu die Anm. ebd.: Potius Chrysost., serm. 3 de Feria passionis circa medium (edit. Venent. 1583)

35 vgl. Marq., De anima III, 2 (Hartinger 202): Zum andern male mag geantwort werden, das er das groste lipliche lyden entphing in den kronen. - Nicht das Bernhard-Zitat

41 Der dritte Punkt ist in De anima die Gefangennahme, als der vierte folgt das Entkleiden (Hartinger 202): Zum vierden schrieben etzliche, das er das groste lyden vber alle lypliche lyden entphing in dem, do sie yme syn gewant uß zogen vnd crutzigen wolden. - Dort beruft sich Marq. auf Anselm.

122, 10 vgl. Marq., De anima III, 2 (Hartinger 203): Zum andern male mag man die bitterkeit des lydens Jhesu Cristi dar by pruffen, das alle syn lyden so ynneclichen vnd grůntlich von syner edelen selen entphangen wart ...

13 In De anima behandelt Marq. dieses Thema, aber kaum ausführlicher als hier (vgl. Hartinger 203); außerdem ist die

Entstehungszeit von De anima wohl später anzusetzen. Vielleicht verweist Marq. auf den 2. Teil von De humanitate Christi (siehe Anhang).

28 vgl. Marq., De anima III, 2 (Hartinger 204): Die Frage: Da die sele Cristi ir lyden ane sach uff dem berge, qwam da das rynnen des heilgen brudes alleyn von dem dieffen anesehen vnd begriffen? - Als Antwort nennt Marq. drei Meinungen (Schrecken und Frucht, Liebe und Gebetsernst, Furcht und Liebe im Gegensatz) und bekennt sich zur dritten Meinung, die mit der hier gegebenen übereinstimmt.

123,10 vgl. Jo IX, 6

12-25 vgl. Marq., De anima (Hartinger 205): Dort ist eine vierte Begründung hinzugefügt: Das vierde, wann er eyn rechter Nazarenus was ... Doch enhan ich des vierden stuckes nit gelesen in bewerter schrifft. - vgl. dazu: De perfectione humanitatis Christi: quia Nazarenus erat.

18 vgl. August., De Gen. ad litt. III, c. 5, n. 7 (PL 34, 282; CSEL 28/1, 67): Ac per hoc, quoniam sentire non est corporis, sed animae per corpus, licet acute disseratur secundum diversitatem corporeorum elementorum sensus esse corporis distributos, anima tamen, cui sentiendi vis inest, cum corporea non sit, per subtilius corpus agitat vigorum sentiendi.

26 vgl. Marq., De anima III, 3 (Hartinger 205f): Die gleiche Frage und Antwort, wie hier mit Berufung auf Magister Heinricus "Gaudano" und den suptile lerer.

41 vgl. Bonav., Sent. III, d. 16, a. 2, q. 3 concl. (Op III, 358): Quoad dolorem passionis Christus magis doluit in parte sensuali, quoad dolorem compassionis magis in parte rationali; ipse autem dolor compassionis fuit intensior quam dolor passionis.

124, 9 vgl. Marq., De anima III, 4 (Hartinger 206f): Zum vierden wird gepruffet bitterkeyt des leydens, das iß so lange werende was ...: dort nur die ersten fünf gegenworffe

36 vgl. Marq., De anima III, 4 (Hartinger 207): Die frage: Von welchen hatte nů die sele Cristi das groste lyden? - die gleiche Antwort.

40 vgl. Marq., De anima III, 5 (Hartinger 207f): Zum funfften mag die großheit synes lydens dar by geprufet werden, das iß nit alleyne langdurig enwas, mer auch stůnt an alle vnderblibůnge des befynders der pynlichkeit ...: dort weiter ausgeführt.

125, 5 Klgl I, 18

6 Is LXIII, 5

7 vgl. Marq., De anima III, 5 (Hartinger 208f): Die frage: Sint Cristus slieff vnd ruwete als eyn ander mensche, enhatte er do in dem slaffe nit vnderblibǔnge synes lydens? - Die Antwort ist wortreicher.

13 Der entsprechende Punkt in De anima läßt diesen Gedanken nur kurz anklingen (Hartinger 209f)

18 vgl. Bonav., Sermo in dom. Quinquagesima (Op IX, 203): Ex parte enim amicabilis unionis animae et carnis fuit in eo vehementia dolorosa afflictionis, quia caro eius nulli erat corruptioni obnoxia; ideo anima fortiori amicitia ei coniungebatur. Ubi autem maior amor in coniunctione, ibi maior dolor in separatione ...

28 vgl. Marq., De anima II, 6 (Hartinger 199): Die frage: Was entphing Cristus enthohunge von dem vatter von der verworffener demǔd wegen? ...: gleiche Antwort.

34 Mt XI, 27

36 vgl. Petr. Lomb., Sent. III, d. 18, c. 1 et 3 (PL 192, 793; Q II, 628-632)

39 Phil II, 9

126, 7 vgl. Anselm. Cant., Cur deus homo II, c. 20 (PL 158, 428; Op II, 130): siehe oben S. 119

9 vgl. ebd., (PL 158, 428f; Op II, 130): s. S. 119, 15

127, 3 Ps CXV, 15

7 vgl. August., De civ. dei XI, c. 28 (PL 41, 342; CChr 48, 348; CSEL 40, 555): Ita enim corpus pondere, sicut animus amore fertur, quocumque fertur.

14 vgl. Anselm. Cant., Cur deus homo I, c. 21 (PL 158, 393f; Op II, 88f); und ebd. II, c. 14 (PL 158, 414; Op II, 113f)

18 vgl. Anselm. Cant., a. a. O. (PL 158, 412; Op II, 114): Si omne bonum tam bonum est quam mala est eius destructi, plus est bonum incomparabiliter, quam sint ea peccata mala, quae sine aestimatione superat eius interemptio ... Cogita etiam quia peccata tantum sunt odibilia quantum sunt mala, et vita ista tantum amabilis quantum est bona. Unde sequitur quia vita haec plus est amabilis, quam sint peccata odibilia.

23 vgl. Anselm. Cant., a. a. O. (PL 158, 414; Op II, 113f): Si esset praesens homo ille et quis esset scires, et diceretur tibi: nisi occideris hominem hunc, peribit mundus iste totus et quidquid deus non est: faceres hoc pro conservanda omni alia creatura? ... Quid si iterum tibi diceretur: aut eum occides, aut omnia peccata mundi venient super te? -

Responderem me patius alia omnia velle peccata suscipere ... Quod non solum de occisione eius, sed et de qualibet parva laesione quae illum tangeret, respondere me existimo debere.

34 vgl. Anselm. Cant., ebd. c. 15 (PL 158, 415f; Op II, 115): Nam si tam malum est eum occidere quam bona est vita eius: quomodo potest mors eius superare et delere peccata eorum qui eum occiderunt?

37 vgl. a.a.O.: Hanc quaestionem solvit apostolus qui dixit, quia 'si cognovissent, numquam dominum gloriae crucifixissent'. Tantum namque differunt scienter factum peccatum et quod per ignorantiam fit, ut malum quod numquam facere possent pro nimietate sua, si cognosceretur, veniale sit, quia ignoranter factum est. Deum enim occidere nullus homo umquam scienter saltem velle posset, et ideo qui illum occiderunt ignoranter, non in illud infinitum peccatum, cui nulla alia comparari peccata possunt, proruerunt. Nam non consideravimus eius magnitudinem ad videndum, quam bona esset vita illa, secundum hoc quod ignoranter factum est, sed quasi scienter fieret, quod nec umquam fecit aliquis nec facere potuit.

38 1 Kor II, 8

128, 4-25 vgl. Joh. Duns Scotus, Lect. III, q. un., n. 12 (Viv XIV, 739): Ad aliud dico, quod peccatum occidentium Christum potuit redimi, tamen Anselmus dicit 15. cap. 2. quod non potuerunt eum scienter occidisse, hoc tamen non credo, sed credo quod licet scivissent ...

7 quam] quia

12 mori + et aliquo modo

14 1 Kor II, 8

17 > et hominem

19 volebant occidere] nolebant accidere

21 propterea - ipsum] postquam vero sc (Lücke im Text) ipsum: unser Text scheint ursprünglich zu sein.

23 vgl. Mt XXVII, 19

24 Unde] Bene

30 vgl. Anselm. Cant., Cur deus homo II, c. 14 (PL 158, 414; Op II, 113f): Quomodo mors eius praevaleat numero et magnitudini peccatorum omnium. - Quod non solum de occisione eius, sed et de qualibet parva laesione quae illum tangeret, respondere me existimo debere.

42 vgl. Apk XIII, 8: ... agni, qui occisus est ab origine mundi.

129, 6 vgl. Mt XIII, 44

13 Jo XVI, 24

15 Mt VII, 7 par.

130,6 vgl. Is IX, 2: Populus, qui ambulat in tenebris, vidit lucem magnam: habitantibus in regione umbrae mortis, lux orta est eis.

7 Is VIII, 3: Voca nomen eius, Accelera spolia detrahere, Festina praedari.

18 vgl. Job XL, 19f

19 vgl. Greg. M., Moral., XXXIII, c. 9 (PL 76, 683): Subaudis ut ego, qui ad raptoris mortem incarnatum unigenitum Filium mitto, in quo dum mortalis caro conspicitur, et immortalis potentia non videtur, quasi hamus quidam inde devorantem perimit unde acumen potentiae quo transfigat occultat.

22 Greg. M., ebd. (PL 76, 682)

24] momordit/] aculeus; vgl. Greg. M., Moral. XXXIII, c. 7 (PL 76, 680): In hamo ergo ejus incarnationis captus est, quia dum in illo appetit escam corporis, transfixus est aculeo divinitatis.

26 vgl. Greg. M., ebd.: Quam mortem dum in illo injuste appetit, nos quos quasi juste tenebat amisit.

31 vgl. Ps. Bern. Cl., Vitis mystica, c. 13, n. 45 (PL 184, 663): Quando autem passionis calicem, quem antea rogaveras auferri, jam exhausisti: Sitio. Dilectionis erga nos tuae magnitudinem commendasti ...

35 vgl. August., De civ. dei XIV, c. 26 (PL 41, 435; CChr 48, 450; CSEL 40/2, 54f): Verumtamen omnipotenti deo ... non defuit utique consilium, quo certum numerum civium in sua sapientia praedestinatum etiam ex damnato genere humano suae civitatis impleret.

131,4 vgl. Greg. M., Hom. in Evang. II, hom. 34, n. 11 (PL 76, 1252): Quia enim superna illa civitas ex angelis et hominibus constat, ad quam tantum credimus humanum genus ascendere, quantos illic contigit electos angelos remansisse, sicut scriptum est: Statuit terminos gentium secundum numerum angelorum Dei (Deut. XXXII, 8). - vgl. Petr. Lomb., II, d. 9, c. 7 (PL 192, 671; Q I, 350): Non enim iuxta numerum eorum qui ceciderunt, sed eorum qui permanserunt homines ad beatitudinem admittuntur. Unde Gregor (hom 34) ...

5 vgl. Apk XII, 4: Et cauda eius trahebat tertiam partem stellarum caeli, et misit eas in terram.

6 s. o.

7 vgl. Dt XXXII, 8: Constituit

9 vgl. Anselm. Cant., Cur deus homo II, c. 16 (PL 158, 418; Op II, 118): ... tanta fuit vis in eius morte, ut etiam in absentes vel loco, vel tempore, eius protendatur effectus. Quo autem non solis praesentibus prodesse debeat, hinc facile cognoscitur, quia non tot praesentes eius morti esse

potuerunt, quot ad supernae civitatis constructionem necessarii sunt; etiam si omnes qui eiusdem mortis tempore ubicumque erant, ad illam redemptionem admitterentur. Plures enim sunt daemones, quam de quibus restaurandus est numerus eorum, ea die viverent homines.

25 vgl. August., De nuptiis et concupisc. II, c.11, n.24 (PL 44,450): Et hoc in illo significabatur expiari circumcisione octavi diei, hoc est, sacramento Mediatoris in carne venturi: quia per eamdem fidem venturi in carne Christi, et morituri pro nobis, et ... resurrecturi, etiam iusti salvabantur antiqui.

30 vgl. Jo XIX,34

34 vgl. Thomas Aq., S.th. II/II, q.137, a.4 (Tur 2/2,650)

41 vgl. Hl II,11

42 Hl II,12f

132,1 vgl. Dt I,36ff

4 2 Sam XXIV,15

9 vgl. Hl II,12
vgl. Gn VIII,10

11 Mt XI,28

13 Hl II,14
Hl II,13

18 Jo VIII,56

25-133,2 vgl. Anselm. Cant., Cur deus homo II, c.16 (PL 158,417f; Op II,118)

134,8 Jo I,16

10 Jo I,14

12 Jo I,9

14 vgl. Sir XXVI,21

15 Jo VIII,12

20 vgl. Origenes, In Num., hom. 18, n.4 (PG 12,717): Et sicut venisse Spiritum Dei super eum, et mansisse in eo, ita accipimus quod numquam ab eo recesserit Spiritus Dei: et ita de stella quae venit, et stetit super eum, accipiendum puto quod sic steterit super eum, ut numquam inde mota sit.

28 Mt V,28

31 Mt V,44 par.

32 Mt V,39 par.

33 Jo XIII,34

34 Jo XIII,35

37 Hebr V,6

39 Hebr IX,13

135,10 vgl. Nm XIII, 23

17 Röm VIII, 17

19 Gal IV, 4

20 Bar III, 38

136,7 zu Ps. Ovid, De Vetula vgl. S. 95 : Hier: Virgil, Bucolia, ecl. IV, 6-9: Iam redit et Virgo, redeunt Saturnia regna; Iam nova progenies coelo dimittitur alto. Tu modo nascenti puero, quo ferrea primum Desinet, ac toto surget gens aurea mundo, Casta, fave, Lucina: tuus iam regnat Apollo.

12 vgl. für die ganze Quästion: Nic. de Lyra, Quaestiones III.: quod tempus huius incarnationis sit praeteritum (rr 5-7)

17 Gn XLIX, 10; Nic de Lyra, a.a.O. (rr 5^{r}): Ad hoc autem indico prophetiam Jacob Gen XLIX: Non auferetur sceptrum de Iuda nec dux in femore eius donec veniat ...

23 vgl. Nic. de Lyra, ebd.

25 vgl. a.a.O.: Iste Herodes Romanorum auxilio fretus debellavit Antigonum Regem Judaeorum, qui descenderat a Machabaeis, et omnem prolem regiam occidit et libros de genealogia regum combussit, ne postea deprehenderetur ipse et filii civis alieni a regno David. Interfecit etiam doctores legis, qui docebant in populo illud Deut. XVII: De medio fratrum tuorum pones super te regem, ut sic auferret a Judaeis omnem viam recuperandi sceptrum.

32-137,6 vgl. a.a.O. (rr 5^{v}): Item quod tempus adventus Christi sit completum, patet per auctoritatem Daniel IX, ubi angelus Gabriel instruit eum de tempore adventus Christi dicens: Septuaginta ... Ad intellectum huius primo videndum est, qualiter hic accipiatur hebdomada vel hebdomadas quod idem est. In sacra enim scriptura accipitur hebdomada dupliciter: uno modo pro tempore septem dierum. Et hoc modo loquitur scriptura de hebdomada Levit XXXIII, ubi dicitur: quod septem hebdomadae accipiendae sunt a festo Paschae ... Alio modo accipitur hebdomada pro tempore septem annorum, et hoc modo loquitur scriptura Levitici XXV ubi dicitur: Numerabis septem hebdomadas annorum; quae faciunt annos 49 ... Et ideo hic non potest accipi pro hebdomada dierum, quia alterius tota prophetia Danielis fuisset completa infra annum et dimidium. Ergo per locum a divisione oportet, quod accipiatur pro hebdomada annorum. Et in hoc omnes catholici et hebraei convenerunt ... Et sic 70 praedictae hebdomadae continent annos 490. - ... et secundum omnes istas tres computationes habebitur sufficienter propositum, scilicet quod tempus adventus Christi sit praeteritum ... Et hoc sufficit ad propositum nostrum.

Si autem aliquis velit plenius videre qualiter iste numerus annorum praepictus impletus est per partes singulas, et qualiter in medio hebdomadae ultimae passus est Christus etc., quae faciunt ad expositionem huius textus, potest recurrere ad id, quod scripsi super Danielem, ubi ista diffuse tractavi ...

33 vgl. Dan IX, 21
Dan IX, 24

40 Lv XXV, 8

137, 7-23 Nic. de Lyra, ebd.: fast wörtlich.

8 Dan II, 32

10 Dan II, 34

12 vgl. Dan II, 36-45

17 vgl. Nic. de Lyra, a.a.O. (rr 6^{r}): Per lapidem autem abscissum de monte sine manibus designatur ipse Christus Jesus sive regnum eius, cui subjiciendum erat Romanorum imperium ut praedicitur. Ista autem plenius declaravi super Danielem. Sed pono hoc breviter, quod in praedicta expositione omnes expositores tam catholici quam hebraeorum concordant ... cum hoc igitur impletum sit tempore Constantini et Silvestri papae, quo tempore Romanum imperium per fidem veram subiectum est Jesu filio virginis Mariae.

24-31 vgl. Nic. de Lyra, ebd. (rr 6^{r}): Hoc idem etiam probatur per glossas et dicta doctorum hebraeorum apud eos authentica. Unde Isiae ultimo dicitur: Antequem parturiret, peperit, Glossa hebraeorum: quia antequam natus fuisset ille, qui in servitutem ultimam redegit, natus fuit redemptor. Ergo ante nativitatem Titi, qui civitatem destruxit, populum captivavit et servituti exposuit in tantum, quod dabantur 30 Judaei pro nummo argenteo, ut dicit Hugo.

25 Is LXVI, 7

32 bis Ende des Artikels: Nic. de Lyra, a.a.O. (rr 5^{v}): Item hoc idem ostenditur per quandam traditionem ...

34 > in - sic

36 > dierum

37 Hebraei] doctores Hebraici

38 Elias + qui etiam postea habuit spiritum prophetiae et prophetavit

40 annorum + a principio mundi
quia a principio mundi usque ad vocationem Abrahae, quia dictum est ei a domino: Egredere de terra tua, Gen VII, mundus defluxerat in vanitate peccaorum primo per luxuriam, ut patet tempore Noe, propter quod factum est diluvium, quia omnes caro corruperat viam suam ...

41 Gn VI, 12

42 Et istud tempus duravit per duomilia annorum et 23, quia Abraham habuit 85 annos, quando vocatus est. Ex tunc autem incepit tempus legis, quia lex non datur nisi populo adunato. Per Abraham autem incepit populus adunari sub fide unius dei et ad legem suscipiendam disponi, propter quod Abrahae data est lex circumcisionis ad distinctionem illius populi, qui erat legem accepturus, ab aliis populis. Ab illo autem tempore, scilicet a vocatione Abrahae usque ad nativitatem Christi fluxerunt duo milia annorum, nisi quod deficiunt 29 anni. Si igitur accipiantur 23 anni, qui superabundant ultra duo milia praedicta, quae dicuntur tempore vanitatis, habuerimus quattuor milia annorum a principio mundi usque ad nativitatem Christi, nisi quod deficiunt quinque anni ... Utrum autem dies Christi debeant tantum durare per duo milia annorum plus vel minus non me intromitto, quia finem mundi determinandum dicere non intendo; ...

138, 22 quadraginta] 70

23 1309

fuit scriptum

29 Is XI, 6

34 vgl. Nic. de Lyra, a.a.O.: Et dicunt aliqui, quod ipse cum angelis vivens in eo modo, quo Moyses vixit 40 diebus in monte Sinai et exspectat praeceptum domini ad se ostendendum. Alii dicunt, quod est ultra montes Caspios exspectans praeceptum domini de liberatione populi. Alii dicunt, quod vadit per mundum sicut pauper et leprosus et humiliatus propter peccata populi, secundum quod dicitur Isaiae LIII: Et nos reputavimus eum quasi leprosum etc., quousque appareat ex praecepto domini in virtute ad liberationem filiorum Israel de servitute et miseria, in qua nunc sunt. Talis autem varietas ostendit manifeste, quod dictum eorum quantum ad hoc, est fictitium, sed verum est, quo ad hoc, quod tempus adventus Christi iam diu est praeteritum.

40 Is LIII, 4

139, 2 vgl. Lk X, 33-35

6 vgl. Job V, 8; Os VI, 2

13 Jo XIV, 6

14 Jo X, 9

15 Jo XV, 15

22 1 Kor II, 9

24 vgl. Is VI, 1

28 Phil IV, 13

30 Röm VIII, 28

35 vgl. Weish VIII, 1

36 vgl. Ri XIV, 6: Irruit autem Spiritus Domini in Samson.
37 vgl. Ri XI, 29: Factus est ergo super Jephte Spiritus Domini.
39 1 Kor VI, 17

140, 3 Jo I, 12
5 Röm VIII, 15
6 Röm VIII, 17
11 Is I, 6:] sanata
13-29 Rich. de S. V., De statu int. hom., tr. 2, c. 1 (PL 196, 1145f): Quis autem non videat haec tria mala ita inviscerata esse, ut quantumcunque sibi prospiciat, quantumlibet caute agat, non possit homo his malis carere, quae ab intus surgunt ex defectu naturae? Quis enim est, qui ad bonum agendum, etiam invitus, aliquando non torpeat? Quis in tenebras ignorantiae contra voluntatem quandoque non incidat? Quis concupiscentiae laqueos ita penitus evadat, ut eos etiam quandoque sollicite fugiens, et fortiter retinens non incurrat? Sed illa, quae per consensum admittimus, quasi ex propria neglegentia, vel incuriae toleramus. Ista igitur, quae per consensum admittuntur, quasi quaedam vulnera animae naturae infliguntur. Nam illa quae inviti etiam toleramus, et quibus nulla prudentia, nulla industria resistere valeamus, potius, ut dictum est, naturae innata quam exterius sunt inflicta. Haec itaque tria mala (Quae quasi a foris homini infliguntur), audi quomodo describuntur. Vulnus ...
27 Is I, 6
36-41 vgl. Rich. de S. V., De statu int. hom., tr. 3, c. 2 (PL 196, 1153): Congrua satis similitudo vinculorum, et mandatorum, vinculis siquidem coarctamur, et mandatis utique divinis a nostris voluntatibus coercemur. Vinculis trahimur, vinculis retinemur, vinculis astringimur. Vincula attrahentia, praeceptiones; vincula retinentia, prohibitiones; vincula constringentia, admonitiones ...
41 Rich. de S. V., ebd.
42 Mk XII, 30 par.
43 Jo XIII, 34
44 Rich. de S. V., ebd.

141, 1 Lk XVIII, 20
Rich. de S. V., ebd.
2 Mt XIX, 21
3 Rich. de S. V., ebd.
1 Kor VII, 25
4 1 Kor VII, 1
7 vgl. Rich. de S. V., a. a. O., c. 5 (PL 196, 1155): Ecce habes tres species olei ... Primum siquidem fovet salubrius, se-

cundum ardet clarius, tertium sapit dulcius.

8 vgl. Ps XLIV, 8: oleum laetitiae

9 vgl. Rich. de S.V., ebd.: Illud sane olei genus videtur prae ceteris dulcius sapere, quod dici solet in Scriptura oleum laetitiae, quod quid aliud est quam participatio gloriae?

12 vgl. Mt XI, 30: iugum suave et onus leve

13 Jo VIII, 11

14-31 vgl. Rich. de S.V., ebd. c. 6 (PL 196, 1156): Sed contra triplicem dolorem habes triplici olei spem. Si itaque doles ex vulnere criminisque commissione, habes oleum propositae veniae ex Domini utique promissione. Si doles ex infirmitate, et defectio virtutis tenuit te, habes oleum promissae gratiae. Si doles fatigatus afflictione, inungere oleo laetitiae in spe promissae gratiae. Si itaque poenitentiae dolor affligit cor tuum, et te urget acerbius conscientia peccatorum, accipe unctionem, et recipe consolationem. Ad illam namque Dominicam vocem (imo divinae unctionis effusionem). Vivo ego, dicit Dominus Deus nolo mortem impii, sed ut convertatur impius a via sua, et vivat. Convertimini autem a viis vestris pessimis, et quare moriemini domus Israel (Ez XXXIII) ... Si doles de languore et defectu tuo, insiste precibus, nec prius desistas donec induaris virtute ab alto ... Omnis enim qui petit ... Si in tribulationibus deficis nimiove labore fatigaris, habes gloriae unctionem, unde fatigationis tuae dolorem lenire possis, cum ab illo pretioso unguentario accipis quod audis: Non sunt ...

19 Ez XXXIII, 11

22 Mt VII, 8

23 Lk XI, 13

28 Röm VIII, 18

29 Kol I, 4: et vos apparebitis

31 vgl. Mt XXV

34 Jo I, 16

36 vgl. Ps XLIV, 8

38 Jo XVI, 24

44 Mt VI, 31

45 vgl. Mt VI, 26.28

142, 2 Mt VI, 33

143, 9 Mt XIII, 43

16 vgl. Ri XIII

18 vgl. Ps.August., De mirabilibus sacrae script. II, c. 6 (PL 35, 2177): De Samsone ergo, priusquam nasceretur, a Domino praecipitur, ut capillus ullius numquam ferri acumine vel alicujus aculei tonderetur. Quamdiu igitur in mandati di-

vini custodia permanserat, Spiritus sancti munere maximam fortitudinem habebat ... Attamen etiam hac vice, non tam in longo capillo amissam virtutem recuperabat, quam donum spirituale, quod neglegens amisit ...

29 Ps XLIV, 14

30 Hl IV, 7

32 Job XXVII, 6

34 Ps XXV, 1

37 Is I, 16
Jo XIII, 10

144,1 vgl. Röm VI, 4: Ita et nos in novitate vitae ambulemus.

2 Gal II, 20

3 Röm VI, 9

7 vgl. Röm VIII, 38f

15 2 Kor XII, 9

21 Phil IV, 13

22 vgl. Phil IV, 12

23 1 KorXIII, 7

24 1 Kor XIII, 4.5

25 vgl. Röm XII, 7 und 1 Thess V, 15

145,6 vgl. Boethius, De cons. phil. I, mtr. 7 (PL 63, 657f; CChr 94, 17): Gaudia pelle, / pelle timorem / spemque fugato / nec dolor adsit. / Nubila mens est / Vinctaque frenis / haec ubi regnat.

12 Mt V, 3f

15 Das gleiche Zitat verwendet Marq. in De archa Noe H II (Clm 18729, fol 261), wobei er ebenfalls die Bemerkung von 15 beifügt.

25 Seneca, ep. 37

26 vgl. Seneca, ep. 113: Imperare sibi maximum imperium est.

32 vgl. August., De trinit. XIII, c.16, n.20 (PL 42, 1030; CChr 50, 409): Prosunt autem ista mala quae fideles pie perferunt vel ad emendanda peccata vel ad exercendam probandamque iustitiam vel ad demonstrandam vitae huius miseriam ut illa ubi erit beatitudo vera atque perpetua et desideretur ardentius et instantius inquiratur.

147,8 vgl. August., De civ. dei XI, c.17 (PL 41, 332; CChr 48, 337; CSEL 40/1, 537): ... ipse bene utatur etiam voluntatibus malis

9 vgl. art. 11, S. 56

17 Jr XVIII, 3

20 vgl. Sir XLIII, 2: vas admirabile opus excelsi

36 Est XIV, 16

148,10 Missale Romanum: Antiphona ad Introitum der 3. Weihnachtsmesse; vgl. Is. IX, 6: Parvulus enim natus est nobis ...

149,5 vgl. 2 Kor III, 18: Transformamur a claritate in claritatem

10 vgl. August., De civ. dei XIII, c. 4 (PL 41, 379; CChr 48, 388; CSEL 40/1, 619): Fidei autem robore atque certamine, in maioribus dumtaxat aetatibus, etiam mortis fuerat superandus timor, quod in sanctis martyribus maxime eminuit: cuius profecto certaminis esset nulla victoria, nulla gloria ...

13 vgl. August., ebd.: Nunc vero maiore et mirabiliore gratis Salvatoris in usus iustitiae peccati poena conversa est.

150,18 vgl. 1 Petr. I, 12

39 August., Enchir, c. 11 (PL 40, 236; CChr 96, 53)

151,1 fiant] sint

8 vgl. August., De siv. dei XI, c. 17 (PL 41, 332; CChr 48, 377; CSEL 40/1, 536): ... ipse bene utatur etiam voluntatibus malis ..., id est, ut prosint tentationes eius sanctis, quibus eas obesse desiderat. - Das Zitat verwendet Marq. ebenfalls im Traktat De virtutibus III, 1 (Clm 18 729, fol 179).

9 vgl. August., ebd., c. 18 (PL 41, 332; CChr 48, 337; CSEL 40/1, 537): Neque enim Deus ullum, non dico angelorum, sed vel hominum crearet, quam malum futurum esse praescisset, nisi pariter nosset quibus eos bonorum usibus commodaret.

14 vgl. August., ebd., c. 23, n. 1 (PL 41, 336; CChr 48, 341; CSEL 40/1, 545): Quoniam sicut pictura cum colore nigro loco suo posito, ita universitas rerum, si quis possit intueri, etiam cum peccatoribus pulchra est, quamvis per se ipsos consideratos sua deformitas turpet.

17 Dies Exemplum zusammen mit dem vorausgehenden Augustinuszitat auch in: De virtutibus, a. a. O.

25 vgl. August., De civ. dei XIX, c. 13, 1 (PL 41, 640; CChr 48, 679; CSEL 40/2, 395): Ordo est parium dispariumque rerum sua cuique loca tribuens dispositio.

152,1 Das Töpfergleichnis bereits auf S. 56 und 157.

7 vgl. Missale Romanum: Praefatio de sancta cruce.

12 vgl. S. 50

26 Missale Romanum: Praeconium paschale

31 vgl. Bern. Cl., In purif. B. Mariae, Serm. III, c. 3 (PL 183, 370f; Op IV, 343): ... quid retribuimus illi pro omnibus quae retribuit nobis? Ille pro nobis obtulit hostiam pretiosiorem quam habuit, nimirum qua pretiosior esse non potuit ... Ille seipsum obtulit; tu quis es qui te offerre cuncteris? Quis mihi tribuat, ut oblationem meam dignetur majestas tanta suscipere?

Duo minuta habeo, Domine, corpus et animam dico: utinam haec tibi perfecte possim in sacrificium laudis offerre. - Das Zitat verwendet Marq. im gleichen Umfang bereits S. 74, 8 und De archa Noe H III (Clm 18792, fol 261)

40 vgl. Lk X, 33-35